U0284100

『儿科疾病诊疗规范』丛书

儿童血液系统疾病诊疗规范

第2版

中华医学会儿科学分会 组织编写

人民卫生出版社
·北京·

图书在版编目（CIP）数据

儿童血液系统疾病诊疗规范 / 吴敏媛，王天有，刘玉峰主编 . —2 版 . —北京：人民卫生出版社，2023.3

ISBN 978-7-117-33957-5

Ⅰ. ①儿⋯　Ⅱ. ①吴⋯　②王⋯　③刘⋯　Ⅲ. ①小儿疾病 – 血液病 – 诊疗 – 规范　Ⅳ. ①R725.5-65

中国版本图书馆 CIP 数据核字（2022）第 203268 号

人卫智网	**www.ipmph.com**	医学教育、学术、考试、健康，购书智慧智能综合服务平台
人卫官网	**www.pmph.com**	人卫官方资讯发布平台

儿童血液系统疾病诊疗规范
Ertong Xueyexitong Jibing Zhenliao Guifan
第 2 版

主　　编：吴敏媛　王天有　刘玉峰
组织编写：中华医学会儿科学分会
出版发行：人民卫生出版社（中继线 010-59780011）
地　　址：北京市朝阳区潘家园南里 19 号
邮　　编：100021
E - mail：pmph @ pmph.com
购书热线：010-59787592　010-59787584　010-65264830
印　　刷：北京华联印刷有限公司
经　　销：新华书店
开　　本：889×1194　1/32　印张：17
字　　数：473 千字
版　　次：2014 年 10 月第 1 版　2023 年 3 月第 2 版
印　　次：2023 年 4 月第 1 次印刷
标准书号：ISBN 978-7-117-33957-5
定　　价：99.00 元

打击盗版举报电话：010-59787491　E-mail：WQ @ pmph.com
质量问题联系电话：010-59787234　E-mail：zhiliang @ pmph.com
数字融合服务电话：4001118166　E-mail：zengzhi @ pmph.com

编写委员会

总　主　编　桂永浩　王天有

副总主编　孙　锟　黄国英　罗小平　母得志　姜玉武

主　　　编　吴敏媛　王天有　刘玉峰

副　主　编　竺晓凡　吴润晖　高　举

编　　　委（按姓氏笔画排序）

马晓莉　首都医科大学附属北京儿童医院
王天有　首都医科大学附属北京儿童医院
方建培　中山大学孙逸仙纪念医院
刘　炜　河南省儿童医院
刘玉峰　郑州大学第一附属医院
江　华　广州市妇女儿童医疗中心
汤永民　浙江大学医学院附属儿童医院
汤静燕　上海交通大学医学院附属上海儿童医学中心
许吕宏　中山大学孙逸仙纪念医院
孙　媛　北京京都儿童医院
孙立荣　青岛大学附属医院
苏　雁　首都医科大学附属北京儿童医院
吴小艳　华中科技大学同济医学院附属协和医院
吴南海　中国人民解放军总医院第六医学中心

序 言

第 2 版"儿科疾病诊疗规范"丛书是在深受欢迎的 2016 版基础上,本着高质量、高水平、同质化服务儿科人群的宗旨,由中华医学会儿科学分会率领全国儿科资深专家共同编写。

儿童保健和儿科医疗技术的发展日新月异,新理念、新技术、新方法不断涌现,尖端技术和设备不断更新。与此同时,我国有待进一步完善的儿科医疗资源和同质化的医疗质量需要与时俱进、相对统一的行业诊疗规范,并由此规范诊疗行为,缩小和消除不同地域、不同机构和不同医师之间存在的儿科医疗水平和服务效率的差距,提升临床诊治效果和降低诊疗费用。该诊疗规范同时可以作为卫生和健康管理机构培训和评价儿科医师岗位胜任力的宝贵资源。

在第 1 版所涉及的儿科临床领域基础上,该版的修订新增了儿童消化系统疾病、神经系统疾病、皮肤病、眼科疾病、罕见病、康复和儿科临床营养支持治疗这 7 个领域的诊疗规范,以及分别扩充了儿童保健和发育行为这两个领域。旨在有利于儿科医师跟踪和应对儿科世界的变化发展、疾病谱的变迁与医疗模式的调整、多维度医疗保健服务模式的建立以及慢性病与慢性病管理等。充分体现了儿科服务对象在行为习惯、社会条件以及环境状况等方面的因素将通过多维度复杂的相互作用对疾病产生影响。该版的修订突出了专业核心能力,并使之与主要实践环节相结合,加入相对成熟的新技术、新方法。在内容丰富的基础上,努力提升系统性、实用性和可读性。为了体现诊治思路且便于快速领会,特别更新突出了诊疗流程图。

使用该套丛书的儿科专业人员,在规范儿科临床服务的同时,可以借此学习儿科以及相关学科国内外新理念、新理论和新技术等新进展。可在一定程度上有助于儿科医疗工作者确定符合客观条件、符合社会需要的日常服务标准及研究方向,有助于选定具有学术意义、学术创新的研究课题,且与国家对儿科临床医学人才的专业素质要求相一致。期待本套丛书成为各级儿科从业人员日常学习和参考的案头工具书,为儿科学科发展起到积极的促进作用!

桂永浩　王天有

2023 年 3 月

前　言

　　随着我国经济发展和人民生活水平的迅速提升，人群疾病谱发生了很大变化。过去常见的一些儿科血液系统疾病的发病率不断降低，而白血病及其他恶性肿瘤对儿童健康造成的威胁则日益显著，恶性肿瘤已成为儿童期死亡的主要原因之一。

　　面对这些变化，我国儿科血液病工作者及时调整专业重心，将恶性血液病的诊断、治疗放在了突出的位置，不断吸收、消化并改进国外先进诊疗技术与理念，始终如一地强调科学性、严谨性，开展了许多新的工作，积累了宝贵的经验，在儿科血液病的规范化诊疗方面取得了长足的进步。例如，开展规范的 MICM 分型，特别是分子生物学分型；准确检测早期治疗反应，优化危险度评估，从而实施精准的分层治疗；不断将手术、化疗与放疗等基本治疗手段优化组合，广泛应用造血干细胞移植、免疫治疗、细胞治疗、分子靶向治疗等新技术、新方法，极大地减少了疾病的复发；支持治疗的熟练应用也使化疗的安全性得到很大提高；在不断提高患儿的无病生存率的同时，更加关注并提升长期生存患儿的生活质量。通过这些努力，儿童恶性血液病的疗效得到极大提高，急性淋巴细胞白血病和淋巴瘤的长期无病生存率已达到 80% 以上，实体瘤也提高到 60%~70%。

　　与此同时，儿科血液病学界并没有忽视非恶性血液病的临床及科研工作，规范了常见血液疾病的诊治；更新了免疫性血小板减少性紫癜的治疗理念；对血友病患儿进行次级预防，减少致残率；对地中海贫血患儿根据年龄、铁负荷和累及器官程度进行分层评估及选择治疗,重型患儿采用造血干细胞移植治疗。近年来,随着基因检测技术如高通量测序的临床应用,儿科遗传性和罕见血液病,如遗传性骨髓衰竭性疾病、溶酶体贮积症、过氧化物酶体病以及线粒体病等遗传代谢病、原发性免疫缺陷病等,都在早诊断、早治疗方面取得了长足的进步,并且在某些疾病开展了具有儿科特色的小年龄造血干细胞移植。所有这些工作都已成为儿科血液病领域的亮点。

撰写本书的目的就是将这些宝贵的经验向广大儿科血液病工作者,特别是具有中、高级职称者进行推广。为使读者能够读得明白,用得方便,特别绘制了诊疗流程图,提出了贫血、出血、溶血等疾病的分析思路。因此,本书将对规范临床诊疗行为,提高我国儿科血液病的临床服务质量和整体治疗水平、降低诊疗费用起到积极的促进作用。

在编写中,各位编者、审稿专家付出了大量的心血,在此表示衷心的感谢!本书出版之际,恳切希望广大读者在阅读过程中不吝赐教,欢迎发送邮件至邮箱 renweifuer@pmph.com,或扫描封底二维码,关注"人卫儿科学",对我们的工作予以批评指正,以期再版修订时进一步完善,更好地为大家服务。

吴敏媛　王天有　刘玉峰
2023 年 3 月

获取图书配套增值内容步骤说明

第一步

扫描封底圆形二维码或打开
增值服务激活平台
(jh.ipmph.com)
注册并登录

第二步

刮开并输入激活码
激活图书增值服务

第三步

下载"人卫图书增值"
客户端或打开网站

第四步

登录客户端
使用"扫一扫"
扫描书内二维码
即可直接浏览相应资源

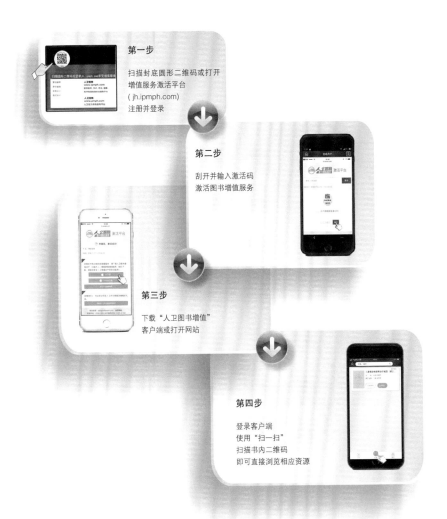

目 录

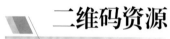

二维码资源

（以下视频需下载"人卫图书增值客户端"，扫描方法见目录前说明）

第一章 贫 血

第一节 总 论

贫血是指单位容积外周血中红细胞(red blood cell,RBC)计数,或血细胞比容(hematocrit,HCT),或血红蛋白(hemoglobin,Hb)含量低于正常参考值下限。世界卫生组织(World Health Organization,WHO)推荐采用 Hb 作为贫血诊断指标,测定简单、快速并易于标准化。Hb 为携氧分子,从(病理)生理学角度而言,以其作为反映贫血的指标最为合理。

无论 RBC 计数,HCT 或 Hb 测定值均受血浆容量的影响,有时不能反映贫血的真实状况。因单纯血浆容量增加所致的稀释性贫血因而被称为相对性贫血(relative anemia)或假性贫血(pseudoanemia)。实际上,贫血的最佳定义是指红细胞总量低于正常水平的状态,其测定值不受血浆容量影响,是真实反映贫血及程度的最佳指标,但测定一般需要放射性核素标记,操作复杂、费时,无临床实用性,难以常规应用。

WHO 资料显示,全球 30% 的人口存在贫血,为世界范围内最常见的公共健康问题。对 1990—2010 年全球 187 个国家贫血患病率数据的 meta 分析结果显示,全球贫血总患病率从 1990 年的 40.2% 降低至 2010 年的 32.9%,但中亚、南亚和南美洲患病率仍分别高达 64.7%、54.8% 和 62.3%。总体上,婴幼儿和生育期妇女(尤其是孕妇)为贫血高危人群。缺铁性贫血(iron deficiency anemia,IDA)为最常见的贫血类型,占贫血总患病率的 50% 以上,而不伴贫血的隐性缺铁的患病率至少为 IDA 的 2 倍。贫血影响患者身心健康,制约社会经济发展。全球疾病负担研究 2016 年调查数据显示,IDA 是世界范围内引起伤残损失健康生命年(years of life lived with disability, YLD)的第四位疾病,对女性造成的 YLD 位居第二。

但必须指出的是,贫血本身不是一种独立的疾病,而仅是一种临床表现或综合征,可见于各器官系统的多种疾病。

首先应针对不同人种、性别、年龄及地区的健康人群建立 Hb 的正常参考值标准,这是诊断贫血的首要条件。目前临床上采用 WHO 1972 年制定的贫血诊断标准(海平面),6 个月~6 岁儿童 Hb<110g/L,6~14 岁儿童 Hb<120g/L,即可诊断为贫血。6 个月以下儿童由于生理性贫血等因素影响,Hb 水平变化较大,目前尚无统一的贫血诊断标准。我国小儿血液病会议制定的该年龄段小儿贫血诊断标准为:新生儿 Hb<145g/L,1~4 个月婴儿 Hb<90g/L,4~6 个月婴儿 Hb<100g/L。

2011 年 WHO 修订了儿童贫血诊断标准,将 6 个月至 15 岁儿童划分为三个年龄段,细化了贫血诊断标准:6~59 个月儿童 Hb<109g/L,5~11 岁儿童 Hb<114g/L,12~14 岁儿童 <119g/L,15 岁及以上非妊娠期女性 <119g/L;5 岁及以上男性 <129g/L。

值得注意的是,正常人群和贫血人群的 Hb 分布曲线存在交叉,极少数贫血患者会被漏诊,而极少数正常人被"误诊"为贫血患者。此外,Hb 测定值受海拔高度(低氧环境)影响,一般海拔每升高 1 000m,Hb 水平升高 4%。

贫血程度分类见表 1-1。某些贫血情况下 Hb 含量和红细胞数量并非平行性降低。例如,Hb 含量较红细胞数量降低更为显著是 IDA 的一个显著血象特点。

表 1-1 贫血程度分类

贫血程度	Hb 浓度/(g·L^{-1})	RBC 计数/(×10^{12}·L^{-1})
轻度	90~120	3.0~4.0
中度	60~90	2.0~3.0
重度	30~60	1.0~2.0
极重度	<30	<1.0

【病因和发病机制】

从病理生理学角度而言,贫血的病因包括红细胞生成减少和红细胞丢失或破坏增加。临床上通常根据贫血发生的病理生理学机制将贫血分为 3 类(图 1-1):①红细胞丢失增加所致的失血性贫血;②红细胞破坏增加所致的溶血性贫血;③红细胞生成不足性贫血。

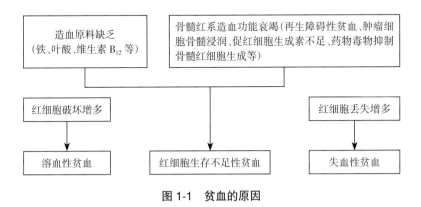

图 1-1　贫血的原因

贫血有时可由多种病因所致,应综合分析。例如,急性白血病患儿贫血的发生可能与白血病细胞骨髓浸润、血小板数量降低或功能障碍所致出血、感染和营养不良等多种因素有关。

【诊断】

贫血并非一种独立的疾病,鉴别诊断本身即为贫血诊断不可缺少的一个重要环节。应通过详尽的病史采集、全面的体格检查和相关实验室检查,尽量明确贫血的病因。详尽的病史采集在贫血诊断方面极为重要,有时甚至可直接指明贫血的诊断方向。应有针对性地合理选择实验室检查项目。

临床上尤其强调遵循贫血诊断步骤,符合逻辑地对贫血进行诊断和鉴别,尽可能最终明确贫血原因或基础疾病,以期指导临床治疗和预后评估。

1. 有无贫血　皮肤黏膜苍白为贫血最常见的临床表现,本质上是通过皮肤黏膜血管(以及肠道和肾脏等部位血管)收缩,从而保障心、脑等重要脏器血液供应的一种应对贫血的代偿机制,而并非血液中 Hb 含量降低本身所引起。注意与体质性苍白和毛细血管收缩状态鉴别,应着重观察口唇、结膜、甲床等部位的苍白情况。除外面色苍白、精神差、乏力等贫血的一般临床表现,贫血尚可引起循环、呼吸、消化和神经系统等的多种临床表现,以及肝脾淋巴结肿大等髓外造血相关体征。但贫血的临床表现差异很大,且无特异性,与贫血程度、发生速率、机体代偿程度和病因或基础疾病密切相关。

结合贫血临床表现,通过血常规检查可快速确定有无贫血及其程度。但轻度贫血(临界水平)时,尚应考虑测定方法、血浆容量的改变(如腹泻脱水、烧伤及大量输液)等因素对 Hb 等测定值的影响,必要时复查。

2. **贫血程度** 根据 Hb 水平分为轻度、中度、重度和极重度贫血(见表 1-1)。尽管多数贫血情况下,Hb 和 RBC 计数成比例降低,但某些情况下两者的改变并不平行。例如,Hb 含量降低比 RBC 计数降低更显著为 IDA 显著的血液学特征之一。

3. **贫血原因** 这是贫血诊断和决定治疗方案的关键环节。综合分析病史资料、体格检查发现和相关实验室检查结果,在明确贫血病因和鉴别方面极为重要。对儿童贫血的病因甄别应特别注意以下几点。

(1) 家族史:儿童遗传性贫血较为多见,如地中海贫血、红细胞酶病、遗传性骨髓衰竭综合征等。应注意特定遗传性贫血的遗传方式。阳性家族史有助于诊断,但家族史阴性不能排除诊断。

(2) 居住地区:钩虫流行区应查大便中是否存在钩虫卵。疟疾、黑热病流行区应多次查疟原虫和利-杜小体。

(3) 发病年龄和喂养史:出生后 1~2 天内发生黄疸者,新生儿溶血症可能性大。6 个月~2 岁婴幼儿和青春期儿童为营养性 IDA 高峰发病年龄。单纯母乳喂养,6 个月后仍未添加辅食者应警惕 IDA 和营养性巨幼细胞贫血。有溃疡病症状的年长儿,应警惕消化性溃疡,必要时行大便隐血试验和内镜检查。

(4) 发病季节和药物史:蚕豆收获季节应注意询问蚕豆进食史。

服药后发生溶血性贫血者,应查明药名和剂量。

(5) 贫血程度和发生速率:急性贫血应重点考虑是否存在急性溶血或急性失血。营养性 IDA 多为轻中度,起病潜隐,进展缓慢。

(6) 伴随症状和体征:为提示贫血病因或基础疾病的重要线索和诊断依据。例如,贫血伴发热、肝脾淋巴结肿大和出血倾向,应警惕急性白血病、噬血性淋巴组织细胞增生症等;伴发热或出血倾向,但无肝脾淋巴结肿大,外周全血细胞减少,应重点考虑再生障碍性贫血。

【鉴别诊断】

贫血诊断步骤的第三步在于明确贫血的原因,实际上为鉴别诊断的过程。尽管某些情况下进行了多种实验室检查,如骨髓穿刺涂片或骨髓活检等,也可能不能明确贫血的病因,但一定要遵循贫血鉴别诊断的思路,从贫血病理生理学发生机制、红细胞形态学特点及红细胞增殖动力学等角度,综合分析,搜寻贫血病因或线索,这对于缩小鉴别诊断范围,避免盲目扩大检查项目具有重要的临床意义。

从贫血发生的病理生理学入手,有助于分析和理解贫血发生的机制。据此,一般可将贫血分为以下几类。

1. 红细胞生成减少(decreased RBC production)

(1) 骨髓衰竭综合征:可分为先天性骨髓衰竭综合征(如范科尼贫血和先天性角化不良等)和获得性再生障碍性贫血两大类。如仅红系造血衰竭,则为纯红细胞再生障碍性贫血(pure red cell aplasia,PRCA),包括先天性纯红细胞再生障碍性贫血(diamond-blackfan anemia)和获得性纯红细胞再生障碍性贫血。

(2) 造血原料缺乏:缺铁性贫血,叶酸和维生素 B_{12} 缺乏所致的巨幼细胞贫血等。

(3) 恶性肿瘤骨髓浸润:如白血病和神经母细胞瘤等。

(4) 促红细胞生成素产生不足:临床上主要见于终末期肾脏疾病(end-stage kidney disease,ESKD)患者中发生的肾性贫血。

2. 红细胞破坏增多(increased RBC destruction) 即溶血性贫血。病因复杂多样,可为先天性/遗传性,或获得性。外周血网织红细胞计数是反映骨髓红系造血能力的临床极为常用的简易指标,在溶血性贫血诊断和鉴别方面具有重要价值。必要时可行骨髓穿刺涂片检查,了解骨髓红系增生情况。具体诊断和鉴别诊断思路参见本书溶血性贫血总论章节。

3. **红细胞丢失增多**(increased RBC loss) 即失血性贫血。

此外,临床也常常根据红细胞形态学特点对贫血进行形态学分类,为贫血的诊断和鉴别提供重要线索,有助于缩小贫血的鉴别诊断范围。

临床上,根据全自动血细胞分析仪所检测的红细胞计数、Hb含量和HCT,自动计算红细胞参数,包括红细胞平均容积(mean corpuscular volume,MCV)、红细胞平均血红蛋白含量(mean corpuscular hemoglobin,MCH)和红细胞平均血红蛋白浓度(mean corpuscular hemoglobin concentration,MCHC)。据此将贫血分为三类(表1-2)。

表1-2 贫血的形态学分类

分类	MCV/fl	MCH/pg	MCHC/$(g \cdot L^{-1})$
正细胞正色素性贫血	80~100	28~32	320~360
小细胞低色素性贫血	<80	<28	<320
大细胞正色素性贫血	>100	>32	320~360

例如,临床上小细胞低色素性贫血多为缺铁性贫血、地中海贫血及慢性病贫血等几种类型,急性失血性贫血和再生障碍性贫血多为正细胞正色素性贫血,而叶酸和维生素 B_{12} 缺乏所致的巨幼细胞贫血则为大细胞正色素性贫血。值得提出的是,形态学分类方法灵敏度较低。缺铁性贫血如合并叶酸或维生素 B_{12}(vitamin B_{12},VitB_{12})缺乏,可影响或延迟红细胞典型小细胞低色素性形态学改变。

临床对贫血的鉴别诊断,应在病史和体格检查基础上,从血液常规检查结果的分析入手,强调结合血涂片(blood smear)检查结果综合分析。应了解血液常规检查的血液学基础和影响因素,紧密结合临床表现,保障检验结果真实可靠。总体把握血细胞的数量和形态异常情况,有助于缩小诊断和鉴别诊断范围,梳理归纳出符合临床思维的鉴别诊断思路。

【治疗】

贫血的治疗原则包括对症支持治疗和病因治疗。原发疾病的治疗是纠正贫血的关键。例如,同胞相合供者异基因造血干细胞移植为(极)重型再生障碍性贫血的首选治疗手段,而铁剂替代治疗为缺铁性贫血的关键治疗措施。对贫血患儿应严格掌握输血指征,原则上应采用成分输血。

➤ 附:贫血诊断流程图

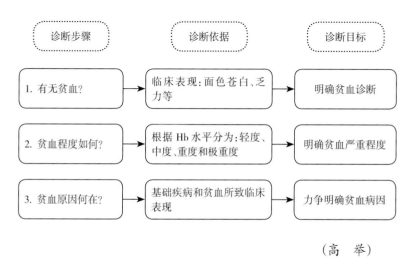

（高 举）

第二节 营养性缺铁性贫血

缺铁性贫血(iron deficiency anemia,IDA)是由于缺铁导致 Hb 合成降低的一类贫血,红细胞呈小细胞低色素性形态学改变,血清铁蛋白(serum ferritin,SF)、血清铁(serum iron,SI)和转铁蛋白饱和度(transferrin saturation,TS)降低,而总铁结合力(total iron-binding capacity,TIBC)增高为 IDA 的铁代谢特点。铁缺乏症的发生发展是一个连续有序的发展过程,包括铁减少期(iron depletion,ID)、红细胞生成缺铁期(iron deficient erythropoiesis,IDE)和 IDA 三个阶段,IDA 只是铁缺乏症发展最严重的阶段。

　　IDA 为最常见的贫血类型,婴幼儿和生育期妇女为 IDA 高危人群。WHO 资料显示,2016 年世界范围内 5 岁以下婴幼儿、生育期妇女和妊娠期妇女贫血患病率分别为 41.7%、32.8% 和 40.1%,至少占贫血总患病率 50% 以上,而不伴贫血的隐性缺铁的患病率至少为 IDA 的 2 倍。非洲、东南亚和南美洲等发展中国家和地区贫血流行病学形势尤为严峻。2000 年,我国 15 个省市 9 118 名 7 个月~7 岁儿童铁缺乏症的流行病学调查结果显示,铁缺乏症和 IDA 总患病率分别为 40.3% 和 7.8%,婴儿 IDA 患病率 20.8%。大量研究表明,缺铁可影响儿童生长发育、运动和免疫功能等,婴幼儿时期严重缺铁不可逆地影响认知功能、学习能力和行为发育。因此,早期诊断铁缺乏症和 IDA,降低对儿童身心健康的不良影响具有重要意义。

【病因和发病机制】

　　生理情况下,机体铁代谢处于动态平衡之中。铁缺乏症是指机体总铁含量(total body iron,TBI)降低的状态,表明机体存在负铁平衡,属于绝对性铁缺乏症(absolute iron deficiency)。从发生机制角度可概括为铁吸收减少和铁丢失增多。儿童缺铁的常见原因见表 1-3。

表 1-3　儿童铁缺乏症的原因

机制	原因	导致缺铁的生理和病理情况
吸收降低	先天储铁不足	早产、多胎、胎儿失血及孕母严重缺铁等
	铁的摄入减少	单纯母乳喂养、喂养不当及饮食含铁量低和营养不良等
	铁的需求增多	婴幼儿和青春期儿童生长发育迅速,铁需求量大
	铁的吸收障碍	胃肠道疾病及肠黏膜细胞铁代谢相关分子基因突变
丢失增加	铁的丢失增加	慢性胃肠道失血、月经增多、出血性疾病、特发性肺含铁血黄素沉着症及反复献血等

【诊断】

　　1. 病史　病史为营养性 IDA 的重要诊断线索。婴幼儿为 IDA

高危人群,高峰发病年龄 6 个月~2 岁。

足月妊娠新生儿先天铁储备一般可满足生后 4~6 个月所需。因此,营养性 IDA 一般于出生 6 个月以后发病,而早产儿和低出生体重儿 IDA 可发病更早、程度更重。尽管母乳中铁的吸收率高但含铁量低,如生后 4~6 个月仍单纯母乳喂养而未及时添加辅食,难以满足婴儿生长发育对铁的需求,是婴幼儿铁缺乏症的重要原因。新生儿先天铁储备与出生体重显著相关,早产儿和低/极低出生体重儿先天铁储备不足,更易早期发生缺铁。

注重识别 IDA 高危因素有助于指明诊断方向,通过铁代谢指标检测明确诊断。营养性 IDA 一般起病隐匿,进展缓慢。如因失血所致,进展可相对较快。如 IDA 程度过重、进展过快,或见于年长儿而无明确铁摄入减少的原因,必须积极搜寻是否存在慢性失血,如肺含铁血黄素沉着症和消化道出血等基础疾病。

2. **临床表现** 并无特异性,很大程度上取决于贫血程度和发生速率,包括贫血的一般症状,如面色苍白、乏力等。临床表现尚与导致 IDA 的基础疾病密切相关。例如,肺含铁血黄素沉着症尽管多以贫血起病,但可有长期咳嗽、咯血等临床表现。先天性消化道畸形及其出血所致 IDA 者,起病较快、病程较短,可出现腹部症状和体征,甚至以黑便为首发症状。IDA 患儿也可出现各种非造血系统表现。消化系统表现包括食欲减退、呕吐及腹泻等。严重者可出现口炎、舌炎和舌乳头萎缩等。神经系统表现包括精神萎靡不振、易烦躁、注意力不集中及记忆力减退等。儿童认知能力和智力落后,可出现学习困难和行为异常。循环系统表现主要见于病程长、贫血重的患儿,与机体代偿机制有关,可出现心率加快、气促,甚至出现心脏扩大和心力衰竭等贫血性心脏病表现。由于细胞免疫功能降低,患儿易反复呼吸道感染。

3. **血常规检查** 尽管不是 IDA 特异性检查,但能提供重要诊断线索。①Hb 降低,符合贫血诊断标准。营养性 IDA 患儿贫血程度多为轻中度,但婴儿尤其是早产儿,如同时存在母亲孕期严重缺铁、喂养不当及严重胃肠道疾病等因素,中度甚至重度贫血也非少见。②红细胞呈典型小细胞低色素性改变，$MCV<80fl$，$MCH<26pg$，$MCHC<310g/L$。由于成熟红细胞寿命长达120天，因此IDA早期阶段外周血同时存在正细胞正色素和小细胞低色素两群成熟红细胞，外周血涂片可见红细胞大小不均和着色不均，红细胞分布宽度(red cell width，RDW)明显增高。如IDA持续时间较长、程度较重，外周血成熟红细胞多为典型小细胞低色素。这是IDA的重要诊断线索和依据。③缺铁影响红细胞胞浆中Hb的合成，是IDA呈小细胞低色素性改变的关键机制，而DNA合成相对不受影响，因此Hb降低程度较红细胞数量降低程度更为显著，为IDA显著血象特点。④MCV降低伴RDW增加为提示缺铁的敏感指标，在缺铁早期即已存在。轻型地中海贫血患儿红细胞体积较为均一，RDW一般正常，这有助于两者的鉴别。⑤IDA患者网织红细胞比例正常或轻度降低，而轻型地中海贫血一般正常或增高。⑥约1/3的IDA患者存在轻中度反应性血小板增多，可能与IL-6等炎症细胞因子水平增高，刺激血小板生成有关。此外，IDA情况下促红细胞生成素(erythropoietin，EPO)水平增高，而EPO与促血小板生成素(thrombopoietin，TPO)结构同源，EPO与TPO受体结合后可"模拟"TPO效应，促进血小板生成。

网织红细胞血红蛋白含量(reticulocyte Hb content，CHr)和低色素红细胞比例(hypochromic RBC，%Hypo)等新型红细胞参数有助于铁缺乏症类型及其与慢性病贫血(anemia of chronic disease，ACD)的鉴别。CHr直接反映网织红细胞内参与Hb合成的铁含量。网织红细胞寿命仅4天，因而可很好反映近2~4天内红细胞造血所需铁供给水平，是反映IDE阶段的敏感指标。%Hypo检测外周血中Hb浓度$<280g/L$的成熟红细胞的比例，是反映成熟红细胞Hb合成状况的良好指标，反映近2~3个月机体铁状况。因此，%Hypo>10%被定为绝对性缺铁和功能性缺铁的鉴别界值，有助于鉴别IDA和ACD。国际上多个指南已将CHr和%Hypo作为鉴别IDA和ACD的重要指标，有条件的单位应重视上述新型红细胞参数的临床应用。

4. 铁代谢指标的检测 为确诊IDA的依据，应尽量进行相关检查。临床上采用多种反映铁存储、铁转运和组织铁利用的铁代谢指标,一般称为"铁全套",在铁缺乏症不同阶段各种铁代谢指标的变化情况及其对细胞和器官功能的影响也有所不同,且某些指标受检测方法等多种因素的影响而具有较大的变异,应综合分析和评价。铁缺乏症不同阶段铁代谢检测指标的特点总结如表 1-4 所示。

表 1-4 铁缺乏症不同阶段铁代谢检测指标的截断值和比较

检测指标	截断值	ID	IDE	IDA
骨髓可染色铁				
细胞外铁	0~±<15%	降低	降低	降低
铁粒幼细胞比例				
血清铁蛋白(SF)	<15μg/L	降低	降低	降低
血清铁(SI)	<10.7μmol/L	正常	降低	降低
转铁蛋白饱和度(TS)	<15%	正常	降低	降低
总铁结合力(TIBC)	>62.7μmol/L	正常	升高	升高
红细胞游离原卟啉(FEP)	>50μg/dl	正常	升高	升高
贫血(Hb 水平)	符合贫血诊断标准	无	无	有
小细胞(microcytosis)		无	无	有
低色素(hypochromia)		无	无	有

从上表可见,ID 期储存铁水平降低,包括骨髓可染色铁和血清铁蛋白(serum ferritin,SF),但 Hb 合成尚未受到影响,临床上无贫血。SF 为反映储存铁水平的敏感指标,与储存铁水平具有良好相关关系。如 SF<15μg/dl,表明储存铁显著降低或耗竭。由于 IDA 为最常见贫血类型,WHO 推荐采用 Hb 和 SF 检测作为 IDA 筛查指标。必须提出的是,SF 为一种急时相反应物,在感染、炎症、肝病和恶性肿瘤的情况下升高,临床上应同时检测 C 反应蛋白,以排除这些因素对 SF 水平的影响。

尽管骨髓铁染色为一种侵入性检查手段,但仍被公认为诊断 IDA 的金标准。如拟诊 IDA 但骨髓可染色铁不降低甚至增高,高度提示诊断错误。临床上已不推荐常规骨髓铁染色检查,仅在诊断不明或补铁治疗未出现预期治疗反应时才考虑进行。

贫血和小细胞低色素性形态学改变不属于铁代谢检测指标,但为 IDA 与其他铁缺乏症阶段鉴别的依据。

5. **诊断性治疗(diagnostic therapy)** 当临床高度怀疑 IDA 而因条件所限无法进行铁代谢检查,可考虑诊断性治疗。如铁剂治疗有效,应出现预期的治疗反应。①口服铁剂 12~24 小时,患者临床症状好转,表现为食欲增加,烦躁减轻;②口服铁剂 48~72 小时,网织红细胞开始上升,5~7 天达高峰,以后逐渐下降,2~3 周降至正常;③口服铁剂 2~4 周 Hb 至少上升 10~20g/L。如未出现预期治疗反应,往往提示错误诊断,或持续存在缺铁原因(如钩虫感染),或存在其他影响疗效的因素(如患者依从性差而未正规服药)。

6. **病因诊断** 应在病史、体格检查基础上,通过相关实验室检查或器械检查,力争明确 IDA 的原因或基础疾病。

现简要介绍中华医学会儿科学分会血液学组和儿童保健学组共同制定的儿童 IDA 诊断标准(表 1-5)。

表 1-5 儿童 IDA 诊断标准

1. Hb 降低,符合儿童贫血诊断标准,即 6 个月~6 岁 <110g/L;6~14 岁 <120g/L
2. 外周血红细胞呈小细胞低色素性:MCV<80fl,MCH<27pg,MCHC<310g/L
3. 可具有明确缺铁原因,如铁供给不足、吸收障碍、需求增多或慢性失血等
4. 铁剂治疗有效:铁剂治疗 4 周 Hb 至少上升≥10g/L
5. 铁代谢检查指标符合 IDA 诊断标准。至少满足下述中的两项:①SF<15μg/L;②SI<10.7μmol/L;③TIBC>62.7μmol/L;④TS<15%
6. 骨髓可染色铁显著减少甚至消失
7. 排除其他小细胞低色素性贫血

凡符合上述诊断标准中的第 1 和第 2 项,即存在小细胞低色素性贫血者,结合病史和相关检查排除其他小细胞低色素性贫血,可拟诊为 IDA。如铁代谢检查指标同时符合 IDA 诊断标准,可确诊为 IDA。基层单位如无相关实验室检查条件可进行诊断性治疗,如铁剂治疗有效可诊断为 IDA。

【鉴别诊断】

IDA 除与轻型地中海贫血鉴别外(见诊断部分),临床上主要应与 ACD 相鉴别(表 1-6)。

表 1-6　IDA 与 ACD 的鉴别要点

铁代谢指标	IDA	ACD	ACD 合并 IDA
骨髓可染色铁	显著降低	升高	升高或正常
血清铁蛋白(SF)	<30μg/L	>30μg/L	>30 但 <100μg/L
血清铁(SI)	降低	降低	降低
转铁蛋白(Tf)	升高	降低或正常	降低
转铁蛋白饱和度(TS)	降低	降低	降低
总铁结合力(TIBC)	升高	降低	正常或降低
炎症细胞因子水平	正常	升高	升高
可溶性转铁蛋白受体	升高	正常	正常或升高
铁调素水平	降低	升高	正常或升高

从上表可见,IDA 和 ACD 均存在 SI 和 TS 降低。因此,低铁血症(hypoferremia)影响红系造血对铁的供给为两种贫血共同性铁代谢血液生化特征,临床易混淆。但 IDA 本质上为绝对性铁缺乏,进而抑制肝细胞铁调素(hepcidin,HEPC)表达,以期促进肠道铁吸收和单核巨噬细胞系统铁释放,血清转铁蛋白水平和 TIBC 代偿性增高。ACD 则是由于炎症细胞因子诱导 HEPC 表达,进而抑制单核巨噬细胞系统存储铁的动员和利用,不能满足红系造血对铁的需求所致的铁限制性红细胞生成(iron-restricted erythropoiesis),限制病原微生物对铁的利用,为机体抗感染免疫的重要机制。血清 HEPC 水平和炎症细胞因子水平测定对 IDA 和 ACD 鉴别具有重要临床应用前景,但目前临床未常规开展应用。

【治疗】

1. **一般治疗措施**　包括加强营养,均衡饮食,摄入富铁食物,注意休息,避免感染等措施。

2. **对因治疗** 要力争明确 IDA 的病因,根除原发疾病。例如,纠正不合理饮食搭配和偏食等不良饮食习惯,积极治疗导致缺铁的原发病,对于纠正贫血、防止复发具有重要临床意义。

3. **成分输血** 除非贫血严重,一般不主张输血治疗。如需输注,应给予红细胞制品成分输血纠正贫血。

4. **铁剂替代治疗** 是 IDA 治疗的关键环节。应注重综合性防治措施,掌握铁剂治疗原则和注意事项。

(1)铁剂选择:铁剂种类较多,应综合考虑当地铁剂供应情况、铁剂的生物利用度、元素铁含量和口感等因素合理选择。

(2)治疗原则和注意事项:①原则上选择二价铁剂(ferrous iron),肠道铁吸收较好。②尽量采用口服铁剂。③按元素铁(elemental iron)计算补铁剂量,每日总量一般为 4~6mg/kg,按每次 1~1.5mg/kg 分次口服。如胃肠道反应明显,可于两餐间服用,或采用 WHO 儿童间断补铁指南推荐意见,给予 <5 岁和 5~12 岁儿童分别每周一次性补充元素铁 25mg 和 45mg,补铁和休疗交替 3 个月,可降低不良反应,提高依从性,且补铁疗效与传统疗法相当。④避免与牛奶、茶和咖啡等同时服用;但可同时服用维生素 C 或橙汁,促进肠道铁吸收。⑤足疗程补铁:贫血纠正后应继续补足储存铁,一般 Hb 恢复正常后应继续补铁 6~8 周。⑥补铁前至少应有一次包括网织红细胞计数的血常规检查,作为判断预期治疗反应的基线检查。⑦密切随访,了解患儿依从性和治疗反应。⑧掌握不同铁剂元素铁含量的差异(表 1-7)。

表 1-7 铁剂元素铁含量比较

铁剂	含铁量/%	铁剂	含铁量/%
无水硫酸亚铁	37	七水硫酸亚铁	20
富马酸亚铁	33	葡萄糖酸亚铁	12
琥珀酸亚铁	35	多糖铁复合物	46

近年国际研究结果显示,对不伴贫血的缺铁妇女给予不同剂量的铁剂单次口服,24 小时后血清 HEPC 水平才显著升高,同时肠道铁吸收率降低 35%~45%,铁吸收分数反而随补铁剂量增加而降低,而

且每日单次补铁和每日 2 次补铁方式的肠道铁吸收量并无显著差异。后续的随机对照临床试验结果显示,每日一次隔日口服补铁与每日分次口服补铁反而促进肠道铁吸收。机制在于铁可显著诱导 HEPC 表达,抑制肠道铁吸收,而铁介导的氧化应激反应可损伤肠黏膜细胞,也影响肠道铁吸收。

> 附:营养性缺铁性贫血诊断流程图

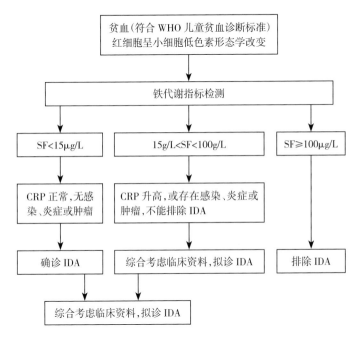

（高 举）

第三节 营养性巨幼细胞贫血

巨幼细胞贫血(megaloblastic anemia,MA)是由于叶酸和/或维生素 B_{12}(Vitamin B_{12},VitB_{12})缺乏所致的一类大细胞性贫血(macrocytic anemia)。DNA 生物合成障碍为本病发病机制的关键环节,外周血红细胞体积明显增大,骨髓有核细胞巨幼样变(megaloblastic transformation)为 MA 共同性形态学特征。

叶酸和 $VitB_{12}$ 为水溶性 B 族维生素，为 DNA 合成所必需。叶酸在体内经二氢叶酸还原酶最终代谢为四氢叶酸。$VitB_{12}$ 为甲硫氨酸合成酶的辅因子，催化同型半胱氨酸(homocysteine)代谢为甲硫氨酸。这一代谢反应同时将甲基四氢叶酸重新代谢为四氢叶酸。因此，$VitB_{12}$ 缺乏也导致叶酸减少而影响 DNA 合成，细胞核的发育落后于细胞质(核浆发育不同步，nuclear-cytoplasmic asynchrony)。此外，$VitB_{12}$ 也是甲基丙二酰辅酶 A(methylmalonyl CoA，MMA)歧化酶的辅因子，在线粒体内将 MMA 代谢为琥珀酰辅酶 A(succinyl CoA)，参与三羧酸循环。甲基丙二酰辅酶 A 代谢异常导致神经髓鞘脂蛋白合成障碍及脱髓鞘病理改变，这是临床上 $VitB_{12}$ 缺乏所致 MA 发生神经精神症状的主要机制。

【病因和发病机制】

叶酸和 $VitB_{12}$ 缺乏的原因可归纳为以下几个方面。

1. **摄入不足** 叶酸主要来源于绿色蔬菜、水果和豆类食物，$VitB_{12}$ 仅来源于动物性食物。长期单纯母乳喂养未及时添加辅食，可导致叶酸和 $VitB_{12}$ 缺乏。羊乳叶酸含量低，单纯羊乳喂养易致叶酸缺乏。长期严重偏食，仅进食植物性食物为 $VitB_{12}$ 缺乏的重要原因。较之于 $VitB_{12}$，叶酸每日需求量大、更新率高，因此临床上单纯 $VitB_{12}$ 摄入不足所致营养性 MA 少见。

2. **肠道吸收障碍** 叶酸主要经叶酸受体在十二指肠和空肠近端吸收。慢性腹泻、炎性肠病等小肠疾病和小肠切除可致叶酸吸收障碍。$VitB_{12}$ 肠道吸收是一个涉及多环节多步骤的复杂过程，胃酸、胃蛋白酶、胰酶和壁细胞分泌的内因子(intrinsic factor，IF)等参与 $VitB_{12}$ 吸收，任何一个环节异常均可导致 $VitB_{12}$ 吸收障碍。胃大部切除、萎缩性胃炎所致胃酸和内因子分泌不足、长期腹泻、肠道菌群失调、胰酶分泌不足和小肠疾病为临床上 $VitB_{12}$ 吸收不良的常见原因。恶性贫血(pernicious anemia，PA)是由于 IF 缺乏，或存在 IF 和/或壁细胞自身抗体导致 $VitB_{12}$ 吸收障碍的一种特殊类型的 MA，多见于成人，自身免疫性萎缩性胃炎为最常见原因之一，应注意是否存在自身免疫性疾病等基础疾病。此外,多种药物影响叶酸肠道吸收,包括广谱抗生素、甲氨蝶呤、磺胺类药物、抗癫痫药物、抗疟疾药和新型叶酸拮抗剂等。而影响VitB$_{12}$肠道吸收和体内代谢的药物类型和机制复杂多样,包括二氢叶酸还原酶抑制剂、抗代谢药、抗癫痫药、磺胺、甲氨蝶呤、口服避孕药、氨基水杨酸、新霉素、秋水仙碱和双胍类等,临床上应首先考虑这一因素。

3. 需要量增加 婴幼儿和青春期儿童生长发育快,叶酸和VitB$_{12}$需要量增加,如摄入不足可致缺乏。此外,慢性溶血及透析情况下也应注意补充。

4. 代谢障碍 遗传性叶酸受体缺乏所致"遗传性叶酸吸收异常"和甲基四氢叶酸还原酶缺乏所致先天性叶酸代谢异常罕见。VitB$_{12}$体内代谢涉及多个环节,已发现数种先天性代谢异常。甲氨蝶呤和磺胺为叶酸类似物,影响叶酸代谢,是导致叶酸缺乏最常见的药物。

【诊断】

1. 病史 营养性MA高峰发病年龄6个月~2岁,起病隐匿,进展缓慢。病史采集时应着重了解有无喂养不当、药物影响、胃肠道疾病或手术史。

2. 临床表现 贫血为MA血液系统的主要表现。除面色苍白、乏力外,常因贫血、无效造血导致肝脾大和轻度黄疸,严重者因血小板减少可出现皮肤出血点或瘀斑。因DNA合成障碍,MA尚可有血液系统以外的临床表现,尤其以细胞增殖旺盛的皮肤和消化系统表现比较突出,可出现虚胖浮肿、毛发纤细稀疏、厌食、恶心、呕吐和腹泻等表现。除烦躁不安、易怒等一般表现外,神经精神症状为VitB$_{12}$缺乏所致MA突出的临床表现,如表情呆滞、反应迟钝及嗜睡,运动和精神反应落后甚至倒退。严重者出现震颤、手足无意识运动、共济失调、感觉异常和抽搐等。查体可发现踝阵挛和巴宾斯基征阳性等。而叶酸缺乏不引起神经精神症状。

3. 外周血常规 为诊断MA的重要线索和依据,具有以下特点:①MCV>100fl,呈大细胞贫血,而且较其他原因所致大细胞贫血MCV升高程度更显著;MCH>32pg,但MCHC正常。②外周血红细胞大小不等,易见嗜多色性和嗜碱点彩红细胞。卵圆形大红细胞(macroovalocyte)为 MA 显著血常规特征,可见数量不等的巨幼样变有核红细胞(megaloblast),而非巨幼细胞贫血多为圆形大红细胞(round macrocyte),无巨幼样变。③由于细胞核的发育落后于细胞质,红细胞数量减少程度比 Hb 降低程度更显著。④中性粒细胞核分叶过多现象出现早,诊断 MA 的灵敏度和特异度高,应高度重视。⑤网织红细胞、白细胞和血小板计数常减少,甚至出现全血细胞减少。

4. 骨髓象 骨髓有核细胞增生活跃,红系增生为主,可见显著巨幼样变,红系显著,并可累及三系细胞,表现为细胞体积增大,核染色质粗大疏松,中性粒细胞分叶过多和细胞质空泡形成。巨核细胞核分叶过多,可见巨大血小板。

5. 血清叶酸和 VitB$_{12}$ 水平测定 是诊断巨幼细胞贫血的重要依据。血清叶酸正常值 5~6μg/L,如 <3μg/L 为缺乏。血清叶酸水平受饮食叶酸摄入量的影响,反映近期叶酸摄入水平,且溶血情况下也增高。红细胞叶酸水平可更好地反映既往 2~3 个月体内叶酸水平,但不能作为鉴别叶酸或 VitB$_{12}$ 缺乏的依据。血清 VitB$_{12}$ 正常值 200~800ng/L,如 <100ng/L 可诊断为 VitB$_{12}$ 缺乏,>400ng/L 可排除 VitB$_{12}$ 缺乏。值得注意的是,VitB$_{12}$ 缺乏本身可引起血清叶酸水平降低,而且血清 VitB$_{12}$ 水平受检测方法的影响较大。血清同型半胱氨酸和甲基丙二酸水平测定有助于叶酸和 VitB$_{12}$ 缺乏的鉴别,灵敏度和特异度更高,有条件的单位可进行相关检测。

血清 VitB$_{12}$ 降低影响 VitB$_{12}$ 参与的细胞代谢过程,引起血清同型半胱氨酸和 MMA 水平升高。血清 MMA 水平升高仅见于 VitB$_{12}$ 缺乏,具有较高特异度,而 VitB$_{12}$ 或叶酸缺乏时均存在血清同型半胱氨酸水平升高。

6. 其他实验室检查 因骨髓无效红细胞生成和溶血,一般血清胆红素和乳酸脱氢酶升高,血清铁和血清铁蛋白也升高。另外,应根据临床情况测定血清 IF 水平、内因子自身抗体、壁细胞自身抗体、自身免疫性疾病相关自身抗体、甲状腺功能测定以及相关内镜和影像学检查等。

【鉴别诊断】

巨幼细胞贫血主要应与其他大细胞贫血相鉴别,包括肝病、甲状腺功能减退,再生障碍性贫血,骨髓增生异常综合征和网织红细胞显著升高的溶血性贫血等(表1-8)。

表1-8 巨幼细胞贫血与其他大细胞贫血的鉴别要点

鉴别要点	巨幼细胞贫血	其他大细胞贫血
病因和基础疾病	叶酸和/或 $VitB_{12}$ 摄入和吸收减少、药物影响叶酸代谢、自身免疫性疾病、萎缩性胃炎或胃大部切除术相关性恶性贫血	溶血/失血、肝脏疾病、甲状腺疾病(甲状腺功能减退)、慢性酒精中毒、再生障碍性贫血及骨髓增生异常综合征等
临床表现	巨幼细胞贫血典型临床表现,$VitB_{12}$ 缺乏所致 MA 具有特定神经精神症状和体征	主要为基础疾病相关临床表现
红细胞平均容积	增大,更显著,一般 >110fl	增大,一般 >100fl
外周红细胞形态	卵圆形大红细胞为主,可出现巨幼样变有核红细胞	圆形大红细胞为主,无巨幼样变
中性粒细胞	核分叶过多现象	无核分叶过多现象
骨髓巨幼样变	有	无

【治疗】

除注意营养,及时添加辅食和加强护理等一般治疗措施外,应明确叶酸和/或 $VitB_{12}$ 缺乏的原因,相应给予叶酸和 $VitB_{12}$ 替代治疗。治疗原则和注意事项包括:①结合病史、临床表现和实验室检查,尽量鉴别叶酸和 $VitB_{12}$ 缺乏所致 MA。存在神经精神症状而高度怀疑 $VitB_{12}$ 缺乏时,应以补充 $VitB_{12}$ 为主,单用叶酸不能改善,甚至加重神经精神症状。如难以明确,应同时补充两种维生素。②叶酸剂量和疗程,每次 5mg 口服,每日 3 次。连续数周直至临床症状消失,血象恢复正常为止。③$VitB_{12}$ 剂量和疗程,0.5~1mg 单次肌内注射,或每次 0.1mg,每周 2~3 次,连续数周直至临床症状消失、血象恢复正常为止。④密切观察临床表现、监测血象恢复情况。

> 附:营养性巨幼细胞贫血诊治流程图

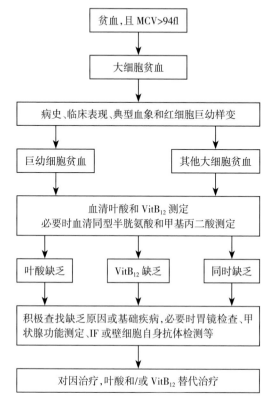

贫血,且 MCV>94fl
↓
大细胞贫血
↓
病史、临床表现、典型血象和红细胞巨幼样变
↓
巨幼细胞贫血　　　其他大细胞贫血
↓
血清叶酸和 VitB$_{12}$ 测定
必要时血清同型半胱氨酸和甲基丙二酸测定
↓
叶酸缺乏　　VitB$_{12}$ 缺乏　　同时缺乏
↓
积极查找缺乏原因或基础疾病,必要时胃镜检查、甲状腺功能测定、IF 或壁细胞自身抗体检测等
↓
对因治疗,叶酸和/或 VitB$_{12}$ 替代治疗

（高　举）

参考文献

[1] KASSEBAUM NJ,JASRASARIA R,NAGHAVI M,et al. A systematic analysis of global anemia burden from 1990 to 2010. Blood,2014,123（5）: 615-624.

[2] GBD 2016 Diseasee And Injury Incidence and Prevalence Collaborators. Global,regional,and national incidence,prevalence,and years lived with disability for 328 diseases and injuries for 195 countries,1990-2016:a

systematic analysis for the Global Burden of Disease Study 2016. Lancet, 2017,390(10100):1211-1259.

[3] CASCIO MJ,DELOUGHERY TG. Anemia:evaluation and diagnostic tests. Med Clin North Am,2017,101(2):263-284.

[4] CAPPELLINI MD,MOTTA I. Anemia in clinical practice-definition and classification:does hemoglobin change with aging? Semin Hematol,2015,52 (4):261-269.

[5] CAMASCHELLA C. Iron deficiency. Blood,2019,133(1):30-39.

[6] CAMASCHELLA C,NAI A,SILVESTRI L. Iron metabolism and iron disorders revisited in the hepcidin era. Hematologica,2020,105(2):260-272.

[7] BUTTARELLO M. Laboratory diagnosis of anemia:are the old and new red cell parameters useful in classification and treatment,how? Int J Lab Hematol, 2016,38(Suppl 1):123-132.

[8] WEISS G,GANZ T,GOODNOUGH LT. Anemia of inflammation. Blood, 2019,133(1):40-50.

[9] STOFFEL NU,ZEDER C,BRITENHAM GM,et al. Iron absorption from supplements is greater with alternate day than with consecutive day dosing in iron-deficient anemic women. Haematologica,2020,105(5):1232-1239.

[10] GREEN R,DATTA MITRA A. Megaloblastic anemias:nutritional and other causes. Med Clin North Am,2017,101(2):297-317.

[11] GREEN R,ALLEN LH,BJORKE-MONSEN AL,et al. Vitamin B$_{12}$ deficiency. Nat Rev Dis Primers,2017,3:17040.

[12] HESDORFFER CS,LONGO DL. Drug-induced megaloblastic anemia. N Engl J Med,2015,373(17):1649-1658.

[13] GREEN R. Vitamin B$_{12}$ deficiency from the perspective of a practicing hematologist. Blood,2017,129(19):2603-2611.

[14] DEVALIA V,HAMILTON MS,MOLLOY AM,et al. Guidelines for the diagnosis and treatment of cobalamin and folate disorders. Br J Hematol, 2014,166(4):496-513.

第二章　溶血性贫血

第一节　总　论

溶血性贫血(hemolytic anemia)是多种病因引起红细胞寿命缩短或过早破坏,且超过了骨髓代偿造红细胞能力的一组疾病。

【病因和发病机制】

正常红细胞寿命为120天左右,每天约1%的衰老红细胞在脾脏清除,释放血红蛋白6~7g,生成胆红素200~250mg;同时,相当量的新生红细胞从骨髓中释放进入血液循环,当因某种因素造成红细胞内在缺陷或红细胞生存的周围环境变化,使红细胞破坏的速度过快和量大于骨髓的代偿能力,即发生本综合征。红细胞在血管内的血流过程中被破坏的现象称为"血管内溶血",在单核巨噬细胞系统(脾和肝)中被吞噬/破坏的现象称为"血管外溶血"。

1. 按病因分为红细胞内在异常和红细胞外在异常。

(1) 红细胞内在异常:①红细胞膜结构缺陷,如遗传性球形红细胞增多症、遗传性椭圆形红细胞增多症、棘状红细胞增多及阵发性睡眠性血红蛋白尿等;②红细胞酶缺乏,如葡萄糖-6-磷酸脱氢酶(glucose-6-phosphate dehydrogenase,G-6-PD)缺乏及丙酮酸激酶(pyruvate kinase,PK)缺乏等;血红蛋白合成或结构异常:如地中海贫血及血红蛋白病等。

(2) 红细胞外在异常:免疫因素——体内存在破坏红细胞的抗体,如新生儿血型不合溶血症、自身免疫性溶血性贫血及药物所致的免疫性溶血性贫血等;非免疫因素——①感染;②物理;③化学;④毒素;其他——脾功能亢进及弥散性血管内凝血等。

2. 按红细胞破坏部位分为血管内溶血和血管外溶血。血管内溶血与血管外溶血的临床特征不同,见表2-1,但有时两者又可能相互交错,甚至可能混合出现,不能过于机械处理。

表2-1 血管内溶血与血管外溶血的特征与鉴别

项目	血管内溶血	血管外溶血
病因	多因红细胞外在异常,多为获得性	多为红细胞内在缺陷,多为遗传性
临床经过	一般为急性,也可慢性	一般慢性,可有急性溶血
贫血	较重	较轻,但溶血危象时可加重
黄疸	常明显	可轻可重
肝脾大	不明显,触诊可有压痛	多显著,触诊一般不痛
红细胞形态异常	可见	常见
血浆游离血红蛋白增高	明显	无或仅有轻度
血红蛋白尿	常见	无
含铁血黄素尿	慢性者常有	无
结合珠蛋白	明显减少	轻度减少或正常
高铁血红蛋白	可出现	无
单核巨噬细胞中含铁血黄素沉着	可有可无	常见
脾切除	无效	可能有效

血管外溶血,以遗传性溶血性贫血多见。典型表现为程度不等的贫血、脾大和伴黄疸等特征。如溶血速度未超过骨髓代偿能力,可不出现贫血;如黄疸不重,肝脏清除胆红素能力强,也可不出现黄疸。在慢性先天性溶血性贫血过程中,偶可发生溶血危象或再障危象。

血管内溶血性贫血的主要病因见表2-2。

表 2-2　血管内溶血性贫血的主要病因

红细胞遗传性疾病	葡萄糖-6-磷酸脱氢酶缺乏症、肝豆状核病
某些免疫性溶血性贫血	ABO 血型不合引起的输血反应 阵发性寒冷性血红蛋白尿 阵发性睡眠性血红蛋白尿 IgM 型、补体型自身免疫性溶血性贫血
感染引起的血管内溶血性 贫血	寄生虫:疟疾、巴贝吸虫、巴尔通体、黑热病 梭状芽孢杆菌引起的败血症
毒物、化学制剂引起的血 管内溶血性贫血	血管内注射蒸馏水 毒蛇、毒蜘蛛咬伤 砷中毒 某些药物诱发的溶血
微血管病性溶血性贫血	溶血性尿毒综合征、血栓性血小板减少症、弥 散性血管内凝血、机械瓣膜病(可通过机械力 量破坏红细胞导致溶血性贫血的发生)

【诊断】

1. 确定是否溶血

(1) 反映 RBC 破坏过多的证据:①血清非结合胆红素升高;②血浆游离 Hb 增多;③血浆结合珠蛋白减少/消失;④血红蛋白尿;⑤尿 Rous 试验阳性。

(2) 反映 RBC 代偿增生的证据:①外周血,网织红细胞增多,幼红细胞、红细胞中出现豪-乔小体;②骨髓,增生明显活跃;③骨骼 X 线,骨质疏松,皮质变薄,有骨小梁。

2. **确定原因**　以抗人球蛋白试验[Coombs 试验(库姆斯试验)]分类寻找病因(图 2-1)。

【鉴别诊断】

1. **与其他引起贫血的疾病鉴别**　如失血性贫血、红细胞生成不良(如再生障碍性贫血、白血病等)也可以引起贫血,但不具有红细胞破坏增多和代偿增生证据,相比较于溶血性贫血,这些疾病的网织红细胞计数通常较低。如巨幼红细胞贫血、甲基丙二酸血症等因维生

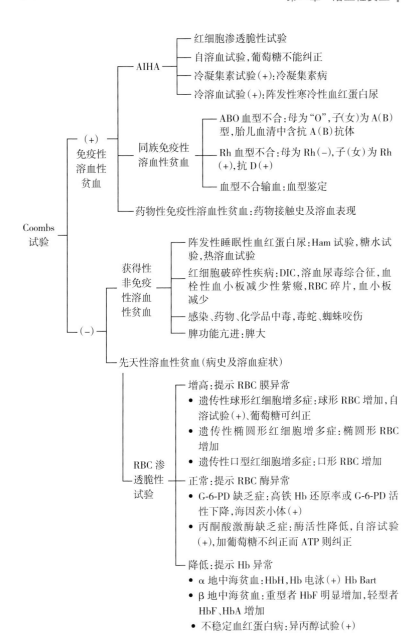

图 2-1 溶血性贫血的病因诊断

素 B_{12} 代谢异常、骨髓原位溶血,贫血的同时可伴以间接胆红素升高为主的总胆红素升高,网织红细胞比例或绝对值升高。但前者血清维生素 B_{12}、叶酸水平下降,后者血尿筛查可见甲基丙二酸血症或尿症,与溶血性贫血不同。

2. 与其他引起黄疸的疾病鉴别　儿童出现黄疸时需要具体分析何种胆红素水平升高。在溶血性贫血中,通常是间接胆红素升高,而肝脏疾病时通常为直接胆红素升高。

(1) 肝病:氨基转移酶和凝血因子检测有助于评估肝脏功能。在溶血性贫血中,间接(非结合)胆红素水平升高,而肝脏疾病直接(结合)胆红素水平升高。

(2) 吉尔伯特综合征:又称为体质性肝功能不良性黄疸,属一种较常见的遗传性非结合胆红素血症,临床表现特点为长期间歇性轻度黄疸,无贫血症状。吉尔伯特综合征为常染色体显性遗传性疾病,患者主要为青少年,男性多见。

3. 与其他引起深色尿的疾病鉴别　尿液中出现血红蛋白的深色尿可与血尿或肌红蛋白尿相混淆。此时需要做尿液及生化分析以鉴别。血尿的尿液镜检中可见到大量红细胞,而血红蛋白尿中通常没有红细胞。肌红蛋白尿的尿液分析与血红蛋白相似,但肌红蛋白通常发生于快速大量的肌肉分解,血生化中肌酶水平明显升高,血红蛋白尿的患者通常不会有肌酶水平的升高。

【治疗】

由于溶血性贫血是综合征,寻找病因是关键。因此,治疗原则是:

1. 去除病因　有些溶血性贫血例如 G-6-PD 缺乏症时感染的诱发因素去除后,很快可以治愈。对一些贫血原因暂时未明的,应积极寻找病因,予以去除。

2. 一般治疗　加强护理,预防感染,改善饮食质量和搭配等。

3. 药物治疗　有些溶血性贫血的病因,可选择"有效"药物给予治疗,如肾上腺皮质激素治疗自身免疫性溶血性贫血和先天性纯红细胞再生障碍性贫血等。

4. 输红细胞　当急性溶血引起心功能不全时,输红细胞是抢救措施。长期慢性贫血者,若代偿功能良好,可不必输红细胞;必须输注时应注意量和速度,贫血愈严重,一次输注量愈少,且速度宜慢。一般选用浓缩红细胞,每次 5~10ml/kg,速度不宜过快,以免引起心力衰竭和肺水肿。对于贫血合并肺炎的患儿,每次输红细胞量更应减少,速度减慢。

5. 造血干细胞移植　是目前根治严重遗传性溶血性贫血的有效方法。

6. 脾切除术　遗传性球形红细胞增多症患者采用脾切除可终止急性溶血的发作机会,明显改善贫血;血红蛋白 H 患者的脾切除治疗疗效优于重型 β 地中海贫血者。

7. 并发症治疗　婴幼儿贫血易合并急、慢性感染,营养不良,消化功能紊乱等,应予以积极治疗。同时还应考虑贫血与并发症相互影响的特点,如贫血患者在消化功能紊乱时对于体液失衡的调节能力较无贫血的小儿差,在输液治疗时应予以注意。去铁治疗详见"地中海贫血"部分。

(方建培)

第二节　地中海贫血

地中海贫血(thalassemia)是指血红蛋白中一种或多种珠蛋白肽链的合成受阻或完全抑制的血红蛋白病,属常染色体不完全显性遗传。

【病因和发病机制】

正常人血红蛋白(Hb)中的珠蛋白含 4 种肽链,即 α、β、γ 和 δ。根据珠蛋白肽链组合的不同,形成 3 种血红蛋白,即 HbA($\alpha 2\beta 2$)、HbA2($\alpha 2\delta 2$)和 HbF($\alpha 2\gamma 2$)。当遗传缺陷时,珠蛋白基因功能障碍,珠蛋白肽链合成障碍,从而出现慢性溶血性贫血。根据肽链合成障碍的不同,分别称为 α、β、δβ 和 δ 等地中海贫血。其中以 β 和 α 地中海贫血较常见。

1. β 地中海贫血的病因　人类 β 珠蛋白基因簇位于第 11 号染

色体短臂 1 区 2 节(11p1.2)。β 地中海贫血的病因主要是该基因的点突变,少数为基因缺失。基因缺失和有些点突变可致 β 链的生成完全受抑制,称为 β^0 地中海贫血;有些点突变或缺失使 β 链的生成部分受抑制,则称为 β^+ 地中海贫血。染色体上的两个等位基因突变点相同者称为纯合子;同源染色体上只有一个突变点者称为杂合子;基因的突变点不同且分别分布于同一对染色体者称为复合杂合子。

2. α 地中海贫血的病因 人类 α 珠蛋白基因簇位于第 16 号染色体短臂末端(16p13.3)。每条染色体各有 2 个 α 珠蛋白基因,一对染色体共有 4 个 α 珠蛋白基因。大多数 α 地中海贫血是由于 α 珠蛋白基因缺失所致,少数由基因点突变所致。若仅是一条染色体上的一个 α 基因缺失或缺陷,则 α 链的合成部分受抑制,称为 α^+ 地中海贫血;若每一条染色体上的 2 个 α 基因均缺失或缺陷,则无 α 链合成,称为 α^0 地中海贫血。

【诊断】

1. 临床表现 根据 β 地中海贫血病情轻重的不同,分为以下 3 型。

(1) 重型:又称 Cooley 贫血。患儿出生时无症状,至 3~12 个月开始发病,呈慢性进行性贫血,面色苍白,肝脾大,发育不良,常有轻度黄疸,症状随年龄增长而日益明显。常需每 4 周左右输红细胞以纠正严重贫血。若长期中度或以上贫血者,由于骨髓代偿性增生,将导致骨骼变大、髓腔增宽,先发生于掌骨,以后为长骨和肋骨;1 岁后颅骨改变明显,表现为头颅变大、额部隆起、颧高、鼻梁塌陷,两眼距增宽,形成地中海贫血特殊面容。患儿常并发支气管炎或肺炎。本病如不输红细胞以纠正严重贫血,多于 5 岁前死亡。若只纠正贫血,不进行铁螯合治疗,易并发含铁血黄素沉着症——过多的铁沉着于心肌和其他脏器,如肝、胰腺及垂体等而引起该脏器损害,其中最严重的是心力衰竭,它是贫血和铁沉着造成心肌损害的结果,是导致患儿死亡的重要原因之一。自 20 世纪 90 年代以来,推广规律的输红细胞和铁螯合治疗,本型的临床症状和体征可不典型,且预期寿命也明显延长。

(2) 轻型:患者无症状或轻度贫血,脾不大或轻度肿大。病程经过良好,能存活至老年。

(3) 中间型:多于幼童期出现症状,其临床表现介于轻型和重型之间,中度贫血,脾脏轻度或中度肿大,黄疸可有可无,骨骼改变较轻。

根据 α 地中海贫血病情轻重的不同,分为以下 4 型。

(1) 静止型:患者无症状。

(2) 轻型:患者无症状。但红细胞形态常有轻度"小细胞"或"小细胞低色素"改变;可有轻度贫血或无贫血表现。

(3) 中间型:又称血红蛋白 H 病。患儿出生时无明显症状;婴儿期以后逐渐出现贫血、疲乏无力、肝脾大及轻度黄疸;年龄较大的患者可出现类似重型 β 地中海贫血的特殊面容。合并呼吸道感染或服用氧化性药物、抗疟药物等可诱发急性溶血而加重贫血,甚至发生溶血危象。

(4) 重型:又称 Hb Bart 胎儿水肿综合征。胎儿常于 30~40 周时流产、死胎或娩出后半小时内死亡,胎儿呈重度贫血、黄疸、水肿、肝脾大、腹腔积液及胸腔积液。胎盘巨大且质脆。

2. 辅助检查

(1) β 地中海贫血

1) 重型:外周血象呈小细胞低色素性贫血,红细胞大小不等,中央浅染区扩大,出现异形、靶形、碎片红细胞和有核红细胞、点彩红细胞、嗜多染性红细胞、豪-乔小体等;网织红细胞正常或增高。骨髓象红系增生明显活跃,以中、晚幼红细胞占多数,成熟红细胞改变与外周血相同。红细胞渗透脆性明显减低。HbF 含量明显增高,大多 >0.40,这是诊断重型 β 地中海贫血的重要依据。颅骨 X 线片可见颅骨内外板变薄,板障增宽,在骨皮质间出现垂直短发样骨刺。基因分析为纯合子或复合杂合子。

2) 轻型:成熟红细胞有轻度形态改变,红细胞渗透脆性正常或减低,血红蛋白电泳显示 HbA2 含量增高(0.035~0.060),这是本型的特点。HbF 含量正常。基因分析呈杂合子状态。

3) 中间型:外周血象和骨髓象的改变如重型,红细胞渗透脆性减低,HbF 含量约为 0.40~0.80,HbA2 含量正常或增高。基因分析呈复合杂合子和某些地中海贫血变异型的纯合子或双重杂合子状态。

(2) α 地中海贫血

1) 静止型:红细胞形态正常,出生时脐带血中 Hb Bart 含量为0.01~0.02,但 3 个月后即消失。基因分析呈 α1 杂合子。

2) 轻型:红细胞形态有轻度改变,如大小不等、中央浅染及异形等;红细胞渗透脆性降低;变性珠蛋白小体阳性;HbA2 和 HbF 含量正常或稍低。患儿脐血 Hb Bart 含量为 0.034~0.140,于生后 6 个月时完全消失。基因分析呈 α2 杂合子。

3) 中间型:外周血象和骨髓象的改变类似重型 β 地中海贫血;红细胞渗透脆性减低;变性珠蛋白小体阳性;HbA2 及 HbF 含量正常。出生时血液中含有约 0.25Hb Bart 及少量 HbH;随年龄增长,HbH 逐渐取代 Hb Bart,其含量约为 0.024~0.44。包涵体生成试验阳性。基因分析呈 α2/α1 双重杂合子。

4) 重型:外周血成熟红细胞形态改变如重型 β 地中海贫血,有核红细胞和网织红细胞明显增高。血红蛋白中几乎全是 Hb Bart 或同时有少量 HbH,无 HbA、HbA2 和 HbF。基因型 --/--(纯合子)。

近年来,为加强"严重型"地中海贫血患者的管理,提高其生存质量,及早诊治相关合并症,国际地中海贫血联盟(Thalassaemia International Federation,TIF)提出输血依赖性地中海贫血(transfusion-dependent thalassemia,TDT)和非输血依赖性地中海贫血(non-transfusion-dependent thalassemia,NTDT)的概念:TDT 指重型地中海贫血和一部分临床表现"偏向重型"、需要依赖输血才能生存的中间型地中海贫血;NTDT 指其余的中间型地中海贫血。

3. **基因诊断**　根据临床特点和实验室检查,结合阳性家族史,一般可作出诊断。在目前的医疗水平不断进步的条件下,建议常规开展基因诊断。

(1) β 地中海贫血:点突变占 99% 以上。目前世界范围已发现 200 多种 β 基因突变类型,中国人中已发现 34 种,因此 β 地中海贫血的遗传缺陷具有高度异质性,但其中 6 种热点突变:

c.126_129delCTTT、c.315+654C>T、c.52A>T、−28A>G、c.217dupA 和 c.79G>A，约占突变类型的 90%。

（2）α 地中海贫血：约 60% 为基因缺失，40% 为点突变。文献报告的突变点达 16 种。

4. **诊断标准** 根据临床特点和实验室检查，尤其是血红蛋白电泳的发现，结合家系调查和基因诊断，即可作出相应的诊断。

【鉴别诊断】

1. **缺铁性贫血** 由于同样为小细胞低色素贫血，需与发生于婴儿期的重度缺铁性贫血相鉴别。缺铁性贫血多有缺铁病因，无溶血证据，红细胞游离原卟啉升高及血清铁、铁蛋白降低，铁剂治疗有良好反应等特点。

2. **慢性病性贫血** 由于持续的炎症反应导致铁利用障碍的一类疾病，如慢性细菌、结核、真菌感染；自身免疫性疾病；肿瘤性疾病等。此类疾病有明确的原发病存在以及以铁蛋白增高、血清铁降低的铁代谢异常表现。

3. **其他遗传性溶血性贫血** 如红细胞 G-6-PD 缺乏所致先天性非球形细胞性溶血性贫血重型者与重型 β 地中海贫血临床表现相似。但感染及氧化性药物可加重前者贫血，红细胞 Heinz 小体阳性，HbF 含量正常，可资鉴别。遗传性球形红细胞增多症（hereditary spherocytosis，HS）外周血涂片红细胞呈小球形，红细胞渗透脆性及孵育渗透脆性增加；必要时行 HS 基因检查可鉴别。

4. **其他获得性溶血性贫血** 如自身免疫性溶血性贫血、阵发性睡眠性血红蛋白尿症等非小细胞低色素贫血有特异试验指标，如库姆斯试验阳性或 CD55、CD59 抗原缺失。

【治疗】

轻型地中海贫血无需特殊治疗。中间型和重型地中海贫血应采取下列一种或数种方法给予治疗。

1. **一般治疗** 注意休息和营养，积极预防感染。适当补充叶酸和维生素 E。

2. **输血和去铁治疗** 规范性长期输血和去铁治疗是本病最主要

的治疗方法。

(1) 红细胞输注:输血的目的在于维持患儿血红蛋白浓度接近正常水平,保障机体携氧能力,并抑制患儿自身骨髓产生的缺陷红细胞。少量输注法仅适用于中间型 α 和 β 地中海贫血,不主张用于重型 β 地中海贫血。对于重型 β 地中海贫血应从早期开始给予适量的红细胞输注,以使患儿生长发育接近正常和防止骨骼病变。推荐,①Hb<90g/L 时启动输血计划;②每 2~5 周输血一次,每次输浓缩红细胞 0.5~1U/10kg(我国将 200ml 全血中提取的浓缩红细胞定义为 1U),每次输血时间大于 3~4 小时;③输血后 Hb 维持在 90~140g/L。

选择血液制品的原则:①应选择 ABO 及 Rh(D)血型相同的红细胞制品,有条件时还可选择与抗原 C、E 及 Kell 相匹配的红细胞制品;②推荐使用去除白细胞的浓缩红细胞制品;③对有严重过敏反应者应选择洗涤红细胞;④避免应用亲属的血液。

(2) 去铁治疗:是改善重型地中海贫血患者生存质量和延长寿命的主要措施。目前临床上使用的药物有去铁胺(deferoxamine)、去铁酮(deferiprone)和地拉罗司(deferasirox)。通常在规律输注红细胞 1 年或 10~20U 后进行铁负荷评估,如有铁过载(SF>1 000μg/L),则开始应用铁螯合剂。

去铁胺每日 25~40mg/kg,每晚 1 次连续皮下注射 12 小时,或加入等渗葡萄糖液中静脉滴注 8~12 小时;每周 5~7 天,长期应用。去铁胺副作用较小,偶见过敏反应,长期使用偶可致白内障和长骨发育障碍,剂量过大可引起视力和听觉减退。维生素 C 与去铁胺联合应用可加强其从尿中排铁的作用,剂量为每天 2~3mg/kg,最大量为 200mg/d。

去铁酮是一种二齿状突起的口服铁螯合剂。适用于 6 岁以上的儿童,标准剂量为 75mg/(kg·d),分 3 次口服,每日最大剂量不超过 100mg/kg,有报道去铁酮对心脏铁沉积有较强的治疗作用。口服去铁酮时应注意:①目前维生素 C 在去铁酮治疗中的联合作用尚未明确,不推荐联合应用;②去铁酮常见的副作用是关节痛(主要是大关节)及一过性的谷丙转氨酶升高,还有胃肠道反应和锌缺乏;③严重的副作用是粒细胞减少症（<1.5×10⁹/L）和粒细胞缺乏症（<0.5×10⁹/L），建议定期检测外周血常规。若出现粒细胞减少症应暂停使用，若出现粒细胞缺乏症则应禁用。

地拉罗司为一种三价铁螯合剂。适用于2岁以上的儿童，每日一次，餐前口服。用药方法：接受10~20次输血治疗后，地拉罗司的常用剂量为20mg/(kg·d)；如患儿铁负荷量高，则其剂量为30mg/(kg·d)；如患儿铁负荷量低，则其剂量为10~15mg/(kg·d)。口服地拉罗司应注意：①该药可引起胃肠道反应及皮疹；还有谷丙转氨酶升高，偶有听觉减退；②该药还可引起血肌酐升高，建议定期检查肾功能，肾功能不全时应慎用。

对于单独应用去铁胺或去铁酮的去铁疗效不佳的患儿，可任选以上的两种药物联合应用。

3. **脾切除** 脾切除对血红蛋白H病和中间型β地中海贫血的疗效较好，对重型β地中海贫血效果差。应严格掌握脾切除的适应证。脾切除指征：①依赖输血量明显增多，每年红细胞输注量>200ml/kg者才能维持Hb>90~105g/L；此外还须评估铁负荷，对去铁治疗有效的患儿，尽管输血量增加，脾切除也暂不考虑，而对于经过规则的去铁治疗而铁负荷仍增加的患儿可考虑脾切除。②脾功能亢进者，患儿出现红细胞破坏增加，持续的白细胞减少或血小板减少，临床上出现反复感染或出血。③脾脏增大并有伴随症状者，如患儿出现明显左上腹疼痛或易饱感，巨脾引起压迫及有脾破裂等可能。④年龄需在5岁或以上，5岁以下进行脾切除会增加严重败血症发生的风险。

4. **造血干细胞移植** 异基因造血干细胞移植（allogeneic hematopoietic stem cell transplantation，allo-HSCT）是目前能根治重型β地中海贫血的方法。根据干细胞来源分为骨髓移植（bone marrow transplantation，BMT）、外周血干细胞移植（peripheral blood stem cell transplantation，PBSCT）和脐血移植（umbilical cord blood cell transplantation，UCBT）。如有人类白细胞抗原（human leucocyte antigen，HLA）相配的造血干细胞供者，应作为治疗重型β地中海贫血的首选方法。

血缘 HLA 相合供者的造血干细胞移植尤其是骨髓移植已经历40 余年的考验,其临床疗效肯定;随着移植技术的不断进步,非血缘 HLA 相合供者的 HSCT 临床疗效已经与血缘 HLA 相合供者相当;单倍体(血缘 HLA 半相合)供者的移植虽然属探索性的治疗,在我国一些有治疗经验的中心,也取得了令人鼓舞的临床疗效。据不完全统计,自 1998 年 1 月首例同胞 HLA 全相合脐血移植治疗重型 β 地中海贫血取得成功以来,经过国内多家医疗单位的不断探索和优化,包括改良预处理方案,建立不同供者来源的移植物抗宿主病(graft versus host disease,GVHD)预处理体系等,至 2020 年 6 月,我国 21 个医疗单位共报告治疗 3 741 例。其中,多家单位报告的达到国际先进水平的疗效为:同胞 HLA 全相合供者骨髓或外周血造血干细胞移植无事件生存率(event-free survival,EFS)达 90%~92%,非血缘 HLA 全相合至8/10 位点相合外周血造血干细胞移植 EFS 也达 90%~94%,半相合移植 EFS 接近 85%~90%。

移植前应对患儿进行危险因素评分。①肝肿大:"0"分为肋下小于 2cm,"1"分为肝大大于 2cm;②肝纤维化:"0"分为无纤维化,"1"分为纤维化;③铁螯合剂应用史:"0"分为规则使用,"1"分为不规则使用。由此把患儿分为 3 度,Ⅰ度者:0 分;Ⅱ:1~2 分;Ⅲ:3 分。Ⅰ度者移植治愈率高且并发症少。在我国重型 β 地中海贫血患者中绝大多数属Ⅱ度及以上,少有Ⅰ度。年龄大小与病程长短、铁负荷及器官损伤程度是一致的,故本病年龄越小,移植效果也越好,有条件的患儿应尽早(2~6 岁)接受 HSCT。

5. 基因活化治疗 应用化学药物可增加 γ 基因的表达或减少 α 基因的表达,以改善 β 地中海贫血的症状,已用于临床的药物有羟基脲、5-氮杂胞苷(5-AZC)、阿糖胞苷、白消安、沙利度胺及异烟肼等,目前正在探索之中。

6. 遗传咨询 地中海贫血的预防可取得事半功倍的效果:开展人群普查和遗传咨询,做好生育指导以避免地中海贫血基因携带者之间联姻或者做好联姻后的产前诊断工作,对预防本病有非常重要的意义。对"高危生育夫妇"采用基因分析法进行产前诊断,可在妊

娠早期对重型 β 和 α 地中海贫血胎儿作出诊断并及时终止妊娠,以避免胎儿水肿综合征的发生和重型 β 地中海贫血患者的出生,这是目前预防本病行之有效的方法。

> 附:地中海贫血诊治流程图

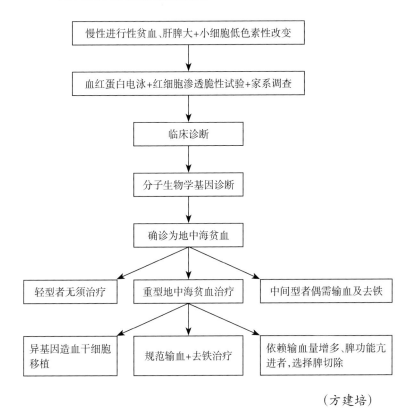

（方建培）

第三节　红细胞葡萄糖-6-磷酸脱氢酶缺乏症

红细胞葡萄糖-6-磷酸脱氢酶(glucose-6-phosphatede hydrogenase,G-6-PD)缺乏症是一种伴 X 染色体连不完全显性红细胞酶缺陷病。

【病因和发病机制】

G-6-PD 基因定位于 X 染色体长臂 2 区 8 带(Xq28),全长约 18.5kb,

含 13 个外显子,编码 515 个氨基酸。男性半合子和女性纯合子均表现为 G-6-PD 显著缺乏;女性杂合子发病与否取决于其 G-6-PD 缺乏的细胞数量在细胞群中所占的比例,在临床上有不同的表现度,故称为不完全显性。

迄今,G-6-PD 基因的突变已达 226 种以上;中国人及海外华裔的 G-6-PD 基因突变型即有 17 种,其中最常见的是 nt1376G→T(占57.6%)及 nt1388G→A(占 14.9%),其他突变有 nt95A→G、nt493A→G及 nt1024G→T 等。同一地区的不同民族其基因突变型相似,而分布在不同地区的同一民族其基因突变型则差异很大。

【诊断】

1. **临床表现**　根据诱发溶血的不同原因,可分为以下 5 种临床类型。

(1) 伯氨喹型药物性溶血性贫血:是由于服用某些具有氧化特性的药物而引起的急性溶血。此类药物包括抗疟药(伯氨喹和奎宁等)、解热镇痛药(阿司匹林和安替比林等)、硝基呋喃类、磺胺类、砜类、萘苯胺、大剂量维生素 K、丙磺舒、川莲及腊梅花等。常于服药后 1~3天出现急性血管内溶血。有头晕、厌食、恶心、呕吐及疲乏等症状,继而出现黄疸和血红蛋白尿,溶血严重者可出现少尿、无尿、酸中毒和急性肾衰竭。溶血过程呈自限性是本病的重要特点,轻症的溶血持续1~2 天或 1 周左右临床症状逐渐改善而自愈。

(2) 蚕豆病:常见于 <10 岁的小儿,男孩多见,常在蚕豆成熟季节流行,进食蚕豆或蚕豆制品(如粉丝)均可致病,母亲食蚕豆后哺乳可使婴儿发病。通常于进食蚕豆或其制品后 24~48 小时内发病,表现为急性血管内溶血,其临床表现与伯氨喹型药物性溶血性贫血相似。

(3) 新生儿黄疸:在 G-6-PD 缺乏症高发地区,由 G-6-PD 缺乏引起的新生儿黄疸并不少见。感染、病理产、缺氧、给新生儿哺乳的母亲服用氧化剂药物,或新生儿穿戴有樟脑丸气味的衣服等均可诱发溶血,但也有不少患者无诱因可查。黄疸大多于出生 2~4 天后达高峰,半数患儿可有肝脾大,贫血大多数为轻度或中度,重者可致胆红素脑病。

（4）感染诱发的溶血：细菌及病毒感染可诱发 G-6-PD 缺乏者发生溶血，一般于感染后几天之内突然发生溶血，程度大多较轻，黄疸多不显著。

（5）先天性非球形细胞性溶血性贫血（CNSHA）：在无诱因的情况下出现慢性溶血，常于婴儿期发病，表现为贫血、黄疸及脾大；可因感染或服药而诱发急性溶血。约有半数患者在新生儿期以高胆红素血症起病。

2. 辅助检查　在符合血管内溶血实验室结果的基础上进行如下特殊检查。

（1）红细胞 G-6-PD 缺乏的筛选试验

1）高铁血红蛋白还原试验：正常还原率 >0.75；中间型为 0.74~0.31；显著缺乏者 <0.30。此试验可出现假阳性或假阴性，故应配合其他有关实验室检查。

2）荧光斑点试验：正常 10 分钟内出现荧光；中间型者 10~30 分钟出现荧光；严重缺乏者 30 分钟仍不出现荧光。本试验灵敏度和特异度均较高。

3）硝基四氮唑蓝（NBT）纸片法：正常滤纸片呈紫蓝色，中间型呈淡蓝色，显著缺乏者呈红色。

（2）红细胞 G-6-PD 活性测定

1）WHO 推荐的 Zinkham 法为（12.1±2.09）IU/gHb。

2）国际血液学标准化委员会推荐的 Clock 与 Mclean 法为（8.34±1.59）IU/gHb。

3）NBT 定量法为 13.1~30.0BNT 单位。

4）近年开展的 G-6-PD/6-PGD 比值测定，可进一步提高杂合子的检出率，正常值为成人 1.0~1.67，脐带血 1.1~2.3，低于此值为 G-6-PD 缺乏。

（3）变性珠蛋白小体生成试验：在溶血时阳性细胞 >0.05；溶血停止时呈阴性。不稳定血红蛋白病患者此试验亦可为阳性。

（4）基因检查：必要时可进行基因检查验证。

3. **诊断标准**　伴性遗传的阳性家族史或过去病史均有助于临床诊断。病史中有急性溶血特征,并有食蚕豆或服药物史,或新生儿黄疸,或自幼即出现原因未明的慢性溶血者,均应考虑本病。结合实验室检查即可确诊,有条件者,可进一步行基因诊断。

【鉴别诊断】

1. **不稳定血红蛋白病**　本病包括 HbH 病,亦可因服用伯氨喹型药物诱发与 G-6-PD 缺乏症相似的急性溶血性贫血。但该病不稳定血红蛋白筛选试验阳性和 Hb 电泳可见异常区带(如 HbH)等可资鉴别。

2. **免疫性溶血性贫血**　某些药物(如奎宁等)可诱发免疫性溶血性贫血,但药物诱发的往往仅直接库姆斯试验阳性,而免疫性者的直接库姆斯试验和间接库姆斯试验均阳性。

3. **新生儿败血症**　感染是新生儿 G-6-PD 缺乏症发生溶血性黄疸的主要诱因之一。因此,应注意鉴别 G-6-PD 正常的新生儿败血症。

【治疗】

1. 对急性溶血者,应去除诱因。在溶血期应供给足够的水分,注意纠正电解质失衡,口服碳酸氢钠,使尿液保持碱性,以防止血红蛋白在肾小管内沉积。贫血较轻者不需要输血,去除诱因后溶血大多于 1 周内自行停止。严重贫血时,可输 G-6-PD 正常的红细胞。应密切注意肾功能,如出现肾衰竭,应及时作相应处理。

2. 新生儿黄疸可用蓝光治疗,个别严重者应考虑换血疗法,以防止胆红素脑病的发生。

3. 预防很重要,在 G-6-PD 缺陷高发地区,应进行群体 G-6-PD 缺乏症的普查;已知为 G-6-PD 缺乏者应避免进食蚕豆及其制品,忌服有氧化作用的药物,并加强对各种感染的预防。

> **附：红细胞葡萄糖-6-磷酸脱氢酶缺乏症诊治流程图**

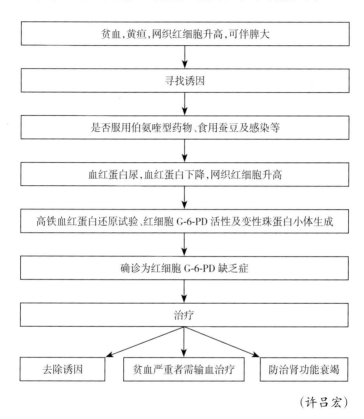

贫血,黄疸,网织红细胞升高,可伴脾大

寻找诱因

是否服用伯氨喹型药物、食用蚕豆及感染等

血红蛋白尿,血红蛋白下降,网织红细胞升高

高铁血红蛋白还原试验、红细胞 G-6-PD 活性及变性珠蛋白小体生成

确诊为红细胞 G-6-PD 缺乏症

治疗

去除诱因 | 贫血严重者需输血治疗 | 防治肾功能衰竭

(许吕宏)

第四节 遗传性球形红细胞增多症

遗传性球形红细胞增多症(hereditary spherocytosis,HS)是红细胞膜先天性缺陷的溶血性贫血,本病大多数为常染色体显性遗传,少数为常染色体隐性遗传。

【病因和发病机制】

本病由于调控红细胞膜蛋白的基因突变,造成膜骨架蛋白(膜收缩蛋白和锚蛋白)单独或联合缺陷。缺陷造成红细胞变成球形,球形红细胞的细胞膜变形性和柔韧性减弱,少量水分进入胞内即易胀破而溶血,红细胞通过脾时易被破坏而溶解,发生血管外溶血。

【诊断】

1. **临床表现** 贫血、黄疸及脾大是本病的三大特征,而且在慢性溶血性贫血的过程中易出现急性溶血发作。发病年龄越小,症状越重。新生儿期起病者出现急性溶血性贫血和高胆红素血症;婴儿和儿童患者贫血的程度差异较大,大多为轻至中度贫血。黄疸可见于大部分患者,多为轻度,呈间歇性。几乎所有患者均有脾大,且随年龄增长而逐渐显著,溶血危象时肿大明显。肝脏多为轻度肿大。慢性溶血机体长期缺氧,患者生长发育受影响。未行脾切除的年长儿可并发色素性胆石症,10 岁以下发生率为 5%,发现胆结石的最小年龄为 4~5 岁。偶见踝部溃疡。

在慢性病程中,常因感染、劳累或情绪紧张等因素诱发"溶血危象":贫血和黄疸突然加重,伴有发热、寒战及呕吐,脾大显著并有疼痛。也可出现"再生障碍危象":表现为以红系造血受抑为主的骨髓造血功能暂时性抑制,出现严重贫血,可有不同程度的白细胞和血小板减少。

2. **辅助检查**

(1) 血常规:贫血多为轻至中度;网织红细胞升高;MCV 和 MCH多正常,MCHC 可增加;白细胞及血小板多正常。外周血涂片可见胞体小、染色深、中心浅染区消失的球形红细胞增多,是本病的特征,约占红细胞数的 0.2~0.4。

(2) 红细胞渗透脆性试验:大多数患者红细胞渗透脆性增加,0.50%~0.75% 盐水开始溶血,0.40% 盐水完全溶血。24 小时孵育脆性试验则 100% 患者阳性。

(3) 其他溶血的证据:如血清非结合胆红素和游离血红蛋白增高,结合珠蛋白降低,尿中尿胆原增加。红细胞自身溶血试验阳性,加入葡萄糖或 ATP 可以纠正。骨髓象示红细胞系统明显增生,但有核红细胞形态无异常。酸化甘油试验阳性。

(4) 基因检查:可以协助诊断。

3. **诊断标准** 根据贫血、黄疸及脾大等临床表现,球形红细胞增多,红细胞渗透脆性增加或孵育后红细胞渗透脆性试验增加即可作出初步诊断;并应行家族调查,阳性家族史即可确诊。分类见表2-3。

表2-3 遗传性球形红细胞增多症严重程度分级及切脾指征

分类	血红蛋白/(g·L^{-1})	网织红细胞/%	胆红素/(μmol·L^{-1})	脾切除
特质性	正常	正常(<3)	<17	不需要
轻型	110~150	3~6	17~34	在儿童期和青春期常不需要
中型	80~120	>6~10	>34~51	在进入青春期前的学龄期需要
重型	60~80	>10	>51	需要,如果可能延迟到6岁以后

引自:BOLTON-MAGGS PH,LANGER JC,IOLASCON A,et al. Guidelines for the diagnosis and management of hereditary spherocytosis--2011 update. Br J Haematol,2012,156(1):37-49.

【鉴别诊断】

1. **遗传性椭圆形红细胞增多症等红细胞膜异常遗传性溶血性贫血** 同样会出现红细胞脆性试验异常增高,需要借助外周血涂片、特殊试验检测如EMA结合试验,基因检测明确。

2. **自身免疫性溶血性贫血** 由于同样为血管外溶血而均有脾大表现,同时外周血涂片均可见到球形红细胞、红细胞脆性试验异常增高而需要鉴别。但本病无家族史、非自幼起病、库姆斯试验阳性,可以作为鉴别要点。

【治疗】

1. **一般治疗** 注意防治感染,避免劳累和情绪紧张。适当补充叶酸。

2. **新生儿期需积极防治高胆红素血症。**

3. **输注红细胞** 贫血轻者无须输红细胞,重度贫血或发生溶血危象时应输红细胞。发生再生障碍危象时除输红细胞外,必要时输血小板。

4. **脾切除** 脾切除可明显改善HS时对红细胞的破坏,并由于去除了HS红细胞膜在脾脏被破坏的重要场所,可达到降低胆石症并发症发生率的作用。尤其适用于有严重临床表现的患儿,如重型 HS 和已经出现胆石症的患儿。而家族中有类似通过脾切除获益的患者有助于做出脾切除决策。手术争取 5 岁以后进行,因过早切脾可降低机体的免疫功能,易发生严重感染。若反复发生再生障碍危象或重度溶血性贫血致生长发育迟缓,则手术年龄可提早。切脾时注意有无副脾,如有应同时切除。推荐术前注射多价肺炎球菌疫苗,术后应用长效青霉素预防链球菌感染。

5. **遗传咨询** 预防措施也很重要,本病属常染色体显性遗传性疾病,预防措施同遗传性疾病,预防应从孕前贯穿至产前。婚前体检在预防出生缺陷中起到积极的作用,做好遗传病咨询工作,孕妇尽可能避免危害因素。在妊娠期产前保健的过程中需要进行系统地出生缺陷筛查,必要时还要进行染色体检查,采取切实可行的诊治措施。

➤ 附:遗传性球形红细胞增多症诊治流程图

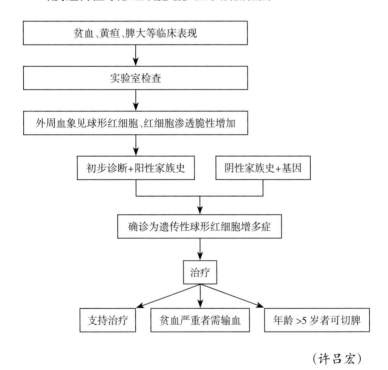

(许吕宏)

第五节　自身免疫性溶血性贫血

自身免疫性溶血性贫血（autoimmune hemolytic anemia,AIHA）是由于机体免疫功能紊乱,产生红细胞自身抗体,通过抗体或补体途径介导红细胞破坏增多,超过骨髓红系代偿增生能力所致的一组溶血性贫血的统称。AIHA 在整个儿童期均可发病,发病率无明显种族差异。国外资料显示儿童 AIHA 年发病率估计为(0.81~2)/10 万。

【病因和发病机制】

1. 依据病因分类

（1）原发性 AIHA：也称为特发性 AIHA,这类患儿无明确可引起溶血的基础疾病。原发性 AIHA 占儿童 AIHA 病例的 40%~50%,大多由温抗体型自身抗体导致。

（2）继发性 AIHA：这类患儿有可引起溶血的基础疾病,如免疫性疾病、感染、药物和肿瘤。尤其青少年和 2 岁以下儿童,以继发性 AIHA 更为多见。

2. 依据自身抗体与红细胞结合所需的最适温度分类

（1）温抗体型 AIHA：是儿童原发性 AIHA 的最常见类型,占 60%~90%,抗体类型常为 IgG 型。这些抗体在 37℃ 条件下优先结合红细胞,导致血管外溶血(主要发生于脾脏),继而引起贫血、黄疸,偶尔引起脾大。这类与红细胞的最适反应温度为 35~40℃ 的自身抗体称为温抗体。某些情况下,IgG 型自身抗体数量和密度足以固定补体,从而同时引起血管内溶血。

（2）冷凝集素病（cold agglutinin disease,CAD）：儿童 CAD 相对少见,约占 10%,最常发生在肺炎支原体或 EB 病毒感染后。CAD 相关 IgM 自身抗体在低温条件下(0~4℃)与红细胞 I/i 抗原结合并固定补体,进而介导血管内溶血。这类与红细胞的最适反应温度在 30℃ 以下特别是 4℃ 的自身抗体称冷抗体。此类抗体亦可通过肝脏巨噬细胞介导红细胞免疫性破坏和清除,引起血管外溶血性贫血。

（3）阵发性冷性血红蛋白尿症（paroxysmal cold hemoglobinuria,

PCH):一种几乎仅发生于儿童的 AIHA,最常发生在病毒感染后。PCH 的特征为 IgG 自身抗体在低温下更容易结合、有效固定补体,复温时引起血管内溶血。

【诊断】

1. 临床表现 AIHA 的症状和体征与其他类型溶血性贫血相同。症状严重程度取决于溶血严重程度和发生速率。轻症者可无症状(仅化验显示轻度贫血),严重者可存在重度至极重度贫血,甚至危及生命。

(1)症状:大多数 AIHA 患儿有贫血相关的症状和体征,如无力、乏力、呼吸急促、头晕、苍白和/或溶血相关症状和体征,如黄疸、茶色尿、酱油色尿等。其他非特异性症状包括腹痛或发热。

(2)体征:苍白和黄疸,结膜和手掌尤为明显。患者常有心动过速和收缩期血流杂音;如急性严重 AIHA 发作,可出现心力衰竭。查体可触及肿大的肝脏和脾脏。

2. 辅助检查

(1)血细胞计数:贫血常为重度,伴有网织红细胞百分比和绝对数升高。白细胞计数和血小板计数通常正常或升高。血涂片检查血涂片上常可见球形红细胞、红细胞的嗜多染性以及豪-乔小体和有核红细胞等表现。

(2)直接抗人球蛋白试验(direct antiglobulin test,DAT):是 AIHA 的确诊试验,能识别红细胞表面的抗体和/或补体类型。DAT 结果的阳性强弱一般与溶血严重程度相关。常规 DAT 试验检测 IgG 型、IgM 型和/或 C3d 型抗体。少于 5% 的患儿尽管有临床温抗体型 AIHA 证据,但由于红细胞表面 IgG 的量低于标准 DAT 能检测到的阈值而使结果呈阴性。

(3)尿液分析与肾功能检查:血管内溶血的患儿尿液表现为血红蛋白尿。慢性血红蛋白尿会导致尿液含铁血黄素聚集,表现为尿沉渣检测时细胞铁染色阳性(尿 Rous 试验阳性)。而血管外溶血(如温抗体型 AIHA)患者的尿液分析结果仅有尿胆原升高。

(4)溶血的血清标志物:总胆红素增高,以非结合形式(即间接胆红素)为主;血清乳酸脱氢酶(lactate dehydrogenase,LDH)和谷草转氨酶(aspartate aminotransferase,AST)浓度升高,而谷丙转氨酶(alanine aminotransferase,ALT)和其他肝酶基本正常;血清结合珠蛋白水平减低。

3. 诊断标准

(1) 诊断依据:同时存在溶血性贫血证据(红细胞破坏证据和代偿增生证据)和红细胞抗体证据(DAT 阳性结果)。

(2) 温抗体型和冷抗体型 AIHA 的诊断标准

1) 温抗体型 AIHA:当以下情况均存在时,①有溶血性贫血证据(贫血、间接胆红素水平高、LDH 水平高、结合珠蛋白水平低);②DAT 结果为 IgG 抗体阳性,红细胞上可能存在补体;③如果外周血涂片显示球形红细胞且有网织红细胞增多和红细胞平均血红蛋白浓度升高,则支持诊断为该病,但不是诊断必须。

2) CAD:当以下情况均存在时,①溶血性贫血(贫血、间接胆红素水平高、LDH 水平高、结合珠蛋白水平低);②DAT 结果为补体 C3 阳性,IgG 阴性;③外周血涂片上红细胞聚集和较高的冷凝集素滴度支持诊断为该病,但不是诊断必须。

3) PCH:当以下情况均存在时,①溶血性贫血(贫血、间接胆红素水平高、LDH 水平高、结合珠蛋白水平低);②DAT 结果为补体 C3 阳性;③冷热溶血试验阳性。

(3) 确定原发还是继发性:所有新诊断的 AIHA 患儿都应筛查继发性病因,并常在治疗前开展,如抗核抗体、免疫球蛋白定量检测、血清学检查以判断有无肺炎支原体和 EB 病毒感染(仅针对冷凝集素病患儿)、回顾患儿的用药情况。但对于需要尽快治疗、危及生命的重度贫血儿童,则以治疗优先。

【鉴别诊断】

1. 遗传性球形红细胞增多症及其他先天性溶血性贫血　HS 由于存在外周血球形红细胞和网织红细胞增多、脾大等,易与 AIHA 混淆。但本病常有家族史,伴胆囊结石,DAT 为阴性。此外,HS、G-6-PD 缺乏症、地中海贫血等其他先天性溶血性贫血,由于同样具有溶血的表现及体征而易与 AIHA 相混淆,DAT 同样是区分 AIHA 与其他原因导致的溶血性贫血的主要依据。

2. **微血管病性溶血性贫血**　如溶血性尿毒综合征、血栓性血小板减少症、弥散性血管内凝血等均可直接破坏红细胞导致溶血性贫血的发生。此类贫血外周血涂片中可见到破碎红细胞，DAT 检测为阴性。

3. **巨幼红细胞贫血、甲基丙二酸血症**　因维生素 B_{12} 代谢异常，可导致巨大红细胞出现，骨髓原位溶血，此时可出现总胆红素升高，以间接胆红素升高为主，网织红细胞比例或绝对值升高。但前者血清维生素 B_{12}、叶酸水平下降，后者血尿筛查可见甲基丙二酸血症或尿症，两者均 DAT 试验阴性，与 AIHA 不同。

【治疗】

AIHA 患儿的最佳治疗策略需要结合贫血程度、发病的急慢性、症状和体征以及自身抗体的特点。如果贫血不严重且没有心力衰竭表现，则 AIHA 患儿可在门诊治疗；而急性起病时可能需要住院，进行诊断性评估、严密监测患者并对危重症患儿开展抢救。继发性的 AIHA 需要迅速脱离接触因素（如药物）、控制原发病（如感染、肿瘤等），治疗才有好的效果。

1. **支持治疗**　需要减少体力活动、保持安静、必要时吸氧。AIHA 由于存在自身抗体，应尽量避免或减少输血。但如果贫血已经危及生命时也应输血。输血时机应根据贫血程度、有无明显症状、发生快慢而定。抢救时不强调应用洗涤红细胞；交叉配血不完全相合时，可选用多份标本交叉配血中反应最弱的输注，并需要缓慢输注，密切观察有无输血反应。存在冷抗体型自身抗体的患儿，输注前和过程中加热血制品至 37℃；以缓慢的速度开始输血，并定期检测血浆和尿液样本有无游离血红蛋白。在罕见的情况下，输血使溶血加重时，可伴显著的血红蛋白血症及血红蛋白尿，应该充分补液和碱化以防止肾功能衰竭。

2. **药物治疗**

（1）糖皮质激素：是温抗体型 AIHA 的一线治疗。初始剂量取决于贫血的程度。重度贫血患儿需住院治疗，在最初的 24~72 小时，每 6~8 小时静脉给予甲泼尼龙 1~2mg/kg。严重者也可以采用冲击剂量，如甲泼尼龙 30mg/（kg·d），最大剂量为 1g/d，连续 3 天；随后改为常规剂量维持。轻中度贫血患儿可以接受口服泼尼松治疗，剂量 1~2mg/

(kg·d),最大剂量为 60mg/d。治疗过程中需严密监测并发症。

(2) 静脉免疫球蛋白(intravenous immunoglobulin, IVIG):对温抗体型 AIHA 有效,剂量为 0.4g/(kg·d),连续 5 天静脉输注;或 1g/(kg·d),连续 2 天冲击治疗。

(3) 碱化利尿:严重贫血时不强调水化。血管内溶血时需要适度碱化。血管外溶血时无需碱化。

(4) 其他药物:1~2 个月内糖皮质激素治疗无反应、不耐受糖皮质激素、糖皮质激素依赖、有其他禁忌或不耐受糖皮质激素治疗,以及 AIHA 复发等情况,可以选择利妥昔单抗、硫唑嘌呤/6-巯嘌呤、环孢素 A、吗替麦考酚酯、他克莫司和西罗莫司等治疗。而细胞毒制剂具有骨髓抑制性及致突变作用,在儿童患者中应谨慎使用。

3. **脾切除** 脾切除是慢性或顽固性 AIHA 患儿的有效治疗手段;约 2/3 的患儿有短期改善,通常在手术后 2 周内改善明显。最好延迟至 6 岁以后进行。准备脾切除的患者应在术前适当的时间进行抗肺炎链球菌、脑膜炎奈瑟菌和 B 型流感嗜血杆菌的免疫接种。已进行了脾切除的患儿酌情给予长效青霉素预防性治疗,并应嘱患者在出现发热时立即就医。

4. **其他** 危重症且药物控制不满意时,也可以考虑血浆置换。而对于所有治疗均失败的重度 AIHA 患者也可考虑造血干细胞移植。

5. **疗效评价标准**

(1) 痊愈:继发于感染者,在原发病治愈后,AIHA 也治愈。表现为无临床症状、无贫血、DAT 阴性。CAD 者冷凝集素效价正常,PCH 者冷热溶血试验阴性。

(2) 完全缓解:临床症状消失,红细胞计数、Hb 水平和网织红细胞百分比均正常,血清胆红素水平正常。DAT 阴性。

(3) 部分缓解:临床症状基本消失,Hb>80g/L,网织红细胞百分比 <4%,血清胆红素 <34.2μmol/L。DAT 阴性或仍然阳性但效价较前明显下降。

(4) 无效:仍然有不同程度贫血和溶血状态,实验室未达到部分缓解标准。

附：自身免疫溶血性贫血诊治流程图

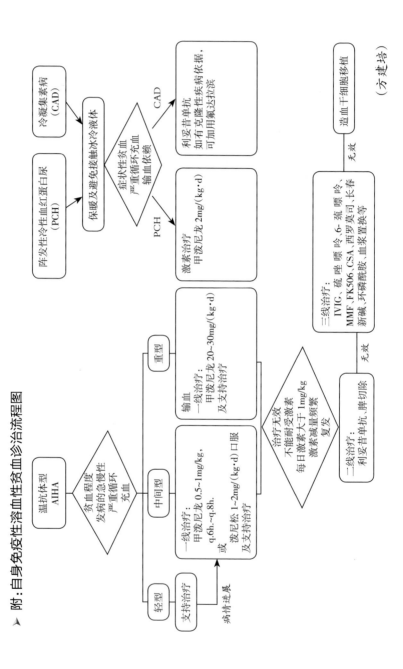

（方建培）

第六节 溶血危象

溶血危象(hemolytic crisis)指程度较重的急性溶血,骨髓造血功能严重失代偿,引起贫血突然加重,病情变化迅速,可危及生命。在慢性溶血性贫血患儿中,虽可有贫血、黄疸及脾大等表现,但临床症状、体征常不明显,甚至有的缺如,如脾不大、无黄疸。若在慢性溶血过程中,遇到某些诱因加重红细胞破坏,则可出现一系列严重的血管内溶血的表现:贫血和黄疸突然加重,伴有寒战、高热、腹痛、恶心、呕吐、全身乏力及肝脾区疼痛等症状,溶血严重者可出现少尿、无尿、酸中毒和急性肾衰竭。此即为溶血危象。

【病因和发病机制】

1. **基础疾病** 慢性溶血性贫血疾病,包括遗传性球形红细胞增多症、镰状细胞贫血、自身免疫性贫血、阵发性睡眠性血红蛋白尿、地中海贫血及 G-6-PD 缺乏症等,受到细菌或病毒急性感染时,均可引起溶血危象。伴有溶血性贫血的其他疾病,如系统性红斑狼疮伴有免疫性溶血性贫血、重叠结缔组织病伴有免疫性溶血性贫血、肝豆状核变性、急性白血病及溶血性尿毒症综合征等。

2. **感染** 感染是使溶血性贫血患儿发生溶血危象最常见的原因,以病毒感染为多,但有些细菌、寄生虫感染亦不能除外,如甲型肝炎、EB 病毒感染、流行性腮腺炎病毒、人类免疫缺陷病毒(human immunodeficiency virus,HIV)感染、伤寒伴休克、大肠埃希菌感染、疟疾及黑热病等。也可见于毒蛇或毒蜘蛛咬伤、蜂蜇,甚至可出现于疫苗接种后,如白百破疫苗、乙型脑炎疫苗等。

3. **药物** 药物可诱发溶血危象,在有遗传缺陷的红细胞中,以红细胞 G-6-PD 缺陷最为多见。红细胞在下列酶缺陷时亦可由药物引起溶血危象,如 G-6-PD、谷胱甘肽还原酶及谷胱甘肽合成酶缺陷等。另外血红蛋白病中的不稳血红蛋白等,在服用有氧化作用的药物后,均可引起溶血危象。此类药物包括镇痛解热药(安基比林和阿司匹林等)、硝基呋喃类(呋喃西林和呋喃唑酮)、磺胺类、酮类药(噻唑酮等)、

奎尼丁及维生素 K_3、K_4 等。

4. **其他** 包括新生儿溶血病,输血后溶血反应、毒物、物理因素和心血管损伤性溶血等。

【诊断】

1. **临床表现**

(1)原发病表现。

(2)溶血危象的症状及体征:起病急骤,患儿突然贫血和黄疸加重,同时伴有寒战、高热、烦躁不安、呕吐、心悸、气促及全身乏力。还可伴有四肢、腰背、腹部及肝脾区疼痛。急性血管内溶血者出现棕红色或酱油色尿。查体示全身皮肤黏膜苍黄,心脏可出现 3/6 级或以上收缩期吹风样杂音,脾脏明显肿大,肝不大或轻度肿大。严重溶血危象还可出现休克和急性肾衰竭,如血压降低、意识模糊、惊厥、心力衰竭、少尿及无尿等表现。

2. **辅助检查**

(1)血常规:中重度贫血,血红蛋白一般低于 60g/L;网织红细胞比例升高,一般在 5% 以上;半数患者白细胞计数升高,伴核左移;血小板计数一般正常;外周血可出现有核红细胞,部分外周血涂片可见到红细胞碎片及畸形红细胞。

(2)骨髓象:有核细胞增生旺盛,粒/红比例倒置,红系增生活跃,并以中、幼红细胞增生为主。

(3)生化检查:血浆游离血红蛋白升高,血清乳酸脱氢酶升高,血清结合珠蛋白降低,血红蛋白尿,非结合胆红素升高,尿胆原、粪胆原增多,血清铁增高,高钾血症,代谢性酸中毒,低钙血症等。

(4)溶血证据:直接抗人球蛋白试验、红细胞渗透脆性及孵育渗透脆性试验、高铁血红蛋白还原试验、热溶血试验、糖水溶血试验、血清酸化溶血试验及尿含铁血黄素试验均呈阳性,血红蛋白电泳出现异常血红蛋白;在感染、药物、蛇毒咬伤及理化因素等导致溶血时,上述特殊溶血试验可呈阴性。

3. **诊断标准** 在基础溶血性疾病下,突然贫血加重,伴休克/急性肾功能衰竭。实验室检查显示溶血的相关指标阳性。

【鉴别诊断】

溶血危象需与再生障碍危象相鉴别。

再生障碍危象：血红蛋白、红细胞计数及网织红细胞明显降低，外周血的中性粒细胞与血小板计数一般正常，偶有粒细胞及血小板同时降低。骨髓象有两种表现：红系受抑制，有核红细胞明显减少；骨髓增生活跃，但红系停滞于幼稚细胞阶段。人类细小病毒 B19（human parvovirus B19，HPV B19）的抗体检测和病毒 DNA 检测有助于诊断。

【治疗】

1. **去除病因** 在明确病因的一部分溶血危象患者中，如果是由外来因素引起的，一般可以去除。如因食用蚕豆或接触药物、毒物而引起的溶血，应停止接触这类物品。如血型不合或污染引起的输血反应，应立即停止输血。如伴细菌感染者可应用抗生素治疗。

2. **输血治疗** 输注红细胞可直接纠正贫血，对维持心肾功能、改善缺氧起非常重要作用，有时是挽救生命的措施。输血包括输注浓缩红细胞、少白或去白红细胞、红细胞悬液和洗涤红细胞。掌握输血指征，当血红蛋白≥70g/L，血红蛋白尿已减轻，可暂不输血，观察 48 小时。血红蛋白≥90g/L，血红蛋白尿依旧存在，暂不输血，观察到血红蛋白尿消失。血红蛋白 70~90g/L，血红蛋白尿存在，或血红蛋白<70g/L，虽无血红蛋白尿，应立即输血。中度贫血患儿，每次输血量为 10~15ml/kg，输血速度为 0.5~1.5ml/min。贫血严重者，每次输血量为 5ml/kg，输血速度宜慢，必要时 24 小时后可重复输入。自身免疫性溶血性贫血患儿由于体内存在大量的抗红细胞抗体，输血应慎重，应做好交叉配血试验并输注洗涤红细胞。

3. **肾上腺皮质激素** 因肾上腺皮质激素有减轻溶血和抑制抗体产生的作用，因此对温抗体型自身免疫性溶血而发生溶血危象为首选。对疾病本身的治疗亦是首选药物，对发病急、症状严重的可给予氢化可的松 10mg/（kg·d），或甲基泼尼松龙 5~10mg/（kg·d），最大可用到 30mg/（kg·d），或地塞米松 0.75~1.5mg/（kg·d），病情平稳后改为泼尼松口服。一般患儿给予泼尼松 2~2.5mg/（kg·d），分 3~4 次口服。泼尼松出现治疗反应后逐渐减量，一般需要持续应用 1~3 个月或更长，可检测 Coombs 试验转阴后停药。对连用肾上腺皮质激素 3 周无效者,应减量并渐停药,需及时更换剂型或其他疗法。

4. **丙种球蛋白**　静脉注射丙种球蛋白可封闭巨噬细胞受体,抑制单核-巨噬细胞对红细胞的结合和吞噬;在红细胞表面形成保护膜,减少结合抗体复合物的红细胞被单核-巨噬细胞吞噬;抑制自身免疫反应,使抗红细胞抗体产生减少。丙种球蛋白输注量按每次 0.2~0.4g/kg,连续 3 天,起到减慢溶血作用;若不能终止溶血发作,可加大剂量到每次 1g/kg。对于系统性红斑狼疮等自身免疫性疾病发生的溶血危象,静脉注射丙种球蛋白效果明显。

5. **免疫抑制剂**　免疫抑制剂多用于激素治疗无效或需较大剂量维持者,常应用环磷酰胺、环孢素、霉酚酯及长春新碱等。

6. **保护肾功能**　急性血管内溶血容易导致急性肾衰竭,保护肾功能的治疗措施有:低分子右旋糖酐,每次 10ml/kg,每天 1~2 次静脉滴注,改善微循环;充分水化、碱化,适量补充碳酸氢钠,防止血红蛋白在肾小管内沉积;纠正酸碱平衡失调与水电解质紊乱。

7. **其他治疗方法**　治疗基础疾病,自身免疫性溶血者还可应用血浆置换方法,对内科治疗无效者可考虑切脾治疗。

慢性溶血患者应该注意休息,防止劳累,清淡清洁饮食;治疗基础疾病,预防感染,避免应用有氧化作用的药物,可以减少溶血危象的发生。

➢ **附:溶血危象诊治流程图**

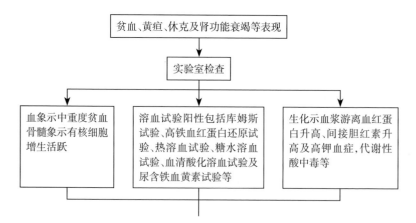

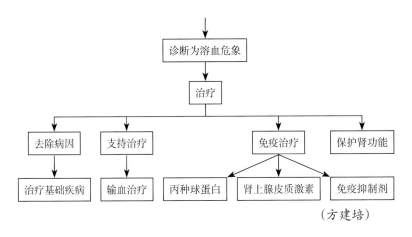

（方建培）

参考文献

[1] 陆国辉,张学.产前遗传病诊断.2版.广州:广东科学技术出版社,2020.

[2] 中华医学会儿科学分会血液学组,中华儿科杂志编委会.重型β地中海贫血的诊断和治疗指南(2017年版).中华儿科杂志,2018,56(10):724-729.

[3] BOLTON-MAGGS PH,LANGER JC,IOLASCON A,et al. Guidelines for the diagnosis and management of hereditary spherocytosis-2011 update. Br J Haematol. 2012,156(1):37-49.

[4] ANURATHAPAN U,HONGENG S,PAKAKASAMA S,et al. Hematopoietic stem cell transplantation for severe thalassemia patients from haploidentical donors using a novel conditioning regimen. Biol Blood Marrow Transplant,2020,26(6):1106-1112.

[5] LI X,HU S,LIU Y,et al. Efficacy of thalidomide treatment in children with transfusion dependent β-thalassemia:a retrospective clinical study. Front Pharmacol,2021,12:722502.

[6] VAGACE JM,BAJO R,GERVASINI G. Diagnostic and therapeutic challenges of primary autoimmune haemolytic anaemia in children. Arch Dis Child,2014,99(7):668-673.

[7] BARCELLINI W,FATTIZZO B,ZANINONI A. Current and emerging treatment options for autoimmune hemolytic anemia. Expert Rev Clin Immunol,2018,14(10):857-872.

第三章　骨髓衰竭性疾病

第一节　总　论

　　骨髓衰竭(bone marrow failure,BMF)性疾病是成熟红细胞、粒细胞及血小板在骨髓中的有效生成减少而引起的外周血一系、两系血细胞或全血细胞减少的一组疾病的总称。欧洲和北美的年发病率为2~3/百万,来自美国一些小系列研究及欧洲早期的调查结果略高于此。亚洲的年发病率约为欧洲的 4 倍,我国尚无少年儿童骨髓衰竭发病率的确切统计数据。

　　儿童骨髓衰竭性疾病包括先天性骨髓衰竭综合征(inherited bone marrow failure syndrome,IBMFS)和获得性骨髓衰竭综合征(acquired bone marrow failure syndrome,aBMFS)两大类。

　　先天性骨髓衰竭综合征主要包括:范科尼贫血(Fanconi anemia, FA)、先天性角化不良(dyskeratosis congenital,DC)、施瓦赫曼-戴蒙德综合征(Shwachman-Diamond syndromes,SDS)、戴蒙德-布莱克凡贫血(Diamond-Blackfan anemia,DBA)和先天性无巨核细胞性血小板减少症(congenital amegakaryocytic thrombocytopenia,CAMT)、血小板减少伴桡骨缺如(thrombocy-topenia and absent radii,TAR)及严重的先天性中性粒细胞减少症(severe congenital neutropenia,SCN)等。其他相对较少见的先天性骨髓衰竭综合征的临床特征、血液学/肿瘤学表现及诊断见表 3-1。

　　获得性骨髓衰竭综合征泛指获得性再生障碍性贫血(aplastic anemia,AA),是临床上相对常见的骨髓衰竭性疾病。诊断时需除外引起全血细胞减少的其他疾病,包括 IBMFS、骨髓增生异常综合征

表 3-1　先天性骨髓衰竭综合征

疾病	主要的临床特征	血液学/肿瘤学	特异的诊断试验	遗传学（基因）
范科尼贫血（FA）	皮肤色素沉着过度与咖啡牛奶斑相关联，短小身材，面部呈三角形，拇指/桡骨畸形，小头畸形，肾畸形，生育能力下降	巨红细胞症，血小板减少症，贫血，中性粒细胞减少症；骨髓细胞减少，骨髓增生异常综合征，白血病，实体肿瘤，肝肿瘤	染色体断裂出现在 DNA 交联的培养细胞中	常染色体/X 染色体隐性遗传（>22 个 FANC 基因）
先天性角化不良（DC）	指趾甲角化不良，lacey 网状皮疹，口腔黏膜白斑	巨红细胞症，血小板减少症，贫血，中性粒细胞减少症；骨髓细胞减少；骨髓增生异常综合征，白血病，实体肿瘤	没有（可有端粒缩短）	X 染色体连锁(DKC1)，常染色体显性遗传(TERC)，常染色体隐性遗传
戴蒙德 - 布莱克凡贫血（DBA）	短小身材，拇指畸形	巨红细胞症，贫血，网织红细胞减少症；骨髓红细胞增生不良；骨髓增生异常综合征，实体肿瘤	红细胞腺苷脱氨酶升高(ADA)	常染色体显性遗传（25% 出现 RPS19）
施瓦赫曼 - 戴蒙德综合征（SDS）	短小身材，营养不良	中性粒细胞减少症；骨髓髓系病态造血；骨髓增生异常综合征，白血病	血清胰腺蛋白酶原和异淀粉酶降低	常染色体隐性遗传(SBDS)
严重的先天性中性粒细胞减少症（SCN）	可有发育落后	中性粒细胞减少症；骨髓早幼粒细胞成熟障碍；骨髓增生异常综合征，白血病	没有	常染色体显性遗传(ELA-2, GFI-1)

续表

疾病	主要的临床特征	血液学/肿瘤学	特异的诊断试验	遗传学（基因）
血小板减少症伴桡骨缺失（ATR）	拇指存在伴桡骨缺失	血小板减少症;骨髓巨核细胞减少;白血病	上肢 X 线检查	常染色体隐性遗传
无巨核细胞性血小板减少症（CAMT）	瘀点	血小板减少症;骨髓血小板减少症;骨髓巨核细胞减少;再生障碍性贫血;骨髓增生异常综合征;白血病	没有	常染色体隐性遗传（MPL）

(myelodysplastic syndrome,MDS),甚至是原发性免疫缺陷病。借助于现有的诊断技术,将最大限度地减少误诊率(详见本章第二节获得性再生障碍性贫血)。

【病因和发病机制】

先天性骨髓衰竭综合征的病因是由发生在造血干细胞(hemopoietic stem cell,HSC)或其他造血干/祖细胞(hemopoietic stem/progenitor cell,HSPC)中的遗传种系突变引起的,导致特定疾病,如 FA、DC、SDS、先天性无巨核细胞性血小板减少症、中性粒细胞减少症(科斯特曼综合征)以及家族性端粒酶疾病。

获得性骨髓衰竭综合征是由于环境、化学药物等因素通过免疫介导或由病毒或药物代谢物触发导致对造血干细胞池的直接或间接损害。

本章节将重点针对获得性再生障碍性贫血(见本章第二节)和先天性骨髓衰竭综合征的代表性疾病——范科尼贫血(第三节)、先天性纯红细胞再生障碍性贫血(第四节)、先天性粒细胞减少症(第五节)和先天性血小板减少症进行叙述。

【诊断】

目前,先天性骨髓衰竭综合征的诊断主要依靠相应的临床表现,通过测序技术检测到突变基因成为最终确诊的重要依据(先天性骨髓衰竭综合征的临床表现、实验室检查及致病基因见表 3-1)。

获得性再生障碍贫血的诊断原则为排除性诊断,具体标准见本章第二节　获得性再生障碍性贫血。

【鉴别诊断】

临床上,获得性再生障碍性贫血需与引起血细胞减少的其他疾病相鉴别。部分先天性骨髓衰竭患者发育正常或仅有细微的形体改变(诸如身材矮小、咖啡牛奶斑和鱼际肌发育不全),而且有少数患者诊断为时年龄已达 40~50 岁。显著的先天缺陷与早期血液学异常,对于儿科血液专科医生来说确诊容易。但对于表现为骨髓衰竭的所有患儿应该想到除外先天性骨髓衰竭,尤其是常见的 FA。无先天发育异常的 FA 患者可能在晚年才进展为骨髓衰竭或根本不会发病,这一点也应引起成人血液专科医师的重视。

【治疗】

根据引起骨髓衰竭的原因不同,治疗策略不同(详见本章其他节)。本章节将对获得性再生障碍性贫血、范科尼贫血、先天性纯红细胞再生障碍性贫血、先天性粒细胞减少、先天性血小板减少分别进行叙述。相关的先天性骨髓衰竭综合征处理原则见表3-2。

表3-2　先天性骨髓衰竭综合征的处理原则

疾病	何时治疗	药物治疗	血制品输注	干细胞移植	自发的改善
范科尼贫血(FA)	血红蛋白<80g/L或中性粒细胞计数<1×10⁹/L或血小板计数<30×10⁹/L	雄激素,口服2~5mg/(kg·d)粒细胞集落刺激因子5μg/(kg·d)	如需要,输注浓缩红细胞或血小板	骨髓或脐带血或外周血干细胞	少
先天性角化不良(DC)	血红蛋白<80g/L或中性粒细胞计数1×10⁶/L,或血小板计数<30×10⁹/L	雄激素2~5mg/(kg·d)粒细胞集落刺激因子5μg/(kg·d)	如需要,输注浓缩红细胞或血小板	骨髓或脐带血或外周血干细胞	少
戴蒙德-布莱克凡贫血(DBA)	血红蛋白<80g/L	泼尼松2~5mg/(kg·d)	浓缩红细胞	骨髓或脐带血或外周血干细胞	25%
施瓦赫曼-戴蒙德综合征(SDS)	中性粒细胞计数<1×10⁹/L	粒细胞集落刺激因子5~10μg/(kg·d)		骨髓或脐带血或外周血干细胞	无
严重的先天性中性粒细胞减少症	中性粒细胞计数<1×10⁹/L	粒细胞集落刺激因子5~10μg/(kg·d)		骨髓或脐带血或外周血干细胞	无

续表

疾病	何时治疗	药物治疗	血制品输注	干细胞移植	自发的改善
血小板减少症伴桡骨缺失（ATR）	血小板计数<15×10⁹/L	没有	如需要，输注血小板	骨髓或脐带血或外周血干细胞	绝大多数患者
无巨核细胞性血小板减少症（CAMT）	血红蛋白<80g/L,中性粒细胞计数<1×10⁹/L或血小板计数<30×10⁹/L	雄激素 2~5mg/（kg·d）粒细胞集落刺激因子 5μg/（kg·d）	如需要，输注浓缩红细胞或血小板	骨髓或脐带血或外周血干细胞	无

（竺晓凡）

第二节　获得性再生障碍性贫血

获得性再生障碍性贫血(aplastic anemia, AA)是一种少见的骨髓衰竭性疾病。日本的发病率为 $3.1/10^6$~$4.8/10^6$,我国发病率为 $6.7/10^6$~$8.2/10^6$,是欧美国家的 4 倍之多。临床表现为血细胞减少的相应症状,如粒细胞减少所致的感染、发热,红细胞减少所致的头晕、乏力及面色苍白等,血小板减少所致的皮肤、黏膜等部位的出血。AA 的诊断需排除引起全血细胞减少的其他疾病。

【病因和发病机制】

AA 是由于环境、药物以及不同病毒等对造血干细胞池的直接或间接损害,HSC 的间接损伤主要由免疫效应机制支持,也可能由病毒或药物代谢物触发。迄今为止,获得性再生障碍性贫血的发病机制尚不完全清楚,但由 T 细胞免疫介导的自身免疫损伤和造血功能破坏目前已得到广泛认同。

【诊断】

1. 临床表现　主要表现为血细胞减少的相应临床表现,如贫血、出血及感染。一般无肝、脾及淋巴结肿大。

2. **辅助检查**

(1) 血常规检查:红细胞、粒细胞和血小板减少,至少符合以下三项中的两项:①血红蛋白 <100g/L;②血小板 <100×10⁹/L;③中性粒细胞绝对值 <1.5×10⁹/L(如为两系减少则必须包含血小板减少)。

(2) 骨髓穿刺检查:骨髓有核细胞增生程度活跃或减低,骨髓小粒造血细胞减少,非造血细胞(淋巴细胞、网状细胞、浆细胞及肥大细胞等)比例增高;巨核细胞明显减少或缺如,红系、粒系可明显减少。由于儿童不同部位造血程度存在较大差异,骨髓穿刺部位推荐首选髂骨或胫骨(年龄小于 1 岁者)。

(3) 骨髓活检:骨髓有核细胞增生减低,巨核细胞减少或缺如,造血组织减少,脂肪和/或非造血细胞增多,无纤维组织增生,网状纤维染色阴性,无异常细胞浸润。如骨髓活检困难可行骨髓凝块(bone marrow clot)病理检查。

3. **诊断标准**　外周血两系以上血细胞减少,骨髓涂片及骨髓病理增生低下,除外可致全血细胞减少的其他疾病可诊断为 AA。一旦确诊要根据血细胞减少的程度分为重型再生障碍性贫血(severe aplastic anemia,SAA)、极重型再生障碍性贫血(very severe aplastic anemia,VSAA)和非重型再生障碍性贫血(non severe aplastic anemia,NSAA)。按骨髓病理及外周血细胞计数,以上分型具体标准如下。

(1) SAA:骨髓有核细胞增生程度 25%~50%、残余造血细胞少于30% 或有核细胞增生程度低于 25%;外周血象至少符合以下三项中的两项:①中性粒细胞绝对值 <0.5×10⁹/L;②血小板计数 <20×10⁹/L;③网织红细胞绝对值 <20×10⁹/L。

(2) VSAA:除满足 SAA 条件外,中性粒细胞绝对值 <0.2×10⁹/L。

(3) NSAA:未达到 SAA 和 VSAA 诊断标准。

根据分型选择相应的治疗方案。

【鉴别诊断】

获得性再生障碍性贫血应与导致全血细胞减少的其他疾病相鉴别,如先天性骨髓衰竭性疾病,肿瘤性疾病(低增生性白血病、淋巴瘤和恶性肿瘤骨髓转移等),骨髓增生异常综合征,原发性骨髓纤维化,溶血相关疾病(遗传性溶血性贫血、自身免疫性溶血性贫血和阵发性睡眠性血红蛋白尿症等)及其他疾病(肝病、营养性贫血、病毒感染和结缔组织病等)。

对拟诊再生障碍性贫血的患儿,推荐进行下述辅助检查项目,以排除继发性再生障碍性贫血(表3-3)。

表 3-3　与鉴别诊断相关的主要实验室检查

1. 血液常规和涂片检查(包括网织红细胞计数)

2. 骨髓穿刺涂片和骨髓活检,有条件可行免疫病理学检查

3. 骨髓细胞遗传学检查
  (1) 外周血淋巴细胞染色体断裂(丝裂霉素 C 诱导)分析
  (2) 染色体检查,荧光原位杂交(FISH)检查异常染色体(特别是 5 号、7 号染色体)

4. 基因检查　根据条件可进行先天性骨髓衰竭性疾病相关的基因检查

5. PNH 克隆检测

6. 尿含铁血黄素试验

7. 血红蛋白 F 含量测定

8. 淋巴细胞亚群检测

9. 肝肾功能检查

10. 病毒学检查　肝炎病毒、EB 病毒、巨细胞病毒、HIV、HPV B19 等

11. 自身免疫性疾病相关抗体检测

12. 胸部/骨骼 X 线检查

13. 心脏/腹部 B 超检查

【治疗】

获得性再生障碍性贫血的病因未明,但预防感染、避免接触有毒环境及减少药物滥用等是预防该病的基本要素。一旦确诊应按下列原则进行治疗。

1. 对症支持治疗

（1）一般措施：避免剧烈活动，防止外伤及出血，尽量避免接触对骨髓有损伤作用的药物；注意饮食和口腔卫生，定期应用消毒剂（如西吡氯铵漱口水、盐水等）清洁口腔。

（2）感染防治：出现发热时，应按"中性粒细胞减少伴发热"的治疗处理。

（3）成分血输注：根据卫生部 2000 年 6 月颁布的《临床输血技术规范》中内科输血指南，红细胞输注指征为 Hb<60g/L，但需氧量增加（如感染、发热及疼痛等）时可放宽红细胞输注指征。预防性血小板输注指征为 PLT<$10×10^9$/L，存在血小板消耗危险因素者可放宽输注阈值。对严重出血者应积极给予成分血输注，使 Hb 和 PLT 达到相对安全的水平。血小板输注无效者建议使用 HLA 配型相合血小板输注。强调成分血输注，有条件时建议对血液制品进行过滤和/或照射。

（4）造血生长因子的应用：对于粒细胞缺乏伴严重感染者可应用粒细胞集落刺激因子（G-CSF）。

（5）铁过载的治疗：对于反复输血所致铁过载，当血清铁蛋白>1 000μg/L 时可考虑去铁治疗。

（6）疫苗接种：推荐免疫抑制治疗期间及停药半年内避免一切疫苗接种。停用免疫抑制治疗半年后，如免疫功能大部分恢复或基本恢复可接种必要的灭活或减毒疫苗。

2. 造血干细胞移植治疗

造血干细胞移植（hematopoietic stem cell transplantation，HSCT）是治疗再生障碍性贫血的有效方法，具有起效快、疗效彻底、远期复发和克隆性疾病转化风险小的特点。移植时机根据疾病严重程度、供体来源及 HLA 配型而决定。

（1）适应证：SAA、VSAA 或免疫抑制治疗（immunosuppressive therapy，IST）治疗无效的输血依赖性 NSAA。

（2）移植时机及供体来源：SAA、VSAA 患儿如有同胞相合供体，应尽快进行造血干细胞移植治疗；预计在短期（1~2 个月）内能找到（9~10）/10 位点相合的非血缘相关供体并完成供者体检的

SAA、VSAA 患儿,可在接受不包括抗胸腺细胞球蛋白(antithymocyte globulin,ATG)的 IST 治疗后直接进行造血干细胞移植;移植并发症及移植物抗宿主病的发生与 HLA 相合度密切相关,应高度关注。其余患儿则在接受了包括 ATG 在内的 IST 治疗 3~6 个月无效后再接受造血干细胞移植治疗,移植供体为尽可能相合度高的非血缘或亲缘相关供体。

(3)造血干细胞来源:骨髓是最理想的造血干细胞来源,外周血干细胞次之,脐血移植治疗再生障碍性贫血需在有经验的医疗机构进行。

(4)注意事项:①SAA 和 VSAA 患儿一经确诊应尽早进行 HLA 配型;②输血依赖性 NSAA 的移植策略同 SAA。SAA 的移植策略,①持续的粒细胞缺乏常使 SAA,尤其是 VSAA 患儿面临难以控制的感染,但活动性感染不是 HSCT 的绝对禁忌证。由于移植后粒细胞重建较快,通过移植重建的中性粒细胞来控制感染,可能是这些患者生存的唯一希望。但因这类移植的风险性高,需要在具有相当移植经验的医院对患儿的疾病状态进行严格评估,并在取得家长积极配合的前提下进行。②移植前需避免输注亲缘血液,尽量输注去除白细胞的血液制品以减少移植失败的概率。

3. **免疫抑制治疗**(immunosuppressive therapy,IST) IST 是无合适供者的获得性再生障碍性贫血的有效治疗方法。目前常用方案包括抗胸腺/淋巴细胞球蛋白(antithymocyte/lymphocyte globulin,ATG/ALG)和环孢素 A(cyclosporine A,CsA)。

(1)ATG/ALG

1)适应证:无 HLA 相合同胞供者的 SAA 和 VSAA;血象指标中有一项达 SAA 标准的 NSAA 或输血依赖性 NSAA,且无 HLA 相合同胞供者;第一次 ATG/ALG 治疗 3~6 个月后无效,且无合适者行造血干细胞移植的患儿;病程少于 3 个月者。

ATG/ALG 治疗应在无感染或感染控制后、血红蛋白 80g/L 以上和血小板 $20 \times 10^9/L$ 以上时进行。

2)药物剂型与剂量:临床上 ATG 的应用相对比 ALG 更多,但疗效因动物来源和品牌的不同而存在差异。药物剂量参照相应产品说明书。

3）不良反应和注意事项：ATG/ALG 急性不良反应包括超敏反应、发热、皮疹、高血压或低血压及液体潴留等，应给予泼尼松 1~2mg/（kg·d）或相应剂量的其他糖皮质激素进行预防。血清病包括关节痛、肌痛、皮疹、轻度蛋白尿和血小板减少等，一般发生在 ATG/ALG 治疗后 1 周左右，糖皮质激素应足量应用至治疗后 15 天，随后减量，一般 2 周减完（总疗程 4 周）。若血清病严重，糖皮质激素剂量根据患者情况进行调整。

（2）CsA

1）适应证：ATG/ALG 治疗的 SAA/VSAA 患者；NSAA 患者。

2）使用方法：一旦确诊，应尽早治疗。口服起始剂量为 5mg/（kg·d）。服药 2 周后监测 CsA 血药浓度，建议全血谷浓度维持在 100~200μg/L，在保持谷浓度的前提下尽量将峰浓度维持在 300~400μg/L。疗效达平台期后 12 个月方可减量。应按原剂量的 10%~20% 递减，每 3 个月减量一次。减量期间密切观察血象，如有波动需慎重减量。一般 CsA 总疗程应在 2~3 年，减量过快可能增加复发风险。

3）不良反应与处理：主要不良反应为消化道症状、齿龈增生、色素沉着、肌肉震颤及肝肾功能损害，极少数发生头痛和血压增高，多数患儿症状轻微或对症处理后减轻，必要时可调换 CsA 剂型或选择其他免疫抑制剂。服药期间应定期监测血药浓度、肝肾功能和血压等。

（3）其他药物治疗：雄激素有促造血作用，主要不良反应为男性化。如能被患儿和家属接受则推荐全程应用。用药期间应定期复查肝肾功能。血小板生成素（thrombopoietin，TPO）受体激动剂在儿童再生障碍贫血中的应用多为小样本报道。

➤ 附:获得性再生障碍性贫血诊断和治疗流程图

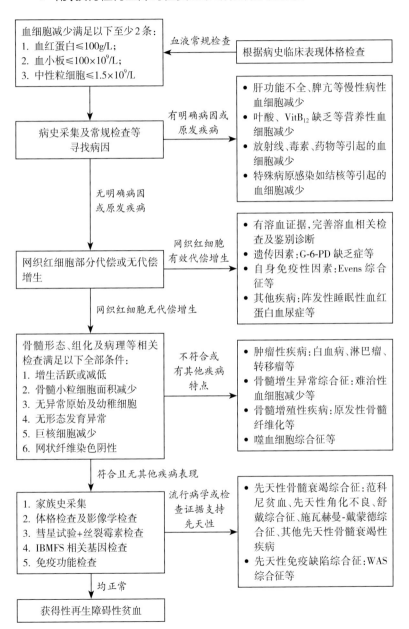

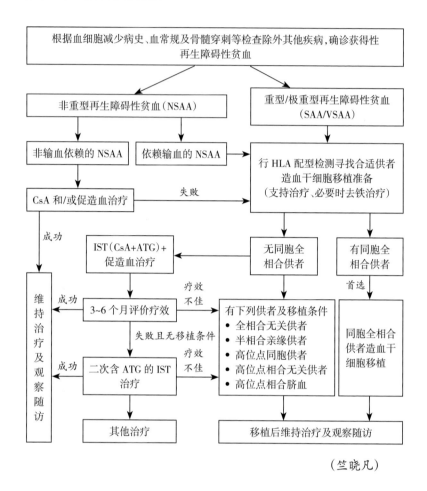

（竺晓凡）

第三节　范科尼贫血

1927 年，Guido Fanconi 首次报道了 3 例全血细胞减少合并多发性先天畸形的儿童患者。随后，Uehlinger 报道了 1 例相似的患者，伴有拇指和肾脏的畸形。1931 年，Naegeli 将其命名为先天性再生障碍性贫血也称为范科尼贫血（Fanconi anemia，FA）。

FA 是一种逐渐被认识的罕见的多系统异常遗传病，主要表现为骨髓造血衰竭、皮肤改变（咖啡牛奶斑）、躯体畸形［身材矮小、小头畸形、小眼裂、多指/趾或并指/趾、单侧肾缺如等]、肿瘤易感[血液系统肿瘤,如急性髓系白血病(acute myelogenous leukemia,AML);实体瘤,如女性乳腺癌、肺癌、头颈部上皮癌]等,对烷化剂和促炎细胞因子敏感。FA是最常见的先天性骨髓衰竭综合征。遗传方式多为常染色体隐性遗传,2%的患者为X染色体隐性遗传,其基因携带率约为1/300,发病率为(1~3)/10 000 000,儿童发病率约为1/360 000。

【病因和发病机制】

由于DNA损伤修复蛋白基因的突变而引起的基因组不稳定是导致FA的关键机制。DNA修复蛋白是非致瘤性的,DNA修复对维持基因组完整性极为重要,DNA修复的任何异常都会使正常细胞分裂过程中其他基因发生突变。

FA是对DNA损伤药物高度敏感的一组疾病。目前报道与FA相关的突变基因有23个,但公认的致病基因为22个[范科尼基因(*FANC*基因):*FANCA*、*FANCB*、*FANCC*、*BRCA2*、*FANCD2*、*FANCE*、*FANCF*、*FANCG*、*FANCI*、*BRIP1*、*FANCL*、*FANCM**、*PALB2*、*SLX4*、*ERCC4*、*UBE2T*等]。另外一些基因会导致染色体脆性综合征,并伴有FA相关的畸形,但一般不发生骨髓造血衰竭,被称为FA样基因(FANC-Like genes:*RAD51C*、*RAD51*、*BRCA1*、*FAAP100*、*FAAP24*、*FAAP20*、*CENPS*、*CENPX*、*BOD1L1*、*UHRF1*、*USP1*、*UAF1*、*FAN1*)。临床上64%为*FANCA*,14%为*FANCC*,9%为*FANCG*。*FANCB*、*BRCA2*、*FANCD2*、*FANCE*和*FANCF*约13%。*FANCA*突变最常见,且倾向于晚期发生骨髓造血衰竭,*FA-C*和*FA-G*则临床表现更为严重。

【诊断】

1. **临床表现** FA的平均发病年龄是6.5岁,但诊断年龄可以从0~50岁,一些有骨髓造血衰竭但无躯体发育异常的患者往往到成人时才诊断明确。FA临床表现为进展性骨髓造血衰竭,全血细胞减少最常见。多发性先天畸形,其中先天缺陷表现为小头畸形、眼距增宽,骨骼畸形(以拇指、桡骨和长骨为主),皮肤咖啡牛奶斑,身材矮小,胃肠道、心脏和泌尿道畸形等,临床表现异质性明显,即使同胞间的表现也可以完全不同。对恶性肿瘤易感性增高,儿童时期的易感恶性疾

病主要为骨髓增生异常综合征(myelodysplastic syndrome,MDS)、AML
等,成年期易感的肿瘤性疾病如女性的乳腺癌、头颈部上皮细胞癌、
消化系统肿瘤和肺部肿瘤等。FA患者先天缺陷的严重程度和血液疾
病出现的早晚相关,缺乏先天畸形的患者出现骨髓造血衰竭较晚,甚
至不会发展为骨髓造血衰竭。所以伴有先天缺陷的FA患者的诊断
并不困难,困难的是年龄较大、体格检查无异常、仅表现为骨髓造血
衰竭的患者。

2. 辅助检查

(1) 血常规:外周血以血小板减少伴有粒细胞减少和/或红细胞减
少的两系或三系血细胞减少为特征。红细胞多为大红细胞,网织红细
胞绝对值减少。白细胞总数明显减少,主要为粒细胞减少。血小板计
数减少,血小板的体积正常。

(2) 骨髓检查:髂骨为骨髓穿刺的首选部位。骨髓穿刺涂片外观
可见油滴。染色涂片分类显示骨髓增生活跃或增生减低,有核细胞总
数明显减少,粒系和红系细胞比例减少,细胞形态正常;淋巴细胞比
例增高,网状细胞、浆细胞和肥大细胞等非造血细胞增多;脂肪较多,
巨核细胞减少;骨髓小粒造血细胞成分减少。

染色体核型正常、干/祖细胞培养CFU-GM、BFU-E、CFU-Mix生长
减低。

(3) 骨髓活体组织检查:骨髓有核细胞增生减低,脂肪髓,纤维染
色阴性,巨核细胞减少。

(4) 抗碱血红蛋白:抗碱血红蛋白(HbF)可正常或增高。

(5) 血液学以外异常的检查:肝脏、肾脏、心脏、泌尿道、听觉和视
觉功能,内分泌(甲状腺功能、糖耐量、垂体功能、青春期后的性腺功
能)、胃肠道、骨骼、脑垂体磁共振成像和磁共振血管造影除外垂体和
烟雾综合征;评估典型的与FA相关的癌症,特别是口腔。

(6) 染色体不稳定试验:FA细胞对DNA交联剂如*丝裂霉素*
(mitomycin,MMC)、二环氧丁烷(diepoxybutane,DEB)异常敏感。目前
普遍用于临床检测的是MMC试验。部分FA患者的血液MMC/DEB
检验阴性,皮肤成纤维细胞的MMC试验有助于诊断。

（7）二代测序：包括家系验证的二代测序技术有助于 FA 的诊断和分型。二代测序可表现为纯合突变和复合杂合突变。

由于不同的 FA 基因突变均呈异质性，很难通过基因测序鉴别 FA 路径。对于一个最初染色体断裂试验阴性但临床怀疑为 FA 的患者，二代测序检测更有必要。

3. 诊断标准　单系或三系血细胞减少和躯体畸形等临床表现可以帮助临床诊断。但无躯体畸形典型临床表现的血细胞减少者需进行 MMC 试验、二代测序辅助诊断和分型。2021 年，Mehta PA 等更新了 FA 的临床及实验室诊断标准（表 3-4），诊断流程图见节末流程图。

【鉴别诊断】

范科尼贫血的鉴别诊断比较复杂，临床上需与其他骨髓衰竭综合征、染色体脆性综合征、伴有先天畸形和智力发育障碍特征的遗传性疾病，以及非范科尼贫血性肿瘤等疾病进行鉴别。

（1）非范科尼贫血性骨髓衰竭综合征：各种原因引起的贫血、血小板减小、遗传与非遗传性骨髓衰竭综合征需与范科尼贫血鉴别，包括 DBA、DC、SCN、SDS、TAR、Pearson 综合征等。但这组疾病的躯体及智力发育障碍、肿瘤并发少见，并且染色体断裂检测结果为阴性，以资鉴别。塞克尔综合征（Seckel syndrome）可伴有躯体和智力发育障碍、贫血及染色体脆性试验阳性，但基因检测可帮助鉴别。

（2）染色体不稳定综合征：包括多种疾病，其中以布卢姆综合征（Bloom syndrome）和毛细血管扩张性共济失调综合征为常见。尽管这两种疾病有与范科尼贫血类似的临床表现，偶尔这组患者也可表现有染色体断裂阳性，也可并发特别类型的肿瘤。但不伴有骨髓衰竭，也不并发骨髓增殖异常与急性髓性白血病。

（3）先天畸形和智力发育障碍的遗传性疾病：这组患者表现为先天性畸形，智力发育障碍，并可见到单一或多脏器功能障碍，但是这组疾病一般不伴有骨髓衰竭，并且染色体断裂检测为阴性。

（4）非范科尼贫血性青少年白血病及肿瘤：这组患者当中不伴有

表 3-4　范科尼贫血诊断标准

临床及实验室检查结果	躯体特征： 1) 身材矮小 2) 皮肤色素沉着和/或皮肤色素减退 3) 骨骼异常，如拇指发育不全、第一掌骨发育不全 4) 小头畸形 5) 眼部异常 6) 泌尿生殖道畸形	实验室发现： 1) 大细胞性贫血 2) 胎儿血红蛋白升高（常在贫血之前） 3) 血细胞减少（尤其是血小板减少、白细胞减少和中性粒细胞减少） 4) 外周血淋巴细胞在加入丝裂霉素后细胞周期阻滞于 S/G₂ 期	病理发现： 1) 进行性骨髓衰竭 2) 成人起病的再生障碍性贫血 3) 骨髓增生异常综合征 4) 急性髓系白血病 5) 早发实体肿瘤（头、颈部肿瘤、食管癌、阴道部肿瘤、鳞状细胞癌、宫颈癌和肝脏肿瘤） 6) 对放化疗高度敏感	家族史中有肿瘤或血液学异常	诊断试验： 1) 染色体断裂试验（用双环氧丁烷或丝裂霉素 C）患者淋巴细胞或皮肤成纤维细胞染色体断裂试验阳性 2) 查到已知的 23 个可导致常染色体隐性范科尼贫血或 X 等位基因显现的范科尼贫血的双等位基因突变，或致常染色体显性范科尼贫血的 *RAD51* 的杂合突变，或导致 X 连锁的范科尼贫血的半合子突变 *FANCB*
确诊	1 项	1 项	1 项	不要求	全部满足
高度可疑	1 项	1 项	1 项	不要求	基因未见异常，或仅有其他 *RAD51* 外其他 FANC 基因的杂合突变病例
	无	血液学异常	无	无	染色体断裂试验阴性，但基因检测发现 *FANC* 致病基因，且符合单基因遗传的 *FANC* 致病基因的疾病遗传方式
	无	血液学异常	无	阳性	携带有 *FANC* 相关变异基因

躯体畸形及智力异常,可有骨髓衰竭但一般染色体断裂检测为阴性,3个月内患者曾接受放疗与化疗会有假阳性。

【治疗】

诊断后血液学评估对治疗选择极为重要。①血象正常、无细胞形态学及细胞遗传学异常的 FA 患者每6个月评估一次血象,每年评估一次细胞形态学及细胞遗传学;②诊断时轻度血细胞减少、无细胞形态学及细胞遗传学异常者,每3个月一次血常规,骨髓形态学和细胞遗传学每6个月一次;③诊断时中度血细胞减少、无造血衰竭或预后不良的细胞遗传学异常(+1q、−20q、−11q、−5q、−Y)者,血细胞每6~8周复查一次,骨髓形态学和细胞遗传学每3~4个月复查一次;①②③三种情形一旦监测到血细胞减少进展,有条件应选择造血干细胞移植,若无合适供者,无不良预后细胞遗传学异常者进行雄激素治疗;④诊断时严重的血细胞减少(原始细胞 <10%)或不良的细胞遗传学异常(−7q、+3q、复杂异常,*RUNX1* 突变)或 *BRCA2/FANCD1* 者,直接进行移植。

FA 的治疗主要针对其血液学改变以及危及生命的各种并发症。

1. **雄激素和糖皮质激素治疗** FA 患者发生全血细胞减少时的治疗主要是雄激素和支持治疗。雄激素增加 EPO 的产生,刺激红系干细胞,从而提高血红蛋白水平。约75%的患者雄激素治疗有效,雄激素起效最早的表现是出现大红细胞以及 HbF 水平增加,开始治疗后2~3个月血红蛋白开始上升,随后血小板计数上升,最后中性粒细胞上升,服药6个月判断雄激素疗效。疗效维持几个月至20年不等。几乎所有的患者停用雄激素后都会复发,仅少数治疗时小于12岁的患者,在青春期时可停药不复发。最终许多患者对所用的雄激素耐药,换用另外一种雄激素少部分患者可能有效。由于雄激素的应用,延长了患者的生存期,但一些患者可能出现肿瘤等晚期并发症。单用雄激素与雄激素加糖皮质激素的疗效相同,但一般推荐联合治疗,皮质激素引起的生长迟缓可抵消雄激素生长加速的副作用,也可以通过降低血管的通透性减少出血。最常用的雄激素是司坦唑醇0.5~1mg/(kg·d)或达那唑 2~5mg/(kg·d),口服,泼尼松 5~10mg,隔日一次。

雄激素的副作用有女性男性化、多毛症以及声音变粗，外生殖器肥大，痤疮，情绪不稳，水、钠潴留，体重增加，肌肉发达，由于骨骼成熟加速致骨骺过早融合，最终导致身材矮小。这些副作用中部分在雄激素减量或停用后消失。比较严重的副作用包括肝大，胆汁淤积性黄疸和肝功能中转氨酶水平上升，但这些是可逆的。最严重的问题是肝紫癜、肝腺瘤和肝细胞癌，但这些在雄激素治疗停止后也可恢复。接受雄激素治疗的患者需定期进行肝功能检查和超声检查，治疗有效的患者可逐渐减量但不能停药。但有些患者雄激素可停用，这些患者可能有血液系统镶嵌现象，其"正常"干细胞有选择性造血优势。

2. **细胞因子**　造血生长因子如粒细胞集落刺激因子（granulocyte colony stimulating factor，G-CSF）和粒细胞-巨噬细胞集落刺激因子（granulocyte-macrophage colony stimu-lating factor，GM-CSF）能改善造血，特别是中性粒细胞减少的患者，能增加中性粒细胞绝对值，仅少数患者血红蛋白和血小板计数增加。可与雄激素联合应用或用于雄激素治疗无效的患者。然而，这些因子的应用也能使肿瘤易感的患者发生白血病或促使向 MDS 或 7 号染色体单体演化，因此仅用于严重中性粒细胞减少的患者，不建议用于有克隆性细胞遗传学异常的患者。用药期间监测外周血细胞计数，定期行骨髓形态学和细胞遗传学检查，一旦发现异常应停用。

3. **造血干细胞移植**　造血干细胞移植是唯一能治愈 FA 患者的措施，也可以预防白血病的发生。对异体造血干细胞移植预处理方案的不断优化，特别是减少烷化剂和照射的剂量，在预处理方案中加入氟达拉滨，以及去除供体移植物的 T 细胞，极大地改善了 FA 相关造血衰竭患者的预后，10 岁以下的患者 5 年生存率可达到 90%，植入失败和急性移植物抗宿主病的发生率低于 10%。HLA 相合的同胞脐带血移植已有成功的报道，优化预处理方案的无关全相合脐带血移植已有成功报道。

由于 FA 患者对放疗和预处理方案药物如环磷酰胺（cyclophosphamide，CTX）超敏，可发生严重的黏膜炎伴有肠道吸收障碍和出血,液体潴留,心力衰竭和出血性膀胱炎。减少 CTX 的剂量,预处理方案应用氟达拉宾,代替放疗取得了更好的疗效。尽管 HSCT 是一种有效的治疗措施,但化疗和放疗增加了发生第二肿瘤的危险(尤其是头颈部肿瘤)。

4. 其他治疗 部分 FA 患者需要支持治疗。有出血的患者,可用 6-氨基己酸 0.1g/kg,每 6 小时服用一次。有可能需要移植治疗的患者,应输注过滤了白细胞的血液制品或辐照血液制品,避免输注来自家族成员的血液制品,以减少移植时移植物抗宿主病。避免接触可抑制骨髓造血的药品和化学物质。血小板减少的患者避免应用影响血小板功能的药物。FA 继发 AML 治疗困难,预后差。由于 DNA 修复缺陷,对化疗敏感性增加,因此化疗相关毒性增加,化疗剂量应减少。

➤ **附:范科尼贫血诊断和治疗流程图**

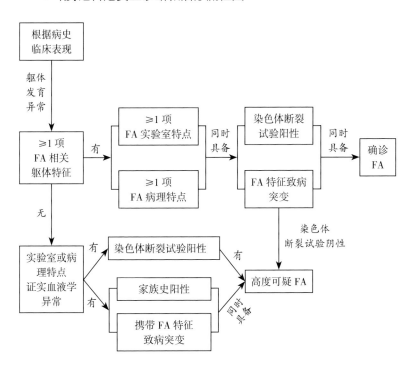

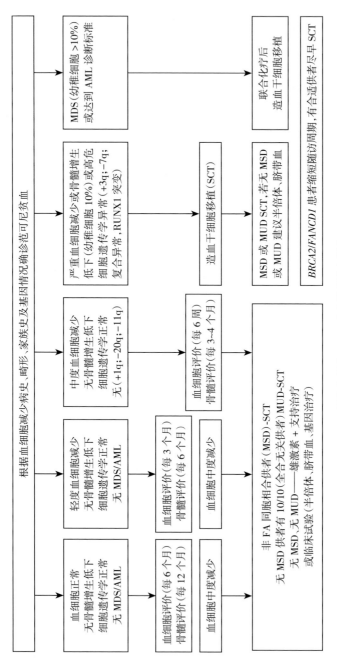

根据血细胞减少病史、畸形、家族史及基因情况确诊范可尼贫血

血细胞正常 无骨髓增生低下 细胞遗传学正常 无 MDS/AML	轻度血细胞减少 无骨髓增生低下 细胞遗传学正常 无 MDS/AML	中度血细胞减少 无骨髓增生低下 细胞遗传学正常 无（+1q；-20q；-11q）	严重血细胞减少或骨髓增生低下（幼稚细胞10%）或高危细胞遗传学异常（+3q；-7q；复合异常，RUNX1 突变）	MDS（幼稚细胞 >10%）或达到 AML 诊断标准
血细胞评价（每 6 个月） 骨髓评价（每 12 个月）	血细胞评价（每 3 个月） 骨髓评价（每 6 个月）	血细胞评价（每 6 周） 骨髓评价（每 3~4 个月）	造血干细胞移植（SCT）	联合化疗后造血干细胞移植
血细胞中度减少	血细胞中度减少		MSD 或 MUD SCT，若无 MSD 或 MUD 建议半倍体、脐带血	

非 FA 同胞相合供者（MSD）-SCT
无 MSD 供者有 10/10（全合无关供者）MUD-SCT
无 MSD、无 MUD——雄激素 + 支持治疗
或临床试验（半倍体、脐带血、基因治疗）

BRCA2/FANCD1 患者缩短随访周期，有合适供者尽早 SCT

MSD. 同胞全相合；MUD. 非血缘相关全相合。

（竺晓凡）

第四节　先天性纯红细胞再生障碍性贫血

纯红细胞再生障碍性贫血(pure red cell aplasia, PRCA)是一种以贫血、网织红细胞减低、骨髓幼红细胞显著减少或缺如为特征的综合征。1922 年 Kaznelson 首次定义。主要包括先天性 PRCA［又称戴蒙德-布莱克凡贫血(DBA)］和获得性 PRCA。DBA 是一种罕见的、以单纯红系造血衰竭为特点的先天性骨髓衰竭综合征(congenital bone marrow failure syndromes, cBMFS),1936 年由 Josephs 首次报道,后因 Diamond 与 Blackfan 于 1938 年首先报道 4 例此类疾病而命名。DBA 是一种罕见病,发病率在欧美国家为 5/10^6~7/10^6,日本为 12/10^6,男女发病率无差别。DBA 多在 1 岁内发病,仅有红系发育障碍,骨髓中幼红细胞停滞在定向造血干细胞和早幼红细胞阶段,而粒系与巨核系发育正常。部分 DBA 患者伴身材矮小或其他先天性畸形。本节主要介绍 DBA。

【病因和发病机制】

红细胞的发育主要经历早期红系发育、晚期红系分化以及网织红细胞脱核三个阶段。DBA 是以红系祖细胞增殖、分化缺陷为主要表现的多系统疾病。1978 年,Nathan 等研究发现 DBA 患者早期红系发育的 CFU-E 阶段细胞明显减少。随后的研究发现,DBA 患者的红系祖细胞具有促红细胞生成素(erythropoietin,EPO)反应性低的特点,提示 DBA 患者不仅红系祖细胞增殖障碍,其分化能力也存在缺陷。2015 年,Deena Iskander 等通过体外集落形成实验证明上述观点。此外,部分 DBA 患者可伴有躯体畸形及肿瘤高风险性。提示,DBA 是一种可累及全身的多系统疾病。

1999 年,首次发现 DBA 患儿存在编码核糖体蛋白 S19(RPS19)的基因突变。目前约 65% 的 DBA 患者可检出以 RPS19 为代表的 20 余种核糖体蛋白基因突变或片段缺失。核糖体蛋白基因突变可导致核糖体蛋白单倍型不足、核糖体功能异常。由核糖体蛋白参与的 P53 的 HDM2(human double minute)途径的泛素化降解途径受抑制,P53

蛋白异常增多。过多的 P53 蛋白可通过增加肿瘤坏死因子-α(tumor necrosis factor-α,TNF-α),激活 p38 MAPK 通路、降低 GATA1 表达等多种方式引起早期红系祖细胞的凋亡。然而,在 RPS19 缺陷的 DBA 动物模型中敲降 P53 后,贫血表型并未得到完全纠正。提示 P53 非依赖途径参与 DBA 的发病机制。近期研究发现,X 连锁的 DBA 患者中可检测到转录因子 GATA1 的突变。GATA1 是早期红系发育中重要的转录因子。这一突变发生在 GATA1 剪接位点,可影响完整形式的 GATA1 蛋白产生,进而影响红系祖细胞的增殖分化。此外,TGF-β、mTOR 信号通路等多种信号通路被证实参与 DBA 的发病。

【诊断】

1. **临床表现** DBA 临床特点呈高度异质性,面色苍白为主要的临床表现。约 90% 的患儿 1 岁以内起病。30%~50% 的患者可合并躯体畸形。头面部、上肢及手指、泌尿生殖系统以及心血管系统为畸形好发部位。此外,DBA 患者易并发多种恶性肿瘤,北美 DBA 队列研究显示,DBA 患者 46 岁时罹患各种血液及实体肿瘤的比例为 20%。其中,骨髓增生异常综合征、急性髓系白血病、结肠癌是最常见的三种恶性疾病。

2. **辅助检查** DBA 患者血细胞分析可表现为中重度大细胞性贫血,白细胞和血小板数基本正常。部分患者可伴有白细胞或血小板减少,甚至全血细胞少。骨髓形态学分析可见造血细胞增生正常,而红系细胞明显减少甚至缺如,三系血细胞形态无异常。此外,约 80% 患者检测到红细胞腺苷脱氨酶(erythrocyte adenosine deaminase,eADA)活性升高。部分患者胎儿血红蛋白(HbF)异常升高。此外,随着二代测序技术的发展,基因检测在 DBA 诊断中的逐步普及,分型诊断更加明确。目前 20 余种核糖体蛋白基因及 GATA1 被证实为 DBA 的致病基因。临床较为广泛且突变频率较高的核糖体蛋白基因主要有:*RPS19、RPS24、RPS17、RPL35A、RPL5、RPL11、RPS7、RPS10、RPS26* 和 *RPL26*。

3. **诊断标准** 2008 年,第六届 Daniella Maria Arturi 国际年会专家共识是目前被普遍接受的 DBA 诊断标准(表 3-5)。

表 3-5 DBA 诊断标准

主要诊断标准	发病年龄小于 1 岁
	纯大细胞性贫血,粒细胞及血小板正常
	网织红细胞减少
	骨髓增生正常,而红系绝对减少
主要支持标准	有经典型 DBA 致病基因突变
	阳性家族史
次要支持标准	红细胞内腺苷脱氨酶(eADA)活性升高
	有经典型 DBA 的躯体畸形
	血红蛋白 F 升高
	其他先天性骨髓衰竭性疾病证据

经典型 DBA 的诊断需满足全部 4 条诊断诊断标准。非经典 DBA 的诊断需满足如下任意条件:阳性家族史和相关基因突变;相关基因突变和任意主要诊断标准。满足以下任意条件可拟诊 DBA:满足 3 条主要诊断标准及阳性家族史;同时满足 2 条主要诊断标准和 3 条次要诊断标准;有阳性家族史并满足 3 条次要诊断标准。

【鉴别诊断】

DBA 的鉴别诊断首先需要排除获得性纯红细胞再生障碍性贫血,尤其是儿童中较为常见的儿童一过性幼红细胞减少症(transient erythroblastopenia of childhood,TEC)。TEC 多发生于 1 岁以上儿童,且无躯体畸形及阳性家族史,实验室检查中 HbF 及 eADA 均无升高。DBA 属 IBMFS 的一种,需要与 FA、SDS 等其他 IBMFS 相鉴别。FA 患者染色体断裂实验可为阳性,而无 eADA 升高。SDS 患者易被误诊为 DBA,应注意询问有无腹泻、消化不良等提示胰腺功能异常的症状。同时,应注意患者中性粒细胞数及细胞形态。此外,Pearson 综合征(Pearson marrow pancreas syndrome,PS),一种由线粒体基因缺失引起的以早发贫血及胰腺功能缺陷为主要特点的先天性疾病,也易误诊为 DBA。北美 DBA 队列中 4.6% 的患者无 DBA 相关突变的患者可检出线粒体 DNA 的缺失。随着致病基因的探索及发病机制的深入研究,除了 eADA、染色体断裂实验等常规实验室检查,疾病相关的基因突变检测在鉴别诊断中尤为重要,在某些疾病的诊断中,甚至成为确诊疾病的唯一方法。

【治疗】

DBA 的治疗应以维持生长发育所需的血红蛋白水平(80~100g/L)为目的。不建议为提高血红蛋白达正常水平而应用过多、过量的治疗。

1. 药物治疗

(1) 糖皮质激素(corticosteroids,CS):CS 是 DBA 患者的首选药物,80% 以上的患者对 CS 治疗有反应。由于 CS 对婴儿生长发育的影响,推荐 DBA 患儿于 1 岁之后开始口服泼尼松,初始剂量 1~2mg/(kg·d)晨起顿服。规律足量服药 4~6 周内血红蛋白有所提高或输血间隔延长,定义为泼尼松有反应。血红蛋白稳定大于 100g/L 后可考虑逐渐减量至最小维持剂量[<0.5mg/(kg·d)],甚至停药。泼尼松无反应患者应逐步减停,选用其他药物或输血治疗。单中心横断面研究显示,糖皮质激素累计剂量与生长发育有关,与起始服药时间无关,对于 1 岁内频繁红细胞输注(输血间隔 <20 天)的患儿,考虑到输血相关并发症的风险,可在与家长充分沟通后使用糖皮质激素,4~6 周血红蛋白稳定大于 100g/L 后,可考虑快速减量甚至停药。

(2) 环孢素 A(cyclosporin A,CsA):单用泼尼松无效的患者可应用泼尼松联合 CsA 治疗。推荐 CsA 起始 3~5mg/(kg·d),检测 CsA 血药浓度及肝肾功能。连续应用 6 个月无效者应逐步减停。既往,CsA 在 DBA 中的治疗及效果以个案报道为主,约 50% 的患者有效。

(3) 其他药物治疗:2007 年,Pospisilova D 等报道了一例应用 L-异亮氨酸后血红蛋白明显升高的 DBA 患者。此后,在斑马鱼及人 CD34⁺ 细胞 DBA 模型中的研究证实,L-异亮氨酸可通过激活 mTOR 通路促进红细胞生成。此外,近期在 DBA 斑马鱼模型中发现,作用于转换生长因子 β 通路(transforming growth factor-β,TGF-β)的新药 Sotatercept 可显著提高血红蛋白含量。L-异亮氨酸及 Sotatercept 有望成为 DBA 临床治疗的新选择。

2. **输血及去铁治疗**　悬浮红细胞输注是 1 岁以内 DBA 患儿及 CS 无效者或不能耐受的 DBA 患者的主要治疗措施。由于患者发病年龄及生长发育的需求,建议放宽输血指征,维持血红蛋白 >80g/L。长期输血的患儿需要监测血清铁蛋白。Vlachos 等建议去铁治疗可以在输注悬浮红细胞 15 次后或是患儿满 2 岁后开始。推荐地拉罗司 20mg/(kg·d)起始,缓慢加量,最大剂量不超过 40mg/(kg·d),注意患儿有无皮疹等不适及肝肾功能变化。每 3 个月监测血清铁蛋白,目标值为 1 000~1 500ng/ml。

3. **异基因造血干细胞移植(haematopoietic stem cell transplantation,HSCT)**　HSCT 是目前可治愈 DBA 的唯一手段。北美 DBA 队列研究显示,9 岁之前移植的患儿总生存率高于 9 岁之后移植患儿。而且同胞供者移植效果优于其他供者。Franca Fagioli 等报道的 30 例 DBA 患儿预后分析发现 10 岁前移植效果较优而供者来源对预后无明显影响。因此我们推荐长期输血依赖的 DBA 患儿可于 3~9 岁选择异基因造血干细胞移植。由于 DBA 存在无症状的非典型患者,如果选择亲缘供者,应首选筛查供者血常规、HbF、eADA 甚至相关基因测序分析以排除非典型 DBA 患者。此外,移植前良好的去铁治疗可减少移植风险,提高移植成功率。

➤ 附:DBA 治疗流程图

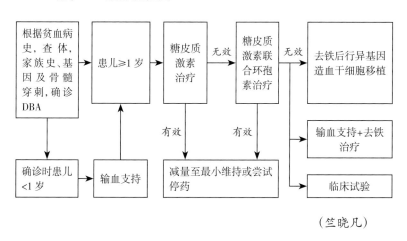

(竺晓凡)

第五节 先天性中性粒细胞减少症

外周血粒细胞或单核细胞数量异常（增高或减低）在儿童中很常见。外周血中性粒细胞正常值与年龄、种族和其他一些因素有关，中性粒细胞减少指外周血中性粒细胞计数的绝对减少。出生后 2 周至 1 岁的婴儿外周血中性粒细胞计数（ANC）一般在 $1.0×10^9/L$ 以上，幼儿期一般在 $1.5×10^9/L$ 以上。轻度粒细胞减少时粒细胞计数为 $(1.0~1.5)×10^9/L$，中度粒细胞减少时粒细胞计数为 $(0.5~1.0)×10^9/L$，重度粒细胞减少（粒细胞缺乏）时粒细胞计数低于 $0.5×10^9/L$。粒细胞减少持续 6 个月以上才可诊断为慢性中性粒细胞减少症。中性粒细胞减少的原因很多，可以是粒细胞或其干/祖细胞内在缺陷所致的中性粒细胞减少，也可以是外因所致中性粒细胞减少。

先天性中性粒细胞减少症（congenital neutropenia，CN）是一组因基因缺陷导致的以慢性外周血中性粒细胞绝对值计数（absolute neutrophil count，ANC）减少为特征的异质性罕见疾病，发病率为 $(3~8.5)/100$ 万。中性粒细胞减少可表现为持续性、间歇性或周期性，感染症状轻重不一，也可合并中枢神经系统、胰腺、内分泌、心脏、皮肤或肌肉等其他系统的异常。最初被 Kostmann 描述的中性粒细胞减少为严重先天性中性粒细胞减少症（severe congenital neutropenia，SCN），是一种在瑞典孤立的人群中存在的常染色体隐性遗传疾病，主要是指患者的外周血 ANC 明显减少、易发生严重感染。在 20 世纪 50 年代抗生素使用前，SCN 的死亡率高达 90%，即使使用了抗生素，80% 的患者还是会死于严重的细菌感染。重组粒细胞集落刺激因子（G-CSF）用于临床治疗 SCN，使该群患者的死亡率大大降低，包括出现恶性肿瘤的患者在内的总生存期超过 80%，显著改善了生活质量。但约 10% 的患者（主要是 G-CSF 无反应者）仍然死于败血症或严重的细菌感染。SCN 被视为一种白血病前情况，因此相当一部分患者发展为骨髓增生异常综合征（myelodysplastic syndrome，MDS）/急性髓系白血病（acute myeloid leukemia，AML）。白血病进展不局限于与 *ELAN* 基因相关的 SCN 患者,目前已经发现超过 29 种与中性粒细胞减少相关的致病基因,临床表现具有很大的异质性,建议筛查 *CSF3R*、*RUNX1* 和其他与继发性恶性肿瘤相关的不常见的突变,如 *ASXL1*、*SUZ12*、*EP300*、*FIZ1* 内部串联复制和 *NPM1* 突变。*RUNX1* 和 *CSF3R* 突变在 SCN 患者中的高频率合作,提示了一种新的独特的白血病发生分子途径。SCN 患者的白血病进展通常以一种或多种染色体异常为先兆,如 7 号单体和 21 号三体。

【病因和发病机制】

SCN 是一种异质罕见血液病,以中性粒细胞成熟受损为特征。最常见的致病缺陷是编码中性粒细胞弹性酶的 *ELANE* 基因常染色体显性突变,以及 *HAX1* 中的常染色体隐性突变,其产物有助于 G-CSF 信号通路的激活。

发病机制尚不完全清楚,目前涉及的基因 29 种之多,分别以常染色体显性、常染色体隐性及 X 连锁遗传方式致病(见表 3-6~表 3-8),根据不同的遗传病因,在早幼粒细胞阶段阻止颗粒形成的失调分子途径可能有所不同。然而,不同的突变有共同的病理机制,即内质网应激与骨髓细胞凋亡、转录因子表达失调。

【诊断】

1. 临床表现 主要为在新生儿的急性和严重的脐部感染,这可能发生在出生后的最初几天。在出生后的最初几周,可能开始发热,伴有呼吸道症状,包括肺炎的迹象。几周或几个月后可能出现蜂窝织炎或深层组织脓肿。严重的牙龈炎和牙周炎可在出生后前两年内发生。SCN 的早期诊断依赖于经验丰富的临床医生认识到反复发热和感染提示潜在的血液学或免疫学问题。其他特征,如器官衰竭、腹泻、吸收不良、发育不良等,通常首先被发现,然后诊断为 SCN。仔细的体格检查十分必要,家族史以及父母是否为近亲结婚等线索对诊断也极其重要。

2. 辅助检查

(1) 外周血细胞计数:无 G-CSF 治疗下,*ELANE*、*HAX1* 或 *G6PC3* 基因突变导致的 SCN 很少维持 ANC$>0.5\times10^9$/L。而自身免疫性中性

表 3-6 常染色体显性遗传的先天性粒细胞减少症

基因突变	疾病	其他血液学异常	非血液学异常
ELANE	重症先天性中性白细胞减少症	单核细胞增多,嗜酸性粒细胞增多和向 AML 或 MDS 转化	骨质疏松
ELANE	周期性中性粒细胞减少症	同上	无
GFI1	重症先天性中性白细胞减少症	淋巴细胞减少,外周血中未成熟骨髓细胞增多	无
GATA2	先天性中性白细胞减少	严重单核细胞减少,树突状细胞和自然杀伤细胞缺乏,再生障碍性贫血,向 AML 或 MDS 转化	分枝杆菌、真菌或人乳头瘤病毒感染;肺功能障碍,包括肺泡蛋白沉积;疣和腺部淋巴水肿
TCIRG1	重症先天性中性白细胞减少症	无	在一些患者中,明显的血管瘤,在 G-CSF 治疗期间变得更加突出
CXCR4	先天性中性粒细胞减少症、疣、低丙种球蛋白血症,感染和粒细胞无效生成综合征	B 细胞缺陷和低球蛋白血症	疣

表 3-7 常染色体隐性遗传的先天性粒细胞减少症

基因突变	疾病	其他血液学异常	非血液学异常
HAX1	重症先天性中性白细胞减少症	演变为 AML 或 MDS	两种特异性突变（HAX1 两种剪切体）患者的神经表型
JAGN1	重症先天性中性白细胞减少症	无	身材矮小，骨骼和牙齿缺损
G6PC3	重症先天性中性白细胞减少症	血小板减少和进化到 AML 或 MDS	心脏缺陷，浅表静脉可见性增加，泌尿生殖系统畸形，内分泌异常和皮肤高弹性
SLC37A4	先天性嗜中性白细胞减少，糖原储存疾病，类型 Ib	无	低血糖，空腹高乳酸血症，肝糖原超负荷，结肠炎，胰腺炎和骨质疏松症
SBDS	施瓦赫曼-戴蒙德综合征	血小板减少，贫血，再生障碍特性贫血，进化为 AML/MDS	外分泌胰腺功能不全，心肌病，干骺端发育不良，智力迟钝和肝病
STK4	先天性中性粒细胞减少症	单核细胞减少症和 T 淋巴细胞减少症	疣和房间隔缺损
CLPB	3-甲基谷氨酸尿症	演变为 AML 或 MDS	精神运动迟滞，进行性脑萎缩，白内障，3-甲基谷氨酸尿症，面部畸形，心肌病或心肌肥厚和甲状腺功能减退
AP3B1	赫曼斯基-普德拉克综合征 2	T 细胞和自然杀伤细胞功能受损	白化病和出血倾向

续表

基因突变	疾病	其他血液学异常	非血液学异常
LAMTOR2	p14 缺陷	中性粒细胞在骨髓中积聚，细胞毒性T细胞和淋巴细胞免疫缺陷	白化病和发育迟缓
USB1	Clericuzio 型皮肤异色病	无	变皮病，手掌和脚掌全身性角化过度，身材矮小，反复肺部感染
VPS13B	科恩综合征	无	精神运动迟缓，躯干肥胖，小脑畸形，骨骼发育不良，肌张力减退，近视
VPS45	先天性中性白细胞减少*	红细胞大小不等，高球蛋白血症，骨髓外造血，骨髓纤维化，进行性贫血和血小板减少	肾肿大，脾大，骨硬化，神经系统异常如发育迟缓，皮质盲，听力损失和肾脏体薄
CXCR2	先天性中性白细胞减少	由于受损的中性粒细胞从骨髓释放到外周血而导致中性粒细胞无效生成	不详
EIF2AK3	Wolcott-Rallison 综合征	无	早期起病的胰岛素依赖型糖尿病，骨骺发育不良，生长迟缓，肝肾功能障碍，发育迟缓和外分泌腺缺乏

续表

基因突变	疾病	其他血液学异常	非血液学异常
LYST	白细胞异常色素减退综合征	自然杀伤细胞功能缺陷;原始粒细胞,早幼粒细胞和粒细胞中的溶酶体包涵体;巨噬细胞活化与淋巴增生综合征	眼皮肤白化病和神经变性
RAB27A	格里塞利综合征2型	细胞免疫缺陷,低球蛋白血症,血小板减少症,贫血和噬血细胞综合征	眼皮肤白化病
AK2	腺苷酸激酶2缺乏	严重淋巴细胞减少	内耳听力损失
RMRP	软骨-毛发发育不全	免疫缺陷和贫血	毛发,骨骼和软骨发育不全
TCN2	转钴胺素II缺乏	巨幼细胞贫血和全血细胞减少	甲基丙二酸尿症,发育不良,反复感染,智力迟钝和神经异常

注:* 部分患者对G-CSF反应差或无反应。

表 3-8 X 连锁遗传及其他遗传方式的先天性粒细胞减少症

基因突变	疾病	其他血液学异常	非血液学异常
CSF3R*	重症先天性中性白细胞减少症[&]	无	无
WAS**	先天性中性白细胞减少	单核细胞减少,淋巴细胞减少,自然杀伤细胞数量减少,吞噬细胞活性丧失	无
TAZ**	巴思综合征	无	心肌病,骨骼肌病,生长迟缓,心磷脂异常和3-甲基戊二酸酸尿症
CD40LG**	CD40 配体缺乏高 IgM 综合征 I 型	联合免疫缺陷;T 细胞,B 细胞和树突状细胞缺乏;B 细胞类开关缺陷;IgG、IgA 和 IgE 水平明显降低,IgM 水平正常或升高,巨噬细胞效应功能降低	增加对细菌、病毒和真菌感染的易感性,增加自身免疫性疾病和恶性肿瘤的风险
线粒体 DNA 缺失[#]	肌肉磷酸化酶缺乏综合征(Pearson 综合征)	顽固性铁粒幼细胞贫血和骨髓前体细胞,巨噬细胞空泡化	胰腺外分泌和肾脏功能不全或纤维化,内分泌异常,神经肌肉变性和线粒体肌病

注:* 显性,纯合隐性或复合杂合隐性;** X 连锁遗传;[#] 线粒体 DNA 遗传;[&] 对 G-CSF 无反应,对 GM-CSF 有良好反应,粒细胞计数增加。

粒细胞减少伴细菌感染者 ANC>$1.0×10^9$/L。常染色体隐性遗传(SBDS)突变者最初可能有正常的 ANC,随着时间的推移会逐渐降低。鉴于此,对于怀疑患有 SCN 的患者,建议每周 1~2 次,连续 2~3 周血细胞计数检查。

(2) 骨髓检查:如果怀疑 SCN,骨髓检查是早期诊断的有效方法。骨髓涂片及活检的目的是排除(或确认)白血病、再生障碍性贫血或骨髓增生异常。SCN 患者骨髓的典型表现是早幼粒细胞和中幼粒细胞数量增多,而晚幼粒细胞、杆状细胞和成熟中性粒细胞缺乏,表明成熟停滞。为准确评估造血状态,建议在机体稳定状态(即在急性感染治疗后)进行骨髓检查。同时进行细胞遗传学检查。

(3) 基因检测:高度怀疑 SCN 时建议进行包含有先天性免疫缺陷病在内的中性粒细胞减少症二代测序检测,有助于分型和明确诊断。如果靶向测序未发现已知的治病基因,又无法解释严重中性粒细胞减少,也不能排除先天性的可能。

3. 诊断标准 目前国际上关于先天性重度中性粒细胞的诊断标准在不断更新变化而尚无统一标准。可参考较为成熟的法国 SCN 队列及土耳其 SCN 队列入组标准,SCN 的诊断需满足以下 3 条:①中性粒细胞绝对值 <$0.5×10^9$/L,持续超过 6 个月;②除外其他造血及非造血系统疾病所致中性细胞减少(如药物性或其他理化因素、人类免疫缺陷病毒血清阳性或其他病原体感染、自身免疫性疾病、其他类型的 BMF 等);③实验室检查有 SCN 相关基因致病突变。如果满足①②而未发现 SCN 相关基因致病突变,为高度可疑病例。

【鉴别诊断】

中性粒细胞减少症首先除外感染等原因导致的一过性反应性粒细胞减少。其次,在幼儿建议进行抗中性粒细胞自身抗体的检测以排除自身免疫性中性粒细胞减少症。

对发热、感染和中性粒细胞减少的患者,初步评估免疫状态:检测淋巴细胞亚群数和免疫球蛋白水平十分必要,以除外免疫缺陷综合征。免疫缺陷综合征患者通常也有淋巴细胞减少和免疫球蛋白缺乏,同时可有严重的中性粒细胞减少。

疣、严重淋巴细胞减少和严重中性粒细胞减少的患者中,疣、低 γ 球蛋白血症、感染和粒细胞无效生成(WHIM)综合征是一种必须考虑的独特情况,这些患者通常白细胞计数 $<1.0\times10^9$/L。

【治疗】

无感染症状无须药物干预治疗,一旦有感染表现应启动 G-CSF 治疗;若反复发生严重感染或监测过程中发生疾病转化,则建议行造血干细胞移植治疗。

1. 粒细胞集落刺激因子 G-CSF 是 SCN 的首选治疗方法。每天皮下注射,起始剂量 $1\sim3\mu g$/(kg·d)或中剂量 $5\mu g$/(kg·d)。对周期性中性粒细胞减少症和 SCN 患者分别从低剂量、中剂量开始,可避免不良反应(骨痛、头痛和肌痛)。以 $10\sim14$ 天为间隔逐渐增加,直到患者持续维持 ANC$>1\times10^9$/L。基因型与 G-CSF 剂量无关。接受 G-CSF 治疗的患者每年应适当进行血细胞计数监测,以确保适当的治疗。在 G-CSF 剂量达到 $25\mu g$/(kg·d)或 $50\mu g$/(kg·d)而 ANC$<0.5\times10^9$/L 时,定义为对 G-CSF 无反应,建议造血干细胞移植治疗。G-CSF 是一种最有效的预防性治疗,但 SCN 伴有反复严重感染的患者应尽快开始接受 G-CSF 和抗生素的联合治疗。

2. 造血干细胞移植 G-CSF 的应用使造血干细胞移植不再是挽救 SCN 的必要手段。符合以下两种情况建议造血干细胞移植以达到治愈的目的:①G-CSF 治疗无效的患者;②进展为 MDS 或 AML。对于 SCN 进展为 AML 的患者,不适合强烈的联合化疗。

3. 关于预防接种 中性粒细胞减少症无灭活疫苗禁忌证。禁止使用活细菌疫苗。建议在给这类患者注射活病毒疫苗之前,评估免疫球蛋白水平并对主要淋巴细胞亚群进行低成本的流式细胞术检测,以排除适应性免疫的显著缺陷。这可以提高患者对监护人和医生对所提议的疫苗接种政策的依从性。

➢ 附:SCN 治疗流程图

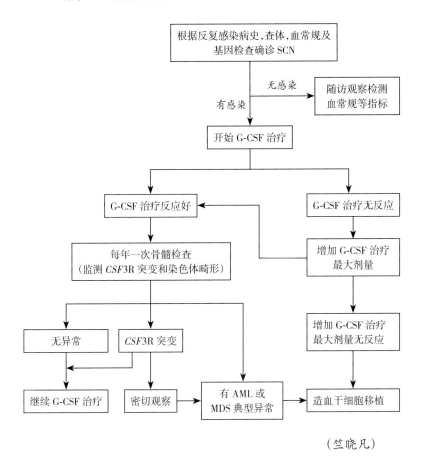

根据反复感染病史,查体,血常规及
基因检查确诊 SCN

无感染 → 随访观察检测
血常规等指标

有感染

开始 G-CSF 治疗

G-CSF 治疗反应好 ← G-CSF 治疗无反应

每年一次骨髓检查
(监测 *CSF*3R 突变和染色体畸形) 增加 G-CSF 治疗
最大剂量

无异常 *CSF*3R 突变 增加 G-CSF 治疗
最大剂量无反应

继续 G-CSF 治疗 密切观察 → 有 AML 或
MDS 典型异常 → 造血干细胞移植

(竺晓凡)

第六节　先天性血小板减少症

　　先天性血小板减少症(congenital thrombocytopenias)是一种复杂的临床综合征,不同的综合征发病率及遗传方式均不同。该病极易被误诊为原发性免疫性血小板减少症(idiopathic thrombocytopenic purpura,ITP),因而广泛被应用肾上腺皮质激素进行治疗,对于部分治疗有效者则进一步延误诊断及治疗最佳时机,故临床医生需重视这一系列疾病。临床上如果出现以下情况需考虑先天性血小板减少症可能：①婴幼儿期即出现血小板一系减少；②持续血小板计数低水平；③有类似的血小板减少家族史；④外周血涂片可见体积巨大或过小的血小板；⑤对 ITP 常规治疗，如肾上腺皮质激素或静脉注射丙种球蛋白等无反应；⑥血小板功能异常。

在正常染色的血涂片上，血小板呈蓝色或无色的含有细小紫色或者红色颗粒的小体。正常血小板形态变化较大，有圆形、椭圆形、雪茄形。通过观察染色的血涂片能粗略估计血小板数。如果血小板计数正常，大约在每个油镜视野下（×1 000）可见到约 8~15 个血小板（单个分散或者聚集成团），即大约每 20 个红细胞应出现一个血小板。儿童血小板减少定义为血小板绝对值 <100×10^9/L。

【病因和发病机制】

迄今为止，不同的先天性血小板减少症常由不同的致病基因突变所致，具体发病机制因病而异，尚不完全清楚。部分先天性血小板减少症常合并免疫缺陷。

【诊断】

1. 临床表现　主要表现为血小板减少的相应临床表现，皮肤出血点、瘀斑和/或黏膜、脏器出血，轻度至重度出血倾向不等；可伴或不伴发育异常（如桡骨等）。

2. 辅助检查

（1）血常规检查：至少 2 次血常规检测仅 PLT<100×10^9/L。外周血涂片注意血小板形态有无异常。平均血小板直径（MPD）>3.2μm 为血小板体积增大，MPD<2.6μm 为血小板体积过小，MPD 在 2.6~3.2μm 为正常大小血小板。

（2）骨髓电镜检查：血小板结构复杂，正常电镜结构为，由外向内为 3 层结构，即由外膜、单元膜及膜下微丝结构组成的外围为第 1 层；第 2 层为凝胶层，电镜下见到与周围平行的微丝及微管构造；第 3 层为微器官层，有线粒体、致密小体、残核等结构。

（3）血小板功能试验：腺苷二磷酸（adenosine diphosphate，ADP）、胶原、花生四烯酸、瑞斯托霉素诱导血小板聚集功能异常。

（4）骨髓检查或活检：无特异性表现，骨髓检查的目的在于排除其他造血系统疾病。

（5）基因检测：有特异性先天性血小板减少症相关基因（染色体定位），已报道如下，*MYH9*（22q12-13）、*WASP*（Xp11）、*MPL*（1p34）、*NBEAL2*（3p21.1）、*GPIBA*（17pter-p12）、*GP1BB*（22q11）、*GP9*（3q21）、*GATA1*（Xp11）、*ABCG5*、*ABCG8*（2p21）、ITGA2（5q23-q31）、*ITGB3*（17q21.32）、*FLNA*（Xq28）、*TUBB1*（6p21.3）、*RBM8A*（1q21.1）、*CBFA2*（21q22）、*ANKRD26*（10p2）、*HOXA11*（7p15-14）、*CYCS*（7p15.3）、*LYST*（1q42-1q42.2）、11q23-ter 缺失等。

3. **诊断标准** 符合以下 4 条：①出血的临床表现；②至少 2 次血常规检查 PLT<100×10⁹/L 或/和血小板形态异常；③基因检测发现致病基因；④排除可致血小板减少的其他疾病。

【鉴别诊断】

先天性血小板减少症需排除其他继发性血小板减少症，如原发性免疫性血小板减少症、低增生性白血病、以血小板减少为首发血液学异常的再生障碍性贫血、继发于其他免疫性疾病以及感染和药物因素等。

对拟诊先天性血小板减少症的患儿，推荐进行下述辅助检查项目，以排除上述疾病（表 3-9）。

表 3-9　与鉴别诊断相关的主要辅助检查

1. 血常规和涂片检查（包括平均血小板体积）

2. 凝血功能

3. 血小板功能试验

4. 骨髓穿刺涂片和骨髓活检，有条件可行流式分析血小板表面糖蛋白Ⅰb/Ⅸ/Ⅴ或糖蛋白Ⅱb/Ⅲa 表达

5. 骨髓形态学检查
　（1）必要时外周血淋巴细胞染色体断裂（丝裂霉素 C 诱导）分析
　（2）必要时进行染色体检查，荧光原位杂交（FISH）检查异常染色体（特别是 5 号、7 号染色体）

6. 基因检查:进行先天性血小板减少症相关的基因二代测序是确诊的必要手段

7. 必要时查血管性血友病因子

8. 电镜检查

9. 淋巴细胞亚群检测

10. 肝肾功能检查

11. 病毒学检查:肝炎病毒、EB 病毒、巨细胞病毒、HIV、HPV B19 等

12. 自身免疫性疾病相关抗体检测

13. 骨骼 X 线检查

14. 心脏/腹部/泌尿系统 B 超检查

15. 有条件且必要时可检测 TPO 水平及 TPO 抗体

【治疗】

目前针对先天性血小板减少症尚无特效治疗,临床治疗包括基本治疗、对症治疗,唯一可治愈的方式为异基因造血干细胞移植。

1. **基本治疗**　健康教育,提高患者对自身疾病的认识,注意口腔卫生对于减少牙龈出血非常重要。严禁使用抗血小板药物(如阿司匹林等),避免应用其他干扰血小板功能的药物(如一些抗生素、心血管、精神药物和化疗药等)。由于出血可致缺铁和贫血,可补充铁剂和叶酸。月经初潮时,可能有大出血;月经过多者必要时需口服避孕药治疗(注意考虑骨骼生长提前终止等副作用),严重者可行子宫切除术。

2. **对症支持治疗**

(1) 抗纤溶药物:可用于牙龈出血或拔牙时,氨基己酸(40mg/kg,口服,4 次/d)或氨甲环酸(25mg/kg,口服,3~4 次/d),但禁用于有 DIC、尿血时。氨甲环酸漱口对于控制牙龈出血有一定疗效。去氨加压素(DDAVP)是一种脑垂体后叶加压素的类似物,大量的 DDAVP(皮下或静脉注射,标准剂量为 0.3μg/kg,最大剂量为 20μg;与氨甲环酸联

用时剂量可减少为 0.2μg/kg）用于治疗纯合子的 Bernard-Soulier 综合征（BSS）、MHY9 相关性疾病（MHY9-RD）的临床观察显示，其可缩短患者出血时间，可使胶原和 ADP 诱导的血小板聚集功能增加 50%。

（2）血小板输注：血小板输注是严重出血的主要支持治疗手段，也有用于预防手术出血、分娩等应急。根据卫生部 2000 年 6 月颁布的《临床输血技术规范》中内科输血指南，预防性血小板输注指征为 PLT<10×10^9/L，存在血小板消耗危险因素者可放宽输注阈值。血小板输血应仅用于局部措施无法控制的严重出血（如鼻出血），手术前预防出血或分娩等其他可能出血时。血小板输注无效者推荐 HLA 配型相合血小板输注，以防止或限制同种异体免疫。强调成分血输注，有条件时建议对血液制品进行过滤和/或照射。

（3）血小板受体激动剂：有小规模的临床应用数据显示艾曲泊帕用于 MHY9-RD 及 ANKRD26 相关性血小板减少症（ANKRD26-RT）可提高患者血小板水平，可能可用于替代血小板输注。但长期使用艾曲泊帕尚未在任何形式的先天性血小板减少症中进行临床试验，需要仔细考虑终身治疗（如骨髓纤维化）的潜在副作用。

（4）重组活化凝血因子Ⅶa（rFⅦa）：rFⅦa 对部分患者有效（如 BSS 患者），初始的治疗剂量为 90μg/kg，2~4 小时后可重复，价格昂贵，维持时间短，建议用于严重出血抢救时。

3. 造血干细胞移植治疗 造血干细胞移植是目前治疗先天性血小板减少症的唯一有效方法。移植时机与疾病严重程度、供体来源及 HLA 相合度密切相关，应严格掌握指征。

（1）适应证：输血依赖的先天性血小板减少症。

（2）移植时机及供体来源：如有同胞相合供体（排除致病基因突变），应尽快进行造血干细胞移植治疗；其他应尽可能选择 HLA 相合度高的非血缘或亲缘相关供体。此外，脐血移植已被用于威斯科特-奥尔德里奇综合征、贮存池病等先天性血小板减少症患者。

4. 基因治疗是未来发展的方向，目前已有血小板无力症等基因治疗的动物实验，但临床应用为时尚早。

> ▶ 附：先天性血小板减少症诊断流程图

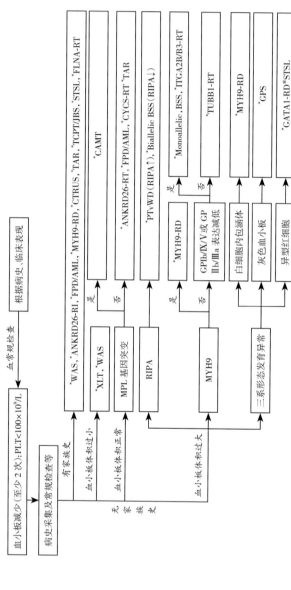

WAS. 威斯科特-奥尔德里奇综合征；ANKRD26-RT. ANKRD26 相关性血小板减少症；FPD/AML. 家族性血小板疾病并急性髓性白血病倾向；CYCS-RT. CYCS 相关性血小板减少症；TAR. 血小板减少伴桡骨缺失；TCPT/JBS.Paris-Trousseau 血小板减少症/Jacobsen 综合征；STSL. 血小板减少症伴植物固醇血症；FLNA-RT.FLNA 相关性血小板减少症；PTvWD. 血小板型血管性血友病；BSS. 双等位基因/单等位基因型血小板综合征；ITGA2B/ITGB3 相关血小板减少症；TUBB1-RT. TUBB1 相关性血小板减少症；CAMT. 先天性无巨核细胞性血小板减少症；XLT.X 连锁性血小板减少症；CTRUS. 无巨核细胞性血小板减少伴桡尺骨融合；FUNA-RT.FUNA 相关血小板减少症；RIPA. 瑞斯托霉素诱导血小板聚集功能；MYH9-RD.MYH9 相关疾病；灰色血小板综合征（gray platelet syndrome，GPS）；GATA1-RD.GATA1 相关性疾病（包括红细胞增生异常伴贫血-nd，X 连锁血小板减少症-rd，X 连锁伴地中海贫血-XLTT）。

（竺晓凡）

参考文献

[1] AHMED P, CHAUDHRY QUN, SATTI TM, et al. Epidemiology of aplastic anemia：a study of 1324 cases. Hematology, 2020, 25（1）：48-54.

[2] ZHU XF, HE HL, WANG SQ, et al. Current treatment patterns of aplastic anemia in china：a prospective cohort registry study. Acta Haematol, 2019, 142（3）：162-170.

[3] BISWAJIT H, PRATIM PP, KUMAR ST, et al. Aplastic anemia：a common hematological abnormality among peripheral pancytopenia. N Am J Med Sci, 2012, 4（9）：384-388.

[4] WEST AH, CHURPEK JE.Old and new tools in the clinical diagnosis of inherited bone marrow failure syndromes. Hematology Am Soc Hematol Educ Program, 2017, 2017（1）：79-87.

[5] WANG S, CHEN Y, ZOY Y, et al. The progression risk factors of children with transfusion-independent non-severe aplastic anemia. Int J Hematol, 2013, 97（2）：210-215.

[6] YOSHIDA N, TAKAHASHI Y, YABE H, et al. Conditioning regimen for allogeneic bone marrow transplantation in children with acquired bone marrow failure：fludarabine /melphalan vs. fludarabine/cyclophosphamide. BMT, 2020, 55（7）：1272-1281.

[7] YOSHIDA N, KOJIMA S. Updated guidelines for the treatment of acquired aplastic anemia in children. Curr Oncol Rep, 2018, 20（9）：67.

[8] MARSH JCW, BALL SE, CAVENAGH J, et al. Guidelines for the diagnosis and management of aplastic anaemia. Br J Haematol, 2009, 147：43-70.

[9] IWAFUCHI H. The histopathology of bone marrow failure in children. J Clin Exp Hematop, 2018, 58（2）：68-86.

[10] 中华医学会儿科分会血液学组 . 小儿再生障碍性贫血的诊疗建议 . 中华儿科杂志, 2014, 39（7）：422-423.

[11] FAIVRE L, GUARDIOLA P, LEWIS C, et al. Association of complementation group and mutation type with clinical outcome in fanconi anemia. European

Fanconi Anemia Research Group. Blood,2000,96(13):4064-4070.

［12］竺晓凡,王建祥,杨仁池,等. 小儿血液学. 天津:天津科学技术出版社,
2005:117-146.

［13］DUFOUR C. How I manage patients with Fanconi anaemia. Br J Haematol,
2017,178(1):32-47.

［14］MEHTA PA,EBENS C,ADAM MP,et al. Fanconi Anemia. (2021-06-03)
［2022-01-20］.

［15］SAVAGE SA,WALSH MF. Myelodysplastic syndrome,acute myeloid
leukemia,and cancer surveillance in Fanconi anemia. Hematol Oncol Clin
North Am,2018,32(4):657-668.

［16］DALE DC. How I manage children with neutropenia. Br J Haematol,2017,
178(3):351-363.

［17］JANCZAR S,ZALEWSKA-SZEWCZYK B,BABOL-POKORA K,et
al. Vaccination in children with chronic severe neutropenia-review of
recommendations and a practical approach. Cent Eur J Immunol,2020,
45(2):202-205.

［18］HEUSINKVELD LE,MAJUMDAR S,GAO JL,et al. WHIM syndrome:from
pathogenesis towards personalized medicine and cure. J Clin Immunol,2019,
39(6):532-556.

［19］DALE DC,BOLYARD AA,STEELE LA,et al. Registries for study of
nonmalignant hematological diseases:the example of the Severe Chronic
Neutropenia International Registry. Curr Opin Hematol,2020,27(1):18-26.

［20］BEJJANI N,BEAUPAIN B,BERTRAND Y,et al. How to differentiate
congenital from noncongenital chronic neutropenia at the first medical
examination? Proposal of score:A pilot study from the French Severe Chronic
Neutropenia registry. Pediatr Blood Cancer,2017,64(12).

［21］DA COSTA L,LEBLANC T,MOHANDAS N. Diamond-Blackfan anemia.
Blood,2020,136(11):1262-1273.

［22］STRAHM B,LOEWECKE F,NIEMEYER CM,et al. Favorable outcomes
of hematopoietic stem cell transplantation in children and adolescents with

Diamond-Blackfan anemia. Blood Adv,2020,4(8):1760-1769.

［23］ VLACHOS A,ROSENBERG PS,ATSIDAFTOS E,et al. Incidence of neoplasia in Diamond Blackfan anemia:a report from the Diamond Blackfan Anemia Registry. Blood,2012,119(16):3815-3819.

［24］ VLACHOS A,MUIR E:How I treat Diamond-Blackfan anemia. Blood,2010, 116(19):3715-3723.

［25］ WAN Y,GONG XW,CHENG SQ,et al. Short stature in patient with Diamond-Blackfan anemia patients:A cross-section study. The Journal of Pediatrics,2021,240:177-185.

［26］ ZANINETTI C,GREINACHER A. Diagnosis of inherited platelet disorders on a blood smear. J Clin Med,2020,9(2):539.

［27］ BALDUINI CL,PECCI A,NORIS P. Diagnosis and management of inherited thrombocytopenias. Semin Thromb Hemost,2013,39(2):161-171.

［28］ PALMA-BARQUEROS V,REVILLA N,SÁNCHEZ A,et al. Inherited platelet disorders:an updated overview. Int J Mol Sci,2021,22(9):4521.

［29］ NURDEN AT,NURDEN P. Inherited thrombocytopenias:history,advances and perspectives. Haematologica,2020,105(8):2004-2019.

［30］ 中华医学会儿科分会血液学组. 儿童原发性免疫性血小板减少症诊疗建议. 中华儿科杂志,2013,51(5):382-384.

第四章　出凝血疾病

第一节　总　　论

正常血管保持稳定的流动状态依赖于体内毛细血管壁、血小板数量和功能、凝血因子和抗凝血因子、纤维蛋白溶解和抗纤维蛋白溶解因子数量及功能的平衡。如其中任何一项发生异常，均可导致临床上的出血、血栓倾向。

【病因和发病机制】

出血性疾病按其病因和发病机制，分为三种类型：血管性、血小板性和凝血-抗凝血异常。

1. **血管因素异常**　包括血管本身异常和血管外因素异常引起出血性疾病：过敏性紫癜、维生素 C 缺乏症及遗传性毛细血管扩张症等为血管本身异常所致。

2. **血小板异常**　血小板数量改变和黏附、聚集、释放反应等功能障碍均可引起出血。免疫性血小板减少症、药源性血小板减少症及血小板增多症等，均为血小板数量异常所致的出血性疾病。血小板无力症及巨型血小板病等为血小板功能障碍所致的出血性疾病。

3. **凝血因子异常**　包括先天性凝血因子异常和后天获得性凝血因子异常两方面。如血友病 A（缺少Ⅷ因子）和血友病 B（缺少Ⅸ因子）均为性连锁遗传性出血性疾病。维生素 K 缺乏症及肝脏疾病所致的出血大多为获得性凝血因子异常引起的。主要涉及的疾病可参见本章第三、四节。

【诊断】

出血性疾病的诊断依赖于实验室检查,但必须结合病史、体格检查等做全面分析。其诊断思路为:确定是否为出血性疾病;是哪一类出血性疾病;确诊具体病种。

1. **初步确定是否为出血性疾病** 出血性疾病均具有下列临床表现:

(1) 自幼有出血史或家族史。

(2) 自发性或轻微外伤出血不止。

(3) 出血可呈广泛性或局部性,皮肤黏膜、深部肌肉及关节腔反复出血。

(4) 手术术中或术后渗血严重,不能以一般的手术出血解释。

(5) 出血发生时,给予常规止血治疗无效,但输注各种凝血因子的血制品疗效较好。

2. **初步确定可能的出血性疾病** 根据不同出血症状,判断可能的疾病。

(1) 皮肤黏膜出血:常见原因为血小板数量减少;若大量出血并吞咽,会导致呕血、便血;如重度血小板减少可导致尿血;严重者甚至颅内出血。

(2) 深部肌肉和/或关节腔出血:常见原因为血友病,以重型血友病 A(第Ⅷ因子缺乏)患者多见。如反复深部肌肉出血或关节出血可导致关节畸形、肢体肿胀及活动受限。

(3) 手术、注射及外伤后出血不止:常见原因为血友病(以中间型、轻型多见),婴幼儿或新生儿需考虑维生素 K 依赖因子缺乏。因无自发出血病史,易忽视此症,而在创伤后则发现出血不止。需根据出血原因做鉴别诊断。

3. **辅助检查**

(1) 初筛检查:①血小板数量;②凝血检查,凝血酶原时间(PT)、部分凝血活酶时间(APTT)、纤维蛋白原定量(Fg)。

(2) 进一步筛选:①血管性或血小板性出血,当血小板数量正常时,可进一步做血小板功能方面检查,如血小板聚集试验、应用流式细胞仪检测血小板膜蛋白测定、血栓弹力图中的最大振幅等。②凝血-抗凝血异常性出血，无论 PT、APTT 及 Fg 检查正常还是异常，如果临床表现提示为此类疾病，需进一步检查凝血因子活力以鉴别为何种因子缺乏导致出血，如进行血栓弹力图、凝血酶生成试验、尿素血块溶解试验(FXⅢ定性试验)、血管性血友病因子抗原/活性检测以及单个的凝血因子、抗凝血因子活性和抗原检测。

(3) 基因检测可以作为助诊手段。

【鉴别诊断】

1. **骨髓性疾病**　除出血外，伴有造血细胞其他两系的减少，须排除骨髓性疾病：再生障碍性贫血、急性白血病、骨髓纤维化及恶性实体瘤骨髓转移等。

2. **消耗性或分布异常型疾病**　脾大引起血小板分布异常、造成血小板减少；由于各种原因引起凝血因子和血小板消耗性下降，如急性和亚急性的弥散性血管内凝血。

3. **非血液病性疾病**　单纯脏器出血，须排除以下疾病：急性出血性肠炎、消化性溃疡、急性肝硬化伴门静脉硬化和肠息肉性出血等。

【治疗】

治疗原则是及时纠正失血、积极寻找病因，进一步对因治疗。

1. **一般治疗**　卧床、氧气(必要时)及心电血氧监测，尿量、神志观察，动态观察(呼吸、呕血和黑便等)。大量出血导致休克与急性贫血时，除按照一般原则抢救休克外，大出血的抢救尚须从以下几方面考虑。

2. **对病因治疗**　根据原发病疾病积极治疗(参照相关疾病章节)。

3. **支持治疗**　成分输血，补充红细胞以减少脏器失血、缺氧表现。

4. **对症治疗**　镇静、止血药物的应用等。

> ➤ **附:出凝血疾病诊断流程图**

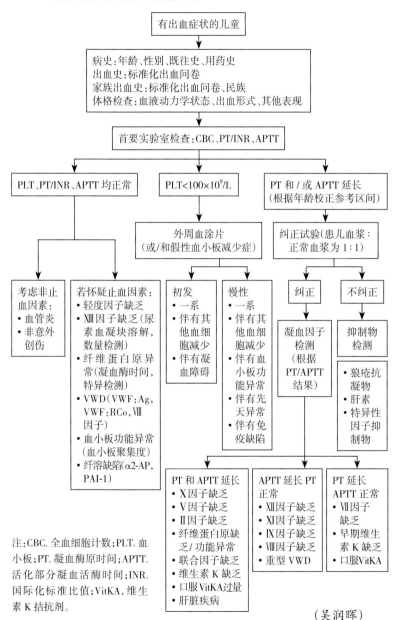

注:CBC. 全血细胞计数;PLT. 血小板;PT. 凝血酶原时间;APTT. 活化部分凝血活酶时间;INR. 国际化标准比值;VitKA,维生素 K 拮抗剂。

(吴润晖)

第二节 原发性免疫性血小板减少症

儿童原发性免疫性血小板减少症,也称为特发性血小板减少性紫癜(idiopathic thrombocytopenic purpura,ITP)是指儿童期发生的一种获得性、免疫性、以无明确诱因出现的孤立性血小板计数减少为主要特点的出血性疾病。在儿童中的年发病率为(1.6~5.3)/10万。ITP主要发病机制是血小板自身抗原免疫耐受性丢失,导致体液和细胞免疫异常活化,共同介导血小板破坏加速及巨核细胞产生血小板不足。ITP诊断无"金标准",为一种排他性诊断。出血症状轻重不一,从无出血到致命的颅内出血(intracranial hemorrhage,ICH)均可发生,儿童发生ICH风险较成人低,但需要治疗的比例明显高于成人。

【病因和发病机制】

1. **病毒感染** 多数患儿在发病前2~3周有明确的病毒感染史,多为上呼吸道感染。目前已发现与ITP有关的病毒有EB病毒(EBV)、巨细胞病毒(CMV)、水痘-带状疱疹病毒、人类细小病毒B19、乙型肝炎病毒、腺病毒、风疹病毒及人类免疫缺陷病毒(HIV)等。

2. **预防接种后** 约1%病例因注射活疫苗后发病。已经有报道的疫苗有麻风腮疫苗、脊髓灰质炎疫苗、乙肝病毒疫苗及白百破疫苗等。

3. **ITP的发病机制** ITP是一种以免疫介导的血小板减少为特征的自身免疫性疾病,包括T、B淋巴细胞的异常、巨核细胞的血小板生成异常及细胞毒性T淋巴细胞介导的血小板破坏等。国际最新观点认为除血小板的自身抗体破坏血小板以外,巨核细胞亦有受累,即血小板的生成也存在障碍。

4. **ITP的分型** 按血小板减少的病程和出血程度分类:

(1)新诊断ITP:ITP持续时间<3个月。

(2)持续性ITP:ITP持续时间3~12个月。

(3)慢性ITP:ITP持续时间>12个月。

(4)严重型ITP:出血相对较严重(≥3级出血),病初时需要给予治疗干预,或治疗期间需要增加新的治疗措施。

(5)难治性ITP:儿童应用了所有药物治疗后仍然有出血表现、需要继续治疗者,可为脾切除前或后无效或者复发者。

【诊断】

1. **临床表现** 临床表现仅有出血症状而无发热、消瘦、黄疸等,体征仅有皮肤、黏膜出血而无肝、脾、淋巴结肿大和骨骼及组织畸形等。根据出血程度分型见表4-1。

表4-1 儿童ITP出血评估量表

等级	出血程度
0级	无出血
1级	轻微、微量出血:有少量瘀点(总数≤100个)和/或≤5个小瘀斑(直径≤3cm),无黏膜出血
2级	轻度、少量出血:有较多瘀点(总数>100个)和/或>5个大瘀斑(直径>3cm),无黏膜出血
3级	中度、中量出血:有明显的黏膜出血,影响生活
4级	重度、严重出血:黏膜出血导致血红蛋白下降>20g/L,或怀疑内脏出血

2. **辅助检查** 仅有血小板减少伴或不伴可明确诊断的缺铁性贫血或失血性贫血,无白细胞计数和分类异常,外周血涂片血细胞形态未见明显异常。对疑诊ITP患儿推荐的基本评估和特殊实验室检查见表4-2。

表4-2 对疑诊ITP患儿推荐的基本评估和特殊实验室检查

辅助检查	临床意义
基本评估	
外周血细胞计数、网织红细胞计数	网织红细胞有助于合并贫血患者的鉴别诊断
外周血涂片	依据血细胞形态及数目可以鉴别多种原因所致血小板减少症

续表

辅助检查	临床意义
丙型肝炎病毒/人类免疫缺陷病毒/乙型病毒性肝炎血清学	鉴别病毒感染所致血小板减少症
血清 IgG/A/M 水平测定	鉴别普通变异型免疫缺陷病等免疫缺陷疾病
骨髓检查(细胞学、活检、染色体、流式细胞术)	(1)鉴别再生障碍性贫血、骨髓增生异常、恶性血液病、肿瘤骨髓浸润等所致血小板减少等 (2)用于常规治疗无效患者及脾切除前疾病重新评估
抗核抗体谱	鉴别继发免疫性血小板减少症
抗磷脂抗体	鉴别抗磷脂抗体综合征
甲状腺功能及抗甲状腺抗体	鉴别甲状腺功能异常相关血小板减少
凝血系列	除外弥散性血管内凝血等凝血障碍性疾病,指导临床治疗

特殊实验室检查

血小板糖蛋白特异性自身抗体	(1)鉴别非免疫性血小板减少 (2)用于常规治疗无效患者及脾切除前疾病重新评估 (3)指导静脉用丙种球蛋白治疗
血清促血小板生成素水平测定	(1)鉴别不典型再生障碍性贫血、低增生骨髓增生异常综合征 (2)用于常规治疗无效患者及脾切除前疾病重新评估
幽门螺杆菌测定	适用于幽门螺杆菌高发区或有明显消化系统症状患者
直接抗人球蛋白试验	适用于贫血伴网织红细胞增高患者,除外伊文思综合征
细小病毒/EB 病毒/巨细胞病毒核酸定量	用于常规治疗无效患者疾病重新评估

3. **诊断标准**　符合以下 4 条：

（1）至少 2 次血常规检查示血小板计数减少（<100×10⁹/L），外周血涂片血细胞形态无明显异常。

（2）脾脏一般不增大。

（3）骨髓检查：巨核细胞增多或正常，伴成熟障碍。

（4）须排除其他继发性血小板减少症：如遗传性血小板减少症、自身免疫性疾病、淋巴系统增殖性疾病、骨髓增生异常综合征（myelodysplastic syndromes，MDS）、再生障碍性贫血（aplastic anemia，AA）、恶性血液病、肿瘤骨髓浸润、慢性肝病、脾功能亢进、遗传性免疫紊乱性疾病，如普通变异型免疫缺陷病（common variable immune deficiency，CVID）、感染所致的血小板减少、药物所致的血小板减少、同种免疫性血小板减少及假性血小板减少等可能在儿童期出现的血小板减少疾病。

【鉴别诊断】

1. **再生障碍性贫血**　表现为发热、贫血及出血三大症状，肝、脾、淋巴结不大；实验室检查：血常规可见三系细胞（红系、粒系和血小板系）减少，并进行性降低；网织红细胞降低。骨髓检查提示骨髓增生减低，非造血细胞增生，巨核细胞未见或偶见；骨髓活检支持造血障碍。

2. **急性白血病**　表现为发热、贫血及出血，伴有全身乏力及肿胀等并发症。实验室检查：外周血象血红蛋白或血小板绝大多数降低，偶见正常；白细胞降低或增高，可见异常白细胞；除相关血液学检查外，确诊诊断依据骨髓涂片检查，原始细胞大于 20%。

3. **系统性红斑狼疮**　儿童早期可表现为血小板减少，有或无贫血，疾病活动期可见持续高热，抗生素无效等现象。相关检查提示：自身抗体阳性、血沉增高及抗双链 DNA 阳性等。

4. **伊文思（Evans）综合征**　特点为免疫性血小板减少和免疫性溶血性贫血。临床上除出血现象外，伴贫血，黄疸；体格检查可及肝脏和/或脾脏。实验室检查：贫血、网织红细胞增多，尿胆原阳性，间接胆红素增高，抗人球蛋白试验（库姆斯试验）阳性，同时伴有血小板减少。

5. **Wiskortt-Aldrich 综合征等遗传性血小板减少症** 属性连锁隐性遗传性疾病,男婴发病,除出血及血小板减少外,血小板形态小,伴有细胞、体液免疫缺陷,合并全身广泛湿疹,易于感染,远期恶性疾病发生率高。

6. **血栓性血小板减少性紫癜** 为微血管血栓形成伴血小板减少,可累及多脏器。临床表现:血小板减少性出血和溶血性贫血症状,肝脾大,可发热并有腹痛、恶心、腹泻,甚至出血昏迷、惊厥及其他神经系统症状、肾功能不良等。实验室检查:网织红细胞增加,库姆斯试验一般阴性,ADAMTS13 缺乏。

【治疗】

ITP 治疗的目的是控制出血、减少血小板破坏,使血小板数量满足机体止血需要,而不是使血小板达到正常数量,即维持 ITP 患儿安全、不发生大出血是治疗的主要目的。

1. **一般疗法** 发病初期,应减少活动,避免创伤,重度者卧床休息。积极预防及控制感染,给予足量液体和易消化软食,避免口腔黏膜损伤。为减少出血倾向,常给予维生素 C。局部出血者压迫止血,若出血严重或疑有颅内出血者,应积极采取各种止血措施。

2. **临床观察** 对血小板计数≥$30×10^9$/L,无明显出血症状或体征(≤2 级出血),且近期无手术的 ITP 患者做临床观察,动态监测血小板数目以及出血倾向,若有感染即积极控制感染。

3. **糖皮质激素** 为 ITP 的一线治疗药物。国内外学者推荐指征为血小板计数 <$20×10^9$/L,或伴有明显出血症状或体征患者(≥2 级出血)。常规剂量[泼尼松剂量 1~2mg/(kg·d),最大量 60mg/(m²·d)],初始可选择静脉滴注;待出血倾向改善、血小板有上升可给予口服(等剂量静脉换算);血小板正常后缓慢减量至停药观察。如糖皮质激素治疗 2~4 周仍无反应者应尽快减量和停用,并寻找原因。病情严重也可以选择冲击方法。

4. **静脉丙种球蛋白(intravenous immunoglobulin,IVIG)** 为重度出血或短期内血小板进行性下降者选用。其作用机制为中和以及抑制抗体产生,有效率达 75%。剂量:0.4g/(kg·d)×(3~5)天或

$1g/(kg \cdot d) \times 2$ 天。

5. 慢性/难治性 ITP 治疗 往往为激素依赖或激素无效患者。如对丙种球蛋白、激素治疗无效者应对诊断进行重新判断；无效者，酌情使用促血小板生成素类药物、利妥昔单抗或其他二线药物治疗，或开展脾切除治疗。

6. 严重型 ITP(4 级出血) 应迅速提高患者血小板计数至安全水平(血小板数≥50×10^9/L)，有严重出血或有危及生命的出血可紧急输注浓缩血小板制剂。同时处理：①静脉输注丙种球蛋白，$1.0g/(kg \cdot d) \times$ 2 天；②甲基泼尼松龙冲击治疗，$15\sim30mg/(kg \cdot d) \times 3$ 天。对于贫血症状明显的急性失血性贫血者可输注浓缩红细胞。

7. 药物治疗反应 在 ITP 的疗效判断时，应至少检测 2 次血小板计数，2 次检测间隔 7 天以上。

(1) 完全反应(complete response，CR) 治疗后血小板计数 >100×10^9/L，同时没有相应的临床出血。

(2) 部分反应(partial response，PR) 治疗后血小板计数在 $(30\sim100) \times 10^9$/L 并高于血小板最低值的 2 倍，同时没有相应的临床出血。

(3) 无反应(no response，NR) 治疗后血小板计数 <30×10^9/L 或低于血小板最低值的 2 倍，或存在相关的临床出血。依赖于激素或其他治疗的患者也归为无反应。

8. 疗效评估

(1) 早期反应：治疗 1 周时，血小板计数≥30×10^9/L 或至少是基线计数的 2 倍。

(2) 初始反应：治疗 1 个月时，血小板计数≥30×10^9/L 或至少是基线计数的 2 倍。

(3) 持续反应：治疗 6 个月时，血小板计数≥30×10^9/L 或至少是基线计数的 2 倍。

(4) 缓解：治疗 12 个月时，血小板计数 >100×10^9/L。

> 附:儿童 ITP 诊断和治疗流程图

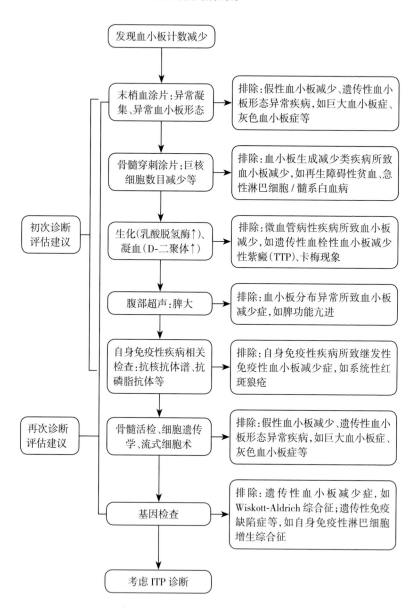

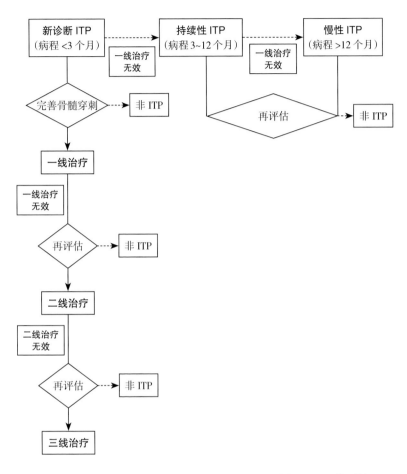

（吴润晖 蒋 慧）

第三节 血 友 病

血友病是一种 X 染色体连锁的先天隐性遗传出血性疾病,可分为血友病 A 和 B 两种。在男性人群中,血友病 A 的发病率约为 1/5 000 男婴,血友病 B 的发病率约为 1/25 000 男婴;所有血友病患者中,血友病 A 占 80%~85%,血友病 B 占 15%~20%。女性血友病患者极其罕见。全世界无地区和种族差异。

【病因和发病机制】

血友病 A 为凝血因子Ⅷ(FⅧ)缺乏,FⅧ基因位于 X 染色体长臂末端(Xq28),最常见的 FⅧ基因缺陷是内含子 22 倒位,其余为基因缺失、基因重排及点突变等。B 为凝血因子Ⅸ(FⅨ)缺乏,FⅨ基因位于 X 染色体长臂末端(Xq27),常见基因缺陷包括点突变、框架移位、缺失和插入等。血友病的发病率没有种族或地区差异。由于凝血因子Ⅷ或Ⅸ缺乏,造成临床的出血表现。

【诊断】

1. **临床表现**　血友病出血频率、出血严重程度与凝血因子水平有关,根据 FⅧ或 FⅨ的活性水平可将血友病分为三型(表 4-3)。

表 4-3　血友病 A/B 临床分型

凝血因子活性水平	临床分型	出血症状
>5%~40%	轻型	大的手术或外伤可致严重出血,罕见自发性出血
1%~5%	中间型	小手术/外伤后可有严重出血,偶有自发性出血
<1%	重型	肌肉或关节自发性出血

2. **辅助检查**

(1) 筛选试验:血小板计数正常、凝血酶原时间(PT)、凝血酶时间(TT)及出血时间等正常;纤维蛋白原定量正常。重型血友病患者活化部分凝血活酶时间(APTT)延长,轻型血友病患者 APTT 仅轻度延长或正常。

(2) 确诊试验:有赖于 FⅧ:C、FⅨ:C 以及 vWF:Ag 测定。血友病 A 患者 FⅧ:C 减低或缺乏,vWF:Ag 正常,FⅧ:C/vWF:Ag 明显降低。血友病 B 患者 FⅨ:C 减低或缺乏。

(3) 基因诊断:主要用于携带者检测和产前检查,主要的方法有 DNA 印迹法、寡核苷酸探针杂交法、聚合酶链反应及核苷酸序列分析法等。

(4) 抑制物检测

1) 凝血因子Ⅷ/Ⅸ抑制物筛查:采用 APTT 纠正试验,即正常血浆和患者血浆按 1:1 混合,于即刻和 37℃孵育 2 小时后分别再测定 APTT,不能纠正应考虑可能存在抑制物。

2) 抑制物滴度测定(以 FⅧ为例):不同稀释度的患者血浆与正常血浆等量混合,孵育 2 小时,测定残余 FⅧ活性。能使正常血浆 FⅧ活性减少 50% 时,则定义为 FⅧ抑制物的含量为 1 个 Bethesda 单位(BU),此时患者血浆稀释度的倒数即为抑制物滴度,以 BU/ml 表示。2001 年,国际血栓与止血学会规定以 5BU 为界:若抑制物滴度 >5BU,则为高滴度抑制物;若抑制物滴度≤5BU,则为低滴度抑制物。检测时间为:①最初治疗 20 个暴露日内,每 5 个暴露日筛查一次;第 21~50 暴露日,每 10 个暴露日筛查一次;以后至少半年到一年筛查一次,直至 150 个暴露日;②患儿接受手术前;③使用浓缩因子未达预期回收率或术后对止血治疗的临床反应不理想时;④接受高浓度凝血因子替代治疗 5 天以上,应在最后一次注射 4 周之内检测。

【鉴别诊断】

1. **血管性血友病** 患者常见的临床症状为皮肤和黏膜出血,如鼻出血、成年女性患者月经过多等。根据不同类型,患者出血的严重程度差异很大,确诊须依赖于实验室检查,主要通过 VWF:Ag、瑞斯托霉素辅因子活性、FⅧ:C 和 VWF 多聚体分析等检查来确诊。

2. **获得性血友病** 抗 FⅧ抗体属自身免疫抗体,多成年发病,很少关节畸形,既往无出血史,无阳性家族史,男女均可发病,多继发于恶性肿瘤、自身免疫性疾病及围产期女性等,但半数患者无明显诱因。抑制物筛选试验阳性,进一步检测应进行抑制物滴度测定。

3. **遗传性 FⅪ缺乏症** 本病系常染色体隐性遗传性疾病,男女均可发病,自发性出血少见。实验室检查 APTT 延长,FⅪ:C 降低。

4. 其他凝血因子缺乏症 血友病 B 患者应注意与遗传性(或者获得性)维生素 K 依赖凝血因子缺乏症鉴别。除出血表现不一致外,相应凝血因子检测可以明确诊断。

【治疗】

1. **一般治疗** 血友病患儿需要避免不必要外伤和出血风险,如,避免从颈部抽取静脉血及臀部肌内注射;学步期避免使用学步车;日常活动环境中减少锐利家具;学会正确的刷牙和口腔护理方法;避免未进行有效替代治疗前进行有创性操作及各种手术。

2. **凝血因子替代治疗** 凝血因子替代治疗是目前最有效的控制和预防出血的方法。

(1)治疗原则:一旦考虑出血可能,切忌等待怀疑,立即开始;治疗应充分(剂量充足、疗程足够长),并使出血损伤完全恢复。

(2)血友病 A:首选人基因重组 FⅧ制剂或者病毒灭活的血源性FⅧ制剂,无条件者可选用冷沉淀或新鲜冷冻血浆等,每输注 1IU/kg(以体重计算)的 FⅧ可使体内 FⅧ:C 提高 2%,FⅧ在体内的半衰期8~12 小时。

血友病 B:首选人基因重组 FⅨ制剂或者病毒灭活的血源性凝血FⅨ制剂,无条件者可选用凝血酶原复合物或新鲜冷冻血浆等。每输注 1IU/kg(以体重计算)的 FⅨ可使体内 FⅨ:C 提高 1%,FⅨ在体内的半衰期约为 24 小时(具体替代治疗方案见表 4-4)。

(3)辅助治疗:RICE 原则——急性出血期的休息(rest)、冷敷(ice)、压迫(compression)和抬高患肢(elevation)治疗。

物理治疗和康复训练:可以促进肌肉、关节积血吸收,消炎消肿,维持正常肌纤维长度,维持和增强肌肉力量,维持和改善关节活动范围。在非出血期积极、适当地运动对维持身体肌肉的强壮并保持身体的平衡以预防出血至关重要。物理治疗和康复训练应在有经验的理疗师指导下进行。

表 4-4 血友病替代治疗方案

出血类型	血友病 A		血友病 B	
	预期水平/(IU·dl⁻¹)	疗程	预期水平/(IU·dl⁻¹)	疗程
关节	40~60	1~2 天(若反应不充分可以延长)	40~60	1~2 天(若反应不充分可以延长)
表层肌肉/无神经血管损害(除髂腰肌)	40~60	2~3 天(若反应不充分可以延长)	40~60	2~3 天(若反应不充分可以延长)
髂腰肌和深层肌,有神经血管损伤或大量失血				
起始	80~100	1~2 天	60~80	1~2 天
维持	30~60	3~5 天(作为物理治疗期间的预防,可以延长)	30~60	3~5 天(作为物理治疗期间的预防,可以延长)
中枢神经系统/头部				
起始	80~100	1~7 天	60~80	1~7 天
维持	50	8~21 天	30	8~21 天
咽喉和颈部				
起始	80~100	1~7 天	60~80	1~7 天
维持	50	8~14 天	30	8~14 天
胃肠				
起始	80~100	7~14 天	60~80	7~14 天
维持	50		30	

续表

出血类型	血友病 A		血友病 B	
	预期水平/(IU·dl⁻¹)	疗程	预期水平/(IU·dl⁻¹)	疗程
肾脏	50	3~5 天	40	3~5 天
深部裂伤	50	5~7 天	40	5~7 天
手术（大）				
术前	80~100		60~80	
术后	60~80	1~3 天	40~60	1~3 天
	40~60	4~6 天	30~50	4~6 天
	30~50	7~14 天	20~40	7~14 天
手术（小）				
术前	50~80		50~80	
术后	30~80	1~5 天（取决于手术类型）	30~80	1~5 天（取决于手术类型）

➤ 附:血友病诊疗流程图

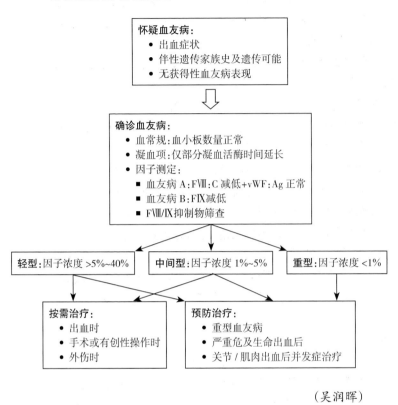

(吴润晖)

第四节　获得性凝血因子缺乏性疾病

一、弥散性血管内凝血

弥散性血管内凝血(disseminated intravascular coagulation,DIC)是由多种病因引起的一种获得性临床出血综合征。

【病因和发病机制】

DIC 的主要特征是凝血系统被激活,纤维蛋白和血小板在微血管内聚集,形成广泛的微血栓(早期高凝状态);随后大量凝血因子和血小板被消耗,纤维蛋白溶解系统被激活(后期低凝及纤溶亢进状态),从而产生出血、循环障碍或休克、栓塞、溶血以及器官功能障碍或衰竭等一系列临床表现。

本病病因复杂,儿童时期最常见的为感染性疾病,其次为血液肿瘤性疾病、创伤等。

1. **感染**　包括细菌、病毒、立克次体、真菌等。

2. **肿瘤及血液病**　急性白血病,尤其是急性早幼粒细胞白血病,在急性早幼粒白血病患者中,可发生由 DIC 引起的急性出血。这些患者原始细胞中的颗粒含有促凝物质,可直接激活凝血系统。其他恶性肿瘤、急性溶血性贫血、血栓性血小板减少性紫癜等均可导致 DIC。

3. **心血管疾病**　紫绀型先天性心脏病、巨大血管瘤等,巨大的血管瘤可消耗纤维蛋白原和血小板,引起血小板减少和消耗性凝血病。

4. **组织损伤**　外科大手术、挤压伤、烧伤等。创伤状态下,从受损组织中释放的组织酶和磷脂可进入体循环,触发凝血系统的激活。

5. 窒息、休克、呼吸功能紊乱,重度营养不良,出血性坏死性小肠炎等。

【诊断】

1. **临床表现**　DIC 无特异性临床表现,发病早期,血液处于高凝状态,表现为微循环障碍,并无明显出血,此时突出的表现可能仅为凝血时间明显缩短。故若有 DIC 的危险因素(或基础疾病),病程中发现静脉取血时血液极易凝固,应考虑早期 DIC 可能。随疾病进展,DIC 可以出现以下表现。

(1)多发性出血倾向:出血是 DIC 的主要症状,但发生出血已是 DIC 进入到消耗性低凝期或其后凝血因子和血小板减少,也可伴有抗凝物质增多。表现为自发性皮肤黏膜出血点、瘀斑、血肿,以及穿刺部位出血不止,或消化道、泌尿道等部位出血。

(2)休克及低血压:是 DIC 常见现象,特点是微循环障碍,血流阻滞,回心血量及排出量不足。幼婴表现为面色苍白或青灰、发绀、精神萎靡、肢端凉、尿少等。DIC 与休克互为因果,形成恶性循环,一般抗休克治疗疗效欠佳。

（3）广泛的微血管栓塞：全身各小血管均可发生微血栓而出现栓塞现象，症状依栓塞部位而不同。肾栓塞时可表现为血尿、少尿及肾功能衰竭；肺栓塞时可突然出现呼吸困难、发绀、咯血；胃肠道栓塞表现为腹痛、呕血、便血；脑栓塞时出现头痛、昏迷、抽搐等。

（4）微血管病性溶血：红细胞通过纤维血栓处致机械损伤而导致的血管内溶血，表现为发热、黄疸、腰背疼痛、苍白、乏力、血红蛋白尿等。

2. 辅助检查 传统的 DIC 诊断指标包括凝血酶原时间（PT）及部分活化凝血酶时间（APTT）延长、血小板计数下降、纤维蛋白原下降和纤维蛋白降解产物如 D-二聚体升高等。但单一实验室指标缺乏高特异度及灵敏度，并且 DIC 的检测结果随着病程发生时间的改变而变化，因此需结合临床表现及多种实验室指标的动态监测进行综合评价。

（1）消耗性凝血障碍的检查

1）血小板计数：血小板计数的减少或进行性下降是 DIC 的敏感指标，但是缺乏特异性。约 98% 的 DIC 患者存在血小板减少，其中 50% 的患者血小板计数 $<50×10^9$/L，但由于 DIC 早期血小板计数可在正常范围内，因此需动态观察是否进行性下降。需注意的是，免疫性血小板减少症、急性白血病、再生障碍性贫血等血液系统疾病也存在血小板下降现象，应结合其他检查进行排除。

2）PT 和 APTT：由于凝血因子被大量消耗，多数 DIC 患者在疾病发展过程中会出现 PT、APTT 延长。少数患者 PT、APTT 时间正常或缩短，主要是 DIC 早期代偿性凝血因子增多或大量活化的Ⅱ因子和Ⅹ因子绕过了接触途径。因此 PT、APTT 也需连续动态监测。

3）纤维蛋白原：通常 <1.5g/L 或进行性下降，高凝期反可增高 >4.0g/L。

4）凝血酶时间（TT）：TT 延长，超过正常对照 3 秒以上。

5）抗凝血酶Ⅲ（ATⅢ）：明显减少。

6）因子Ⅷ：C：明显减少。

（2）纤维蛋白形成及纤维蛋白溶解亢进的检查

1）纤维蛋白原降解产物（FDP）：含量增高，常 >20mg/L。FDP 是纤维蛋白溶解酶作用于纤维蛋白或者纤维蛋白酶原分子时的产物，其水平在 80%~100% 的 DIC 患者中可增加。

2）D- 二聚体：是纤维蛋白单体被纤维蛋白溶解酶水解的特异性产物。但由于在重大创伤、手术及血栓栓塞性疾病中，FDP 和 D- 二聚体同样会升高，因此这两项指标不能作为单独诊断 DIC 的标准，需结合临床表现及其他实验室检查数据综合判断。

（3）外周血涂片：可见红细胞呈盔甲状、三角形、新月形及碎片。

3. 诊断标准 《弥散性血管内凝血诊断与治疗中国专家共识（2017 年版）》制定的 DIC 诊断标准：

（1）临床表现

1）存在易于引起 DIC 的基础疾病，如感染、恶性肿瘤、病理产科、大型手术及创伤等。

2）有下列 2 项以上临床表现：①多发出血倾向；②不易以原发病解释的微循环衰竭或休克；③多发性微血管栓塞症状、体征，如皮肤、皮下、黏膜栓塞坏死及早期出现的肾、肺、脑等脏器功能不全；④抗凝治疗有效。

（2）实验室检查有以下 3 项以上异常

1）血小板计数 $<100×10^9/L$ 或进行性下降。

2）纤维蛋白原 <1.5g/L 或呈进行性下降，或 >4.0g/L。

3）血浆 FDP>20mg/L，或 D- 二聚体水平升高或阳性，或 3P 试验阳性。

4）PT 缩短或延长 3 秒以上，或 APTT 缩短或延长 10 秒以上。

中华医学会血液学分会血栓与止血学组 2017 年更新了弥散性血管内凝血诊断与治疗中国专家共识，建立了中国弥散性血管内凝血诊断积分系统如表 4-5。

该系统突出了基础疾病和临床表现的重要性，强化动态监测原则，简单易行，易于推广，使得有关 DIC 诊断标准更加符合我国国情。此外，DIC 是一个动态的病理过程，检测结果只反映这一过程的某一瞬间，利用该积分系统动态评分将更有利于 DIC 的诊断。

表 4-5 中国弥散性血管内凝血积分系统

存在导致 DIC 的原发病	2分
临床表现	
不能用原发病解释的严重或多发出血倾向	1分
不能用原发病解释的微循环障碍或休克	1分
广泛性皮肤黏膜栓塞、灶性缺血坏死,不明原因的肝、肾、脑等功能衰竭	1分
实验室指标	
血小板计数	
非恶性血液病	
$\geqslant100\times10^9/L$	0分
$80\sim<100\times10^9/L$	1分
$<80\times10^9/L$	2分
24小时内下降$\geqslant50\%$	1分
恶性血液病	
$<50\times10^9/L$	1分
24小时内下降$\geqslant50\%$	1分
D-二聚体	
$<5mg/L$	0分
$5\sim<9mg/L$	2分
$\geqslant9mg/L$	3分
PT 及 APTT 延长	
PT 延长 <3 秒且 APTT 延长 <10 秒	0分
PT 延长 $\geqslant3$ 秒或 APTT 延长 $\geqslant10$ 秒	1分
PT 延长 $\geqslant6$ 秒	2分
纤维蛋白原	
$\geqslant1.0g/L$	0分
$<1.0g/L$	1分

注:非恶性疾病,每日计分1次,$\geqslant7$分可诊断 DIC;恶性血液病,临床表现第一项不参与评分,每日计分1次,$\geqslant6$分可诊断 DIC。

【鉴别诊断】

1. **原发性免疫性血小板减少症**　该病常以皮肤黏膜出血为主要症状,伴血小板计数减少,但该病不伴多发性微血管栓塞的表现,也无微血管病性溶血性贫血,一般无休克状态,无凝血系统异常等可以鉴别。

2. **肝衰竭**　由于有出血和器官功能衰竭表现,容易与 DIC 混淆。但以转氨酶升高、胆红素升高及肝脏合成功能异常为主要表现。检测 D-二聚体无明显升高、凝血因子Ⅷ水平不降低可以作为鉴别要点。

3. **微血管病性溶血性贫血**　如溶血尿毒综合征和血栓性血小板减少症,具有急性微血管病性溶血性贫血、血小板减少及尿毒症等三大基本特征,且常伴神经症状,需要与 DIC 鉴别。但本类疾病常伴明显破碎红细胞的血管内溶血表现,血乳酸脱氢酶明显升高,但 D-二聚体无明显升高可以鉴别。

4. **原发纤维蛋白原溶解亢进**　常由于纤维蛋白原下降而表现出血明显,容易与 DIC 混淆。但是常仅表现为纤维蛋白原明显下降,伴有纤维蛋白降解产物的增多,但不伴 D-二聚体上升。

【治疗】

1. **治疗原发病**　积极治疗原发病,去除病因是治疗 DIC 的关键之一。如抗感染、抗肿瘤治疗、减轻组织损伤等。

2. **支持治疗**

(1) 改善微循环:低分子右旋糖酐,首次 10ml/kg 静脉滴注,以后每次 5ml/kg,每 6 小时 1 次,全日量不超过 30ml/kg。适用于 DIC 晚期。

(2) 纠正酸中毒:5% 碳酸氢钠 3~5ml/(kg·d)。

(3) 血管活性药物:多巴胺 5~10μg/(kg·min) 静脉滴注维持血压。

3. **抗凝治疗**　DIC 是否应该使用抗凝剂仍有争议,一般认为早期高凝状态或有明显栓塞症状时可用。而后期低凝状态时以止血、补充凝血因子和血小板为主;纤溶亢进时应适当给予抗纤溶药。

(1) 抗血小板凝聚药物:①阿司匹林,剂量为 10mg/(kg·d),分

2~3 次口服,用至血小板数恢复正常后数日停药;②双嘧达莫,剂量为 5~10mg/(kg·d),分 3 次口服。

(2) 肝素(包括普通肝素和低分子量肝素)

肝素应用适应证:①DIC 早期(高凝期);②血小板及凝血因子呈进行性下降,微血管栓塞表现(如器官功能衰竭)明显者;③消耗性低凝期但病因短期内不能去除者,在补充凝血因子情况下使用;④除外原发病因素,顽固性休克不能纠正者。

肝素应用禁忌证:①手术后或损伤创面未经良好止血者;②近期有严重的活动性出血;③蛇毒所致 DIC;④严重凝血因子缺乏及明显纤溶亢进者。

应用肝素注意事项:①应用肝素期间密切观察病情,监测有关凝血指标;②若用肝素后出血加重,可静脉缓慢注射鱼精蛋白中和,其用量与最后一次肝素量相等(1mg 鱼精蛋白可中和 1mg 肝素);③如有肝、肾功能衰竭时,肝素半衰期延长,宜减量。

肝素停药指征:①DIC 的病因已控制或缓解;②用药后病情好转,出血停止,血压稳定;③凝血酶原时间及纤维蛋白原恢复或接近正常,即可逐渐减量直至停药。用药时间一般 3~7 天。

4. 抗纤溶治疗 DIC 早期禁用。仅用于 DIC 晚期以纤溶亢进为主、出血严重者。

5. 补充血小板及凝血因子 DIC 消耗性低凝期、继发性纤溶期或二者同时存在时,消耗大量凝血因子和血小板,应补充凝血因子及血小板制剂。

(1) 新鲜冰冻血浆:每次 10~15ml/kg。

(2) 浓缩血小板制剂:血小板计数 <100×10⁹/L,疑有颅内出血或临床有广泛的脏器出血者,需紧急输入浓缩血小板悬液。

(3) 纤维蛋白原:首次为 2~4g 静脉滴注,以后根据血浆纤维蛋白原含量而补充,使血浆纤维蛋白原含量 >1.0g/L 为适宜。

(4) 其他凝血因子制剂:如凝血酶原复合物、活化凝血因子Ⅶ等。

➢ 附:DIC 诊治流程图

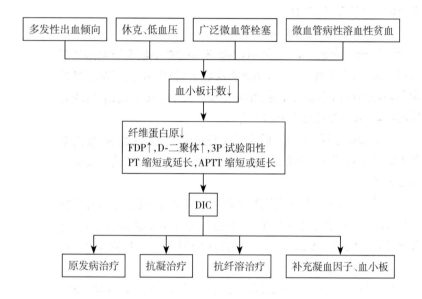

二、维生素 K 缺乏性出血症

叶绿基甲萘醌(简称叶绿醌)在植物中分布广泛,在体健的儿童或成人中,甲基萘醌(又称维生素 K_2)可由肠道菌群产生,且维生素 K 在细胞内容易被再利用,维生素 K 缺乏较为罕见。但维生素 K 缺乏在某些特殊人群和新生儿中较为常见,如果不补充维生素 K,则有发生维生素 K 缺乏性出血症(vitamin K deficient bleeding,VKDB)的风险,如在新生儿期发生,也被称为新生儿出血症。

【病因和发病机制】

1. 机制 维生素 K 是参与肝细胞微粒体羧化酶的辅酶,传递羧基使依赖维生素 K 的凝血因子(Ⅱ、Ⅶ、Ⅸ、Ⅹ)和蛋白(蛋白 C 和蛋白 S)前体分子氨基端的谷氨酸残基羧基化,形成 γ 羧基谷氨酸,成为具有活性的凝血因子。具体过程:维生素 K 的氧化还原过程可以使谷氨酸(Glu)的羧基化形成 γ 羧基谷氨酸(Gla),而 Gla 可以使维生素 K 依赖因子具有金属离子结合特性,与钙离子结合后发生构象改变,暴露磷脂结合位点,从而具有凝血、抗凝活性。

当身体缺乏维生素 K 时,影响了谷氨酸的羧基化;当机体存在维生素 K 抑制剂(如双香豆素类药物、毒物)时,这些物质可以通过抑制维生素 K 还原酶使维生素 K 无法从氧化状态(维生素 K 环氧化物)回到还原形式(氢醌),导致维生素 K 循环受阻,减少了谷氨酸羧基化,进而导致维生素 K 依赖因子羧基化不全,凝血因子生物活性下降而出现临床表现。

2. 病因

(1) 新生儿出血症:新生儿因肝脏未发育成熟,不能有效地利用维生素 K;新生儿肠道无菌及维生素 K 胎盘转运量低,新生儿的维生素 K 储备往往较低。如果生后拒绝采用维生素 K 预防治疗,且纯母乳喂养(母乳中维生素 K 的含量低)、同时具有腹泻消化道疾病、胰腺疾病或肝胆疾病(如胆道闭锁或囊性纤维化)导致维生素 K 丢失或吸收不良,或妊娠期间母亲摄入香豆素样抗凝剂、某些抗生素(即头孢菌素)和一些抗癫痫药,都会进一步加重维生素 K 的缺乏,进一步增加新生儿发生 VKDB 的风险。主要危险因素有纯母乳喂养、腹泻和使用抗生素。

(2) 维生素 K 吸收不良性缺乏:维生素 K 是一种脂溶性维生素,任何原因的脂质吸收不良都可能引起维生素 K 缺乏。脂质吸收不良可由胆汁或胰腺分泌紊乱、肠黏膜广泛病变或切除引起,如各种原因的胆汁性、硬化性胆管炎、胆道闭锁;与吸收不良有关的肠道疾病,如活动性乳糜泻、炎症性肠病或短肠综合征,当病变累及末端回肠时尤为明显。

(3) 药物和毒物:①双香豆素类,如华法林或者鼠药(俗称"超级华法令")中毒,都是维生素 K 环氧化物还原酶抑制剂,将使维生素 K 无法从氧化状态(维生素 K 环氧化物)回到还原形式(氢醌)而使维生素 K 依赖因子无法羧基化而不具备活性。②抗生素:可通过影响肠道细菌及直接影响肝内维生素 K 活化而引起维生素 K 缺乏。摄入的维生素 K 大部分在小肠远端吸收。许多定植于结肠和远端回肠的微生物参与合成可吸收性维生素 K(维生素 K_2,即甲基萘醌)。许多广谱抗生素可抑制这类菌群,从而限制甲基萘醌的合成。第二代和第三代头孢菌素类抗生素在维生素 K 储备量低的患者中可引起低凝血酶原血症,并且具有弱的香豆素样作用。这些抗生素通过抑制肝内维生素 K 环氧化物还原酶的功能减少维生素 K 再循环,从而导致维生素 K 缺乏。

(4) 遗传性维生素 K 依赖凝血因子缺乏症:参与维生素 K 代谢的基因突变,如维生素 K 环氧化物还原酶亚基(Vitamin K epoxide-reductase complex subunit1, *VKORC1*)基因突变,造成维生素 K 氧化还原受阻,或者遗传性 γ 谷氨酰羧基化酶基因突变,无法有效完成谷氨酸的羧基化。

【诊断】

1. **临床表现** VKDB 的特征为皮肤瘀斑,或黏膜表面、消化道、脐或包皮环切术部位出血和/或颅内出血(intracranial hemorrhage, ICH)。

新生儿 VKDB 分为:①早发型,发生在出生后 24 小时内,通常与母亲使用维生素 K 抑制剂药物(如抗癫痫药)有关。大约 25% 的早发型 VKDB 婴儿伴有 ICH。②经典型,发生在出生后第 2~7 日,可通过出生时给予维生素 K 来预防发生。③迟发型。通常发生在 3 周龄至 8 月龄期间。患病婴儿的 ICH 发生率较高。

2. **辅助检查**

(1) 筛选试验:PT、APTT 延长,TT、PLT 正常。

(2) 确诊试验:测定血浆维生素 K 浓度,血浆非羧化的 FⅡ浓度和尿中 γ 羧基谷氨酸水平,以及血浆 FⅡ、FⅦ、FⅨ、FⅩ活性和蛋白 C、蛋白 S 水平以确诊。

(3) 特殊检查:毒物筛查等。

【鉴别诊断】

1. **遗传性凝血因子缺乏症** 如血友病 A 或 B,遗传性凝血因子Ⅶ缺乏症等,均可以有出血表现和类似的凝血因子缺陷,如 FⅨ、FⅦ活性减低,需与本病鉴别。但此类疾病常伴遗传性家族病史、不存在维生素 K 缺乏的诱因,尤其凝血象常 APTT 或 PT 单独延长,且Ⅱ、Ⅶ、Ⅸ、Ⅹ凝血因子非同时减低。必要时可进行基因检测及家系分析协助鉴别。

2. **新生儿期生理性凝血因子缺乏** 新生儿尤其是早产儿由于肝脏尚在发育过程中,因此肝脏合成的凝血因子Ⅱ、Ⅶ、Ⅸ、Ⅹ等出现生理性下降,所有维生素 K 依赖性凝血因子的血浆浓度约为成人的20%。造成 PT、APTT 指标较正常数值延长。新生儿无出血表现,且凝血因子下降程度轻,并随月龄增加逐步恢复正常。

3. **肝衰竭** 因为维生素 K 依赖性凝血因子在肝内合成,所以严重的肝实质疾病也可能会导致这些因子缺乏。但本病肝功明显异常,同时白蛋白降低和纤维蛋白原减低;治疗需要恢复肝功能和通过静脉输注的方法补充所有凝血因子,尤其是纤维蛋白原,与维生素 K 缺乏引起的相关凝血因子缺乏治疗有所不同,需要进行区别。

【治疗】

治疗原则上要求早期预防、早期诊断、及早治疗,及时给予维生素 K 预防及治疗。治疗关键是了解引起出血的原因,消除病因。

1. **新生儿** 对于有出血或神经系统症状及 PT 延长或 INR 升高,或出生时未接受维生素 K 预防治疗的婴儿,应推定诊断 VKDB。应立即采用肠外维生素 K 1~2mg,静脉给药或皮下注射,上述凝血参数可在 2~3 小时内恢复正常。对于重度出血患者,除了维生素 K 以外,还可给予新鲜冰冻血浆或凝血酶原复合浓缩物。

为了预防 VKDB,推荐对所有新生儿都应在出生时接受维生素 K,剂量为 0.5~1mg,肌内注射;对于健康的、纯母乳喂养的足月儿,也可选择口服维生素 K_1(首次进食及 1、4、8 周龄时各口服 2mg)。

2. **非新生儿** 学龄前儿童口服维生素 K_1 1~5mg/d,学龄期儿童或青少年口服 5~10mg/d;对于吸收不良所致维生素 K 缺乏的患者或不能口服药物的患者,经胃肠外途径(皮下或静脉)给予维生素 K_1 3~5mg/d,连用 3~5 日。注意:静脉注射有过敏反应的可能,应尽量不用或缓慢静脉滴注。出血严重或外科手术前除应用维生素 K_1 外,可应用新鲜血浆或凝血酶原复合物补充凝血因子,术后仍要补充凝血因子。服双香豆素类抗凝剂过量导致的出血可予维生素 K_1 肌内注射,并可考虑输注新鲜冰冻血浆。如果给予单剂维生素 K 后仍存在凝血障碍的临床证据,则在 48~72 小时后重复给药。

► **附：VKDB 诊治流程图**

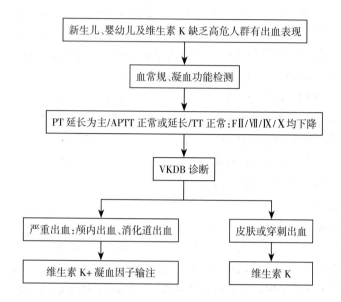

新生儿、婴幼儿及维生素 K 缺乏高危人群有出血表现

↓

血常规、凝血功能检测

↓

PT 延长为主/APTT 正常或延长/TT 正常：FⅡ/Ⅶ/Ⅸ/Ⅹ 均下降

↓

VKDB 诊断

↓

严重出血：颅内出血、消化道出血　　皮肤或穿刺出血

严重出血 → 维生素 K+ 凝血因子输注

皮肤或穿刺出血 → 维生素 K

三、肝功能衰竭导致凝血障碍

儿童急性肝衰竭(pediatric acute liver failure，PALF)是一种复杂的、进展迅速的临床综合征。临床上常出现黄疸、腹痛、发热等。由于肝脏是凝血因子产生的器官，故肝功能衰竭时，凝血因子产生不良，肝衰竭患儿出血症状常常较为明显。

【病因和发病机制】

肝衰竭时，其合成的凝血因子/抑制凝血因子、促进纤维蛋白溶解因子和其抑制因子均受到影响，机体凝血状态处于"脆弱平衡"。

1. **凝血因子缺乏** 大多数凝血因子都在肝细胞内生成，包括纤维蛋白原、凝血酶和凝血因子Ⅴ、Ⅶ、Ⅸ、Ⅹ和Ⅺ。除了合成凝血蛋白，肝细胞还会进行翻译后修饰。肝病患者凝血因子的数量和功能均可受到影响。

2. **血小板减少和血小板功能障碍** 肝病患者的血小板计数可能正常或有不同程度的减少。肝病引起血小板减少的机制可能包括：肝脏合成的促血小板生成素减少从而影响血小板生成;肝炎病毒感染、饮酒、其他感染、抗病毒治疗等导致的骨髓抑制;以及门静脉高压和脾功能亢进时血小板的脾隔离增多。晚期肝病患者除了血小板减少以外,可能还存在由合并急性肾损伤、感染和/或内皮异常导致的血小板功能降低。

3. **纤溶系统改变**　肝硬化患者的纤维蛋白溶解系统会发生改变,促纤溶因子无法正常清除,导致患者纤溶亢进。

4. **促血栓形成改变**　肝脏除了合成凝血因子,还生成内源性凝血抑制物,例如蛋白 S、蛋白 C、抗凝血酶和纤溶因子。肝病可能导致这些天然抑制物减少,从而促成血栓前状态。肝病还可使纤溶酶原激活物抑制因子 1 水平上升、血管性血友病因子(vWF)裂解蛋白酶 ADAMTS13 水平下降,并引起一些促血栓形成的内皮细胞炎症改变。

【诊断】

1. **临床表现**

(1) 出血倾向:皮肤黏膜瘀斑、瘀点,鼻出血,严重者可有胃肠道出血。肝衰竭伴 DIC 时,出血倾向更加严重和广泛。

(2) 血栓形成:部分患者肝硬化伴随门静脉高压,可出现门静脉血栓形成,从而加重门静脉高压相关表现,出现脾大、腹水及胃-食管静脉曲张。

(3) 肝病本身的表现:皮肤巩膜黄染,尿色深,皮肤瘙痒,肝脾大等。

2. **实验室检查**

(1) 血常规检查:血小板计数可以正常或不同程度的降低,也可出现不同程度的贫血。

(2) 凝血功能检测:①PT 和 APTT。PT、INR、APTT 延长,D-二聚体正常或增加,尤其是当肝脏合成功能受损较严重和门静脉压升高时。②纤维蛋白原。慢性肝功能不良患者的纤维蛋白原合成功能减低以及原发的纤维蛋白原溶解亢进导致其水平可能有不同程度的降低。

(3) 血栓弹力图(thromboelastography,TEG):TEG 常用来评估出凝血状态,多数肝衰竭患者的凝血起始(R 值)和血凝块快速增大阶段(K

值和 α 角)可能正常,但血凝块强度大幅减低。

3. **诊断标准**　临床指标结合实验室指标。

【鉴别诊断】

1. **原发性免疫性血小板减少症**　该病常以皮肤黏膜出血为主要症状,伴血小板计数减少,但该病无凝血系统异常等可以鉴别。

2. **弥散性血管内凝血**　由于有出血和器官功能衰竭表现,容易与肝功能衰竭导致的凝血障碍混淆。但以本病检测 D-二聚体明显升高、凝血因子Ⅷ水平降低可以作为鉴别要点。

3. **原发纤维蛋白原溶解亢进**　常由于纤维蛋白原下降而表现出血明显,容易与肝功能衰竭导致的凝血障碍混淆。但是常仅表现纤维蛋白原明显下降,伴有纤维蛋白降解产物的增多,但不伴转氨酶、胆红素和白蛋白异常。

【治疗】

由于肝功能衰竭时表现的"脆弱平衡",即使实验室指标改变,但无出血、血栓症状时,也可以不进行干预。如有出血、血栓症状,需要进行治疗。

1. **替代治疗**

(1)补充凝血因子:新鲜冰冻血浆含有机体所需的所有凝血因子、抑制凝血和纤溶激活和抑制因子,当凝血异常伴临床表现时,可以输注。凝血酶原复合物含凝血因子Ⅱ、Ⅶ、Ⅸ、Ⅹ,可用于肝病伴广泛出血的患儿。当纤维蛋白原明显减少伴出血时,可以输注纤维蛋白原制剂。

(2)血小板输注:可用于血小板计数减少引起的出血,血小板计数 $>50\times10^9$/L,即可达到止血的目的。

2. **药物治疗**

(1)维生素 K:给药方案为肌内注射、缓慢静脉输注或口服 5~10mg/d,连用 3 日。若口服吸收不良,可考虑静脉输注,但需要缓慢给药,以降低罕见但可能发生的全身性过敏反应的风险。

(2)去氨加压素(DDAVP):通过提高非肝脏产生的 vWF 而使出血时间缩短,还可暂时提高凝血因子Ⅷ水平。

（3）抗纤溶药物：如果存在纤溶亢进，可给予抗纤溶药物。现有药物包括氨甲环酸和氨基己酸，均可通过口服或静脉给药，局部止血还可通过浸湿的纱布给药。

3. 上消化道出血的治疗　发生上消化道出血应立即禁食、防治失血性休克、积极止血、预防感染等。

（1）保证有效血容量：根据出血程度决定扩容量及液体性质，并保证血红蛋白在 70g/L 以上，更高的血红蛋白水平可能会增加门静脉压。

（2）紧急止血：气囊压迫和垂体后叶素可使出血暂时得到有效控制，以等待时机内镜止血。

（3）内镜治疗：包括内镜下曲张静脉套扎术、硬化剂或组织黏合剂注射。药物联合内镜治疗是目前治疗急性静脉曲张出血的主要方法之一，可提高止血成功率。

（4）外科手术：多种治疗措施均不能控制的门静脉高压曲张静脉破裂出血，可以考虑外科手术。

➤ **附：肝功能衰竭导致凝血障碍诊治流程图**

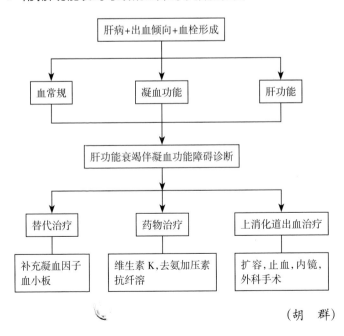

（胡　群）

第五节 静脉血栓栓塞症

深静脉血栓形成(deep vein thrombosis, DVT)和急性肺栓塞(pulmonary embolism, PE)是静脉血栓栓塞症(venous thromboembolism, VTE)的两种表现。相较于成人,所有维生素 K 依赖因子的血浆浓度、几乎所有接触因子的血浆浓度和生成凝血酶的能力在整个儿童期都会降低;同时,在整个儿童期抑制凝血酶的能力是增强的,因为凝血酶抑制物 α2-巨球蛋白的血浆浓度增加,因此儿童 VTE 的风险显著低于成人。儿科人群的 VTE 年发病率为 0.14/10 000~0.21/10 000;有如恶性肿瘤和心脏病等基础疾病的患儿发病率高。85% 的 VTE 在医院内发生,在儿科住院患者中 VTE 的发病率升高为 20/10 000~60/10 000,至少存在一项基础危险因素,而 30% 病例与中心静脉导管(central venous catheter, CVC)有关。婴儿和青少年群体的儿科 VTE 发病率最高。

【病因和发病机制】

儿童常见的发生 VTE 的危险因素(原因)有遗传性易栓症[包括蛋白 S(protein S, PS)缺乏、蛋白 C(protein C, PC)缺乏、抗凝血酶(antithrombin, AT)缺乏、因子V莱登突变、凝血酶原 G20210A 突变]和获得性易栓症[包括中心静脉导管(CVC)、恶性肿瘤、手术(尤其是矫形手术)、外伤、制动、怀孕、口服避孕药、激素替代治疗、某些癌症治疗(例如他莫昔芬、沙利度胺、来那度胺、左旋门冬酰胺酶)、心力衰竭、先天性心脏病、抗磷脂综合征、肥胖、严重肝病、骨髓增殖肿瘤(真性红细胞增多症、原发性血小板增多症)、阵发性睡眠性血红蛋白尿、炎症性肠病、肾病综合征等]。

1. **中心静脉导管(CVC)** CVC 在儿童多种严重疾病的长期和短期管理中(如全胃肠外营养、强化液体管理、输血、抗生素和化疗),都发挥了极其重要的作用,但却是儿童 VTE 最重要的危险因素。上腔静脉系统(经皮置入颈静脉或锁骨下静脉 CVC)、下腔静脉系统(经股静脉置入 CVC)以及经外周静脉穿刺的中心静脉导管(peripherally

inserted central catheter, PICC)都可发生导管相关性血栓;发生率约为8%,但超过 80% 患儿没有症状。

2. **遗传性易栓症**(inherited thrombophilia, IT)　在 VTE 患儿中,IT 患病率高达 10%~59%。最常见的 IT 疾病包括 AT、PC 和 PS 缺乏以及高加索人群较高发的因子V莱登突变,凝血酶原 G20210A 突变。

3. **其他疾病**　其他常与儿童 VTE 有关的获得性疾病包括感染、恶性肿瘤、接受左旋门冬酰胺酶治疗的急性淋巴细胞白血病、先天性心脏病、肾病综合征、炎症性肠病和系统性红斑狼疮等。

【诊断】

1. **临床表现**　儿童 VTE 的临床表现多样,与血栓位置和范围有关。

(1)导管相关性血栓:通常无症状或表现为慢性症状,包括反复发生的 CVC 不通畅、CVC 相关脓毒症,以及胸部、背部、颈部和面部的皮肤出现明显侧支循环。症状性 VTE 起病急骤,相关肢体肿胀和变色、面部肿胀、PE 发生、乳糜胸和/或上腔静脉综合征(特征为呼吸困难、头胀、颈静脉扩张及胸片提示纵隔增宽)。

(2)非导管相关性血栓:可在任何静脉系统中发生,但最常见于下肢,尤其是髂静脉、股静脉和/或腘静脉。下肢 DVT 表现为单侧腿、臀部、腹股沟和/或腹部疼痛,并伴有腿部肿胀和/或发红或发紫,患侧腿围可较对侧粗。

(3)肺栓塞:表现为胸膜炎性胸痛、呼吸过速、咳嗽、心动过速、急性呼吸困难、缺氧和突然虚脱。儿童(尤其是幼儿)的 PE 临床表现常无特异性,易被原发病掩盖。

(4)肾静脉血栓形成(renal vein thrombosis, RVT):大多继发于肾病综合征和肾移植,表现为血尿、无尿、呕吐、低血容量、蛋白尿和血小板减少;大多起病隐匿;是新生儿期最常见的非导管相关 VTE,在新生儿 VTE 事件中占 20%。

(5)门静脉血栓形成(portal vein thrombosis, PVT):可能会继发于肝移植、感染、脾切除、化疗或存在抗磷脂抗体等。PVT 可表现为急腹

症症状,也可缓慢出现,直到出现慢性门静脉高压症状。新生儿 PVT
多与脐静脉置管和脓毒症有关。

2. **辅助检查**　包括影像检查,根据血栓的部位性质选择超声、
对比增强静脉造影、对比增强磁共振静脉造影(magnetic resonance
venography,MRV)、CT 静脉造影。CT 肺血管造影(CTPA)等影像学检查。
实验室检查主要是 D-二聚体上升。

3. **诊断标准**　临床表现、影像检查结果和 D-二聚体上升。

【鉴别诊断】

VTE 的鉴别诊断取决于血栓所在部位。

1. DVT 需要与上肢或下肢 DVT 类似的疾病进行鉴别,如表现为
肢体肿胀、发红,皮肤变色以及压痛的疾病,如 Baker 囊肿、蜂窝织炎、
肌肉骨骼损伤、淋巴管炎或淋巴阻塞、浅表血栓性静脉炎等,病史和
体格检查结果通常能够区分 DVT 与上述疾病,但最终需要超声检查
来确诊。

2. PE 需要与表现为胸痛、呼吸困难和缺氧的其他呼吸系统疾病
进行鉴别。

【治疗】

治疗目标是预防血栓的局部蔓延和栓塞、帮助已形成的血栓
消融、预防 VTE 复发和尽量减少长期并发症,如血栓形成后综合征
(post-thrombotic syndrome,PTS)和肺动脉高压。

1. **抗血栓药物治疗**　如普通肝素(unfractionated heparin,UFH)、
低分子量肝素(low molecular weight heparin,LMWH)或华法林等维生
素 K 拮抗剂(vitamin K antagonists,VKA),儿童用药主要是借鉴成人用
法。优选 LMWH;需要长期治疗的患儿可能更适合使用 VKA,需要频
繁的监测和剂量调整。其他抗凝药(如 FX a 抑制剂和直接凝血酶抑
制剂)极少用于儿童。

(1) 常用药物

1) 低分子量肝素(LMWH):LMWH 的生物利用度更高、半衰期更
长,并且清除率不依赖于剂量,因此抗凝作用更好预测,实验室监测
和剂量调整频率较低,不需要太频繁的实验室监测和剂量调整。饮

食影响较小,可经皮下给药。LMWH 的治疗剂量随年龄而异,新生儿每公斤体重所需的单位剂量大于年龄较大儿童;危重病患儿可能也需要更大的剂量。不良反应很少,仅 2%~3% 发生出血,引起肝素诱导血小板减少症(heparin-induced thrombocytopenia,HIT)和骨质疏松也较少。如果使用 LMWH 治疗,出现需要治疗的出血,则应静脉给予硫酸鱼精蛋白。硫酸鱼精蛋白剂量取决于之前 3~4 小时内的 LMWH 剂量;1mg 硫酸鱼精蛋白可以灭活 100U 的 LMWH。

2)普通肝素(UFH):初始负荷剂量通常是 75U/kg 静脉给药,给药时间 10 分钟。若患者有严重出血风险,例如正在从神经外科手术后康复或存在其他颅内出血风险,则应减少或不给予负荷剂量。负荷剂量后给予 UFH 维持剂量,其取决于患者的年龄,婴儿 28U/(kg·h),儿童(≥1 岁)和青少年 20U/(kg·h)。监测方法是测定抗 Xa 因子活性水平,治疗性肝素化的目标范围为 0.35~0.7U/ml,其次是 APTT 为基线的 1.5~2 倍。不良反应包括出血、骨质疏松和 HIT。如果出血危及生命或需要立即逆转,则可静脉给予硫酸鱼精蛋白快速中和肝素。硫酸鱼精蛋白的剂量取决于前 2 小时内的肝素剂量;1mg 硫酸鱼精蛋白可灭活 100U 的 UFH。

3)维生素 K 拮抗剂(VKA):初始剂量为 0.2mg/kg,口服(最多 5mg/d)。有轻度肝功能障碍和/或基线 PT 升高的患者应降低初始剂量(如 0.1mg/kg)。重度肝衰竭患者不应使用华法林。使用 VKA 治疗儿童 VTE 时,治疗范围的 INR 通常为 2.0~3.0。应每日检查 INR 水平,直到至少连续 2 日的结果均处于目标范围内。如 INR 保持稳定,则可逐步降低检查频率。维持治疗期间通常每 1~2 周检查一次 INR 水平,具体取决于患儿的临床稳定性和年龄(幼儿可能需要更频繁检查)。出血为常见不良反应,但儿童使用 VKA 时的出血风险比较小。出血需要逆转 VKA 抗凝效果时,应给予维生素 K 联合或不联合凝血酶原复合物浓缩剂(prothrombin complex concentrate,PCC)或新鲜冰冻血浆(fresh frozen plasma,FFP)输注。

(2)药物选择时机

1)诱发性 VTE:即原因为可以识别的基础疾病和危险因素。建

议采用 LMWH 或 UFH 进行 5~10 日的初始抗凝治疗,然后采用
LMWH 或 VKA 治疗 3 个月。出现下列情况时需要特别注意和/或调
整该法。

A. 导管相关性 VTE:除标准抗凝治疗外,还应在临床条件允许
的情况下于治疗 3~5 日后移除 CVC。如果需要 CVC 且其仍能发挥
作用,则应在治疗性抗凝后给予预防剂量的 LMWH 以防止 VTE 复
发,直至 CVC 移除。儿童的危险因素持续存在但有可能逆转时(如
肾病综合征或川崎病),抗凝治疗应持续 3 个月以上,直到危险因素
消除。

B. 恶性肿瘤相关性 VTE:癌症患儿的血栓栓塞治疗需要特殊考
虑,因为他们通常会留置 CVC、正在使用可能会影响抗凝决策的药
物,以及常需要外科手术。

C. SLE 相关性 VTE:患儿可能需要长期抗凝治疗,甚至是
终生抗凝治疗。治疗持续时间取决于是否持续存在抗磷脂抗体
(antiphospholipid antibodies,aPL)。对于首次发生 VTE 的儿童,最常用
的方法是只要存在 aPL 就进行无限期的抗凝治疗。对于复发 VTE 且
存在 aPL 的儿童,推荐终身抗凝治疗。

2) 非诱发性 VTE:没有明确疾病或危险易于形成血栓因素。儿
童很少发生非诱发性血栓形成。非诱发性 VTE 的治疗疗程更长(6~12
个月);复发性非诱发性 VTE 应长期治疗。

3) PE:治疗包括最初给予 LMWH 或 UFH 治疗 7~10 日,然后采
用 LMWH 或 VKA 长期抗凝。对于有手术等暂时性危险因素的 PE
患儿,抗凝治疗应持续至少 3 个月,而非诱发性 PE 的治疗应持续 6
个月。PE 广泛且有血流动力学改变的患儿,可考虑使用是否使用溶
栓剂。

3. **溶栓治疗**　溶栓剂仅用于因大血管闭塞而发生器官或肢体损
害的患者,如重组组织纤溶酶原激活物(recombinant tissue plasminogen
activator,r-tPA)和尿激酶。尤其是大血管阻塞:婴儿和儿童因大血管
阻塞而出现器官或肢体损害时,可能需要全身性或置管溶栓治疗。儿
童中最常用的溶栓剂是 r-tPA。

（1）全身性溶栓治疗：r-tPA 0.1~0.6mg/（kg·h），持续 6 小时，也可用小剂量输注 r-tPA 0.01~0.06mg/（kg·h），最长持续 96 小时，输注溶栓剂时通常要停止 UFH 治疗或使用较低剂量，例如 10U/（kg·h）。

（2）局部置管溶栓治疗：置管溶栓治疗是指将导管尖端置于血栓内并输注小剂量 r-tPA，这种方法可提高缓解率以及降低大出血并发症的发生。采用 r-tPA 进行置管溶栓治疗时的推荐剂量为 0.01mg/（kg·h），持续 24 小时。输注溶栓剂时通常要停止 UFH 治疗或使用较低剂量，例如 10U/（kg·h）。

（3）监测：建议在开始行溶栓治疗之前常规检查纤维蛋白原水平。为避免溶栓剂效果降低，纤维蛋白原水平偏低（<100mg/dl）时应给予新鲜冰冻血浆（FFP）。接受溶栓治疗的患者应每 6 个小时监测一次纤维蛋白原水平，并在纤维蛋白原水平 <100mg/dl 时给予 FFP。

（4）出血的预防和处理：出血是溶栓治疗的主要并发症。在开始溶栓治疗前，应纠正所有可能增加出血风险的异常（如血小板减少、维生素 K 缺乏）；出血风险高的患者禁忌使用溶栓。溶栓治疗引起轻度出血性并发症时，可采用局部压迫和外用凝血酶制剂治疗。局部大出血时需要停止溶栓治疗并给予 FFP 或冷沉淀，必要时还可使用其他血液制品。

4. VTE 预防治疗

（1）一级预防：在无既往 VTE 发作的患儿中应用抗凝治疗。必须考虑，VTE 危险因素的数量和性质，以及危险因素是一过性还是长期存在。VTE 预测因素包括危重病、机械通气、全身感染、住院时间≥5 日、年龄（青春期后青少年风险更高）、使用口服避孕药（Oral contraceptive，OCP）、已知的易栓事件、VTE 既往史、重度肥胖、手术（尤其是骨科手术）、创伤以及长时间制动。患有某些慢性疾病（VTE 长期风险）的患儿，如长期接受家庭全胃肠道外营养（total parenteral nutrition，TPN）、通过动静脉瘘或中央静脉通路装置行血液透析、存在某些心脏病变、有先天性和婴儿期肾病综合征的患儿，可能需要长期预防性抗血栓治疗。

（2）二级预防：若患者曾经有过诱发性 VTE 发作且持续存在，或复发除 CVC 外的 VTE 危险因素，则可能需要长期抗血栓治疗（预防或治疗剂量）。适应证包括需长期一级预防的慢性疾病，包括长期 TPN 依赖、血液透析依赖、某些类型的心脏病，先天性肾病综合征、炎症性肠病发作期间、系统性红斑狼疮，疾病发作，和/或 aPL 持续存在和有既往非诱发性 VTE 发作的儿童再次发生 VTE 时，应无期限治疗。

5. 预后

（1）复发：VTE 患儿的复发风险为 7%~20%；该风险取决于血栓是否为诱发性，以及基础 VTE 危险因素的性质。诱发性 VTE（如，CVC 相关或由基础疾病引起）患儿在基础病因清除或消退后很少复发。在非诱发性 VTE 儿童中，抗凝停止后的中位时间为 3.5 年时，有 21% 的患儿 VTE 复发。

（2）血栓形成后综合征（PTS）：为慢性静脉功能不全，症状从受累肢体轻度水肿至慢性疼痛及溃疡。PTS 主要是根据临床症状诊断，包括局部水肿、疼痛、皮肤温度改变、肢体周长差异，以及静脉曲张、营养性皮肤改变（淤积性皮炎）及皮肤溃疡。儿童发生 VTE 后的 PTS 发生率为 10%~70%；导管相关性 VTE 患儿的 PTS 发生率低于非导管相关性 VTE 患儿。

（3）死亡率：儿科总体死亡风险为 8%~17%，PE 患儿风险为 10%~20%；血栓性并发症直接致死的患者占 2%~4%，PE 是引起 VTE 相关大多数死亡的原因。

▶ 附：VET 诊治流程图

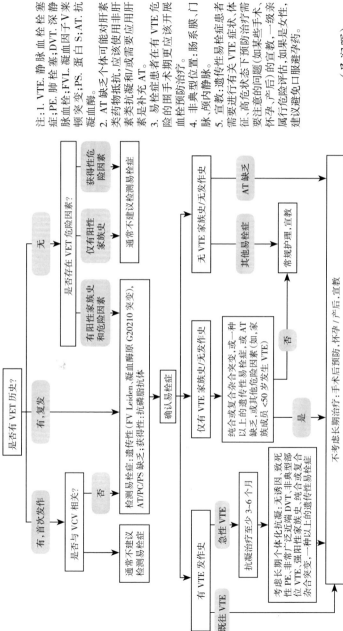

注：1. VTE. 静脉血栓栓塞症；PE. 肺栓塞；DVT. 深静脉血栓；FVL. 凝血因子 V 莱顿突变；PS. 蛋白 S；AT. 抗凝血酶。

2. AT 缺乏个体可能对肝素类药物抵抗，应该使用非肝素类抗凝和/或需要应用肝素是补充 AT。

3. 易栓症患者在有 VTE 危险的围手术期更应该开展血栓预防治疗。

4. 非典型位置：肠系膜、门脉、颅内静脉。

5. 宣教：遗传性易栓症患者需要进行有关 VTE 症状、体征，高危状态下预防治疗需要注意的问题（如某些手术、怀孕、产后）的宣教，如果是女性，属行危险评估，如果是育龄女性，建议避免口服避孕药。

（吴润晖）

参考文献

［1］ISRAELS SJ, KAHR WH, BLANCHETTE VS, et al. Platelet disorders in children: A diagnostic approach. Pediatr Blood Cancer, 2011, 56 (6): 975-983.

［2］NURDEN P, NURDEN AT. Congenital disorders associated with platelet dysfunctions. Thromb Haemost, 2008, 99: 253.

［3］COLLINS PW, HAMILTON M, DUNSTAN FD, et al. Patterns of bruising in preschool children with inherited bleeding disorders: a longitudinal study. Arch Dis Child, 2017, 102: 1110.

［4］SOUNDAR EP, JARIWALA P, NGUYEN TC, et al. Evaluation of the International Society on Thrombosis and Haemostasis and institutional diagnostic criteria of disseminated intravascular coagulation in pediatric patients. Am J Clin Pathol, 2013, 139: 812.

［5］中华医学会血液分会血栓与止血学组. 弥散性血管内凝血诊断与治疗中国专家共识(2017 年版). 中华血液学杂志, 2017, 38 (5): 361.

［6］SANKAR MJ, CHANDRASEKARAN A, Kumar P, et al. Vitamin K prophylaxis for prevention of vitamin K deficiency bleeding: a systematic review. J Perinatol, 2016, 36 Suppl 1 (Suppl 1): S29-S35.

［7］SQUIRES JE, MCKIERNAN P, SQUIRES RH. Acute liver failure: an update. Clin Liver Dis, 2018, 22: 773.

［8］TUNG J, HADZIC N, LAYTON M, et al. Bone marrow failure in children with acute liver failure. J Pediatr Gastroenterol Nutr, 2000, 31: 557.

［9］VIRCHOW R. Phlogose Und Thrombose Im Gefässsystem. Gesammelte Abhandlungen zur Wissenschaftlichen Medizin, 1856: 458.

［10］BRANDÃO LR, SIMPSON EA, LAU KK. Neonatal renal vein thrombosis. Semin Fetal Neonatal Med, 2011, 16: 323.

［11］WILLIAMS S, CHAN AK. Neonatal portal vein thrombosis: diagnosis and management. Semin Fetal Neonatal Med, 2011, 16: 329.

［12］CHALMERS E, GANESEN V, LIESNER R, et al. Guideline on the investigation, management and prevention of venous thrombosis in children.

Br J Haematol,2011,154:196.

[13] MAHAJERIN A,PETTY JK,HANSON SJ,et al. Prophylaxis against venous thromboembolism in pediatric trauma:A practice management guideline from the Eastern Association for the Surgery of Trauma and the Pediatric Trauma Society. J Trauma Acute Care Surg,2017,82:627.

第五章 恶性血液肿瘤性疾病

第一节 总 论

15岁以下儿童恶性肿瘤（包括淋巴血液系统肿瘤和恶性实体瘤）总体发病率在每年100/100万~130/100万，在发达国家和地区是儿童期主要的死亡原因。与成人恶性肿瘤相比，在发病方式、对治疗的反应及预后等多方面均有明显差异，儿童肿瘤专业人员对此应有充分认识。

成人以原发于上皮组织的癌最多见，如胃癌、肺癌、直肠癌及乳腺癌等。而儿童则以淋巴造血系统的白血病、淋巴瘤和起源于中外胚层的非上皮性肿瘤如脑瘤、神经母细胞瘤及肾母细胞瘤等常见。在疾病诊断与鉴别诊断时应考虑到不同年龄及各种肿瘤的发病率差异。

【病因和发病机制】

关于儿童白血病发病的病因尚未明确，许多学者认为儿童白血病发病系"二次打击"学说，第一次打击发生在宫内、出生时有染色体或基因水平改变，第二次打击发生在出生后，只有1%发生基因缺失/突变以致在产生第二个基因水平改变时，导致白血病或其他肿瘤的全面暴发，如唐氏综合征就是一个典型例子。目前认为可能与以下因素有关。

1. **化学因素** 长期接触苯及其衍生物的人群白血病发病率高于一般人群，发病潜伏期可长达10~30年。多环芳香烃类，如苯致白血病得到广泛的研究。接触杀虫剂、碳氢化合物及含氯有机溶剂等化学物质也可诱发白血病的发生。随着工业发展和污染的加剧，白血病在发展中国家的发病率也有所上升。

2. 环境因素 染发剂,汽车尾气,父母吸烟、母亲妊娠期吸烟或饮酒,化学污染的饮用水也可增加白血病的易感性。

3. 化/放疗因素 一些抗肿瘤的细胞毒药物的烷化剂如氮芥、美法仑、环磷酰胺及拓扑异构酶Ⅱ抑制剂如替尼泊苷、多柔比星、米托蒽醌和依托泊苷等都有致白血病作用。另外各种电离辐射如 X 线也可诱发白血病,白血病的发生取决于人体吸收辐射的剂量。

4. 遗传因素 有染色体畸变或某些基因突变的人群白血病及其他肿瘤的发病率高于正常人。如唐氏综合征、布卢姆综合征、多发性神经纤维瘤 1 型、施瓦赫曼-戴蒙德综合征、范科尼综合征、毛细血管扩张性共济失调综合征、威斯科特-奥尔德里奇综合征等患者的白血病发病率较高。唐氏综合征患者患白血病的风险提高了 10~20 倍。$GATA1$ 突变使患 M_7 型白血病的风险增加 600 倍。10 岁以下的同卵双生儿如果有一个患急性白血病(通常是急性淋巴细胞白血病),则另一个 1 年内发生率为 20%~25%。如果家庭中有一个成员发生白血病时,近亲发病率比一般人高 3~5 倍。

关于儿童肿瘤的发病原因也很复杂,环境因素在成人肿瘤的发病中起重要作用,这些后天的环境因素包括个人生活习惯、环境污染及特殊感染暴露等。在儿童肿瘤的发病机制中可能涉及更多的先天性因素即基因因素。

胚胎期已存在的 DNA 多发性突变成为易发肿瘤的基础因素,这些突变并非一定来自亲代,在这些出生时已存在突变的基础上,遭遇其他包括后天环境因素的次发因素时,基因发生再次突变(双突变或多次突变理论),最终使肿瘤的发病机会明显增高,导致临床上低年龄发病,但家族性发病的病例并不多见,说明基因突变可能发生于胚胎发育期,而并非一定来自亲代。

遗传因素致家族性发病倾向,由亲代遗传获得某一致病基因,成为易发某种肿瘤的基础,并由此导致肿瘤的形成。这一因素在各种肿瘤中的比例不同,如 40% 视网膜母细胞瘤病例有遗传因素,而在白血病中仅 2.5% 病例可能有遗传因素参与。

【诊断】

儿童恶性肿瘤性疾病的诊断应该包括疾病的病理形态和/或细胞形态学诊断和亚型诊断,如急性 B 淋巴细胞白血病(细胞形态和免疫表型亚型),腺泡型横纹肌肉瘤(病理亚型)。实体瘤应进行分期诊断,通过全面的体格检查、影像学评估和其他可能转移部位肿瘤浸润情况(如骨髓和体液)的评估,根据各个疾病的分期标准明确分期。包括白血病在内的各个肿瘤均存在一些和预后相关的临床、实验室和生物遗传学因素,在治疗前应对这些相关预后因素进行全面评估,根据这些预后因素的评估结论,对疾病进行临床危险度分组,根据分组,临床可选择与危险组相适应的治疗方案。如影响白血病预后的主要因素有年龄、起病时白细胞总数、免疫表型特征、染色体核型、特殊的融合基因及治疗早期反应等,根据这些因素可将白血病分成不同临床危险组并给予相应的治疗方案。而对实体瘤而言,疾病的分期、手术是否能完全切除、不同的病理亚型、年龄(如神经母细胞瘤)及特殊的异常基因(如神经母细胞瘤的 *N-MYC* 扩增和 1P 缺失)等影响预后,临床上根据这些因素也将之分成不同的临床(危险)组别,给予不同的治疗方案。随着二代测序等生物学技术的发展,基因亚型诊断的飞速进步,各种肿瘤可能同时存在不同基因变异亚型,有些已有合适的靶向治疗,因此基因亚型诊断也应作为补充诊断之一。

临床医生应该了解治疗前病理(细胞)形态学诊断、分期诊断及临床危险组诊断的重要性,强调完整的诊断必须在初诊时完成,如未完成完整诊断必需的检查或未保留足够的诊断用标本,将给后续的合理治疗带来无法弥补的困难。

【鉴别诊断】

白血病和全身转移的晚期肿瘤常有相似的全身症状,包括发热、贫血、出血倾向、肢体或骨骼疼痛、消瘦等。除此以外各个肿瘤尚有不同的原发部位特征和转移特征。可从以下几个方面着手进行鉴别诊断。

1. **原发部位**　恶性肿瘤一般均有原发部位,在未做病理诊断前根据原发部位的特征可作出初步的临床诊断。多种儿童恶性肿瘤如淋巴瘤、神经母细胞瘤及尤因肉瘤等在疾病早期就可转移,当患儿初诊已存在广泛转移时,原发灶和转移灶的确定可能有困难。常见儿童肿瘤的原发灶和转移部位见表 5-1,不同原发部位常见的肿瘤见表 5-2。

表 5-1　常见儿童肿瘤的原发灶和转移部位

病因	常见原发部位	常见转移部位
白血病	骨髓	血液系统及全身各部位均可有肿瘤细胞浸润,肝、脾、淋巴结、中枢神经系统、骨和肾为常见的浸润部位
非霍奇金淋巴瘤	中前纵隔、回盲部、腹腔淋巴结和外周淋巴结	肝、脾、淋巴结、骨髓、骨和脑膜
霍奇金淋巴瘤	外周淋巴结和中纵隔	肝、脾和淋巴结
神经母细胞瘤	肾上腺和脊柱两侧交感神经链	骨髓、肝、淋巴结、骨、眶部和皮下
肾母细胞瘤	肾	淋巴结、肺和肝
骨肉瘤	长骨干骺端	骨和肺
尤因肉瘤	四肢骨、躯干骨和软组织	肺、骨和骨髓
横纹肌肉瘤	泌尿生殖道和颌面部软组织	淋巴结、肺、肝、骨髓、骨和脑
生殖细胞瘤	睾丸、卵巢、骶尾部、盆部、纵隔和松果体	淋巴结、肺和骨髓

表 5-2　不同部位常见的原发肿瘤

原发部位	常见肿瘤
头面部	非霍奇金淋巴瘤、横纹肌肉瘤和组织细胞增生症
颈部	淋巴瘤和神经母细胞瘤
纵隔	淋巴瘤(前、中纵隔)、神经母细胞瘤(后纵隔)、胸腺瘤(前纵隔)
腹腔	淋巴瘤(回盲部、淋巴结)、神经母细胞瘤(后腹膜、肾上腺或脊柱旁)、肾母细胞瘤(后腹膜肾原发)、生殖细胞性肿瘤和横纹肌肉瘤

续表

原发部位	常见肿瘤
盆腔	生殖细胞瘤、横纹肌肉瘤、神经母细胞瘤和淋巴瘤
骨	骨肉瘤、尤因肉瘤和非霍奇金淋巴瘤
骶尾部	生殖细胞瘤、神经母细胞瘤和淋巴瘤
软组织	横纹肌肉瘤、尤因肉瘤、非霍奇金淋巴瘤、未分化肉瘤和其他软组织肉瘤

2. **转移特点**　儿童肿瘤在就诊时已有远处转移者较多见,原因有以下两点:①疾病早期即可发生血行或淋巴远处转移是儿童恶性肿瘤的特点之一。②当肿瘤原发于非体表部位,未形成压迫症状或全身症状时不易发现,晚期才出现症状或体征,此时就诊常常已存在转移灶。即使影像学检查未发现明显转移灶,也有可能已有微小的亚临床转移。非霍奇金淋巴瘤、神经母细胞瘤、横纹肌肉瘤、尤因肉瘤及骨肉瘤就诊时就存在转移的机会较多。常见的远处转移部位是淋巴结、骨髓、骨、肺、肝、脾和颅内(见表5-1)。

3. **临床症状及体征**　儿童血液系统恶性肿瘤全身症状突出,主要有贫血、出血、发热和肝、脾、淋巴结肿大。实体瘤原发于体表部位时,主要的就诊原因是可扪及无痛性肿块。肿瘤原发于纵隔、腹腔及盆腔时,早期常无症状,体检也不易发现肿块,当肿瘤生长至压迫邻近组织、器官使其功能障碍时,出现占位压迫症状,常见肿瘤占位性症状见表5-3。全身播散时出现全身症状如苍白、消瘦、发热、骨关节疼痛、出血及肝、脾、淋巴结肿大等。这些症状、体征在治疗有效时消失较快,而治疗无效时症状持续时间较短,即进入临床终末期。

表 5-3　常见部位的肿瘤压迫症状

部位	压迫症状
眶部	眼球突出、视力改变和眶周瘀斑
鼻咽部	鼻塞、打鼾和呼吸困难
纵隔	头面部及上肢水肿、呼吸困难、刺激性难于控制的咳嗽、发声变化、不能平卧、喘鸣和慢性缺氧性杵状指/趾

续表

部位	压迫症状
腹腔	下腔静脉受压出现阴囊、下肢水肿;胆管受压出现黄疸;肠道受压出现不完全肠梗阻;回盲部肿瘤可合并肠套叠;尿路压迫出现排尿异常,肾盂积水;直肠受压出现便秘或直肠刺激症状
颅内	神经系统定位症状、体征、颅内压增高的表现
椎管内	相应受累水平的肌力、肌张力和感觉障碍;排尿排便障碍

【治疗】

1. **儿童肿瘤的主要治疗手段**　儿童肿瘤的治疗通常包括手术、化学治疗和放射治疗三大基本治疗手段。随着医学科学的发展,造血干细胞移植、免疫治疗和靶向治疗等新技术在不断地进步中。

(1) 手术:手术是非淋巴血液系统恶性肿瘤的主要治疗手段之一。手术目的包括病理活检、根治性肿瘤完全切除术、不完全减负大部分切除术和解除或减轻症状的姑息性手术。术前应有充分准备,明确手术目的,在预知不能完全切除时主张先作病理活检以明确诊断,然后行化疗,使肿瘤缩小、分期前移后再手术。

(2) 放射治疗:多种儿童肿瘤对放疗敏感,如神经母细胞瘤、肾母细胞瘤、大部分脑瘤、尤因肉瘤、横纹肌肉瘤及淋巴系统恶性肿瘤均对放疗敏感。但放疗有明确的近远期不良反应,并可因此而影响长期生存者的远期生活质量,因此并非每个对放疗敏感的肿瘤均需接受放疗,如淋巴系统恶性肿瘤虽然对放疗敏感,但其疗效可采用其他方法替代而达到,因此对儿童急性淋巴细胞白血病和非霍奇金淋巴瘤已不再是个必不可少的治疗手段。只有在明确放疗能改善这一肿瘤预后或利大于弊的条件下才采用放疗。

(3) 化学治疗:白血病和淋巴瘤的主要治疗手段是化学治疗。实体瘤中除一些特定的神经母细胞瘤外,对未完整切除或有残留的儿童恶性肿瘤一般均有指征给予适当的化学治疗,以减少复发率,增加治愈率。

2. **分型、分组、分层治疗原则**　临床上应该根据各个病例存在的不同的危险因素,进行临床危险度分组,并根据危险组给予不同强度的治疗方案。

(1)同一种白血病或其他肿瘤有不同的细胞/病理形态或免疫、细胞遗传学亚型,它们对同样的治疗手段可有不同的敏感性,因此需了解这些差异并分别给予相适应的治疗。

(2)同一亚型白血病/肿瘤在诊断时处于不同的疾病阶段(分期和/或临床分组),需接受不同强度的治疗,避免早期或低危险组患者接受不必要的过强的治疗,增加治疗风险和影响远期的生存质量。而晚期或高危险组患者接受过弱的治疗,则治愈机会减少。因此应根据不同的分期或危险组给予不同强度的治疗。

3. 治疗反应及疗效 儿童肿瘤对治疗与成人有不同的反应,主要表现为以下三点。

(1)对化学治疗的敏感性优于成人:儿童肿瘤总体上对化学治疗、放射治疗的敏感性高于成人,因此儿童肿瘤长期无病生存率也高于成人,在合理治疗下儿童肿瘤总体治愈率可达 50%~70%。由于有些儿童肿瘤(如淋巴系统恶性肿瘤)对治疗较敏感,因此高负荷肿瘤患者在初始化学治疗时易发生肿瘤细胞溶解综合征,出现水电解质紊乱、肾功能不全及 DIC 等情况,应特别予以重视。

(2)对化学治疗的近期耐受优于成人:由于儿童有相对小的心理压力和较高药物代谢能力,因此儿童所采用的化疗药物剂量相对较大,有时不能被成人所接受,如大剂量甲氨蝶呤($5g/m^2$)等。但也有些药物如蒽环类对儿童心脏可能产生更大的毒性作用。

(3)远期副作用高于成人:儿童处于生长发育期,治愈率高而生存期长,因此更可能由于化疗药物及放疗对生长发育中的机体器官造成生长发育障碍及远期的脏器功能不良,包括成年后不育。所以在制订治疗方案时应特别注意尽可能减少远期并发症的风险,避免不必要的过度治疗,尤其是放射治疗。常见的与放射治疗、化学治疗相关并影响远期生活质量的并发症有放射治疗部位的软组织、骨骼发育不良及畸形,放疗野内脏器功能障碍,心肺功能障碍、不育和第二肿瘤等(表 5-4),在随访中应加以特别注意。

表 5-4　治疗相关常见并发症

受累部位	受累因素	临床表现
肺损伤	放射治疗、化学治疗（博来霉素）	肺炎、肺纤维化、肺功能下降、纵隔增宽、自发性气胸
心脏	放射治疗、化学治疗（蒽环类）	心肌病合并心力衰竭、心律不齐、心输出量减少和心包炎
脊髓索	放射治疗	放疗后综合征（麻木、刺痛、肢体电击样感等）和横断性脊髓炎
外周神经	放射治疗、化学治疗（长春新碱）	外周神经炎
生殖系统	放射治疗、化学治疗（烷化剂）	无精子、闭经和不育
甲状腺	放射治疗	甲状腺功能减退
软组织、骨	放射治疗	>25Gy 时易发生，<6 岁和 11~13 岁儿童受影响大。主要为局部发育不良、畸形、身材和身高受影响
第二肿瘤	放射治疗、化学治疗	5 年时发生率为 2%，10 年为 5%，15 年为 9%。白血病和非霍奇金淋巴瘤相对多发，20 年乳腺癌发病率为 9.2%

（4）特殊基因亚型或其他靶标治疗：有些具有特殊靶标类型的肿瘤有有效的靶向治疗，应加以重视，如费城染色体（Philadelphia chromosome）阳性的急性淋巴细胞白血病（Ph$^+$-ALL），在化疗同时应加用靶向药物酪氨酸激酶抑制剂，使疗效明显改善。

（汤静燕）

第二节　急性淋巴细胞白血病

急性白血病是造血系统的恶性疾病，居小儿恶性肿瘤中发病率首位，亦是儿童时期的主要死亡原因之一。小儿白血病发病率（3~4）/10 万，约 95% 为急性，其中急性淋巴细胞白血病（acute lymphoblastic leukemia,ALL)约占 2/3,急性髓系细胞白血病(acute myeloid leukemia,AML)占 1/3。近 40 年来中国儿童 ALL 的诊治方面取得了长足的进步,ALL 疗效有明显提高,5 年生存率可以达到 80% 以上。主要归功于规范了儿童 ALL 形态学-免疫学-细胞遗传学-分子生物学(morphology-immunology-cytogenetics-molecular biology,MICM)诊断分型标准,极大地提高了危险度分型的准确性;建立了儿童 ALL 的早期治疗反应评估体系,治疗早期应用微量残留病(MRD)技术并前瞻性应用于调整临床危险度和治疗强度;在这些基础上不断改进优化组合化疗方案,根据不同危险度进行分层治疗,避免治疗不足与过度治疗;对于庇护所预防,放弃颅脑预防性放疗,采用大剂量甲氨蝶呤静脉滴注,有效降低中枢神经系统白血病及睾丸白血病的发生;通过多中心协作组开展前瞻性大宗病例的临床研究,既发挥规范性诊治及医院间相互促进的作用,又提供了准确可靠的研究结果,作为进一步研究的基础。

【病因和发病机制】

白血病的发病原因至今仍不清楚,以下是可能的发病因素。

1. **化学因素**　长期接触苯及其衍生物人群白血病发病率高于一般人群,发病潜伏期可长达 10~30 年。接触杀虫剂等化学物质也可诱发白血病。随着工业发展和污染的加剧,白血病在发展中国家的发病率也有所上升。

2. **环境因素**　染发剂、吸烟、辐射等也可增加白血病的易感性。

3. **化/放疗因素**　一些抗肿瘤的细胞毒药物如氮芥、美法仑、环磷酰胺及拓扑异构酶Ⅱ抑制剂如依托泊苷、替尼泊苷、多柔比星、米托蒽醌等都有可能致白血病作用。另外各种电离辐射也可诱发白血病,白血病的发生取决于人体吸收辐射的剂量。

4. **遗传因素**　有染色体畸变的人群白血病的发病率高于正常人。如唐氏综合征、布卢姆综合征、范科尼综合征、毛细血管扩张性共济失调综合征、威斯科特-奥尔德里奇综合征等患者的白血病发病率较高。10 岁以下的同卵双生儿如果有一个患急性白血病(通常是 ALL),则另一个 1 年内发生率为 20%~25%。如果家庭中有一个成员发生白血病时,近亲发病率比一般人高 3 至 5 倍。

【诊断】

1. 急性淋巴细胞白血病的诊断

(1)临床表现:儿童白血病起病多较急,少则几天多则数月,也有部分患者起病时症状较为隐匿,并持续数月。主要表现发热、贫血、出血和浸润的相应症状。

1)发热:常为首发症状,热型不定,占 50%~60%。发热的主要原因是白血病本身所致发热,用抗生素治疗无效,在诱导治疗 72 小时内缓解;其次是感染,患白血病时 T 淋巴细胞功能下降加之中性粒细胞减少,极易发生感染,常见部位为呼吸道、消化道及皮肤黏膜,甚至是败血症。

2)贫血:呈进行性加重,常见乏力、苍白、活动后气促及嗜睡等,查体时发现面色、甲床及眼睑结膜不同程度地苍白。发生贫血的主要原因是骨髓白血病细胞恶性增生,抑制红系造血,其次如有出血可进一步加重贫血的程度。

3)出血:为常见的早期症状,皮肤、口腔黏膜出血点或瘀斑,鼻出血也较常见,也可有消化道出血及尿血,很少见颅内出血。出血主要原因是骨髓中巨核系统造血受抑制,血小板生成及功能受影响,其次是白血病细胞浸润使毛细血管受损,血管通透性增强。

4)白血病细胞浸润表现:70%~80% 的患者有不同程度的肝、脾、淋巴结肿大。①纵隔淋巴结肿大,常见于 T 淋巴细胞白血病,造成呛咳、呼吸困难、上腔静脉综合征和上纵隔综合征等。②中枢神经系统白血病,早期通常仅在脑脊液检查中发现白血病细胞,晚期可见脑神经麻痹、偏瘫、脑炎、脑膜炎、脊髓炎或末梢神经炎等症状。③睾丸肿大可单侧或双侧,局部肿硬或者阴囊积水时会出现阴囊无痛性肿大。明显的睾丸症状在初诊时很少发生,多见于急性淋巴细胞白血病缓解期和停药后。④白血病细胞也可发生眼部的浸润,眼眶、视神经、视网膜、虹膜、角膜或者结膜,眼前房积液会使眼部受累。眼部出血及白血病细胞在视网膜或者视神经沉积是 ALL 最初的表现,其他眼部症状常发生在复发时,在复发患者中约 10% 会累及眼部,出现症状。

5）骨髓及关节浸润所致疼痛：可有胸骨、长骨的压痛，原因为小儿骨髓多为红骨髓，易被白血病细胞侵犯，大量白血病细胞增生、压迫和破坏骨质及骨膜浸润。值得注意的是，年长儿常以骨关节痛为首发症状而被误诊为关节炎，需及早做骨髓穿刺，明确诊断，诊断不明确时不用激素类药物。

6）其他少见的浸润：当白血病细胞浸润皮肤时，可有结节、肿块及斑丘疹等；唾液腺肿大等；脊髓硬膜外压迫少见但后果严重，需要及时发现，并立即化学治疗及高剂量的糖皮质激素治疗，以防发生永久性的下肢瘫痪。

(2) 实验室检查（初步检测）

1）常规检查：外周血白细胞计数多数增高，也可正常或减低，范围很广，从 $0.1\times10^9/L$ 到 $1\ 500\times10^9/L$ 不等，中位数为 $12\times10^9/L$。高白细胞（$>100\times10^9/L$）占 15%，粒细胞减少（$<0.5\times10^9/L$）占 40%。通常涂片可见原始及幼稚细胞，血红蛋白及红细胞下降，血小板呈现不同程度降低。

2）骨髓常规检查：骨髓形态学检查多见骨髓增生活跃至极度活跃，也可见骨髓增生减低，骨髓中某一系的白血病细胞恶性增生，原始及幼稚淋巴细胞≥20%，高者达 90% 以上。粒系及巨核系增生明显减少或抑制。对于骨髓干抽或骨髓坏死的患儿应进行骨髓活检。

3）细胞组织化学染色：可帮助鉴别细胞类型，对骨髓涂片进行组织化学染色检查，确定细胞的生物化学性质，有助于与其他类型的白血病鉴别。ALL 的组织化学特征为，过氧化物酶染色和苏丹黑染色阴性；糖原染色（±）~（+++）；酸性磷酸酶（−）~（±），T 细胞细胞质呈块状或颗粒状，其他亚型为阴性；非特异性酯酶阴性，加氟化钠不抑制。

4）为查明浸润部位做相关检查：如肝肾功能、凝血常规、血生化、脑脊液常规生化及细胞离心涂片等。白血病细胞负荷大的患者可出现血尿酸及乳酸脱氢酶含量增高。0.5% 的患者会出现血钙过高，这是由于白血病细胞浸润骨产生甲状旁腺激素样蛋白。胸部影像学检查以明确有无胸腺、纵隔淋巴结肿大及胸膜渗出。骨骼影像学检查可以明确有无骨膜反应及溶骨等。必要时做腹部 B 超、头颅

CT 或 MRI。

（3）MICM 检测：每个新诊断的患者治疗前行 MICM 检测已是急性白血病现代诊断方法的重要手段，弥补形态学的不足，实施 MICM 分型是规范化治疗的基本保证。

1）骨髓细胞形态学（morphology）：骨髓中原始及幼稚淋巴细胞≥20%；若骨髓中原始及幼稚淋巴细胞比例不足 20%；则必须要有分子诊断确定存在 ALL 的致病遗传学异常。

2）免疫分型（immunology）：应用系列单克隆抗体对白血病细胞进行标记，常用多参数流式细胞仪进行分析，确定白血病类型；主要分为 T 细胞系和 B 细胞系两大类，儿童 ALL 主要以 B 细胞型为主，占80%。根据白血病细胞分化阶段不同，B 细胞型 ALL 主要分为早期前 B、普通 B、前 B、成熟 B 四种类型，具体免疫表型特征见表 5-5。T 细胞型 ALL 主要分为早前 T、前 T、皮质 T 及髓质 T 四种类型，具体 T 细胞型免疫表型特征见表 5-6。

表 5-5　急性 B 淋巴细胞白血病免疫表型特征

型别	CD19	CD10	CD34	TDT	Cyμ	SIgM（κ、λ）
Ⅰ型（早期前 B）	+	−	+	+	−	−
Ⅱ型（普通 B）	+	+	+	+/−	−	−
Ⅲ型（前 B）	+	+	+/−	+/−	+	−
Ⅳ型（成熟 B）	+	+/−	−	−	+	+

注：Cyμ. 胞浆免疫球蛋白重链；SIgM. 膜表面免疫球蛋白 M。

表 5-6　急性 T 淋巴细胞白血病免疫表型特征

型别	CD34	CD7	CD5	CD2	CD3	CD4	CD8	CD1a	CyCD3
早前 T	+/−	+	+/−	−	−	−	−	−	+
前 T	+/−	+	+	+	−	−	−	−	+
皮质 T	+/−	+	+	+	−	+/−	+	+	+
髓质 T	−	+	+	+	+	+	+/−	−	+

在 2016 版 WHO 白血病分型中 ETP ALL 是最近定义的一种 T 淋巴母细胞白血病(T-lymphoblastic leukemia,T-ALL)亚型,以独特的免疫表型为特征:cCD3$^+$ sCD3$^-$,不表达 CD1a、CD8,CD5 弱表达或不表达,至少有一个髓系或干细胞抗原表达:HLA-DR、CD13、CD33、CD117、CD11b、CD34、CD65 等,但髓过氧化物酶(myeloperoxidase,MPO)阴性。

进行 T 或 B 淋巴细胞白血病免疫学诊断,应该检测以下所有抗体,并可根据实际情况增加必要抗体。①B 系:CD10、CD19、Cyμ、sIgM、CD20、CyCD22、CD22、CyCD79a。②T 系:CD1a、CD2、CD3、CD4、CD5、CD7、CD8、TCRαβ、TCRγδ、CyCD3。③髓系:CD11b、CD13、CD14、CD15、CD33、CD41、CD61、CD64、CD65、CD71、GPA、CyMPO、CD117。④其他:CD34、HLA-DR、CD45、TdT。

3)细胞遗传学(cytogenetics)和分子生物学(molecular biology)检查

A. 染色体 G 带或 R 带分析:应用染色体显带技术进行核型分析,以发现白血病细胞染色体数目异常及易位、倒位、缺失等结构改变。90% 以上的 ALL 具有克隆性染色体异常。染色体异常主要包括数量异常和结构异常。数量异常中高超二倍体(即染色体数量大于 50 条),约占 ALL 的 1/4,以 B 前体-ALL 多见,以 4、6、10、14、17、18、21、X 染色体异常多见;假二倍体,伴有结构异常的 46 条染色体,常表现为染色体易位;染色体数量小于 44 条的亚二倍体较少见,多见 20 号染色体缺失。结构异常,常见的染色体结构异常包括 t(1;19)、t(12;21)、t(9;22)、*MLL*(11q23)重排等。

B. FISH 检查:应包括用分离探针做 *MLL* 重排、iAMP21;可以选做 *TEL-AML1*、*E2A-PBX1*、*BCR-ABL1*。

C. PCR 检测:至少应该包括 *TEL-AML1*、*E2A-PBX1*、*MLL-AF4*、*BCR-ABL1*、*SIL/TAL1*,*MEF2D* 重排、*ZNF384* 重排、*TCF3-HLF* 和 *IKZF1* 缺失,以及 Ph 样基因或突变检测。

有条件或开展临床研究需要时可做 NGS、RNAseq 寻找新的遗传学异常包括融合基因,以及药物基因组学测定如 *TPMT* 及 *NUDT15*

多态性等。

D. 光学基因组作图（optical genome mapping，OGM）：为弥补传统细胞/分子遗传学的不足，近年来，一些协作组尝试采用光学基因组作图技术进行遗传学检测，该技术能识别出数 Kb 到整条染色体的基因组序列改变。初步结果显示，对于可被经典遗传学技术检出的细胞/分子遗传学变异，包括易位、倒位、缺失、插入、拷贝数变异等，该技术不但能够准确地识别出来，还能发现新的遗传学变异。虽然对于异染色质区变异的检测灵敏度尚显不足，但无疑是一种很有前途的白血病遗传学分析技术。

2. CNSL 的诊断与分级　中枢神经系统白血病（central nerve system leukemia，CNSL）的诊断和脑脊液的分级。

（1）CNSL 的诊断：CNSL 可发生于 ALL 发病时或治疗过程中，往往缺乏临床症状，仅在脑脊液行常规检测时发现异常，需与细菌感染和药物所致化学性脑膜炎区别。CNSL 早期有颅内压增高如头疼或呕吐症状，后期出现脑神经麻痹、脑炎症状如嗜睡甚至昏迷。经过 ALL 规范治疗特别是应用大剂量甲氨蝶呤及鞘内注射，CNSL 的发生率大大减少了。新诊断的 ALL 需通过脑脊液和影像检查对 CNS 状态进行评估和分级。

1）脑脊液中 RBC：WBC≤100：1，WBC≥5 个/μl，同时在脑脊液离心涂片标本中找到白血病细胞，或白血病细胞所占比例高于外周血幼稚细胞百分比。

2）或有脑神经麻痹症状。

3）或有影像学检查（CT/MRI）显示脑或脑膜病变。

4）排除其他病因引起的中枢神经系统病变。

（2）脑脊液的分级：对于新诊断的 ALL 判断是否存在 CNSL 需进行 CNS 状态分级，准确评估 CNS 状态对于 CNSL 的诊断、预防和治疗具有重要指导意义。根据脑脊液细胞学（包括脑脊液细胞计数及细胞形态学）、临床表现和影像学检查结果，将 CNS 分为以下 3 级。

1）CNS1：需要同时符合以下 3 项，①脑脊液中无白血病细胞；②无 CNS 异常的临床表现，即无明显的与白血病有关的脑神经麻痹；

③无 CNS 异常的影像学依据。

2）CNS2：符合以下任何 1 项，①腰椎穿刺无损伤即脑脊液不混血，RBC：WBC≤100：1 时，脑脊液中 WBC≤5 个/μl，并见到明确的白血病细胞；②腰椎穿刺有损伤即脑脊液混血（RBC：WBC>100：1），脑脊液中见到明确的白血病细胞；③腰椎穿刺有损伤并为血性脑脊液，如初诊 WBC>50×10⁹/L 则归为 CNS2。

3）CNS3（即 CNSL）：符合以下任何 1 项，①脑脊液中 RBC：WBC≤100：1，WBC>5 个/μl，并以白血病细胞为主，或白血病细胞所占比例高于外周血幼稚细胞百分比；②或存在无其他明确病因的脑神经麻痹；③或 CT/MRI 显示脑或脑膜病变，并除外其他中枢神经系统疾病。

3. 睾丸白血病(testicular leukemia，TL) 的诊断　儿童 ALL 经历规范的化学治疗特别是大剂量甲氨蝶呤治疗后，近年来男孩患睾丸白血病已越来越少了，往往发生在白血病停药后、不治疗或不规则治疗的白血病晚期。TL 表现为单侧或双侧肿大，质地变硬或呈结节状、缺乏弹性感，透光试验阴性，超声检查可发现睾丸呈非均质性浸润灶，活组织检查可见白血病细胞浸润。

【鉴别诊断】

1. 类白血病反应　可有肝脾大，血小板减少，末梢血象中偶见中晚幼粒及有核红细胞，但本病往往存在感染灶，当原发病控制后，血象即恢复。

2. 传染性单核细胞增多症　为 EB 病毒感染所致，可有肝脾、淋巴结肿大，发热、皮疹，血清嗜异凝集反应阳性，EB 病毒抗体阳性，白细胞增高并出现异型淋巴细胞，但血红蛋白及血小板计数正常，骨髓检查无白血病改变。

3. 再生障碍性贫血　出血、贫血、发热和全血细胞减少与白血病低增生表现有相似点，但本病不伴有肝脾、淋巴结肿大，骨髓细胞增生低下，无幼稚细胞增生。

4. 风湿与类风湿关节炎　风湿与类风湿关节炎常见发热，关节痛为游走性及多发性，轻者仅有关节痛而无局部关节红肿、热、痛，这与首发症状为骨关节痛而无明显血液学改变的 ALL 易混淆，遇不典型病例应争取尽早行骨髓检查。

【治疗】

当前儿童 ALL 的治疗主要方法是化学治疗（chemotherapy），简称化疗。近 40 年我国儿童 ALL 的疗效有很大提高，主要归功于化疗方案不断优化组合、感染预防与治疗的水平提升、治疗相关并发症特别是危重症的有效处理以及患者的登记随访管理工作等综合水平的提高。近年来免疫治疗、针对某些基因突变的靶向治疗、去甲基化及小分子去乙酰化酶抑制剂等药物不断问世，但在儿童 ALL 的治疗中除 Ph^+ ALL，以上治疗主要应用于难治复发性 ALL 的临床研究中，如 B 淋巴细胞白血病的 CAR-T、酪氨酸激酶抑制剂、博纳吐单抗（blinatumomab）或 Bcl-2 抑制剂等靶向治疗药物。因此化疗仍是初治儿童 ALL 首选、治愈率最高的治疗手段。

儿童 ALL 的治疗为一系统工程，我国儿科血液科医生们经过多年的努力，在规范化诊断治疗方面有了长足的进步，当前多数治疗组在 ALL 的诊疗工作中都遵循以下规范诊疗流程（见图 5-2）。

1. 临床治疗反应评估

（1）骨髓细胞形态学水平及评估时间点：骨髓涂片检查有无原幼淋巴细胞易于操作，目前仍作为缓解和复发状态的初步评价以及化疗期间骨髓增生情况的评估手段，通常于诱导缓解治疗的第 15 天、第 33 天进行，第 33 天骨髓原幼淋巴细胞 <5% 为完全缓解。骨髓缓解状态，M_1 为原幼淋细胞 <5%，M_2 为原幼淋细胞 5%~20%；M_3 为原幼淋细胞≥20%。

（2）白血病微量残留病水平评估时间点：国内外先进治疗组的多项研究已证明早期治疗反应，特别是微量残留病（minimal residual disease，MRD）水平具有重要的预后价值和临床指导意义，有助于识别出那些具有高度复发风险的患儿，以之为依据重新评估危险度，给予相应强度的治疗，大大提高了治疗效果。近十年由于检验公司的建立及发展，目前国内 MRD 的检测已广泛应用于临床。

患儿在诱导治疗早期、诱导结束、巩固治疗前进行 MRD 检测，评估治疗反应。MRD 阳性患者在其后的治疗阶段追踪评估直至转阴。

通常应用的 MRD 检测时间点及标准:诱导治疗第 15~第 19 天 $1\times10^{-3}\leqslant MRD<1\times10^{-1}$ 或诱导治疗后(第 33~第 45 天)$1\times10^{-4}\leqslant MRD<1\times10^{-2}$ 或巩固治疗前 $MRD<1\times10^{-4}$。

(3) MRD 评估方法

1)流式细胞术:利用白血病细胞和正常细胞间抗原表达异常区分白血病细胞和正常细胞,是目前应用最广泛、最快速的方法,推荐使用。流式细胞术进行 MRD 监测都必须在初次诊断时对白血病细胞进行免疫标记的筛查。只有那些和正常细胞(包括正常幼稚细胞)间存在明显不重叠的差别的抗原或抗原组合才能用于 MRD 监测。

2)融合基因定量 RT-PCR:监测灵敏度高,但只有不到 50% 病例存在融合基因,而且这一方法的结果以融合基因与内参基因的拷贝数之比来表示,而目前治疗方案要求的 MRD 水平以白血病细胞占所有有核细胞的百分比来表示,两者之间缺乏线性关系,因此可作为其他方法的补充手段。

3)*IgH/TCR* 重排定量 PCR:监测灵敏度高,线性好,90%~95% 以上病例可用此方法。

4)新一代测序(NGS):如果有条件可开展新一代测序,目前新一代测序仅基于 *IgH/TCR* 重排进行 MRD 监测,95% 的病例可以应用这一方法,可克服 RT-qPCR 的一些局限性,并且在分析足够数量的细胞时可增强灵敏度(可达 10^{-5}~10^{-6}),因此有助于识别出极低水平 MRD 的患儿,并进一步优化治疗方案和强度。NGS 提供了治疗期间和治疗后的与预后相关的生理性增生 B 细胞和 T 细胞的信息,可用于分析免疫系统多样性、免疫重建等,质量比较稳定,但是尚缺乏校准方法、质量控制和正确解释 NGS 数据指南。

2. 临床危险度分层 综合诊断时患儿的年龄、外周血白细胞计数、白血病细胞的 MICM 检查、髓外白血病状态、肿瘤细胞遗传学特征以及治疗反应加以确定。不同治疗中心通常根据儿童 ALL 预后不良的危险因素制订不同危险度分组,而且匹配不同强度的化疗方案组。以下标准是目前被广泛接受的危险度分组原则。

（1）儿童 ALL 预后不良的危险因素

1）诊断时年龄 <1 岁婴儿或≥10 岁的年长儿童。

2）诊断时外周血 WBC≥50×10^9/L。

3）诊断时已发生中枢神经系统白血病或睾丸白血病者。

4）免疫表型为 T-ALL，尤其 ETP-ALL 预后不良。

5）与不良预后相关的细胞及分子遗传学特征：t（9；22）（q34；q11.2）/*BCR-ABL1*；t（4；11）（q21；q23）/*MLL-AF4* 或其他 *MLL* 基因重排；t（1；19）（q23；p13）/*E2A-PBX1*；t（17；19）（q22；p13）/*TCF3-HLF*；*MEF2D* 重排；iAMP21；*IKZF1* 缺失。

6）染色体数目≤44 条的低二倍体或 DNA 指数（DNA index，DI）<0.8。

7）骨髓细胞学未达缓解：诱导缓解治疗第 33 天骨髓涂片幼稚淋巴细胞≥5%。

8）微量残留病（MRD）水平：ALL 早期治疗评估很重要，但不同治疗组的方案有不同的 MRD 评价时间点及标准，而且当前的治疗模式将评估时间点前移至第 15、19 天，进行危险度的升级调整。诱导缓解治疗中第 15~第 19 天 MRD≥10%，或诱导缓解结束第 33~第 45 天 MRD≥1% 或巩固治疗前 MRD≥0.01%。

（2）临床危险度分型

根据上述危险因素进行临床危险度分型，国内各治疗组主要采用德国 BFM 与美国 NCI 分型方法。一般将 ALL 分为 3 型：低危组、中危组、高危组，采用不同强度的治疗方案。以下介绍《儿童急性淋巴细胞白血病诊疗规范（2018 年版）》危险度分层。

1）低危组：符合以下所有条件。①年龄≥1 岁且 <10 岁；②WBC<50×10^9/L；③诱导化疗第 15~第19 天骨髓 M$_1$（原淋 + 幼淋 <5%）；或诱导化疗第 33~第 45 天骨髓 M$_1$；④诱导治疗第 15 MRD <0.1%，诱导缓解治疗后（第 33~第 45 天）MRD<0.01% 和巩固治疗前 MRD<0.01%。

2）中危组：符合以下 1 项或多项。①年龄 <1 岁，或年龄≥10 岁；②初诊最高 WBC ≥ 50×10^9/L；③CNS2、CNSL（CNS3）或/和睾丸白血病（TL）；④t（1；19）（*E2A-PBX1*）；⑤Ph$^+$ ALL 及 Ph 样 ALL；⑥iAMP21；

⑦T-ALL;⑧第 15 天骨髓 M_2(5%≤原淋 + 幼淋 <20%),且第 33 天骨髓 M_1;⑨诱导治疗第 15~第 19 天:0.1%≤MRD <10% 或诱导治疗第 33~第 45 天:0.01%≤MRD<1% 或巩固治疗前 MRD<0.01%。

3)高危组:符合以下任何 1 项或多项。①泼尼松反应差(PPR),第 8 天外周血幼稚细胞≥1.0×10⁹/L;②第 15 天骨髓 M_3(原淋 + 幼淋≥20%);③第 33~第 45 天骨髓未完全缓解 M_2 及 M_3(原淋 + 幼淋≥5%);④t(4;11)(MLL-AF4)或其他 MLL 基因重排(MLLr)阳性;⑤低二倍体、染色体数目≤44 或 DI 指数 <0.8;⑥IKZF 缺失(同时伴 ETV6-RUNX1 除外);⑦MEF2D 重排;⑧TCF3-HLF / t(17;19)(q22;p13);⑨诱导治疗后第 33 天评估纵隔瘤灶没有缩小到最初肿瘤体积的 1/3,评为高危,巩固治疗前仍存在瘤灶者列入高危;⑩诱导治疗第 15~第 19 天 MRD≥10%,或诱导治疗后第 33~45 天 MRD≥1%,或巩固治疗前 MRD≥0.01%。

3. 治疗方案简介 近 20 年我国在儿童白血病治疗中逐渐出现治疗协作组,有北京地区、广州地区、上海地区等协作组,开始规模小,形式简单,只是化疗方案的共同使用。

近年来随国家医保政策落实推进,治疗水平的不断提升,协作组规模得以扩大,诊断技术平台的建立与发展促进了协作组实施规范化诊治,同时加强患者的资料管理及随访。目前规模较大的两家协作组:2008 年成立的中国儿童急性淋巴细胞白血病协作组(Chinese Children's Leukemia Group CCLG-ALL)和 2015 年成立的中国儿童癌症协作组(Chinese Children's Cancer Group CCCG-ALL)。他们在儿童 ALL 的规范化诊治中做出重要贡献,无疑推动了我国儿童白血病整体治疗水平,积累了中国儿童白血病的治疗经验。目前 ALL 治疗方案日趋成熟,治疗策略、原则大致相同。CCLG-ALL 2008 是一项前瞻性临床研究,旨在通过中国第一个全国性的合作研究提高儿童的治疗效果。从 8 个城市的 10 所三级甲等医院招募 2 231 名患者,根据临床生物学特征和早期治疗反应,将患者分为标危组、中危组和高危组,采用统一规范的方案进行分层治疗。与以往的治疗强度比,标危组在强化阶段的剂量减少了 25%~50%,高危组患者接受更强烈的前期和维持治疗。本研究对所有患者采用非放疗方法预防中枢神经系统白血病也取得了成功,中枢神经系统复发率 1.5%,睾丸复发率 1.1%。在两家医院进行了微量残留病(MRD)监测和治疗方案的调整。研究结果:2 231 例患者完全缓解(complete remission,CR)达到94.1%,5 年总体生存率(overall survival,OS)和无事件生存率(event free survival,EFS)分别为 85.3% 和 79.9%,低危组 874 例,5 年 OS 为91.5%,5 年 EFS 为 87.9%;中危 887 例,5 年 OS 为 87.7%,5 年 EFS 为81.6%;高危组 470 例,5 年 OS 为 68.1%,5 年 EFS 为 59.9%。

(1) 以下简要介绍 CCLG 2008-ALL/CCLG 2018-ALL 治疗方案。CCLG 2008-ALL 方案简表见表 5-7。

(2) 诱导缓解治疗 VDLD:长春新碱(vincristine,VCR)1.5mg/(m²·剂)(最大 2mg),静脉注射(i.v.),第 8、第 15、第 22、第 29 天;柔红霉素(daunorubicin,DNR)30mg/(m²·剂),i.v.,第 8、第 15 天(中危、高危组第 22、第 29 天);左旋门冬酰胺酶(L-asparaginase,L-ASP)5 000U/(m²·剂),i.v. 或 i.m.,第 8、第 11、第 14、第 17、第 20、第 23、第 26、第 29 天或用培门冬酰胺酶(peg-asparaginase,PEG-ASP)2 500U/(m²·剂),i.m.,第 8、第 15 天;地塞米松(dexamethasone,DEX)6mg/(m²·d),分 3次口服,第 8~28,第 29 天减停 7 天。

(3) 早期强化治疗 CAM:环磷酰胺(cyclophosphamide,CTX)1 000mg/(m²·d),i.v.,第 1 天;阿糖胞苷(cytarabine,Ara-C)75mg/(m²·d),i.v.,第 3~6、第 10~13 天;6-巯基嘌呤(6-mercaptopurine,6-MP)50mg/(m²·d),睡前顿服,第 1~14 天。

(4) 巩固治疗 HD-MTX:标危组,大剂量甲氨蝶呤(high dose methotrexate,HD-MTX)2g/(m²·24h)i.v.,中高危组 HD-MTX 5g/(m²·24h)。MTX 1/10 量于 30 分钟内快速静脉滴注,余 9/10 量于 23.5小时内均匀滴入,第 8、第 22、第 36、第 50 天;四氢叶酸钙(CF)按时解救;6-MP 25mg/(m²·d),睡前顿服,第 1~56 天;HD-MTX 滴入后 2 小时进行鞘内注射,第 8、第 22、第 36、第 50 天。方案实施期间需要进行水化碱化治疗。

(5) 中间维持治疗:6-MP+MTX(仅中危组 8 周)。

(6) 延迟强化治疗 VDLD:VCR 1.5mg/(m²·d)(最大 2mg/次),i.v.,

第1、第8、第15天；多柔比星（doxorubicin，Doxo）25mg/（m²·d），静脉滴注1小时，第1、第8、第15天；L-ASP 10 000U/（m²·d），肌内注射或静脉滴注，第1、第4、第8、第11天，或PEG-ASP 2500U/（m²·剂），肌内注射，第1天；Dex 10mg/（m²·d），分3次口服，第1~7、15~21天。

（7）高危组巩固与延迟强化治疗：HR-1'，Dex 20mg/（m²·d），分3次口服，第1~5天；VCR 1.5mg/（m²·剂）（最大2mg），i.v.，第1、6天；HD-MTX 5g/（m²·24h），用法同上。HD-MTX结束后7小时开始给予CTX，每次200mg/m²，静脉滴注1小时，每12小时1次，第2~4天共5次；Ara-C 2 000mg/（m²·剂），静脉滴注3小时以上，每12小时1次，第5天共2次；L-ASP 25 000U/（m²·d），静脉滴注2小时以上，第6天或PEG-ASP 2 500U/（m²·剂），肌内注射，第6天；HD-MTX输注后2小时给予三联鞘内注射（TIT）。HR-2'，Dex、HD-MTX及鞘内注射和L-ASP用法同HR-1'；长春地辛（vindesine，VDS）3mg/（m²·剂）（最大5mg），缓慢静脉注射，第1、第6天；HD-MTX结束后7小时给予异环磷酰胺（ifosfamide，IFO）800mg/m²次，静脉滴注1小时以上，每12小时1次，第2~4天共5次；DNR 30mg/（m²·剂），静脉滴注；HD-MTX输注后2小时给予TIT。HR-3'，Dex和L-ASP用法同HR-1'；Ara-C 2 000mg/（m²·剂），静脉滴注3小时以上，每12小时1次，共4次，第1~2天；依托泊苷（etoposide，VP-16）100mg/（m²·剂），每12小时1次，共5次，第3~5天；静脉滴注2小时后鞘内注射。

（8）标危、中危及高危后期维持治疗：4周为1周期，6-MP+MTX：6-MP 50mg/（m²·d），睡前顿服，联合MTX 20mg/（m²·剂），口服或肌内注射，每周1次，共3周；第4周VDex，VCR 1.5mg/（m²·d）（最大2mg），第1天；Dex，6mg/（m²·d），口服，第1~5天。总疗程——标危组女孩、男孩均2年；中危、高危组女孩2年，男孩2.5年。

（9）在儿童ALL的治疗中，80%的患儿获得长期无病生存与中枢神经系统白血病的预防始终是分不开的，从诱导缓解治疗开始到维持治疗结束，长达2~2.5年；在规范化化疗基础上中枢神经系统白血病预防措施采用静脉滴注HD-MTX与鞘内注射相结合，放弃了头颅照射；每个患儿在治疗开始第1次腰椎穿刺不出血的情况下，脑脊液检查判断 CNS 1、CNS 2、CNS 3 再结合不同危险度采用不同次数的鞘内注射(表 5-8);不同年龄不同药物剂量(表 5-9)。

表 5-7 CCLG-ALL 2008 方案介绍

治疗步骤	标危组	中危组	高危组
诱导缓解治疗	VDLD(DNR×2 剂)	VDLD(DNR×4 剂)	VDLD(DNR× 4 剂)
早期强化治疗	CAM	CAM×2	CAM×2
巩固治疗	HD-MTX 2g/m² ×4	HD-MTX 5g/m² ×4	(HR-1',HR-2', HR-3')×2
延迟强化治疗 I	VDLD→ CAM	VDLD→ CAM	VDLD→ CAM
中间维持治疗		6-MP+MTX	
延迟强化治疗 II		VDLD→ CAM	
维持治疗	6-MP+MTX/VD+IT	6-MP+MTX/VD+TIT	6-MP+MTX/ CA/VD+TIT

表 5-8 按危险度、脑脊液状况采用不同鞘内注射次数

组别	鞘内注射药物	CNS1/次	CNS2/次	CNS3/次
标危组	MTX	17	19	–
中危组	三联	17	19	19
T-ALL 中危组	三联	23	25	25
高危组	三联	23	25	27

表 5-9 按年龄三联鞘内注射的药物剂量

年龄	MTX/mg	Ara-C/mg	Dex/mg
<1 岁	6	18	2
1~<2 岁	8	24	2.5
2~<3 岁	10	30	3
≥3 岁	12	36	4

(10) CCLG 2018-ALL 方案:根据 CCLG 2008-ALL 临床治疗经验及问题进行修订,新方案中将培门冬酶作为一线用药代替普通门冬

酰胺酶并增加了使用次数;B前体-ALL诱导治疗采用VDLP,T-ALL仍保持地塞米松贯穿治疗始终;由于中国人对6-MP的高发不耐受,在CAML方案中6-MP定为50mg/(m²·d);B前体-ALL方案中危组取消中间维持及延迟强化Ⅱ治疗;高危患儿早期治疗增加了培门冬酶,维持治疗期间取消CTX和阿糖胞苷的使用;脑白患儿放射治疗剂量降低至12Gy(4岁以下患儿不建议放疗);所有患儿在维持治疗期间采取VD与6-MP+MTX交替治疗;总疗程时间,LR,男女均2年;IR,女2年,男2.5年;HR,男女均为2.5年。CCLG 2018-ALL方案在实施中。

(11)CCCG 2015/2020 ALL治疗方案简介(图5-1):2015~2019年中国儿童癌症协作组CCCG-2015 ALL方案连续治疗的7 640例患者,5年EFS为80.3%,OS为91.1%。低危组3 948例,5年OS 96.3%,5年EFS 87.9%;中危组3 543例,5年OS 85.9%,5年EFS 72.6 %;高危组149例,5年OS 64.9%,5年EFS 41.7%。

(12)CCCG-2020 ALL方案:在CCCG-2015 ALL的成绩基础上进行了进一步的修订,做以下改进。根据CCCG-2015 ALL研究结果,所有ALL在第二阶段维持治疗不再给长春新碱和地塞米松;将治疗早期评估提前至第19天并进行干预,所有第19天MRD≥0.1%的低危患者均给予CAT+早期强化,所有第19天MRD≥0.01%的中/高危患者均给予CAT+早期强化;研究低危患者在巩固治疗阶段将随机分组,接受2个或4个疗程的HD-MTX;研究中危患者在诱导缓解阶段将随机分组,接受地塞米松或泼尼松治疗;尽量降低药物毒性,由于培门冬酶可增加6-MP药物强度和毒性,因此将CAT和CAT+疗程中的6-MP剂量由60mg/m²减少到40mg/m²;巩固治疗(HD-MTX)结束后立即进行再诱导治疗,以降低培门冬酶过敏反应的风险。首次鞘内注射时间在CCCG-2015 ALL-的基础上推迟一天到第6天,即在使用长春新碱、柔红霉素之后。CCCG-2020 ALL方案在实施中。

4. 造血干细胞移植适应证 对于新诊断的儿童ALL,近年来由于可以做到精准分型、规范化治疗及化疗水平的提高,免疫、靶向药物的应用,移植的适应证正在缩小。通常涉及的适应证为,诱导缓解治疗失败,骨髓形态未达到缓解即骨髓涂片原、幼稚淋巴细胞≥5%;

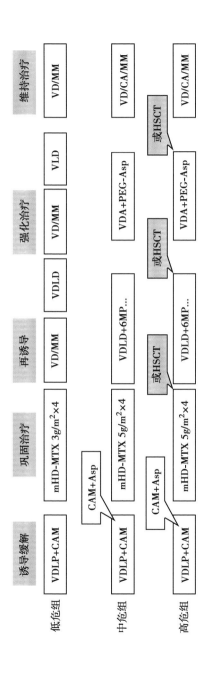

图 5-1　CCCG-ALL 2015 方案简图

注：HR 患者诱导缓解和庇护所治疗后有条件可进行造血干细胞移植。

163

ETP-ALL 在治疗 12 周 MRD≥0.1%；高危组患儿如基因型 t(4；11)/(*MLL-AF4*)、*MLLr* 阳性、低二倍体染色体数目≤44 条或 DI 指数 <0.8、*MEF2D* 重排、t(17；19)/*TCF3-HLF*、Ph+ALL、Ph 样 ALL 等，并且经过诱导缓解治疗失败或 MRD 第 12 周 MRD≥0.1% 才选择造血干细胞移植。

5. **费城染色体阳性 ALL(Ph⁺ ALL) 的治疗** Ph⁺ ALL 在儿童 ALL 中约占 3%~4%。这一亚型的患者具有年龄较大、初诊时白细胞负荷高、对诱导缓解治疗的早期反应慢、CNSL 发生率高等特点，既往无论是进行造血干细胞移植还是强化治疗，预后都很差。近年来对 Ph⁺ ALL 采用酪氨酸激酶抑制剂(TKI)特别是达沙替尼联合化疗，疗效明显提高，3 年 EFS 已提高到 80%。目前许多儿科肿瘤学家主张初诊的 Ph⁺ ALL 在诱导治疗期应尽可能早开始应用达沙替尼，用量为达沙替尼 80mg/m² 每日 1 次，一直持续到维持治疗结束，总疗程一般 2.5 年。近年来更多治疗组主张儿童 Ph⁺ ALL 在使用达沙替尼联合化疗时降低化疗强度，如 CCLG-2018 及 CCCG-2020 均将初治 Ph⁺ ALL 归为中危组治疗，在诱导治疗中除非发生严重感染或出现危及生命的并发症，否则尽量不停用达沙替尼，出现中度骨髓抑制而无发热时应先停化疗药而不是达沙替尼。重度骨髓抑制和/或感染，停用所有化疗药物和达沙替尼。达沙替尼可引起 MTX 延迟清除，因此需要检测 MTX 浓度，必要时需暂停达沙替尼。在维持治疗中出现骨髓抑制主要减少 6-MP 的使用，也应尽量使用达沙替尼。由于达沙替尼是双 Abl/Src 激酶抑制剂，可以透过血脑屏障，消除中枢神经系统的白血病细胞，因此在儿童 Ph⁺ ALL 治疗中已不常规采用颅脑放疗作为预防和治疗 CNSL。对于初诊 CNS2、CNS3 则需要在诱导治疗期增加鞘内注射次数。当 Ph⁺ ALL 诱导缓解治疗失败，诱导缓解治疗末 d33 MRD≥10⁻² 或第 12 周 MRD≥10⁻⁴，或对 TKI 产生耐药时，才推荐进行造血干细胞移植，一般在完成巩固治疗后进行。对于难治者，近年推荐 CD19/CD22、CAR-T、博纳吐单抗桥接造血干细胞移植。有些儿科肿瘤学家已将移植保留为 Ph⁺ ALL 复发后的治疗手段。有临床试验研究对 Ph⁺ ALL 采用 TKI 和博纳吐单抗联合治疗，探讨 Ph⁺ ALL 去化学治疗的应用前景。

6. 支持治疗及积极防治感染的要点

（1）化疗前准备

1）所有的发热患者无论有无感染均需静脉注射广谱抗生素，直到可以排除感染性疾病。尽可能清除急、慢性感染灶。对高度怀疑结核病者需用抗结核治疗。

2）适当输注红细胞、血小板。腰椎穿刺前将血小板提高至 $100 \times 10^9/L$，以减少腰椎穿刺创伤风险。

（2）化疗期间护理

1）加强营养，予以充足热量、高蛋白、高维生素饮食，必要时胃肠道营养。

2）加强患儿口腔、皮肤和会阴部的清洁护理。

3）避免院内交叉感染，除建立洁净无菌病区、层流室外，医护人员在进行操作、护理及体格检查等时必须养成严格的无菌观念。

（3）化疗支持治疗

1）强烈化疗期间可酌情用成分输血，用少浆红细胞悬液或单采血小板悬液；还可酌情应用粒细胞集落刺激因子（G-CSF 或 GM-CSF）等。

2）建议长期服用复方新诺明（SMZco）25mg/（kg·d），每周连用 3 天，预防卡氏囊虫肺炎，积极预防和治疗细菌、病毒及真菌等感染。

3）肿瘤溶解综合征（tumor lysis syndrome，TLS）的防治：是儿童白血病前期治疗的危重症之一，常在开始诱导化疗后 24~72 小时发生，尤其是幼稚细胞数 $>50.0 \times 10^9/L$ 或肿瘤较大者。主要表现为高尿酸血症；电解质紊乱，如高钾血症、高磷血症、低钙血症；导致急性肾损伤。对于高危患儿肿瘤负荷大、器官浸润显著特别是肾浸润严重的患者，伯基特白血病，WBC$>50~100 \times 10^9/L$，或尿中尿酸 $\geqslant 476 \mu mol/L$（8mg/dl）的患者在化疗前即应开始以下措施：①需要按不同风险进行时间段的监测：监测项目包括电解质（钾、磷、钙）、血尿酸、血肌酐以及尿量、血压、心电监护和体重监测。②水化疗法：液体 3 000ml/（m²·d），维持尿量在 125ml/（m²·h）以上。③减低强度预疗：如泼尼松减积治疗 1~7 天，第 1 天按 12.5mg/（m²·d），逐渐用至 60mg/（m²·d）。④针对高尿酸血症：近年采用的尿酸氧化酶（拉布立海）为重组尿酸氧化酶，能快速降低尿酸水平。尿酸≥7.0mg/dl 防治推荐用法用量为 0.20mg/kg，每日 1 次，连续给药 3~5 天。拉布立海相关的不良事件常见恶心呕吐、胆红素升高、AST/ALT 升高等，以 1~2 级为主，停药后不良事件均缓解。G-6-PD 缺乏症不能应用拉布立海。⑤对于尿量小于 60ml/(m^2·h) 的少尿者，可用 20% 甘露醇及呋塞米，不推荐噻嗪类利尿药。维持尿量在 60ml/(m^2·h) 以上。⑥腹膜透析或血液透析适应证为，少尿、无尿且对利尿剂无效，明显的水钠潴留，肾功能进行性恶化；血钾 >6.5mmol/L 或心电图有明显高钾表现；血磷迅速升高。

➢ **附:ALL 诊治流程图**

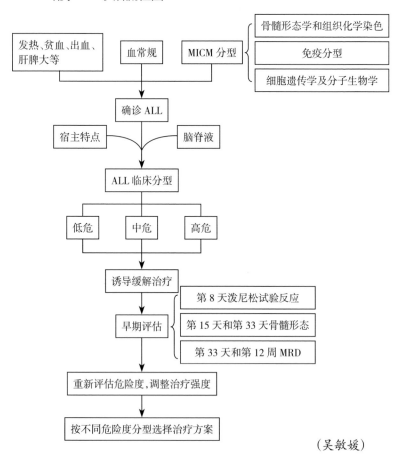

第三节 复发急性淋巴细胞白血病

急性淋巴细胞白血病（acute lymphoblastic leukemia，ALL）复发指白血病完全缓解（complete remission，CR）后，白血病幼稚细胞又出现在骨髓、外周血或其他髓外部位。复发是 ALL 治疗失败的主要原因之一，复发 ALL 的治疗已成为临床研究的热点问题。

【病因和发病机制】

1. **微量残留病（MRD）** 化疗未能被完全清除的、残留在体内的白血病细胞往往具有化疗耐药性，很难杀灭，成为了白血病复发的根源。

2. **基因/染色体核型异常** ALL 患者中，部分具有特殊的预后不良的基因和/或染色体核型异常，如 *MLL* 基因异常、*BCR-ABL* 融合基因、*TCF3-HLF* 融合基因、*MEF2D* 基因重排、*IKZF1* 基因缺失，21 号染色体内部扩增（iAMP21）等，这部分患者治疗缓解后较其他患者更容易复发。另外，ALL 的复发与 P16 蛋白缺失密切相关。

3. **机体庇护所** 一般化疗药进不到脑和睾丸或进入量很少，不足以杀灭其中的白血病细胞，于是这些器官就成了白血病细胞的庇护所，导致髓外白血病复发。随着 HD-MTX 治疗的规范应用，庇护所白血病（CNSL、TL）复发率已明显降低。

4. **化疗耐药** 化疗耐药就是癌细胞能抵制化疗药的毒性，保护自身不被杀灭，与瘤细胞耐药基因密切相关。化疗耐药分原发耐药和继发耐药。

【诊断】

1. **ALL 复发的诊断** 包括是否复发及复发部位。

（1）单纯骨髓复发：患者骨髓涂片幼稚淋巴细胞≥20%，其他部位无白血病浸润证据。

（2）单纯髓外复发：有证据表明髓外组织有白血病细胞浸润，同时骨髓涂片的幼稚淋巴细胞 <5%。

（3）联合复发：有证据表明髓外组织有白血病细胞浸润，同时骨髓涂片的幼稚淋巴细胞≥5%。

（4）骨髓是最常见的 ALL 复发部位，其次是庇护所（中枢神经系统、睾丸）复发，ALL 复发亦可发生于其他组织器官。

中枢神经系统白血病（CNSL）：即白血病中枢神经系统的 CNS3 状态，符合以下任何 1 项即可诊断。①脑脊液中 RBC∶WBC≤100∶1，WBC>5 个/μl，并以白血病细胞为主，或白血病细胞所占比例高于外周血幼稚细胞百分比；②无其他明确病因的脑神经麻痹；③或 CT/MRI 显示脑或脑膜病变，并除外其他中枢神经系统疾病。

睾丸白血病（testicular leukemia, TL）：ALL 患者表现为睾丸单侧或双侧肿大，质地变硬或呈结节状缺乏弹性，透光试验阴性；超声检查可发现睾丸呈非均质性浸润，初诊患儿可不予以活检。缓解后的患儿出现睾丸肿大者，应进行活检以确定是否睾丸白血病复发。

其他部位髓外白血病：可表现为肿块或肿物压迫症状（眼突、便秘、尿潴留、肢体瘫痪等），皮肤浸润时即皮肤白血病（leukemia cutis, LC），多表现为皮肤淡红色或青紫色斑块或硬结。须通过病灶的活检确诊。

2. **危险度分层**　确诊 ALL 复发后，还需对患者进行临床危险程度分层以利预后估计及治疗的选择。一般依据第一次完全缓解（CR）的持续时间、复发部位、免疫分型及再诱导治疗后的微量残留病（MRD）对复发 ALL 进行危险度分层。我国目前尚无明确的危险度分层标准，欧美国家的主要肿瘤协作组的分层定义也不完全相同（表 5-10），可供参考。

表 5-10　ALL 首次复发危险度分层

危险度分层	定义
COG	
低危	1. 晚期 B 淋巴母细胞白血病（B-lymphoblastic leukemia, B-ALL）骨髓复发，block1 化疗后 MRD<0.1% 2. 晚期孤立髓外复发，block1 化疗后 MRD<0.1%
中危	1. 晚期 B-ALL 骨髓复发，block1 化疗后 MRD≥0.1% 2. 晚期孤立髓外复发，block1 化疗后 MRD≥0.1%

危险度分层	定义
高危	1. 早期 B-ALL 骨髓复发 2. 早期孤立髓外复发 3. T-ALL 复发,任何部位和时间
BFM	
低危	晚期孤立髓外复发
中危	1. 极早期/早期孤立髓外复发 2. 晚期 B-ALL 孤立骨髓复发 3. 早/晚期 B-ALL 联合复发
高危	1. 极早期/早期 B-ALL 骨髓复发 2. 极早期 B-ALL 联合复发 3. T-ALL 骨髓/联合复发,任何时间
英国儿童肿瘤研究小组	
标危	晚期孤立髓外复发
中危	1. 早期孤立髓外复发 2. 晚期 B-ALL 孤立骨髓复发 3. 早期/晚期 B-ALL 联合骨髓复发
高危	1. 极早期孤立髓外复发 2. 早期 B-ALL 孤立骨髓复发 3. 极早期 B-ALL 骨髓复发/联合复发 4. T-ALL 骨髓/联合复发,任何时间

3. **复发时间的定义**

（1）COG 定义：孤立髓外复发早期为 < 诊断后 18 个月；晚期为≥诊断后 18 个月；骨髓复发早期为 < 诊断后 36 个月；晚期为≥诊断后 36 个月。

（2）BFM 和 UK 定义：极早期为 < 诊断后 18 个月；早期为≥诊断后 18 个月,但 < 治疗结束 6 个月；晚期为≥治疗结束 6 个月。

【治疗】

1. **预后**　儿童 ALL 在接受现代治疗后 80% 以上可获得长期无病生存,但仍有 15%~20% 复发,复发后接受再治疗的儿童生存率较低,5 年 OS 仅 50% 左右,但近年来已取得一些进步,表 5-11 列出了欧美几个主要Ⅲ期临床研究结果,长期生存率达 60%~70%,但儿童复发 ALL 的治疗仍具挑战性。首次复发后预后的危险因素已经确定并纳入风险分层方案:从诊断到复发的时间越短预后越差,骨髓复发比髓外复发差;T-ALL 比 B-ALL 差;再诱导治疗后 MRD 阳性者比 MRD 阴性者差。新的免疫疗法如 CAR-T 细胞治疗和博纳吐单抗等临床研究为难治、耐药 ALL 提供了治疗的新途径。但目前复发 ALL 仍需通过化疗、免疫治疗及分子靶向治疗等手段,提高患者的第二次完全缓解(CR2)率,为造血干细胞移植(HSCT)创造条件。

表 5-11　近年完成的首次复发 ALL 的Ⅲ期临床研究结果

研究名称	入组时间	患者年龄	病例数	结果
UK ALL R3	2003—2009 年	1~18 岁	239 例(216 随机)	3 年 PFS 65%;3 年 OS 69%(米托蒽醌组)
ALL-REZ-BFM2002	2003—2012 年	1~18 岁	538 例(420 随机)	5 年 EFS 60%;5 年 OS 69%(ProtII-ID 组)
COG AALL0433	2007—2013 年	1~30 岁	275 例* (271 可评)	3 年 EFS S64%;3 年 OS 72%
COG AALL1331	2014—2019 年	1~30 岁	220 例† (208 随机)	2 年 DFS 59%;2 年 OS 79%(博纳吐单抗组)

注:* 晚期孤立骨髓复发或联合骨髓复发以及极早期孤立 CNSL 复发;† 仅中危和高危患者;EFS. 无事件生存率;OS. 总体生存率。

2. **治疗原则**　无论骨髓还是髓外复发均需进行再诱导缓解治疗,大多数患者能通过化疗达到 CR2,晚期复发者 CR2 可达 90% 以上,而 <18 个月复发者仅 50%~70%。再诱导缓解治疗后进行评估,采取不同治疗策略。晚期 B-ALL 骨髓复发经再诱导治疗反应好,MRD<0.1% 及单纯髓外复发治疗效果好,可以采取继续强烈的化疗和局部放疗;早期 B-ALL 骨髓复发及任何时期及部位 T-ALL 复发,需经再诱导治疗及巩固治疗后进行造血干细胞移植。

3. **再诱导缓解治疗**　能否通过再诱导使患者获得 CR2,是复发

ALL 能否获得治疗成功的关键,国内外各主要医疗机构的再诱导治疗方案不尽相同,临床工作中可选择采用。

传统的四药方案(VDLD/VILD):长春新碱 1.5mg/m² (每次最大绝对量不超过 2mg),静脉滴注,第 1、8、15、22 天;柔红霉素 30mg/m² (或去甲氧柔红霉素 7mg/m²),静脉滴注,第 1、2、3 天;左旋门冬酰胺酶 2 500U/m²,肌内注射,第 2、9、16、17、23 天;地塞米松 6mg/ (m²·d),口服,第 1~21 天,第 22~29 天减停。三联鞘内注射,第 1、15、29 天。

MRC ALL R3 诱导方案:长春新碱 1.5mg/m² 静脉滴注,第 3、10、17、24 天;米托蒽醌 10mg/m²,静脉滴注,第 1、2 天;培门冬酰胺酶 1 000U/m²,肌内注射,第 3、18 天;地塞米松 20mg/ (m²·d),口服,第 1~5 天和第 15~19 天;甲氨蝶呤,鞘内注射,第 1、8 天。

BFM ALL-REZ P95/96/2002:长春新碱 1.5mg/m²,静脉滴注,第 1、6、15 天;地塞米松 6mg/ (m²·d),口服,第 4-0 天;地塞米松 20mg/ (m²·d),口服,第 1~5 天和 15~19 天;培门冬酰胺酶 1 000U/m²,静脉滴注,第 4、18 天;甲氨蝶呤 1g/m²,静脉滴注 36 小时,第 1 天;阿糖胞苷 3g/ (m²·次),静脉滴注,12 小时 1 次,第 15、16 天;三联鞘内注射,第 1、19 天。

4. **化疗方案** 目前国际上有几个主要儿童肿瘤协作组发表过治疗复发 ALL 的临床研究化疗方案,如 UKALL R3、ALL-REZ-BFM 2002、COG ALLL 01P2、COG ALLL 0433 等,临床疗效相当,可供选择。表 5-12 列出 COG ALLL0433 方案具体组成及药物用法。

表 5-12　COG ALLL 0433 化疗方案

药物	剂量和用法	应用时间
诱导缓解 1 (block1) (1~5 周)		
PRED	40mg/ (m²·d)	第 1~28,第 29 天开始减量
VCR	1.5mg/m² (最大剂量 2mg) 对比 2mg/m² (最大剂量 2.5mg)	第 1、8、15、22 天
PEG-ASP	2 500IU/m²	第 2、8、15、22 天
DOXO	60mg/m²	第 1 天
IT (CNS–)	按年龄调整剂量	第 1 天,Ara-C;第 2 天,MTX
TIT (CNS+)	按年龄调整剂量	第 1、8、15、22、29 天

药物	剂量和用法	应用时间
诱导缓解 2（block2）（6~10 周）		
CTX	440mg/（m²·d）	第 1~5 天
VP-16	100mg/（m²·d）	第 1~5 天
G-CSF	5μg/（kg·d）	第 7 天开始应用
HD-MTX	5g/m²，维持 24 小时，42 小时解救	第 21 天
IT（CNS–）	按年龄调整剂量	第 1，第 22 天（MTX）
TIT（CNS+）	按年龄调整剂量	第 1、22 天
睾丸放疗	睾丸复发且疾病持续存在者，24Gy	HD-MTX 前完成放疗
诱导缓解 3（block3）（1~15 周）（注意：CNSL+ 患者，先用 block3 再用 block2）		
HD-Ara-C	3 000mg/m²，Q12h	第 1~2 天；第 15~16 天
L-ASP	6 000IU/m²	第 2 天；第 16 天，4 剂 HD-Ara-C 后解救
G-CSF	5μg/（kg·d）	第 8 天开始应用
强化治疗 1（16~27 周）（用于无家庭相合供者进行 HSCT 的患者）		
CTX	500mg/（m²·d）	第 1、22、43、64 天
VP-16	300mg/（m²·d）	第 1、22、43、64 天
VCR	1.5mg/m²（最大剂量 2mg）对比 2mg/m²（最大剂量 2.5mg）	第 15、36、57、78 天
6-MP	50mg/m²，每次连用 5 天	第 15~19、36~40、57~61、78~82 天
HD-MTX	5g/m²，维持 24 小时，42 小时解救	第 15、36、57、78 天
IT（CNS–）	按年龄调整剂量	第 8、29、50 天（MTX）
TIT（CNS+）	按年龄调整剂量	第 8、29、50 天

续表

药物	剂量和用法	应用时间
再诱导(28~32 周)		
DEX	10mg/m^2	第 1~7 天;第 15~21 天
VCR	1.5mg/m^2(最大剂量 2mg)对比 2mg/m^2(最大剂量 2.5mg)	第 1、8、15 天
PEG-ASP	2 500IU/m^2	第 2、15 天
DOXO	25mg/m^2	第 1、8、15 天
IT(CNS−)	按年龄调整剂量	第 1 天,第 22 天(MTX)
TIT(CNS+)	按年龄调整剂量	第 1、22 天
强化治疗 2(33~56 周)(每 1 轮 6 周,重复 4 轮,共 24 周)		
HD-Ara-C	3 000mg/m^2,每 12 小时 1 次	第 1~2 天
L-ASP	6 000IU/m^2	第 2 天,4 剂 HD-Ara-C 后解救
G-CSF	5μg/(kg·d)	第 8 天开始应用
HD-MTX	5g/m^2,维持 24 小时,42 小时解救	第 22 天
6-MP	50mg/m^2,连用 5 天	第 22 天
VCR	1.5mg/m^2(最大剂量 2mg)对比 2mg/m^2(最大剂量 2.5mg)	第 22、29 天
VP-16	300mg/m^2	第 29 天
CTX	500mg/m^2	第 29 天
IT(CNS−)	按年龄调整剂量	第 36 天(MTX)
TIT(CNS+)	按年龄调整剂量	第 36 天
维持治疗 2(57~106 周)(每 1 轮 10 周,重复 5 轮,共 50 周)		
DEX	10mg/m^2	第 1~5 天
6-MP	75mg/m^2,口服	每晚
MTX	40mg/m^2,口服	每周 1 次,MTX 鞘内注射日不服

续表

药物	剂量和用法	应用时间
IT（CNS−）（MTX）	按年龄调整剂量	维持开始，每 10 周 1 次
VCR	1.5mg/m²（最大剂量 2mg）对比 2mg/m²（最大剂量 2.5mg）	每周 1 次，第 7、8、9、10 周
CTX	300mg/m²	每周 1 次，第 7、8、9、10 周
CNS 放疗（CNS+）	头颅照射，18Gy	第 1 轮维持治疗开始时

5. 髓外复发的治疗 中枢神经系统白血病（CNSL）：初发 ALL 经规范化治疗和 CNSL 预防，特别是 HD-MTX 的应用及定期的鞘内注射已大大降低了髓外 CNSL 复发，CCLG-2008 ALL CNSL 研究显示复发率为 1.5%，多数为晚期停药后复发。CNSL 复发需要再进行全身化疗：包括诱导治疗和能透过血脑屏障的多药组合的巩固治疗，包括地塞米松、VP-16、HD-MTX、HD-AraC 等，同时采用三联鞘内注射/脑室内注射；强化疗结束后还需进行全颅放疗（24~30Gy）和脊髓放疗（12~18Gy），一般还要继续维持治疗 1.5 年。规范治疗后，晚期孤立 CNSL（CR1>18 个月）复发的患者，EFS 仍可达 70%；而早期孤立 CNSL（CR1≤18 个月）复发 EFS 仅 52%。关于 CNSL 的 HSCT 疗效仍不明确。POG 9061 方案治疗 83 例孤立 CNSL 复发患者，4 年 EFS 为 71.1%±5.3%，其中复发时间≥18 个月者为 83.3%±5.3%，复发时间<18 个月者为 46.2%±10.2%。

睾丸白血病（TL）：睾丸是 ALL 第三位常见的复发部位，通常在停化疗后（诊断 >30 个月）单独复发，复发率约为 0.7%，发生时间晚，预后较好。临床往往无意中被发现。发现睾丸复发一定要做骨髓 MRD 检测，以排除骨髓联合复发的可能性。早年在睾丸复发临床研究中除重新化疗外，还推荐进行双侧睾丸 22~24Gy 剂量的放疗。患者存活后均失去生殖功能，且雄性激素分泌不足。儿童 ALL 治疗不但要追求高的无病生存率,还要关注生存质量。近年美国 COG、德国 BFM、荷兰儿童肿瘤协作组对睾丸放疗使用越来越少,对于孤立性睾丸复发,通过全身化疗可达到治愈,也有在强化疗结束后对单侧睾丸复发者行患侧睾丸切除。BFM 在睾丸复发后对患侧进行切除,对临床表现正常的睾丸进行活检,如有浸润再进行局部降低剂量为 15Gy 的放疗,使得睾丸间质细胞的功能得以保留,不影响青春期发育。荷兰报道 5 例睾丸白血病患者,仅进行强化疗未做放疗,采用 HD-MTX $6g/m^2$ 或 $12g/m^2$,静脉滴注 6 小时,重复数次,中位随访时间 8 年(1~15 年)均无复发。青春期睾丸复发需要放疗者,可采取放疗前精子冻存。

6. 治疗规划 在开始治疗复发 ALL 前,先仔细了解病史及复发前诊断及治疗情况,通过必要的实验室检查、特殊检查及再次 MICM 诊断,全面评估患者一般情况及主要脏器功能,并对患者进行准确的临床危险度分层,再制订合适的个体化治疗计划,治疗计划中的重点是选择再诱导治疗的药物和化疗方案、是否需要进行造血干细胞移植、移植时机、是否需要在治疗计划中加入适合患者的免疫治疗、CAR-T 细胞治疗、分子靶向治疗及放疗等。Hunger 和 Raetz 最近提出的复发 ALL 的治疗策略(见流程图),值得借鉴。

【复发 ALL 的新疗法】

1. **B 淋巴母细胞白血病**(B-lymphoblastic leukemia,B-ALL)

(1) CAR-T 细胞治疗:CAR-T 技术是一种利用人工修饰抗原来刺激患者 T 细胞靶向杀灭癌细胞的新技术,目前抗 CD19、CD22 CAR-T 用于难治复发 B-ALL 已经广泛用于临床并显示出良好疗效,为化疗无效者获得移植机会,也可作为移植后复发的挽救性治疗。近年有 CAR-T 成功治疗儿童 CNSL 及睾丸白血病的报道。

(2) 双特异 T 细胞参与抗体(BiTE):即博纳吐单抗,是人类首创的针对 CD19/CD3 的新型 BiTE 抗体,被设计成能与 $CD19^+B$ 细胞和 $CD3^+T$ 细胞特异性结合,从而导致 T 细胞激活,并对表达 CD19 的细胞发生细胞毒 T 细胞反应,博纳吐单抗现在已被批准作为儿童难治/复发(R/R)ALL 患者的治疗选择。有报道博纳吐单抗联合化疗、鞘内注射治疗 CNSL 复发(B-ALL)安全有效,但不清楚其是否能透过血脑屏障。对于复发难治 B-ALL,博纳吐单抗联合化疗仍在临床研究中。与 CAR-T 细胞治疗相似,博纳吐单抗治疗的主要不良反应是细胞因子释放综合征(cytokine release syndrome,CRS)和神经毒性,但较 CAR-T 发生率低,毒性级别也较低。为克服博纳吐单抗半衰期过短,一疗程治疗需 28 天持续静脉滴注的缺点,另一种靶向表达 CD20 B 细胞的新型 BiTE 抗体(DuoBody)已经被开发,与博纳吐单抗不同,DuoBody 是一种全长度的双特异 IgG1 免疫球蛋白,体外实验证实,这种全长 BiTE 对多种 B 细胞系具有高度活性。目前该药正在进行临床试验。

(3) 伊珠单抗奥加米星(inotuzumab ozogamicin,INO):是人源化 CD22 单抗与细胞毒药物卡奇霉素(calicheamicin)连接的抗体-药物偶联制剂(ADC),可使双链 DNA 断裂而导致凋亡。抗体-药物偶联制剂的抗体与 CD22 结合后,复合物迅速内陷,然后释放卡奇霉素并导致细胞凋亡。据报道,该药物的主要毒副作用是肝静脉闭塞病(hepatic venous occlusive disease,HVOD)伴肝功能异常,当患者考虑进行 allo-HSCT 治疗时需小心进行 INO 治疗以减少 VOD 发生,最好将治疗控制在 2 轮内。

2. T 淋巴母细胞白血病(T-lymphoblastic leukemia,T-ALL)

(1) 奈拉滨:奈拉滨(nelarabine)和脂质体长春新碱是目前被 FDA 批准用于复发 T-ALL 的化疗药物。前期研究明确了该药的特性,首先,以前治疗强度不高的患者复发后使用奈拉滨治疗的缓解率更高,其次,在没有骨髓疾病的情况下,奈拉滨对骨髓的抑制作用不强,并有可能与其他非重叠毒性的抗白血病药物联合使用。但需要注意的是,联合用药中奈拉滨是治疗方案的一部分,不能与其他化疗药物同时给药。

(2) 脂质体长春新碱:长春新碱被包封在脂质体纳米颗粒中可增加其曲线下面积和半衰期,从而提高血液和靶器官(骨髓、淋巴结、脾脏)中的药物浓度,且与标准长春新碱相比不增加毒性。尽管该药目前尚未被批准用于儿童,但是临床试验表明儿童能安全耐受与成人相同剂量的脂质体长春新碱。

（3）CAR-T 细胞治疗：针对 B-ALL 的 CAR-T 细胞治疗已经被广泛应用并取得良好疗效，但 CAR-T 细胞治疗在 T-ALL 方面发展较慢，原因在于可靶向的表面抗原在正常和恶性 T 细胞上均表达，CAR-T 细胞治疗可导致 CAR-T 细胞的"自相残杀"和 T 细胞缺乏相关的免疫缺陷。靶向 CD5、CD7、CD1a 的 CAR-T 细胞被相继设计出来，并在进行临床试验研究。CD5 表达于大多数 T-ALL 细胞，只有一部分健康 T 细胞表达 CD5。CD7 也在正常 T 细胞上表达，为了克服"自相残杀"的问题，研究人员利用基因编辑技术从靶向 CD7 的 CAR-T 细胞表面去除 CD7，或使用蛋白质表达阻滞剂（PEBL）将 CD7 隔离在内质网/高尔基体中，来防止 CD7 在 CAR-T 细胞表面表达。靶向 CD7 的"通用"CAR-T 细胞也在开发之中，其中 CD7 和 TCRα 链均已被敲除。CD1a 在皮质 T-ALL 细胞和发育中的皮质胸腺细胞上表达，而 CD34 阳性祖细胞和胸腺外 T 细胞均不表达，因此，CD1a-CAR-T 细胞不会自相残杀，而且具有持久的抗白血病活性。另外，用自然杀伤细胞（natural killer cell，NK 细胞）替代 T 细胞制备成 CAR-NK 细胞治疗 T-ALL 的研究也正在进行中。

（4）单克隆抗体：达雷妥尤单抗（daratumumab）是 CD38 的单克隆抗体，研究证明来自 T-ALL 患者的幼稚细胞具有较强的 CD38 表面表达，并且在暴露于多药化疗后这种表达保持稳定。CD38 在正常淋巴细胞和髓细胞以及少数非造血来源的组织上有非常低的表达，这表明 CD38 可能是 T-ALL 单克隆抗体治疗的理想靶标。

（5）其他：如维奈克拉（venetoclax）、硼替佐米（bortezomib）、西达本胺（chidamide）等小分子抑制剂以及 Notch 通路的靶向治疗（γ 分泌酶抑制剂），在临床研究和初步应用中显示出对复发/难治 T-ALL 有较好疗效。

> 附:复发 ALL 的治疗流程图

1. B-ALL 首次骨髓复发(孤立或联合髓外复发)

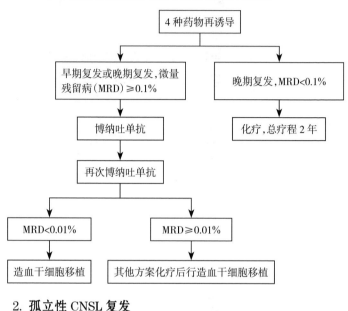

2. 孤立性 CNSL 复发

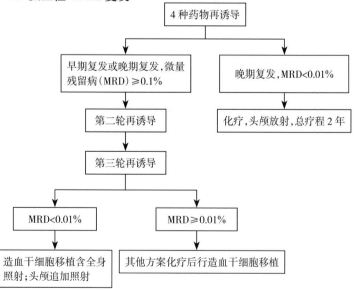

3. T-ALL 首次骨髓复发(孤立或联合髓外复发)

```
┌─────────────────┐
│  4 种药物再诱导  │
└─────────────────┘
          │
          ▼
┌─────────────────┐
│  再诱导方案若干轮 │
└─────────────────┘
          │
          ▼
┌──────────────────────────┐
│ 微量残留病(MRD≥0.01%)    │
└──────────────────────────┘
          │
          ▼
┌─────────────────┐
│  临床试验治疗     │
└─────────────────┘
          │
          ▼
┌─────────────────────────┐
│      MRD<0.01%          │
└─────────────────────────┘
          │
          ▼
┌─────────────────────────────┐
│ 尽快进行最佳可及供者造血干细胞移植 │
└─────────────────────────────┘
```

(吴南海)

第四节　急性髓系白血病

一、急性髓系白血病

急性髓系白血病(acute myeloid leukemia,AML)占儿童急性白血病的 20% 左右,全球每年新发儿童和青少年(0~21 岁)AML 约 10 000人。儿童 AML 可发生于任何年龄,男女之间无差异。AML 在 1 岁以内出现第一个发病高峰,然后逐渐下降,4 岁后处于平台期,发病率约为(0.5~0.7)/10 万,青少年期以后 AML 发病率又开始上升。

大多数 AML 患儿的发病原因不详,但有些先天性疾病综合征容易继发 AML,如以染色体脆性位点增加为特点的范科尼贫血和布卢姆综合征、以先天性骨髓细胞生成异常为特点的科斯特曼综合征综合征和先天性纯红细胞再生障碍性贫血。唐氏综合征患儿发生 AML 的概率比正常儿童高出 20 倍,不过有 5% 的唐氏综合征婴儿可以出

179

现一过性骨髓增生异常而出现类似白血病的表现,这些患儿大部分不需治疗而自行缓解。

既往 AML 的治愈率约为 40%,远不及儿童 ALL,近年来在既往高强度、短疗程化疗方案的基础上,结合靶向治疗、免疫细胞治疗等方法,儿童 AML 的治愈率已达 60% 以上。

【病因和发病机制】

见本章第二节　急性淋巴细胞白血病相关内容。

【诊断】

1. **临床表现**　AML 的临床表现主要由骨髓造血衰竭和白血病细胞浸润脏器引起。

(1) 骨髓造血衰竭的临床表现:贫血、粒细胞和血小板减少。贫血为正细胞正色素性,表现为面色苍白、乏力、头晕和食欲减退;粒细胞减少表现为发热、感染;血小板减少可出现皮肤瘀点瘀斑、鼻衄和牙龈出血。

(2) 白血病细胞浸润脏器:常有骨痛、肝脾大、腹胀、牙龈增生、睾丸肿大或视觉障碍(视网膜浸润),当有中枢神经系统白血病时可出现面神经瘫痪。但 AML 的骨痛、关节痛不如 ALL 常见,淋巴结、肝、脾大也不如 ALL 明显。巨大肝脾肿大仅见于小婴儿 AML。M_3 型常合并严重的出血和 DIC。M_4 型、M_5 型多发生于小婴儿伴高白细胞、皮肤浸润及 CNSL。M_6 型的胎儿血红蛋白(HbF)和血红蛋白 H(HbH)多增高。M_7 多发生在 3 岁以下特别是伴唐氏综合征的婴幼儿。

白血病细胞聚集成团可以形成肿物如髓细胞肉瘤或绿色瘤,多见于 M_1、M_2 型,易误诊为恶性实体瘤。当出现眼眶肿瘤或皮肤浸润灶时,应高度怀疑 AML。

当患儿白细胞明显增多超过 $100 \times 10^9/L$,即可诊断为高白细胞血症(hyperleukocytosis),并可出现高黏滞综合征(high viscosity syndrome,HVS),表现为呼吸急促(肺栓塞)或抽搐(脑栓塞),这在单核细胞白血病的患儿中更容易发生。

2. **实验室检查**

(1) 血液检查:多数患儿的血常规检查有贫血和血小板减少。白细胞数量可高可低或正常,约 20% 的患儿白细胞数超过 $100×10^9/L$,但中性粒细胞多降低。外周血涂片需仔细观察,有些会出现奥氏(Auer)小体,更提示为 AML。所有 AML 患儿均需行凝血功能检查,如果急性早幼粒细胞白血病(acute promyelocytic leukemia, APL)患儿出现 DIC 表现,还需行 D-二聚体检查。AML 患儿还需常规行尿酸检查,以监测肿瘤溶解综合征的发生。化疗及输血前的其他常规检查还有甲型、乙型、丙型肝炎病毒和人类免疫缺陷病毒、EB 病毒、水痘-带状疱疹病毒等。

(2)骨髓检查:AML 的确诊必须行骨髓穿刺检查,并进行 MICM分型。

(3)脑脊液检查:中枢神经系统白血病占白血病的 5%,在起病时可无任何症状,常见于高白细胞、年龄小、单核细胞性及 *MLL* 基因重排的白血病。腰椎穿刺抽取脑脊液后行离心甩片法检测,如果腰椎穿刺无损伤,$WBC>5×10^6/L$ 并见有幼稚细胞,便可诊断为中枢神经系统白血病。当患儿伴有高白细胞血症或为 APL 时,应避免行腰椎穿刺,以免将白血病细胞带入中枢神经系统。对这类患者可先行化疗及输注血小板等,使其白细胞下降及 DIC 纠正后再进行腰椎穿刺术。

(4)影像学检查:所有患儿都应行胸片检查。由于白血病患儿的化疗用药具有心脏毒性,因此心电图和超声心动图也是必须做的基本检查。根据患儿情况,选择性进行头颅 CT 或 MRI 检查。

3. **诊断分型** 白血病的诊断分型是指导临床选用治疗方案和提示预后的基础。目前采用 MICM 即形态学(morphology)、免疫学(immunology)、细胞遗传学(cytogenetics)和分子生物学(molecular biology)分型。

(1)形态学分型:也称 FAB 分型,将 AML 分成 M_0~M_7 共八个亚型。

1)急性髓系白血病微分化型(M_0):极少见。骨髓中幼稚细胞占 30% 以上,形态学和细胞化学染色不能证明髓系来源,但免疫方法或电镜能检出髓系表达标志。

2)急性髓系白血病未成熟型(M_1):骨髓中髓系幼稚细胞占 90% 以上,细胞大,核圆、规则,核仁 1 个或数个,细胞质少,可有 Auer 小体,髓过氧化物酶(MPO)(+),无颗粒。

3)急性髓系白血病部分分化型(M_2):骨髓中髓系幼稚细胞占30%以上,细胞很大,核肾形,核仁1个或数个,细胞质量不等,有细小颗粒及 Auer 小体。

4)急性早幼粒细胞白血病(M_3):细胞很大,核肾形,核仁1个或数个,细胞质量不等,可有 Auer 小体,细胞质含粗大颗粒是其特征。

5)急性粒单细胞白血病(M_4):可以说是 M_2+M_5,粒单幼稚细胞各占20%以上。骨髓中嗜酸细胞增多时称为 M_4Eo。

6)急性单核细胞白血病(M_5):骨髓原始、幼稚单核细胞增多。细胞大,核不规则,锯齿状,核仁少见,轻度嗜碱,含天蓝色颗粒。

7)红白血病(M_6):骨髓中有核红细胞占50%以上,以原始及早幼红为主,髓系幼稚细胞占30%以上,粒细胞中可见 Auer 小体。

8)急性巨核细胞白血病(M_7):骨髓中原始巨核细胞占50%以上,形态学很难独立诊断,常需用免疫学等方法协助鉴别。

(2)免疫学分型:根据血细胞在发育不同阶段表达不同的抗原,用相应抗体进行检测的一种方法。MPO 是髓系特异性标志,CD13、CD33、CD117、CD123 是髓系最常见的表达标志,在90%以上 AML 患者的幼稚细胞上表达。CD14 多见于 M_5,CD15 在 M_4 型100%表达,但 M_3 由于已经分化到早幼粒细胞阶段,故祖细胞标志的 CD34、HLA-DR 常常阴性。血型糖蛋白 A 或膜收缩蛋白阳性见于纯红白血病中。CD41、CD42b、CD61 见于急性巨核细胞白血病。

(3)细胞遗传学和分子生物学分型:在儿童 AML 中,可检出70%以上的染色体/基因异常。儿童 AML 常见染色体/基因变异与 FAB 分型具有一定的相关性,其发生率及预后情况见表5-13。

【鉴别诊断】

根据临床表现及实验室检查,AML 的诊断并不困难,但需与 ALL、骨髓增生异常综合征(MDS)和类白血病反应进行鉴别。

1. ALL　AML 的临床表现与 ALL 相似,仅骨髓形态学有时很难鉴别,需行免疫学及遗传分子生物学检查以资鉴别。

2. MDS　当患儿骨髓幼稚细胞比例偏低时,很难鉴别 AML

表 5-13 儿童 AML 常见染色体/基因变异的发生率及与预后的关系

WHO 遗传学/基因变异分型	FAB 分型	发生率/特点	预后/5 年生存率
t(8;21) (q22;q22)/RUNX1-RUNXIT1	M_1, M_2	12%~14%	良好
inv(16) (p13.1q22)/ CBFβ-MYH11	M_4Eo	8%	良好
t(15;17) (q22;q21)/ PML-RARα	M_3, M_{3v}	6%~10%	良好
t(11;17) (q23;q12)/ PLZF-RARα	M_3	7%	一般或良好 (63%~77%)
t(9;11) (p22;q23)/ MLLT3-MLL	M_4, M_{5a}	7%	一般或良好 (63%~77%)
t(10;11) (p12;q23)/ MLLT10-MLL	M_5	3%,婴儿多见	不良
t(6;9) (p23;q34)/ DEK-NUP214	M_2, M_4, MDS	<2%	不良
inv(3) (q21q26.2) 或 t(3;3) (q21;q26.2)/ RPN1-EVI1	M_2, M_4, MDS	<1%	不良
t(1;22) (p13;q13)/ RBM15-MKL1	M_7	婴儿多见	一般
AML 伴 NPM1 突变	M_1, M_2, M_4, M_5	5%~10% (CN^* 14%~22%)	良好
AML 伴 CEBPA 突变	M_1, M_2	5% (CN 14%)	良好
FLT3-ITD 突变	M_5, M_3	10% (CN 18%)	依情况而定

注:良好、一般及不良定义为 5 年生存率 >70% 为良好,50%~70% 为一般,<23% 为不良;MDS:骨髓增生异常综合征;CN*:细胞遗传学正常。

和 MDS,一般用幼稚细胞 20% 以上的标准来诊断 AML。当幼稚细胞 <20% 时,如果存在 AML 特异的遗传学变异、高白细胞血症、髓外疾病以及在短时间 (2~4 周) 内出现病情进展,则应考虑为 AML。鉴别 AML 和 MDS 非常重要,因为后者通常需要造血干细胞移植 (hematopoietic stem cell transplantation, HSCT)。

3. 类白血病反应　此时外周血可出现幼稚细胞,但本病多见于某些细菌和病毒的严重感染,骨髓细胞分类基本正常,与周围血象表现不同步,其原发病去除后,血象可恢复正常。

【治疗】

1. 治疗原则　对 AML 患儿应实施强化疗以获得早期缓解和长期生存。应根据初诊时的复发危险度评估给予分层强化疗:当患儿具有良好预后因素时,应避免超强度化疗;反之,当患儿具有不良预后因素时,应给予高强度化疗。

2. 危险度评估　MICM 诊断分型和早期治疗反应是评估预后的两个重要方面。中国儿童白血病协作组 (China Children's Leukemia Group, CCLG) 结合欧洲儿童 BFM 协作组、美国 COG 协作助组及 NCCN 指南,将儿童 AML 的预后分成低危、中危和高危三组。

(1) 低危组:同时符合以下四项。

1) 具有以下预后良好的遗传学标记之一:t(8;21)/*AML1-ETO* 或 *RUNX1-RUNX1T1*;inv(16) 或 t(16;16)/*CBFβ-MYH11*;正常核型,并具有 *NPM1* 突变;正常核型,并具有 *CEBPα* 双突变。

2) 初诊时白细胞 (WBC)≤$100×10^9$/L。

3) 除外髓系肉瘤、中枢神经系统白血病、睾丸白血病。

4) 诱导治疗第一疗程后第 28 天骨髓 MRD<10^{-3}。若无条件行 MRD 检测,则骨髓完全缓解(即原始细胞 <5%)。

注:患者若无良好核型,即使形态学提示有良好预后(如 M_4Eo),亦不能进入低危组。

(2) 中危组:具有下列因素之一。

1) CBF[t(8;21) 或 inv(16) 或 t(16;16)] 伴 *c-kit* 突变。

2) 低危和高危之间的患者。

（3）高危组：具有下列因素之一。

1）具有以下预后不良遗传学标记之一（染色体核型分析、PCR和/或荧光原位杂交检测方法）：5 号、7 号染色体单体、5q−、7q−；12p/t(2;12)/*ETV6-HOXD*；除外 t(9;11) 的 *MLL* 重排；t(6;9)/*DEK-NUP214* 或 *DEK-CAN*；t(7;12)/*HLXB9-ETV6*；t(9;22)/*BCR-ABL1*；t(16;21)/*TLS-ERG* 或 *FUS-ERG*；复杂核型（三种及以上遗传学异常，但不包括良好核型）；*c-kit* 突变（除外 CBF-AML）；*FLT3-ITD* 突变；*RUNX1* 突变；*TP53* 突变。

2）转化型 AML(tAML)：tAML 包括治疗相关 AML，即化疗或放疗后诱发 AML，是一种与治疗相关的罕见型白血病；由 MDS 转化的 AML。

3）髓系肉瘤。

4）诱导治疗第一疗程后第 28 天骨髓 MRD≥10^{-2}。若无条件行 MRD 检测，则骨髓原始细胞≥20%。

3. 化学治疗（除外 APL）

（1）诱导治疗：蒽环类药物和阿糖胞苷是最常用于诱导治疗的两类细胞毒性药物。最常用的蒽环类药物有柔红霉素、去甲氧柔红霉素、米托蒽醌。其中去甲氧柔红霉素在用药 2~4 周内清除幼稚细胞较快，但对总体生存率无明显影响。诱导期蒽环类药物一般用 3 天，柔红霉素剂量为 40~60mg/(m^2·d)，去甲氧柔红霉素剂量为 10~12mg/(m^2·d)，米托蒽醌剂量为 10~12mg/(m^2·d)。相关研究表明，这三种蒽环类药物没有疗效差异。阿糖胞苷一般用 7~10 天，剂量为每次 100~200mg/m^2，每天 1 次或 2 次静脉滴注。上述组合被称为"3+7"或"3+10"诱导方案。诱导期不推荐使用大剂量阿糖胞苷，因为不仅对缓解无助，而且增加毒副作用。儿童 AML 治疗方案中，在诱导期常加用依托泊苷。近来我国成人 AML 多中心协作组及中国儿童 AML 协作组（CCLG-AML）采用基于高三尖杉酯碱的诱导方案（DAH）治疗 AML，取得了显著进步，并成为具有中国特色的 AML 化疗方案。

（2）缓解后巩固治疗：对维持 AML 的缓解非常必要。巩固治疗一般为 2~4 个疗程，化疗药物与诱导期不尽相同。大剂量阿糖胞苷（HiDAC）有助于增加 AML 尤其是 CBF-AML 的疗效，用法可为阶梯式递增，从 1g/m^2 增加至 3g/m^2，也可采用标准剂量 3g/m^2，具体用法各国不尽相同。有些协作组除了 HiDAC，还加用依托泊苷或米托蒽醌联合用药（HAE，MidAC）。巩固治疗期加用其他药物如安吖啶、氯脱氧腺苷的疗效仍不肯定。

（3）维持治疗：关于 AML 的维持治疗，多数协作组认为如果已在诱导和巩固期进行了强化疗，就没有必要进行维持治疗。但欧洲儿童 BFM 协作组采用小剂量阿糖胞苷 +6-硫鸟嘌呤维持治疗一年，结果显示比无维持治疗的总体生存率提高 5% 左右。CCLG-AML 采用小剂量阿糖胞苷 + 维 A 酸维持治疗，与 BFM 协作组维持治疗方案的随机对照研究表明，总体生存率无显著性差异。目前 CCLG-AML 采用复方黄黛片 + 维 A 酸维持治疗，与 BFM 协作组维持方案的随机对照研究正在进行中，期望未来可以替代化疗药物的维持治疗。

4. **中枢神经系统治疗**　有 5%~10% 的 AML 患儿初诊时即有中枢神经系统（CNS）受累。对所有 AML 患儿，均需进行 CNS 预防治疗。鞘内注射化疗药是常规预防治疗方法，可行单剂阿糖胞苷或单剂甲氨蝶呤鞘内注射，也可行三联鞘内注射，即阿糖胞苷 + 甲氨蝶呤 + 类固醇激素。对于 CNS 的预防治疗，是采用单联还是三联鞘内注射目前没有一致共识，但如果初诊时已有 CNS 受累，则推荐使用三联鞘内注射。对已有 CNS 白血病的患儿，需给予每周两次鞘内注射直至脑脊液幼稚细胞消失。AML 患儿的鞘内注射总次数没有统一规定，许多中心在每个疗程治疗期间至少给予一次鞘内注射，因此鞘内注射总次数在 4~10 次。如果患儿已接受大剂量阿糖胞苷和鞘内注射化疗，则无须进行颅脑预防性放疗。

5. **髓细胞肉瘤治疗**　髓细胞肉瘤是髓外白血病的表现形式之一，占 AML 的 2%~4%。髓细胞肉瘤可为首发表现，可以单发，也可同时伴有骨髓浸润。此时即使骨髓幼稚细胞 <20%，也应诊断为 AML 而不是 MDS。眶部绿色瘤多见于 t(8;21) AML。皮肤（皮肤白血病）、淋巴结、骨或软组织均可受累。髓细胞肉瘤的患儿即使骨髓幼稚细胞 <5%，也应同样进行高强度的 AML 方案化疗。经过系统化疗后，多数肿瘤反应良好并消失，不需局部放疗。但如果治疗后肿瘤仍不消退，可采用局部放疗。由于对这种罕见情况很难开展临床研究，目前仍不

确定放疗是否获益,但建议行造血干细胞移植。

6. 造血干细胞移植 随着强化疗的实施,AML 的疗效已相当甚至高于自体造血干细胞移植,因此现在自体造血干细胞移植已不再是治疗 AML 的首选。异基因造血干细胞移植一度被认为是治疗 AML 的最佳选择,随着大规模临床研究的开展,发现对于低危组且获得首次缓解的 AML 患儿,采用化疗而不行移植也能获得相似的疗效。对中、高危组 AML,采用化疗还是移植仍有争议。异基因造血干细胞移植复发率可能较低,但却存在早期或晚期的移植相关并发症。早期并发症与供者类型、HLA 相合程度及患者移植前状况有关,无关供者移植后出现急性或慢性移植物抗宿主病和感染的概率较高。许多中心已不采用全身放疗的预处理方案,这样可以减少远期的并发症如生长迟缓和内分泌疾患。白消安和环磷酰胺是目前 AML 移植的常用预处理方案。第二肿瘤是长期生存患儿的另一种远期并发症。当 AML 患儿选择移植治疗时,一般在巩固治疗第 1~2 疗程后进行,这样的缓解状态使移植效果更好。

7. 支持治疗 如果缺乏积极的支持治疗,化学治疗相关死亡率可达 10%~20%。高强度化疗使全血细胞减少时间更长,一旦患儿出现感染早期征象如发热时,必须马上给予广谱抗生素。抗生素的选择应根据治疗中心微生物群落的分布特点而定。第三代头孢菌素联合或不联合氨基糖苷类抗生素治疗是常见的经验性用药。使用大剂量阿糖胞苷的患儿容易发生绿色链球菌感染。当患儿强化疗期间出现持续严重的粒细胞缺乏时,有些中心预防性使用氟喹诺酮类药物,但该类药物在儿童中的使用受限。目前侵袭性真菌感染已成为感染相关死亡的重要因素,AML 化疗后发生侵袭性真菌感染的患儿可达 20%。当广谱抗生素使用 3~5 天效果欠佳时,应根据经验及时使用抗真菌药。当患儿接受很高强度化疗时,有些中心已开始采用预防性抗真菌用药。目前常用的抗真菌药物有伊曲康唑、伏立康唑、米卡芬净和两性霉素。多数发热伴粒细胞缺乏患儿的感染灶不明显,所以一旦发热应及时抽取血培养。如果发热控制不佳,还需多次行血培养查找病原。粒细胞缺乏期间患儿的痰液较难获得,必要时行支气管肺泡灌洗液培养，可获得较好的病原分离，也可行 PCR 方法检测确定病原体。胸部和腹部 CT 有助于诊断隐匿感染，病灶活检也有助于进行病原体确定。对持续骨髓抑制的患者，应常规给予血制品的支持治疗。当血小板低于 $<10×10^9/L$ 时，应输注血小板预防出血性死亡。

8. 高白细胞治疗　当白细胞 WBC$>100×10^9/L$ 时，称为高白细胞血症，多见于单核或粒单细胞白血病。高白细胞使血液瘀滞，易在小血管形成血栓或导致出血。中枢神经系统可发生颅内出血，肺部可因白细胞瘀滞发生呼吸衰竭。对高白细胞患儿应给予大量水化碱化治疗，年长患儿可行白细胞去除术。小剂量阿糖胞苷或联合羟基脲治疗可以降低白细胞。凝血异常时要给予充分的血小板和新鲜冷冻血浆输注。但应避免浓缩红细胞输注，因可加重高黏滞综合征。高白细胞患儿化疗后可出现肿瘤溶解综合征，此时有些患儿需进行血液透析治疗。

9. 化疗毒副作用　AML 化疗方案中蒽环类药物累积剂量 $>300mg/m^2$ 时，可出现远期心脏毒性，尤其对年幼儿童更易造成心脏损害，因此应限量使用蒽环类药物。大剂量阿糖胞苷可造成眼、口腔和肠道的严重黏膜炎，因此用药期间应予类固醇激素眼药水预防治疗。关于 AML 化疗期间造血生长因子（G-CSF）的预防用药问题，随机研究发现 G-CSF 不能降低粒细胞缺乏导致的发热和感染率，特别是不能降低感染相关死亡率，因此不推荐在 AML 治疗中常规使用 G-CSF。并且对分化缺陷 G-CSF 受体亚型Ⅳ表达增高的患儿，G-CSF 治疗反而会增加 AML 的复发风险。当患儿出现败血症等危重情况时，可使用 G-CSF 以缩短粒细胞缺乏时间。

【预后】

影响儿童 AML 预后的最重要因素是对治疗的初始反应和潜在的遗传和分子学特点。携带不同染色体/基因异常 AML 患儿的预后参照表 5-13，各儿童白血病协作组也根据遗传学特点将儿童 AML 分为不同危险度（CCLG 危险度分层参照【治疗】中的危险度评估），根据不同危险度制订治疗策略有助于改善 AML 患儿的远期预后以及减少远期并发症。

【未来研究方向】

1. 采用基因组学方法揭示儿童 AML 生物学特性 近年来,越来越多的研究采用基因组学方法探索儿童 AML 的异质性和生物学特性。

微阵列比较基因组杂交(array-CGH)以及单核苷酸多态性(SNP)阵列可识别出几个杂合性丢失和重复拷贝数变异(CNVs)的区域,包括 *WT1*、*NF1* 和 *TET2* 突变,其中 *TET2* 突变在成人中比在儿童中更常见。

基因表达谱可以更准确地预测 AML 的细胞遗传学亚型,但其诊断价值仍然有限,因为大多数变异可以通过常规核型鉴定。然而,通过该方法,发现了参与儿童 AML 亚型发病机制的新基因,如 *BRE* 和 *IGSF4*。

除了发现新的基因突变,下一代测序(NGS)也被证明是研究成人和儿童 AML 克隆演化的有力工具。通过比较诊断-复发配对样本的突变谱,发现复发克隆获得了新的突变。此外,诊断时出现的微小克隆可以在化疗中存活,获得突变,并在复发时成为主克隆。对新发突变进行靶向治疗可能成为改善复发/难治患儿预后的一项重要治疗策略。

另外,对表观遗传学表达谱、microRNA 表达谱的研究可能识别出更适合使用去甲基化药物或组蛋白修饰抑制剂治疗的患者亚群,以及提供靶向治疗的新靶点。

2. 优化治疗 近年来 AML 的新药研发呈爆发式进展,包括激酶类抑制剂、靶向细胞凋亡机制药物、表观遗传学异常抑制剂、单克隆抗体及细胞免疫疗法等。

(1) 激酶类抑制剂:最经典的是针对 *FLT3* 突变的抑制剂。自 2002 年起第一代索拉非尼(sorafenib)、米哚妥林(midostaurin)进入临床试验以来,新一代 *FLT3* 抑制剂奎扎替尼(quizartinib)、吉列替尼(gilteritinib)、克莱拉尼(crenolanib)也相继进入临床试验。

(2) 靶向细胞凋亡机制药物:BCL2 抑制剂被认为是目前最有前景的 AML 治疗新药之一,已被美国 FDA 批准用于大于 75 岁或有合并症不能使用强诱导化疗的新发 AML 一线用药。目前常用的 BCL2 抑制剂是维奈克拉,推荐与低剂量阿糖胞苷(LDAC)或去甲基化药物联合使用。

(3) 表观遗传学异常靶向药:异柠檬酸脱氢酶(isocitrate dehydrogenase,IDH)抑制剂是目前具有 *IDH* 突变成人难治复发 AML 的首选药物,但儿童 *IDH* 突变非常低。

(4) 单克隆抗体:最经典的是抗 CD33 的吉妥珠单抗(gemtuzumab ozogamicin,GO),从 2000 年首次被美国 FDA 批准用于治疗复发 AML 以来,经历了 2010 年撤市、2017 年再次批准用于 CD33 阳性 AML 的一线或复发治疗。

(5) CAR-T 细胞免疫疗法:目前针对于 AML 的 CAR-T 细胞免疫治疗主要有 CD123 CART、CD33 CART 和 CLL1 CART。CD123 分子在 AML 细胞和 AML-白血病造血干细胞(AML-LSC)中过表达,而在正常造血干/祖细胞(HSPC)中以低水平表达,因此它在 AML 细胞和 AML-LSC 更具特异性。

➢ 附:AML 诊治流程图

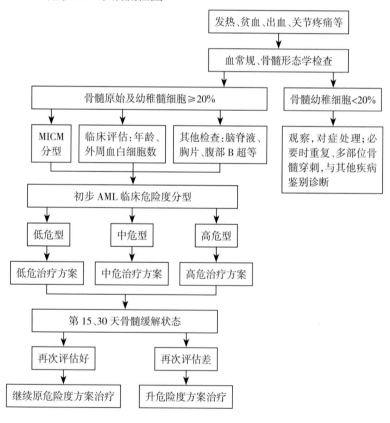

二、急性早幼粒细胞性白血病

急性早幼粒细胞白血病(acute promyelocytic leukemia,APL)是AML 的一种特殊类型,占儿童 AML 的 10%。APL 的临床表现与AML 相同,但出血倾向明显,常以出血严重的弥散性血管内凝血(disseminated intravascular coagulation,DIC)为首发表现,起病可十分凶险,导致早期死亡。以往 APL 预后很差,主要是由于化疗后 APL细胞促凝血颗粒释放、形成 DIC,导致患儿严重出血而死亡。近年来采用全反式维 A 酸(all-trans retinoic acid,ATRA)联合砷剂诱导分化治疗后,APL 的预后得到了极大改善,近年来 5 年无病生存率达 90%以上。

【病因和发病机制】

APL 发病的关键机制为 t(15;17)(q22;q21),染色体易位使得15 号染色体上 *PML* 基因和 17 号染色体上的 *RARα* 基因形成 *PML-RARα* 融合基因,融合蛋白导致早幼粒细胞正常的分化和成熟受阻,抑制了肿瘤抑制子和 PML 的促凋亡功能。融合蛋白的致 APL 作用已经在转基因小鼠模型上得到了验证。

【诊断】

根据 WHO 2016 诊断标准,APL 常有典型的形态学特征以及特征性的融合基因 *PML-RARα*。偶有形态学不典型但同样具有 *PML-RARα* 的病例,同样可以诊断 APL。

【鉴别诊断】

根据患者临床表现和实验室检查,特别是当患者出血症状明显时,诊断 APL 并不困难。鉴别诊断更重要的是将 APL 与其他 AML区别,因为 APL 与其他类型 AML 的治疗方法完全不同。

1. **除 APL(M_3)以外的髓系白血病(AML)** 非 M_3 的 AML,临床上表现与 M_3 相似,但出血倾向较轻(M_7 除外);髓外浸润(肝脾大的程度)较明显(尤其是 M_4、M_5)。鉴别重点依赖于形态学、细胞染色体和分子生物学特征。

2. **急性再生障碍性贫血** 该病表现为贫血、发热、出血三大症状,外周血全血细胞减少,骨髓检查可以鉴别。

【治疗】

PML-RARα 阳性的 APL,选择方案为中国《儿童急性早幼粒细胞白血病诊疗规范(2018 年版)》。*PML-RARα* 阴性的 APL,可选用儿童 AML 治疗方案(参考 AML 方案)。

1. **诱导治疗**　目前绝大多数 APL 的化疗方案采用去化疗、减化疗的优化方案,其目标为促使早幼粒细胞诱导分化和细胞凋亡,提高分子水平的缓解。当外周血或骨髓形态学检查高度怀疑 APL 时,应立即给予砷剂 +ATRA。砷剂可用静脉三氧化二砷或口服复方黄黛片。根据危险度分型,高危者可加蒽环类药物化疗。

使用 ATRA 后,患儿白细胞将迅速增加,可导致分化综合征(differentiation syndrome,DS),表现为发热、体重增加、呼吸窘迫,有时可发生胸腔和心包积液等。头痛和视觉障碍也与 ATRA 导致的假性脑瘤(良性颅内压增高症)有关。一旦出现分化综合征,应立即使用类固醇激素。当患儿白细胞 $>10×10^9$/L 时,容易发生分化综合征。早期开始化疗可降低分化综合征的发生。砷剂有协同 ATRA 作用,如有严重 DS 出现,及时减少 ATRA/砷剂剂量或停止应用,待症状改善后逐渐恢复治疗。积极的血液制品支持治疗是纠正 APL 患儿 DIC 的重要手段,应充分给予血小板输注以维持其数量在 $30×10^9$/L 以上。

2. **巩固治疗**　ATRA+ 砷剂是巩固治疗的骨架药物,不建议使用蒽环类药物。由于 APL 已成为高治愈率的疾病,目前的研究方向是降低蒽环类药物的累积量、避免晚期心脏毒性的发生。

3. **维持治疗**　中国儿童 APL 协作组(CCLG-APL)采用 ATRA 与砷剂交替治疗,每 28 天为一个循环,总计 4 个循环。具体使用方法详见《儿童急性早幼粒细胞白血病诊疗规范(2018 年版)》。

APL 治疗期间应定期进行细胞遗传学或分子生物学检查,如果 *PML-RARα* 融合基因残留 $<10^{-4}$,提示治疗效果好。如有上升或持续增高($≥10^{-4}$),治疗等级上升(如标危组上升至高危组,高危组则加强化疗药物,或选择造血干细胞移植)。

【预后】

因为 APL 常以严重 DIC 为首发表现,早期死亡风险高,尽早给予 ATRA+ 砷剂治疗使早幼粒细胞向成熟阶段分化是防治 DIC 的重要因素。随着 ATRA 和砷剂的使用,APL 已成为高度可治愈性疾病,5 年无病生存率达 90% 以上。

> 附:APL 诊治流程图

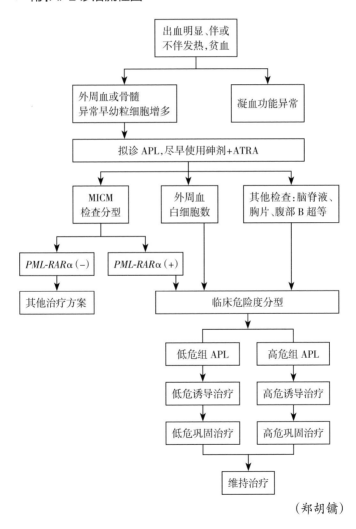

（郑胡镛）

第五节　非霍奇金淋巴瘤

儿童淋巴瘤的发病率依年龄不同,在世界不同地区也有显著差异。2002—2005年上海市肿瘤登记系统统计结果表明,上海市0~14岁组儿童淋巴瘤年发病率为9.9/100万,在儿童肿瘤中占第三位,仅次于白血病和颅内肿瘤,其中近80%为非霍奇金淋巴瘤。

儿童非霍奇金淋巴瘤(non-Hodgkin lymphomas,NHL)是源于免疫系统器官和淋巴细胞的一系列疾病的总称,包括未归类于霍奇金病的所有恶性淋巴瘤。由于儿童NHL涉及游走于全身各处的淋巴细胞,所以它在发病部位和蔓延速度上类似于儿童白血病,倾向于归类为全身性疾病。此外,免疫系统细胞具多样性,发育过程中细胞分化为不同功能的多种细胞,以履行各种机体防御的职责,细胞恶变可发生在这些功能不同的细胞及其前体细胞之中,因此,儿童NHL的形态学特征、免疫学特征及临床表现均呈现出多样化。

儿童NHL是过去四十年中疗效进步最为成功的疾病之一。超过75%的NHL患儿可经现代疗法治愈。值得注意的是,疗效的明显进步并非源自新型有效药物的开发,而是基于对该疾病生物学、免疫学及分子生物学更深刻的认识、更合理的分类系统的建立和与之相适应的治疗方案的进步以及支持治疗的进展。我国儿童NHL尤其在病理分类分型、临床分期、分组相适应的治疗方案选择、治疗经验方面在欠发达地区仍有欠缺,大样本报告仍然很少。为相对规范我国儿童NHL的诊断和治疗,改善我国儿童NHL预后,对儿童NHL中常见类型提出诊疗建议,供大家参考。

【病因和发病机制】

NHL的确切病因目前尚不明确。可能和免疫紊乱、感染、辐射、苯类等化学物质和某些基因缺陷相关。

【诊断】

NHL诊断主要依据于临床表现、影像学依据和病理/细胞学诊断。

1. **临床特点**　NHL临床表现差异大,一些患者仅有无痛性外周淋巴结肿大,几乎无全身症状,因此在病理活检后即明确诊断。但有部分患者临床表现复杂而危重,而且病理标本的获得与病理诊断均十分困难。各种病理亚型常见表现有非特异性全身症状,如发热、浅表淋巴结肿大及盗汗。晚期患者出现消瘦、贫血、出血倾向、发热、肝脾大、浆膜腔积液及恶病质等症状和体征。部分病理类型有较为特异的临床表现。

(1)原发于纵隔的 NHL:肿块常位于前或中纵隔,巨大肿块可压迫气管、上腔静脉、心脏和肺,有时还合并大量胸腔积液,临床出现胸痛、刺激性咳嗽、气促及平卧困难,重者有呼吸困难、发绀、颈头面部及上肢水肿,称为上腔静脉压迫综合征。胸部 X 线平片可见中、前纵隔巨大肿块,可伴有不等量胸腔积液(参见第十章 第二节肿瘤相关性上腔静脉综合征)。以淋巴母细胞型淋巴瘤/白血病、弥漫大 B 细胞淋巴瘤为多见。

(2)原发于腹部的 NHL:可有腹痛、腹围增大、恶心、呕吐、大便习惯改变、肝脾大及腹水。有时可表现为肠套叠、胃肠道出血及阑尾炎样表现,甚至少数患者发生肠穿孔等急腹症。右下腹肿块较多见,需与炎症性阑尾包块及阑尾炎鉴别。腹部 NHL 以成熟 B 细胞多见(B-NHL),如伯基特型(Burkitt)或伯基特样 NHL。鼻咽部也是 B-NHL 较多见的原发部位,可表现为鼻塞、打鼾、血性分泌物及吸气性呼吸困难。

(3)大细胞型淋巴瘤:70% 大细胞型淋巴瘤来源于 T 淋巴细胞,20%~30% 为 B 细胞性,尚有部分患者来源于 NK 细胞或不表达 T 或 B 细胞标记的裸细胞。大细胞型 NHL 临床表现相对复杂,病程相对较长,可有较特殊部位的浸润,如原发于皮肤、皮下组织、中枢神经系统、肺、睾丸、骨,甚至肌肉等。其中代表性疾病为伴有 t(2;5)的间变性大细胞淋巴瘤(anaplastic large cell lymphoma,ALCL)。

(4)中枢神经系统浸润:儿童 NHL 可在诊断时和病程中出现中枢神经系统浸润,并有相应症状与体征,各型 NHL 均可发生,包括脑膜、脑神经、脑实质、脊髓、脊髓旁硬膜外及混合性浸润,临床上出现头痛、呕吐等颅内高压症状,或面瘫、感觉障碍、肌力改变及截瘫等神经受损症状。如不给予中枢浸润预防性措施,病程中中枢浸润机会很高,眼神经与面神经受累机会较多。少数患者因转移性中枢浸润或中枢原发所致的临床表现而首诊。

2. **诊断方法**

(1) 相关实验室检查:①血清乳酸脱氢酶(LDH)水平与肿瘤负荷成正相关,并和预后相关,因此在治疗前应进行评估;②高肿瘤负荷者可发生心、肝、肾等重要脏器的浸润而致功能不全,治疗前应仔细评估;③高负荷 NHL 在治疗前、初始治疗的一周内易发生肿瘤细胞溶解综合征,因此在这段时间内应定时进行肾功能、血电解质的监测;④进行增强 CT 检查前应先核实肾功能情况,有肿瘤细胞溶解综合征或肾功能不良时应避免增强 CT,因造影剂可能加重肾功能不全;⑤外周血常规检查如存在贫血、血小板减少常提示为晚期或有骨髓浸润;⑥骨髓涂片可明确是否存在骨髓浸润;⑦包括脑脊液在内的浆膜腔液体沉渣涂片检查结合免疫表型检查有助于诊断、鉴别诊断和肿瘤浸润状态的评估。在防治肿瘤细胞溶解综合征选用抗尿酸氧化酶抑制剂拉布利海类药物前应检查 G-6-PD 酶活性。

(2) 全身的影像学检查:以评估肿瘤浸润范围,肿块常无钙化、无明显包膜。常用方法为增强的 CT、MRI、B 型超声,也可选比较昂贵的正电子发射计算机体层显像仪(positron emission tomography and computed tomography, PET/CT)检查。肾功能不良者应避免造影剂增强。

(3) 组织活检病理检查:NHL 诊断主要依据于组织病理形态及免疫组化。NHL 为一组复杂疾病,无论是细胞形态学、临床表现及免疫表型,还是近年来发展较快的细胞遗传学/分子生物学检查等均有较大的变异。根据 WHO 2016 分类标准,儿童 NHL 主要有四个重要类型,①成熟 B 细胞肿瘤,包括伯基特淋巴瘤(Burkitt lymphoma)/成熟 B 细胞型白血病、弥漫大 B 细胞淋巴瘤、纵隔大 B 细胞淋巴瘤亚型和未能进一步分类的 B 细胞淋巴瘤;②成熟或外周 T 细胞及自然杀伤细胞(NK)肿瘤,主要包括间变性大细胞淋巴瘤和 NK 细胞淋巴瘤;③前 B 细胞肿瘤,主要为前体 B 淋巴母细胞白血病/淋巴瘤;④前体 T 淋巴母细胞白血病/淋巴瘤。

1) 伯基特淋巴瘤:伯基特淋巴瘤在显微镜下肿瘤细胞弥漫性浸润,细胞小,含圆或卵圆形细胞核、1~3 个强嗜碱性核仁,含有脂泡的嗜碱性细胞质。增殖抗原 Ki-67 高表达。零散的残余正常巨噬细胞散布于恶性细胞之间,呈现特征性的"星空"貌。从免疫学上来说,伯基特淋巴瘤及其变异型是生发中心 B 细胞肿瘤,细胞膜表达 κ 或 λ 轻链相关的表面免疫球蛋白(常为 IgM),并可表达 B 系相关抗原 CD19、CD20、CD22、CD79a 及 CD10,但常不表达末端脱氧核苷酸转移酶(terminal deoxynucleotidyl transferase,TdT),是否表达 TdT 有助于鉴别伯基特淋巴瘤与淋巴母细胞型白血病/非伯基特淋巴瘤,但并不绝对。1%~2% 的 ALL 患者有伯基特淋巴瘤的形态学及免疫学特征(即 FAB 形态学分类中的 L$_3$ 型),可以将之视为Ⅳ期伯基特淋巴瘤,对这类患儿应采用Ⅳ期伯基特淋巴瘤的治疗方案。绝大多数伯基特淋巴瘤存在非随机染色体易位 t(8;14)(q24;q32),结果是 8 号染色体上的 *Myc* 原癌基因与位于 14 号染色体的免疫球蛋白重链基因融合。另两种变异易位可在 15% 的伯基特淋巴瘤病例中观察到,包括 t(2;8)(p11.1;q24.1)及 t(8;22)(q24.1;q11.2)。

　　2)间变性大细胞型淋巴瘤(ALCL):ALCL 是儿童大细胞型淋巴瘤中最常见的亚型,绝大多数归于成熟 T 淋巴细胞和自然杀伤细胞肿瘤。ALCL 占儿童 NHL 的 8%~15%。组织学常表现为凝聚性的、形状不规则的、含丰富细胞质的多型性大细胞,包含异形马蹄形细胞核,有多个或单个明显核仁。免疫学和分子学研究表明,大部分 ALCL 表达 T 细胞抗原。该类肿瘤细胞也表达上皮细胞膜抗原(epithelial membrane antigen,EMA)和 CD30(Ki-1)抗原。ALCL 常存在特征性非随机染色体 t(2;5)(p23;q35)平衡易位,染色体 5q35 位上的核磷蛋白基因 *NPM*,与染色体 2p23 位上的一种酪氨酸激酶基因-间变性淋巴瘤激酶(anaplastic lymphoma kinase,ALK)基因相融合。

　　3)淋巴母细胞白血病/淋巴瘤:WHO 将前驱 T 或 B 淋巴母细胞白血病/淋巴瘤归为同一类。前驱 T 细胞起源者以淋巴瘤为多见,而前驱 B 细胞起源者以白血病多见。同一系列(T 或 B)的白血病或淋巴瘤在病理/细胞形态学、免疫学、生物遗传学方面均相似,但临床上白血病骨髓原发,而淋巴瘤髓外部位原发多见。T 系相关抗原表达通常包括 UCHL1(CD45RO)、CD1、CD2、CD3、CD4、CD5、CD7、CD8 及

CD56 等；B 系表达 CD19、CD20、CD22、CD79a 及 CD10 等，不表达细胞膜 κ 或 λ 轻链相关的表面免疫球蛋白（常为 IgM）。前驱 T 和 B 淋巴细胞均表达 TdT。

3. **诊断标准** NHL 的诊断必须依据病理（细胞）形态学、免疫学和细胞/分子遗传学。病理（细胞）形态学满足 NHL 的基本诊断。免疫标记已成为当今 NHL 诊断及进一步病理分型的必需手段。有条件时应尽可能进行相关亚型的分子生物学特征检测，如伯基特淋巴瘤常存在与 *C-MYC* 断裂相关的 t(8;14) 及其变异型，而间变性大细胞淋巴瘤常存在 t(2;5) 及其变异，使诊断更为可靠。

完整的诊断必须包括分期诊断。目前采用分期标准为 2015 年发表的 International Revised St.Jude 分期系统（表 5-14）。常规分期检查包括以下项目：全身体格检查、眼底检查、骨髓活检及涂片、胸腹盆腔影像学检查（以增强 CT 检查为主）、脑脊液离心甩片找肿瘤细胞，疑有中枢浸润时增强头颅 MRI 或 CT 以除外颅内转移，疑有骨骼浸润时全身骨扫描。通过以上检查确定肿瘤浸润范围并据此作出临床分期。完整的诊断应包括原发部位、病理亚型和临床分期，如纵隔原发淋巴母细胞型非霍奇金淋巴瘤Ⅲ期。

表 5-14 国际儿童 NHL 修正 St.Jude 分期系统

分期	定义
Ⅰ期	单个淋巴结外肿块或单个淋巴结解剖区受累,除外纵隔及腹部起源
Ⅱ期	单个淋巴结外起源伴有区域淋巴结外肿块;横膈同侧≥2 个淋巴结区;完全切除的胃肠道原发(通常为回盲部)伴或不伴系膜淋巴结浸润(如有腹水或有相邻器官浸润应为Ⅲ期)
Ⅲ期	横膈两侧有病变;所有原发于胸腔的病变;所有未完全切除的腹腔病变;所有脊柱旁或硬膜外肿瘤;≥2 个淋巴结外病灶;单个骨病灶同时伴结外和/或非区域淋巴结受累
Ⅳ期	有中枢浸润或骨髓浸润

注：中枢神经系统浸润定义为①脑脊液（CSF）WBC≥5 个/μl，并 CSF 标本离心发现淋巴瘤细胞；或②有明确中枢神经系统受累症状和/或体征，如脑神经瘫痪，并不能用其他原因解释；或③脊髓浸润；或④孤立性脑内肿瘤性病变。骨髓受累定义为①骨髓穿刺涂片见≥5% 但 <25% 的幼稚淋巴细胞；②或骨髓活检发现局灶性浸润。

【鉴别诊断】

鉴别诊断最重要的方法是病理学、细胞形态学及免疫学联合的实验室诊断。常用诊断与鉴别诊断流程：拟诊 NHL 时应首选快速、简便并可能明确诊断的检查，首先进行骨髓涂片形态学检查及免疫分型检查，排除白血病或明确诊断 NHL 骨髓浸润及其免疫亚型和病理类型。如不能明确病理类型，积极实施肿块活检，首先推荐手术切开活检，以获得足够组织标本明确诊断及分型。肿块针吸涂片和仅作细胞形态学诊断不常规推荐。在获得标本困难并有生命危险时可考虑体液（如胸、腹腔积液等）细胞形态学检查，但必须结合临床特征、免疫表型及分子生物学检查结果才能明确诊断。应尽量避免诊断不明时使用糖皮质激素及化疗类药物。

【治疗】

1. **整体治疗原则及目标**　治疗的目标是使疾病获得完全缓解并长期无病生存，同时获得正常的远期生活质量。治疗原则上以化学治疗为主，根据不同分期、形态分型和/或免疫分型采用不同药物联合和强度的治疗方案。放射治疗、手术等作为特殊情况下的辅助治疗。

2. **急诊处理**　部分儿童 NHL 临床进展极快，应尽快完成各项检查明确诊断。如为巨大纵隔肿块伴有气道及上腔静脉压迫症状，无外周淋巴结肿大，细胞形态及免疫学检查（如标本为骨髓及体液）也不能明确诊断时，可选择性采取纵隔镜活检、胸骨旁切口活检或肿块切割针穿刺活检。如病情危重，且经评估全身麻醉可能危及患儿生命，临床表现及影像学检查符合 NHL，为抢救生命可给予紧急低剂量化疗（如 B-NHL 治疗方案中的 P 化疗）。12~24 小时后多数患者的压迫症状可得到有效缓解，病情稍稳定后及时进行活检（化疗 24~48 小时内），应尽最大可能获得明确的病理诊断。大量胸腔积液或心包积液时可引流改善症状。对明确诊断的肿瘤负荷较大的患儿，应尽早给予 3~7 天低强度化疗（如治疗方案中的诱导治疗 P 或 V 化疗），同时充分水化[2 000~3 000ml/（m²·d）]，给予别嘌醇 10mg/（kg·d）抑制过多的尿酸形成或给予尿酸氧化酶拉布立海 0.1~0.2mg/（kg·d）1~5

天分解尿酸,后者控制尿酸增高及其一系列相关合并症,疗效良好并安全。使用前需排除 G-6-PG 缺乏症。密切监测并维持水电解质酸碱平衡,保证尿量不少于 3ml/(kg·h),如有少尿给予利尿剂呋塞米每次 1mg/kg。预防和积极处理肿瘤细胞溶解综合征,不宜常规性碱化血/尿液和补充钙剂。刚开始治疗时,因输入液体多可致原有的胸腹腔积液增多,必要时可留置引流。如有肾脏浸润或肾功能不全应禁止在 CT 时使用造影剂,以免加重肾功能不全。对有椎管内硬膜外肿块压迫造成截瘫者,应及时化疗,如瘫痪在 2 周内无好转,可考虑急诊局部放疗或减压性手术。术前应仔细评估,脊髓实质性浸润造成截瘫时不宜手术。

3. **NHL 各亚型的化疗方案选择**　根据病理形态学分型和/或免疫分型,分别采用成熟 B 细胞型 NHL(非淋巴母细胞型,代表性疾病为伯基特淋巴瘤)或淋巴母细胞型 NHL(免疫表型为前驱 T 或前驱 B)治疗方案,根据分期及分组确定化疗强度。成熟 B 细胞型 NHL 的化疗原则是短程、强烈,以烷化剂和抗代谢性药物(主要是甲氨蝶呤和阿糖胞苷)为主,化疗强度根据临床分组或分期而定。较多中心对间变性大细胞淋巴瘤采用类似 B-NHL 的治疗方案。而对前驱 T 或 B 淋巴母细胞型 NHL 的化疗方案原则与急性淋巴母细胞白血病(ALL)一致。具体方案见后供参考。

4. **支持治疗**

(1) 治疗期及治疗结束后 3 个月复方磺胺甲噁唑(TMP-SMZ)25~50mg/(kg·d),分 2 次口服,每周用 3 天,以预防卡氏肺孢子虫感染。大剂量甲氨蝶呤前 24 小时至甲氨蝶呤血浓度降至 $<0.1\mu mol/L$ 期间停用。

(2) 当外周血白细胞计数 $<1\times10^9/L$ 或粒细胞绝对计数 $<0.5\times10^9/L$ 时应用 G-CSF 或 GM-CSF 5μg/(kg·d)至外周血白细胞计数 $>2\times10^9/L$。

(3) 血小板减少并有活动性出血,或血小板计数 $<10\times10^9/L$,或血小板计数 $<20\times10^9/L$ 伴发热时输注血小板。

5. **关于手术和放射治疗**　放射治疗不常规推荐。但当存在中枢浸润、脊髓肿瘤压迫症、化学治疗后局部残留病灶及需姑息性治疗等特殊情况时，根据临床情况由临床医生决定是否放射治疗。

手术主要适用于下列情况①手术活检：尽量争取获得足够组织标本以明确病理诊断及分型。如肿块较小并为局限性病变，可将肿块完全切除。如估计肿块不能完全切除，应进行小切口活检术，不推荐肿瘤部分或大部切除术。②急腹症：出现肠套叠、完全性肠梗阻、肠穿孔及严重胃肠道出血等外科急腹症时考虑急诊手术。③二次活检及手术：化学治疗 3~4 个疗程后仍存在稳定残留病灶时应考虑再次手术切除病灶同时进行病理评估，为进一步治疗提供依据，避免过度治疗和治疗不足。

6. 治疗后疾病状态评估标准 通常在治疗 42~60 天时需要评估肿瘤对治疗的反应，以评价治疗的有效性，并根据疗效反应对治疗方案作适当的修正。疗效评价标准包括①完全缓解（CR）：CT/MRI、骨扫描、脑脊液及体检均未发现残留肿瘤迹象，骨髓涂片 <5% 幼稚淋巴细胞或经病理证实残留病灶无肿瘤细胞，并维持 1 个月以上；②部分缓解（PR）：肿瘤缩小 >50%，但未达 CR，无新发或重新进展病灶，骨髓涂片 <5% 幼淋巴细胞、脑脊液必须无肿瘤细胞，并维持 1 个月以上；③无进展（PF）：所有可检测病灶减少 <50%，无新发病灶或重新进展；④疾病进展（PD）：在原有疾病状态基础上的进展或出现新病灶。

7. 靶向及免疫治疗 针对淋巴瘤一些靶向药物发展较快，除克唑替尼类靶向药物对 ALK 阳性 ALCL 有肯定疗效外，也有临床应用经验介绍，如程序性死亡蛋白-1（programmed death-1，PD-1）应用于 NK 细胞型淋巴瘤，来那度安应用于难治性弥漫大 B 细胞淋巴瘤，硼替佐米应用于复发性 T 淋巴母细胞淋巴瘤，维奈克拉应用于难治性 NHL。针对 B 系白血病的 CD19-CD3 双特异性抗体药物（博纳吐单抗）单药用于复发难治性儿童 B 系白血病的完全缓解率可达 39%，MRD 阴转（<0.01%）率达到 52%。该药也适用于 B 系淋巴母淋巴瘤。另外，人源化 CD22 抗体免疫毒素（inotuzomab calicheamicin，INO）与化疗方案联合治疗，发挥更高持续缓解率。CD19 单抗或联合 CD22 CAR-T

细胞疗法的应用,在国内多家医疗中心开展并获得良好效果,使有相应靶标的儿童复发或难治性 B 系白血病/淋巴瘤获得高达 80% 以上的再次 CR 率,长期随访 2 年 EFS 45%,OS 可高达 70%,值得进一步的推广和更加深入的研究。

一、成熟 B 细胞型非霍奇金淋巴瘤治疗方案(方案一:国内小儿肿瘤专业委员会 CCCG-BNHL 方案)

(一)适应证

1. 未治成熟 B 细胞型 NHL(以 WHO 2016 淋巴系恶性肿瘤分类名称为标准)

(1)伯基特型 NHL(Burkitt lymphoma)。

(2)弥漫大 B 细胞型 NHL(diffuse large B-cell lymphoma)。

(3)B 细胞型 NHL,未能进一步分类,介于弥漫大 B 细胞型和伯基特型之间(B-cell lymphoma,unclassifiable,with features intermediate between diffuse large B-cell lymphoma and Burkitt lymphoma)。

(4)B 细胞型 NHL,未能进一步分类,介于弥漫大 B 细胞型和经典型霍奇金淋巴瘤之间(B-cell lymphoma,unclassifiable,with features intermediate between diffuse large B-cell lymphoma and classical Hodgkin lymphoma)。

2. ALK^+ 和 ALK^- 的 T 细胞性间变大细胞型 NHL(ALK^+ and ALK^- anaplastic large cell lymphoma)可借用本方,但甲氨蝶呤剂量可减低至 $1g/m^2$,鞘内化疗可减少至每疗程 1 次。

3. 各脏器功能基本正常。

4. 无先天性免疫缺陷病、无器官移植史、非第二肿瘤。

5. 患儿法定监护人同意接受治疗并签署知情同意书和化疗同意书。

(二)分组及治疗计划

1. 分组

R1 组:手术已完全切除肿块的Ⅰ、Ⅱ期(完全缓解),LDH 正常。

R2 组:LDH 小于正常 2 倍的Ⅰ、Ⅱ期,手术未完全切除。

R3 组:Ⅲ、Ⅳ期,或 LDH 大于正常 2 倍。

R4 组:2 个疗程未获完全缓解者。

2. **治疗计划** 见图 5-2。

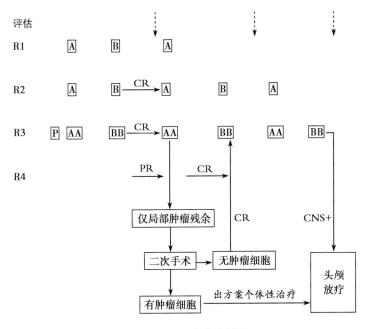

图 5-2 NHL 治疗计划图

注:A、B 为化疗方案名称。具体方案用药安排见表 5-15。初诊时无 R4 组,第一次评估 PR 者进入 R4 组。治疗中中枢受累者在化疗结束后头颅放疗 12Gy(年龄 1~3 岁)或 18Gy(年龄 >3 岁),1 岁以下不推荐头颅放疗。二次手术病理仍见肿瘤细胞者在化疗结束后可考虑自体造血干细胞移植等个体性治疗。

(三) 化疗方案

B 细胞型 NHL 治疗方案化疗剂量与时间安排如表 5-15 所示。

表 5-15　B 细胞型 NHL 治疗方案化疗剂量与时间安排

方案	每日剂量	用法	用药时间（第 × 天）
引导方案 COP			
环磷酰胺	$300mg/m^2$	I.V., 超过 1 小时	1
长春新碱	$1.5mg/m^2$（最大剂量 2mg）	i.v.	1
泼尼松	$45mg/m^2$	分 2 次口服	1~7
阿糖胞苷	$35mg^a$	IT	1
甲氨蝶呤	$12.5mg^a$	IT	1
地塞米松	$5mg^a$	IT	1
A 方案			
环磷酰胺	$800mg/m^2$	i.v., 超过 2 小时	1
	$200mg/m^2$	i.v., 超过 1 小时	2,3,4
长春新碱	$1.5mg/m^2$（最大剂量 2mg）	i.v.	1,8
多柔比星	$20mg/m^2$	i.v., 超过 2 小时	2,3
阿糖胞苷 [*]	$500mg/m^2$	i.v., 超过 3 小时	$4(×—×)^b$
泼尼松	$60mg/m^2$	分 2 次口服	1~7
阿糖胞苷	$35mg^a$	IT	$1,8^c$
甲氨蝶呤	$12.5mg^a$	IT	$1,8^c$
地塞米松	$5mg^a$	IT	$1,8^c$
B 方案			
异环磷酰胺 [d]	$1\,200mg/m^2$	i.v., 超过 2 小时	1,2,3,4,5
足叶乙苷	$60mg/m^2$	i.v., 超过 2 小时	3,4,5
甲氨蝶呤	$500mg/m^2$	i.v., 超过 4 小时	1
长春新碱	$1.5mg/m^2$（最大剂量 2mg）	i.v.	1,8
泼尼松	$60mg/m^2$	分 2 次口服	1~7
阿糖胞苷	$35mg^a$	IT	1
甲氨蝶呤	$12.5mg^a$	IT	1
地塞米松	$5mg^a$	IT	1

续表

方案	每日剂量	用法	用药时间（第 × 天）
AA 方案（R3、4 组加利妥昔单抗）			
环磷酰胺	$800mg/m^2$	i.v.,超过 2 小时	1
	$200mg/m^2$	i.v.,超过 1 小时	2,3,4
长春地辛	$3mg/m^2$（最大剂量 5mg）	i.v.	1,8
多柔比星	$20mg/m^2$	i.v.,超过 2 小时	2,3
阿糖胞苷	$1\,500mg/m^2$（第 3、5 疗程为 $2\,000mg/m^2$）	i.v.,超过 3 小时	4（×—×），5（×—×）[b]
泼尼松	$60mg/m^2$	分 2 次口服	1~7
阿糖胞苷	$35mg$[a]	IT	1,8
甲氨蝶呤	$12.5mg$[a]	IT	1,8
地塞米松	$5mg$[a]	IT	1,8
BB 方案（R3、4 组加利妥昔单抗）			
异环磷[d]	$1\,200mg/m^2$	i.v.,超过 2 小时	1,2,3,4,5
足叶乙苷	$100mg/m^2$	i.v.,超过 2 小时	3,4,5
甲氨蝶呤[e]	$5\,000mg/m^2$	i.v.,超过 24 小时	1
长春地辛	$3mg/m^2$（最大剂量 5mg）	i.v.	1
泼尼松	$60mg/m^2$	分 2 次口服	1~7
阿糖胞苷	$35mg$[a]	IT	1,8
甲氨蝶呤	$12.5mg$[a]	IT	1,8
地塞米松	$5mg$[a]	IT	1,8

注:除了长春新碱类和鞘内注射外,所有药物剂量根据体表面积调整。a. 鞘内化疗剂量见表 5-16;b.q.12h. 共 2 次;c.R1 组不用;d. 同时用相同剂量美司钠,q.3~4h.,分 3~4 次用;e.10% 静脉注射 30 分钟,90% 23.5 小时,42 小时后四氢叶酸钙（CF）解救见表 5-19,剂量根据甲氨蝶呤血浓度调整;* 第二疗程起增加至 $1\,500mg/m^2$。i.v.,静脉注射;IT,鞘内注射。

表 5-16　鞘内注射化疗药物剂量

年龄	甲氨蝶呤/mg	阿糖胞苷/mg	地塞米松/mg	生理盐水/ml
<12 个月	6	15	2.5	6
12~36 个月	9	25	2.5	8
≥36 个月	12.5（最大剂量）	35	5.0	10

注：脑膜肿瘤浸润者隔天鞘内注射直至正常，接着一周 2 次，共 8 次。

二、成熟 B 细胞型非霍奇金淋巴瘤治疗方案（方案二：BFM-95 方案）

（一）适应证

同方案一。

（二）分组及治疗计划（图 5-3）

危险度分期	定义	治疗过程
R1	Ⅰ+Ⅱ期，完全切除	A　B
R2	Ⅰ+Ⅱ期，未完全切除 Ⅲ期和LDH<500U/L	V A　B　A　B
R3	Ⅲ期和LDH≥500<1 000U/L Ⅳ期+B-急性白血病和LDH<1 000U/L and CNS-neg.	V AA　BB　CC　AA　BB
R4	Ⅲ期+Ⅳ期+B-急性白血病和 LDH≥1 000U/L或/和中枢神经浸润	V AA　BB　CC　AA　BB　CC

图 5-3　BFM-95 B-NHL 治疗分组及治疗计划

（三）化疗方案

表 5-17 为 BFM-95 原始化疗方案。

表 5-17 BFM-95 B 细胞型非霍奇金淋巴瘤治疗方案化疗剂量与时间安排

	药物	剂量	给药时间（第 × 天）
诱导方案 V	环磷酰胺	200mg/m², 静脉滴注 1 小时	1,2
	长春新碱	1.5mg/m², 静脉注射	1
	地塞米松	5mg/(m²·d), 分 3 次口服	1,2,
		10mg/(m²·d), 分 3 次口服	3,4,5
	IT*		1
A 方案	异环磷酰胺	800mg/m², 静脉滴注 1 小时	1,2,3,4,5
	长春新碱	1.5mg/m², 静脉注射	1
	VP-16	100mg/m², 静脉滴注 1 小时	4,5
	阿糖胞苷	150mg/m², 静脉滴注 1h/12h	4,5
	地塞米松	10mg/(m²·d), 分 3 次口服或静脉滴注	1,2,3,4,5
	甲氨蝶呤†	1g/m², 静脉滴注 4 小时	1
	IT*		1
B 方案	环磷酰胺	200mg/m², 静脉滴注 1 小时	1,2,3,4,5
	多柔比星	25mg/m², 静脉滴注 1 小时	4,5
	甲氨蝶呤†	1g/m², 静脉滴注 4 小时	1
	长春新碱	1.5mg/m², 静脉注射	1
	地塞米松	10mg/(m²·d), 分 3 次口服或静脉注射	1,2,3,4,5
	IT*		1
AA 方案	异环磷酰胺	800mg/m², 静脉滴注 1 小时	1,2,3,4,5
	长春新碱	1.5mg/m², 静脉注射	1
	VP-16	100mg/m², 静脉滴注 1 小时	4,5
	阿糖胞苷	150mg/m², 静脉滴注 1h/12h	4,5
	地塞米松	10mg/(m²·d), 分 3 次口服或静脉注射	1,2,3,4,5
	甲氨蝶呤†	5g/m², 静脉滴注 24 小时	1
	IT*		1

续表

	药物	剂量	给药时间（第 × 天）
BB 方案	环磷酰胺	200mg/m², 静脉滴注 1 小时	1,2,3,4,5
	多柔比星	25mg/m², 静脉滴注 1 小时	4,5
	甲氨蝶呤[†]	5g/m², 静脉滴注 24 小时	1
	长春新碱[‖]	1.5mg/m², 静脉注射	1
	地塞米松	10mg/(m²·d), 分 3 次口服或静脉	1,2,3,4,5
	IT[*]		1
CC 方案[§]	长春地辛[††]	3mg/m², 静脉滴注	1
	地塞米松	20mg/(m²·d), 分 3 次口服或静脉注射	1,2,3,4,5
	依托泊苷	100mg/m², 静脉滴注, q.12h.×5 次	3,4,5
	阿糖胞苷	3g/m², 静脉滴注 3 小时, q.12h.×4 次	1,2
	IT[*]		5

注：IT. 鞘内注射，剂量见表 5-16。[*]小于 3 岁时调整剂量见 5-16。A、B、AA 和 BB 方案中大剂量甲氨蝶呤开始后 24 小时鞘内注射。[†]甲氨蝶呤 1g/m² 时静脉 4 小时给药。甲氨蝶呤 5g/m² 时 10% 静脉注射 30 分钟，90% 静脉注射 23.5 小时，42 小时四氢叶酸钙（CF）30mg/m²（甲氨蝶呤 1g/m² 时为 15mg），48、54 小时 CF 15mg/m² 解救。CF 剂量调整同前一方案，详细见表 5-19。[§]CNS 阳性患者在 BFM 方案中脑室内给药，鉴于国内实际情况，执行困难，建议按国内经验处理，即脑膜浸润者隔天鞘内注射直至脑脊液正常，然后一周 2 次，共 8 次，化疗完成后头颅放疗 1 200cGy（1~3 岁），1 800cGY（>3 岁）。[‖]最大剂量为 2mg；R1 组不用长春新碱；[††]最大剂量为 5mg。

三、儿童淋巴母细胞型非霍奇金淋巴瘤治疗方案

（一）适应证

1. 前驱 T 淋巴母细胞型淋巴瘤（precursor T lymphoblastic lymphoma）。

2. 前驱 B 淋巴母细胞型淋巴瘤（precursor B lymphoblastic lymphoma）。

3. 骨髓幼稚细胞 <30%。

4. 年龄 <21 岁。

5. 无先天性免疫缺陷病；无器官移植史；非第二肿瘤。

6. 患儿法定监护人同意接受治疗并签署知情同意书和化疗同意书。

（二）分组

1. **低危组**　Ⅰ、Ⅱ期。

2. **高危组**　Ⅲ、Ⅳ期。

（三）治疗计划（图 5-4）

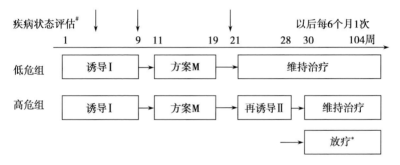

图 5-4　淋巴母细胞型 NHL 治疗框架图

注：# 诱导第 33 天评估肿瘤缩小少于 70% 者进入高危 ALL 治疗方案；第 63 天评估仍有局部残留者行再次活检，残留组织中无肿瘤细胞继续原方案，仍有肿瘤细胞进入高危 ALL 方案。* CNS 受累的患儿再诱导后头颅放疗 1 200cGy（年龄 1~3 岁）或 1 800cGy（年龄 >3 岁）。1 岁以下不推荐头颅放疗。睾丸放疗，仅用于再诱导后睾丸活检仍有肿瘤浸润者或双侧睾丸复发者，总剂量 2 000cGy 治疗总时间 24 个月，如治疗期间因特殊临床情况休疗期延长者，维持治疗时间按应实际用药时间延期。

（四）化疗方案

儿童淋巴母细胞型 NHL 化疗药物剂量与时间安排如表 5-18 所示。

表 5-18　儿童淋巴母细胞型 NHL 化疗药物剂量与时间安排

药物	剂量	用药时间（第 × 天）
诱导方案 I		
泼尼松	60mg/(m²·d)，分 3 次口服	1~28，减停 9 天
长春新碱	1.5mg/m²（最大剂量 2mg），静脉注射	8,15,22,29
柔红霉素 [#]	30mg/m²，静脉滴注 2 小时	8,15,22,(29)
左旋门冬酰胺酶	10 000IU/m²，肌内注射或静脉滴注	9,12,15,18,21,24,27,30
环磷酰胺	1 000mg/m²，静脉滴注 2 小时	36,64
美司钠	400mg/m²，第 1,4,8 小时	36,64
阿糖胞苷	75mg/(m²·d)，皮下注射	38~41,45~48,52~55,59~62
6-巯基嘌呤	60mg/(m²·d)，口服	36~63
鞘内化疗（IT）		1,15,29,45,59（CNS+，加 8,22）
方案 M		
6-巯基嘌呤	25mg/(m²·d)，睡前空腹口服	1~56
甲氨蝶呤 [*]	5g/m²，静脉滴注 24 小时	1,15,29,43
再诱导 II（ I+II 期不可用）		
地塞米松	10mg/(m²·d)，分 3 次口服	1~7,15~21
长春新碱	1.5mg/m²，（max 2mg）静脉注射	1,8,15,22
多柔比星 [#]	30mg/m²，静脉滴注 2 小时	1,8,15,(29)
左旋门冬酰胺酶	10 000IU/m²，肌内注射或静脉滴注	1,3,5,7,9,11,13,15
环磷酰胺	1 000mg/m²，静脉滴注 2 小时	36
美司钠	400mg/m²，第 0,4,8 小时	38~41,45~48
阿糖胞苷	75mg/(m²·d)，皮下注射	38~41,45~48
6-巯基嘌呤	60mg/(m²·d)，睡前空腹口服	36~49
IT		38,45

续表

药物	剂量	用药时间（第 × 天）
维持治疗		至 104 周
甲氨蝶呤	20mg/（m²·w），口服	
6-巯基嘌呤	50mg/（m²·d），睡前空腹口服	
长春新碱	1.5mg/m²，每 8 周用 1 次，静脉注射	
地塞米松	8mg/（m²·d），每 8 周用 7 天，分 3 次口服	Ⅰ、Ⅱ期至总 12 次 Ⅲ、Ⅳ期至 16 次，CNS+ 至 20 次

注：除了长春新碱类和鞘内注射外，所有药物剂量根据体表面积调整。#患者条件允许第 29 天加一次；*10% 静脉注射 30 分钟，90% 23.5 小时，42 小时后四氢叶酸钙（CF）解救 15mg/m²，q.6h.，剂量根据甲氨蝶呤血浓度调整，总结见表 5-19。鞘内化疗剂量（见表 5-16）。

表 5-19　甲氨蝶呤化疗时四氢叶酸钙解救方法及剂量

甲氨蝶呤浓度/（μmol·L⁻¹）		四氢叶酸钙（mg·m⁻²）
42 小时	72 小时	
<0.1	<0.1	停止解救
0.1≤甲氨蝶呤浓度≤1.0	0.1~0.2	15（B-NHL-BFM 中为 30）
1.0<甲氨蝶呤浓度≤2.0	0.21~0.3	30
2.0<甲氨蝶呤浓度≤3.0	0.31~0.4	45
3.0<甲氨蝶呤浓度≤4.0	0.41~0.5	60
4.0<甲氨蝶呤浓度≤5.0	0.51~0.6	75
>5.0		= 甲氨蝶呤浓度 × 体重（kg）

$$甲氨蝶呤浓度/（μmol·L^{-1}）$$
$$四氢叶酸钙（mg·m^{-2}）$$

NHL 临床表现多样，病理分类复杂，治疗选择与病理分类、临床分期分组密切相关，在合理治疗下预后良好，但治疗选择不当时可造成不可弥补的不良后果，因此病理诊断分类和治疗更需要进展性知识和经验，本建议仅在国内外研究已有明确结论的基础上，对儿童 NHL 中较为常见的类型提出建议。有些较为前沿并且昂贵的进展性技术因尚无明确的应用和评价标准而未列入本建议。美国儿童肿瘤协作组（COG）已明确在儿童 B-NHL 中化疗联合应用利妥昔单抗安全有效；PET/CT 也有用于临床分期和治疗反应评估的相关报告，但各家医疗单位对采用 PET/CT 分期及评估对预后的影响尚不一致,因此可由各医疗单位根据本单位实际经验和条件选择性应用。

在合理治疗下,NHL 的总体预后相对较好,5 年无事件生存率(EFS)可达 70%~80% 或更好。影响 NHL 预后的主要因素是初诊时肿瘤的负荷。LDH 水平超过正常值 2 倍、存在中枢浸润和/或骨髓转移时提示肿瘤负荷高,预后相对不良,需要更强烈的治疗。肿瘤对治疗早期的反应也常预示着预后,治疗 42~60 天未能获得完全缓解者为治疗反应不佳,预后不良。但影像学水平残留病灶并不一定代表残留病灶内存在活性肿瘤细胞,部分病例残留病灶内仅为坏死组织、纤维组织等非肿瘤性成分,因此有必要进行二次病理活检,以明确残留灶内是否存在肿瘤细胞,对后续治疗方案的确定十分重要,以避免过度治疗或治疗不足。当然患者是否接受了与疾病分型、分期相合适的治疗方案和有效的支持治疗也是治疗成败的另一方面关键因素。

➢ 附:儿童 NHL 诊断流程图

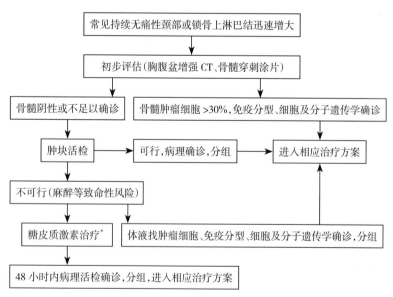

注:* 尽量避免,如确实需要,应预备激素应用 48 小时内行肿块活检。

(汤静燕)

第六节　霍奇金淋巴瘤

1832 年，霍奇金（Hodgkin）首先对本病在解剖学水平进行描述，因此而命名为霍奇金病（Hodgkin disease，HD），现称为霍奇金淋巴瘤（Hodgkin lymphoma，HL），当时认为它是一种脾脏和淋巴结异常性疾病。直至 19 世纪 50 年代以后，随着显微镜技术的发展，人们对本病有了更进一步的了解，并将镜下观察到巨大畸形的细胞作为霍奇金病的诊断依据。Sternberg 和 Reed 分别在 1898 年和 1902 年对霍奇金病的组织病理学变化作了全面的定义和说明。Reed 对本病中的巨型多核细胞作了仔细地描述，并否认了这些细胞来源于变异型结核病细胞的观点，以后这些畸形巨型细胞被命名为 Reed-Sternberg 细胞（R-S 细胞）。目前的研究提示 R-S 细胞由相对成熟的生发中心 B 淋巴细胞恶性转化而来。根据我国最完整的上海市肿瘤登记系统，1986—1992 年间，0~14 岁组儿童霍奇金淋巴瘤（HL）的年发病率为 2.39/100 万，男女比为 2.3∶1。

【病因和发病机制】

HL 的确切病因目前尚不明确。可能和免疫紊乱、感染、辐射、苯类等化学物质和某些基因缺陷相关。

【诊断】

儿童 HL 诊断主要依据于临床表现、实验室检查、影像学检查和组织病理依据。

1. **临床表现**　儿童 HL 的临床表现与成人相似，主要表现如下：

（1）全身症状：非特异性全身症状包括发热、乏力、厌食、轻度消瘦及瘙痒。原因不明的 38℃ 以上发热或周期性发热、6 个月内体重减轻 10% 以上、大量盗汗被定义为 HL 的全身症状，又称 B 症状，与不良预后相关。

（2）淋巴结肿大：痛性锁骨上、颈部或其他部位淋巴结肿大最常见，淋巴结质硬有橡皮样感觉。约 2/3 的患者就诊时有不同程度的纵隔淋巴结浸润，引起咳嗽等气管支气管受压症状。

(3) 可合并免疫功能紊乱：如合并免疫性溶血性贫血，有贫血、黄疸、网织红细胞升高及库姆斯试验阳性。合并免疫性血小板减少症时，有血小板减少、出血倾向、血小板相关抗体增高及骨髓巨核细胞成熟障碍。

2. **实验室检查**　早期疾病常无血液系统变化，晚期骨髓可见肿瘤细胞，并出现贫血及血小板减少等表现。合并免疫性溶血性贫血和/或血小板减少症时库姆斯试验阳性、血小板相关抗体增高。

3. **影像学检查**　胸腹盆腔影像学检查（以增强 CT 检查为主）疑有骨骼浸润时，全身骨扫描可确定疾病范围。

4. **组织病理学**　病变组织中常有正常淋巴细胞、浆细胞、嗜酸性粒细胞及组织细胞反应性浸润，伴有细胞形态异常的 R-S 细胞。R-S 细胞大而畸形，直径≥15~45μm，有丰富的细胞质，多核或多叶核，核膜染色深，有细致的染色质网，在核仁周围形成淡染的圈影、核仁大而明显。未见到 R-S 细胞时很难诊断本病，但在其他一些疾病中如传染性单核细胞增多症、非霍奇金淋巴瘤及其他非淋巴细胞恶性肿瘤中也可见到类似细胞。目前已明确 HL 肿瘤细胞起源于生发中心 B 细胞。目前最常用的为 2008、2016 年 WHO 分类（表 5-20）。

表 5-20　WHO（2008、2016）HL 病理分型

WHO 分类名称	免疫表型特征
结节性淋巴细胞优势型（NLPHL）	$CD20^+$，$CD79a^+$，$BCL6^+$，$CD45^+$，Ig 轻链和/或重链标记呈强阳性；$CD15$，$CD30^-$
经典型（CHL）	$CD30^+$、$CD15^{+/-}$、$PAX5^+$、$CD45^-$
结节硬化型	
富含淋巴细胞型	
混合细胞型	
淋巴细胞削减型	

（1）HL 必须通过病理检查确诊，目前尚无其他可替代的确诊方法，应包括病理亚型诊断。

（2）分期诊断：完整的诊断还必须包括治疗前疾病分期，常规分期检查包括以下项目，全身体格检查、骨髓活检及涂片、胸腹盆腔影像学检查以及疑有骨骼浸润时全身骨扫描。PET/CT 在 HL 分期诊断和治疗反应评估方面具有重要意义并被证明为行之有效的检查方法，可据此调整治疗强度，并影响预后。建议有条件者常规采用 PET/CT 作为化疗前和治疗早期反应（2~3 个疗程后）的评估手段。通过以上检查确定肿瘤浸润范围并据此作出临床分期。较常用的 HL 分期系统为 Ann Arbor 分期（表 5-21）。

表 5-21　HL Ann Arbor 分期系统

分期	定义
Ⅰ期	单个解剖区淋巴结（Ⅰ），或单个节外病变（ⅠE）
Ⅱ期	横膈同一侧≥2 个淋巴结区病变（Ⅱ）。或横膈同一侧的单个肿块（结外）伴有区域淋巴结浸润或≥2 个淋巴结外病变（ⅡE）
Ⅲ期	横膈两侧淋巴结病变（Ⅲ），伴有脾脏浸润（ⅢS），伴有结外病变（ⅢE），或二者多有（ⅢSE）
Ⅳ期	广泛的或远处结外转移

（3）临床不良特征定义：①根据临床有无症状分为 A 型和 B 型。A 型为无任何下述症状，包括体重减少 >10%、反复无原因发热 >38.0℃或夜间盗汗；B 型为存在任何前述症状之一。②巨大肿块，定义为单个肿块或融合肿块≥8cm 或纵隔肿块最大直径 >1/3 胸腔最大横径。完整的诊断应包括原发部位、病理亚型、临床分期及临床是否存在不良特征，如颈部原发经典型混合淋巴细胞性霍奇金病Ⅱ期临床 A 型不伴巨大肿块。

（4）临床危险型分组：国际各大协作组分组标准有所不同，综合各家报告和可执行性，可将临床危险分为高、中、低 3 组。

建议标准如下：低危——ⅠA 或ⅡA 期不伴大瘤灶；中危——低危与高危之间；高危——ⅢB 或ⅣB 期病变。

【鉴别诊断】

病理检查是不可缺少的鉴别诊断依据,当发现无痛性淋巴结增大怀疑 HL 时应及时作肿块病理活检,针吸或细针穿刺标本量少,常不足以明确诊断及分型。应避免诊断不明时使用激素及化疗类药物。通过全面仔细地体格检查,胸部、腹部、盆腔影像学检查,骨髓活检及涂片检查,进行分期评估并以此为依据选择相应的治疗方案。

【治疗】

1. **治疗原则及目标**　治疗目标是使疾病获得完全缓解并长期无病生存,同时获得正常的远期生命质量。

2. **手术**　主要目的为病理活检明确诊断。

3. **放射治疗**　HL 对放射治疗敏感,成人 HL 普遍采用放射治疗,儿童的放疗模式也来自成人。由于放射治疗的远期副作用,因此有试图进一步减少剂量、缩小放疗野或删除放疗的倾向。目前对生长期儿童Ⅲ、Ⅳ期 HL 以全身化疗为主,而对青少年局灶性病变仍以化疗联合肿瘤浸润野低剂量放疗为标准治疗(1 800~2 500cGy)。有研究表明具有巨大肿瘤者增加放疗可改善预后。而治疗早期肿瘤对化疗反应好(PET/CT 评估由阳性转为阴性),如 2 个疗程即能达到完全缓解,可避免放射治疗。

4. **临床分组治疗计划**　见表 5-22。

5. **化疗方案**　ABVD(由阿霉素、博来霉素、长春花碱、达卡巴嗪组成)至今仍为经典的治疗方案之一,但目前有 COG 的临床研究提示似优于 ABVD。根据临床危险型分组治疗时间选择 3~6 个疗程 + 选择性放疗,根据 COG 报告稍有修正的方案见表 5-22、表 5-23。无证据提示延长的维持治疗能改善预后。治疗过程中特别是难治或复发者应注意蒽环类药物的累积剂量,在儿童中一般不超过 320mg/m^2,以免导致对心脏的远期毒性作用,出现慢性难治性心功能不全。

表 5-22 临床分组治疗计划

风险分层	I类专家推荐	II类专家推荐	III类专家推荐
低危	AV-PC×3 个周期 ±RT(21Gy)		ABVD×4 个周期(3 类证据)
中危	ABVE-PC×4 个周期后 ±RT(21Gy)	ABVD×6 个周期 +RT	
高危	ABVE-PC×2 个周期后评估 快反应：ABVE-PC×2 个周期 +RT(21Gy) 慢反应：IV×2 个周期 +ABVE-PC×2 个周期 +RT(21Gy)		

表 5-23 常用化疗方案药物安排

药物	剂量	给药途径	给药时间	给药间隔
AV-PC 方案				每 3 周重复
多柔比星（ADM）	25mg/m²	静脉推注	第 1~2 天	
长春新碱（VCR）	1.4mg/m²（最大 2mg）	静脉推注	第 1,第 8 天	
泼尼松（Pred）	40mg/(m²·d)	每天 3 次口服	第 1~7 天	
环磷酰胺（CTX）	600mg/m²	静脉滴注	第 1~2 天	
ABVE-PC 方案				每 3 周重复
多柔比星（ADM）	25mg/m²	静脉滴注	第 1~2 天	
博来霉素（BLM）	5mg/m²(d1)10mg/m²(d8)	静脉滴注	第 1,第 8 天	
长春新碱（VCR）	1.4mg/m²（最大 2mg）	静脉推注	第 1,第 8 天	
依托泊苷（VP-16）	125mg/m²	静脉滴注	第 1~3 天	
泼尼松（Pred）	40mg/(m²·d)	每天 3 次口服	第 1~7 天	
环磷酰胺（CTX）	600mg/m²	静脉滴注	第 1~2 天	

续表

药物	剂量	给药途径	给药时间	给药间隔
Ⅳ方案				每3周用药
异环磷酰胺*（IFO）	3 000mg/m²	静脉滴注	第1~4天	
长春瑞滨（NVB）	25mg/m²	静脉滴注	第1，第5天	
ABVD方案				每4周重复
多柔比星（ADM）	25mg/m²	静脉滴注	第1，第15天	
博来霉素（BLM）	10mg/m²	静脉滴注	第1，第15天	
长春花碱（VLB）	6mg/m²	静脉推注	第1，第15天	
达卡巴嗪（DTIC）	375mg/m²	静脉滴注	第1，第15天	

注：* 注意同时美司钠解救。

6. 复发或难治二线药物治疗　靶向免疫药物 PD-1 抗体得到了有效的临床有效证据。PD-L1/PD-L2 变异致 PD-1 配体增加,PD-L1/PD-L2 诱导酪氨酸激酶 2（JAK2）信号通路活化。研究已经发现 PD-1 表达增加、PD-L1/PD-L2 变异是经典型 HL 的特征,其 9p24 扩增常与进展期 HL 相关,提示预后不良。PD-1 抗体与 PD-L1 竞争与 PD-1 结合,从而抑制酪氨酸激酶 2 信号通路活化而抑制肿瘤生长。据研究报告,对高强度化疗、抗 CD30 等高负荷前期治疗失败者,仍有大于 65% 经典型 HL 对 PD-1 抗体有效,是十分值得进一步临床验证的免疫靶向治疗药物。

HL 在合理的治疗下预后良好,5 年无事件生存率可达 90% 左右,分期、是否有全身症状、早期治疗反应影响预后,对复发难治者 PD-1 疗效较为确定。HL 可见远期复发,反复复发的晚期广泛病变预后仍不良。既往远期事件多与治疗相关,死亡者死于治疗相关并发症多于疾病本身。儿童常见的与放射治疗、化学治疗相关并影响远期生活质量的并发症有放疗部位的软组织、骨骼发育不良及畸形,放疗野内脏器功能障碍,心肺功能障碍,不育和第二肿瘤等。

诊断流程图:参考非霍奇金淋巴瘤诊断流程图。

（汤静燕）

第七节　神经母细胞瘤

神经母细胞瘤(neuroblastoma,NB)是最常见的儿童颅外实体肿瘤,占儿童恶性肿瘤的 8%~10%。神经母细胞瘤患病率约为 1/7 000 活产婴儿,在 15 岁以下儿童中发病率约为 10.54/(100 万·年)。中位诊断年龄 19 个月,40% 在 1 岁之前被诊断,90% 患者诊断时小于 5 岁。神经母细胞瘤来源于未分化的交感神经节细胞,40% 原发于肾上腺,25% 原发于腹部交感神经节,15% 来源于胸部交感神经节,5% 来源于颈部交感神经节和 5% 来源于盆腔交感神经节,约 1% 患者未能发现原发肿瘤。神经母细胞瘤是一组临床表现及预后差异很大的疾病,从肿瘤播散、转移,到肿瘤发展成熟为良性的节细胞神经瘤或自发消退等不同转归。

【病因和发病机制】

神经母细胞瘤真正的病因尚不清楚,一些遗传易感因素被发现与神经母细胞瘤的发病相关。家族型神经母细胞瘤被证明由间变性淋巴瘤激酶(anaplastic lymphoma kinase,ALK)的体细胞突变(somatic mutation)所致。此外,在神经母细胞瘤还发现有许多分子突变,*N-myc* 基因的扩增在神经母细胞瘤很常见,往往与肿瘤的扩散相关。*LMO1* 基因被证明与肿瘤的恶性程度相关。由于神经母细胞瘤往往发生于婴幼儿,许多研究调查母亲孕期环境因素如孕期接触化学危险品、吸烟、饮酒、药物、感染等是否为致病因素,但是,这些研究尚无明确的结果。

【诊断】

1. **临床表现**　根据原发肿瘤和转移瘤灶的部位及范围不同,临床表现有所不同。

(1) 一般症状:发热、乏力、消瘦、食欲减退、贫血、肢体疼痛等。

(2) 肿瘤压迫症状:腹部肿瘤可表现为腹部肿块,甚至肠梗阻、便秘、排尿困难等；胸部肿瘤可表现咳嗽、气喘、呼吸困难等；颈部肿瘤可出现 Horner 综合征（同侧上睑下垂、瞳孔缩小和无汗症）、一侧上肢疼痛、活动及感觉异常等；椎旁肿瘤可引起硬膜外脊髓压迫，从而出现疼痛、运动或感觉障碍、大小便失禁和/或尿潴留。

（3）肿瘤浸润、转移瘤症状：神经母细胞瘤可转移至骨、骨髓、皮肤、肝脏、淋巴结以及颅内。转移至骨和骨髓可表现为肢体疼痛，浸润眶周骨可引起眶周瘀斑、眼球突出，扩散至皮肤表现为皮下结节。

（4）儿茶酚胺代谢率增高症状：表现不同程度的多汗、兴奋、心悸、面部潮红、高血压等。

（5）副肿瘤综合征：几种独特的副肿瘤综合征与神经母细胞瘤相关，如肿瘤细胞分泌大量血管活性肠肽而出现顽固性腹泻；眼阵挛-肌阵挛综合征发生于 1%~3% 的神经母细胞瘤儿童，表现为快速的舞蹈样眼球运动，累及肢体或躯干的节律性抽搐（肌阵挛）和/或共济失调。

2. 实验室检查

（1）血常规及骨髓检查：发生骨髓转移患者，可表现为血红蛋白减低，部分患者会出现血小板减低、C 反应蛋白升高。骨髓转移患者骨髓穿刺可见神经母细胞瘤细胞集结成团，形似玫瑰花环；骨髓活检可见肿瘤细胞浸润。

（2）肿瘤的生物标记：尿儿茶酚胺及其代谢产物［香草基扁桃酸（vanillylmandelic acid, VMA）/ 高香草酸（homovanillic acid, HVA）］增高，血清神经元特异性烯醇化酶也是神经母细胞瘤的重要标志物之一，但并不特异。其他，血乳酸脱氢酶、血清铁蛋白等在部分患者升高。

（3）影像学检查：原发肿瘤及转移瘤灶的超声、CT 或 MRI 确定肿瘤的位置、转移灶情况；同位素骨扫描检测有无肿瘤转移至骨骼；间碘苄胍（MIBG）显像可用于评估原发及转移病灶；PET/CT 可以全面评估全身转移情况，尤其对 MIBG 无亲和力的神经母细胞瘤患儿。

（4）病理检查：神经母细胞瘤组织病理类型包括神经母细胞瘤、节细胞性神经母细胞瘤、神经节细胞瘤三个基本组织学类型。

（5）遗传学检查：神经母细胞瘤染色体数量和质量异常，包括 1p、3p、4p 或 11q 缺失；1q、2p 或 17q 获得等；应用 FISH 方法检测肿瘤组织和/或骨髓组织的 *MYCN* 基因、1p36 缺失和 11q23 缺失等;检测肿瘤组织的 DNA 倍数。

3. **诊断标准**　具有上述典型的临床表现和影像学表现,确诊神经母细胞瘤需满足以下条件之一:

(1) 常规 HE 切片,光镜下观察能够明确诊断神经母细胞瘤的病例加上或不加上免疫组织化学染色、电镜检查。

(2) 骨髓涂片或活检显示特征性神经母细胞,同时发现患儿有尿液(或血清)儿茶酚胺或其代谢物水平同步明显升高。

4. **临床分期、分组(表 5-24~表 5-27)**

表 5-24　国际神经母细胞瘤临床分期(INSS)

分期	定义
1	局部肿瘤完全切除,有或无微小残留灶,镜下同侧淋巴结阴性(即与原发肿瘤相连或切除的淋巴结可能是阳性的)
2A	局部肿瘤完全切除;镜下肿瘤同侧非粘连淋巴结阳性
2B	局部肿瘤完全或不完全切除,肿瘤的同侧非粘连淋巴结阳性,对侧肿大淋巴结镜下阴性
3	不能切除的单侧肿瘤超过中线,伴/不伴有局部淋巴结侵犯;或局限性单侧肿瘤伴对侧区域淋巴结受累;或中线肿瘤伴对侧延长浸润(不可切除)或淋巴结受累
4	转移到远处淋巴结、骨、骨髓、肝脏、皮肤或其他器官(除 4S 期)
4S	I期或II期的局限性肿瘤,有肝、皮肤和/或骨髓等远处转移,年龄<12 个月。骨髓涂片或活检,肿瘤细胞应该 <10%,MIBG 扫描骨髓应该是阴性。若骨髓更广泛受累,则为 4 期

表 5-25　影像学定义的危险因素(IDRFs)

部位	定义
单侧肿瘤延伸到两个体腔	颈部到胸腔,胸腔到腹腔,腹腔到盆腔
颈部	肿瘤包绕颈动脉和/或椎动脉和/或颈内静脉;肿瘤蔓延到颅底;肿瘤压迫气管
颈胸连接处	肿瘤包绕臂丛神经根;肿瘤包绕锁骨下血管和/或椎动脉和/或颈动脉;肿瘤压迫气管

续表

部位	定义
胸部	肿瘤包绕主动脉和/或主支;肿瘤压迫气管和/或主支气管;低位后纵隔肿瘤,侵犯 T_9 和 T_{12} 肋椎连接处;明显的胸膜浸润,有或无肿瘤细胞
胸腹连接处	肿瘤包绕主动脉和/或腔静脉
腹部和盆腔	肿瘤浸润肝门和/或肝十二指肠韧带;肿瘤在肠系膜根部包绕肠系膜上动脉;肿瘤包绕腹腔干和/或肠系膜上动脉起始部;肿瘤侵犯一侧或双侧肾蒂;肿瘤包绕腹主动脉和/或下腔静脉;肿瘤包绕髂血管;盆腔肿瘤越过坐骨切迹;腹水,有或无肿瘤细胞
哑铃状肿瘤伴有脊髓压迫症状	椎管内肿瘤扩展导致超过三分之一的椎管被侵犯,软脑膜间隙被闭塞,或脊髓 MRI 信号异常
邻近器官/组织受累	包括心包、膈肌、肾脏、肝、十二指肠、胰腺阻塞、肠系膜和其他内脏侵犯

表 5-26　国际神经母细胞瘤危险度分期系统(INRGSS)

分期	定义
L1	局限性肿瘤,没有涉及重要结构的 IDRFs,只局限于 1 个体腔内
L2	局限性肿瘤,有一个或多个 IDRFs
M	有远处转移病灶(除 Ms 外)
Ms	年龄小于 18 个月,转移病灶限于皮肤、肝脏和/或骨髓,原发肿瘤 INSS 分期为 1、2 或 3 期

表 5-27　国际神经母细胞瘤危险度分组(INRG)

INRG 分期	诊断月龄/月	组织学类型	肿瘤分化程度	MYCN	11q 畸变	倍性	危险度分组
L1/L2		节细胞瘤即将成熟型和节母混杂型					极低危

INRG 分期	诊断月龄/月	组织学类型	肿瘤分化程度	MYCN	11q 畸变	倍性	危险度分组
L1		除节细胞瘤即将成熟型和节母混杂型以外		不扩增			极低危
				扩增			高危
L2	<18	除节细胞瘤即将成熟型和节母混杂型以外		不扩增	无		低危
					有		中危
	≥18	节母结节型神经母细胞瘤	分化型	不扩增	无		低危
					有		中危
			分化差或未分化型	不扩增			中危
				扩增			高危
M	<18			不扩增		超二倍体	低危
	<12			不扩增		二倍体	中危
	12~18			不扩增		二倍体	中危
	<18			扩增			高危
	≥18						高危
MS	<18			不扩增	无		极低危
					有		高危
				扩增			高危

【鉴别诊断】

1. **以体腔肿块为主要表现者**　需与肾母细胞瘤、生殖细胞肿瘤、尤因肉瘤、肝母细胞瘤、横纹肌肉瘤、淋巴瘤等肿瘤相鉴别。

2. **以血细胞减低、骨髓受累为表现者**　需与淋巴瘤、尤因肉瘤、横纹肌肉瘤等肿瘤骨髓转移以及急性白血病相鉴别。

3. **以发热、骨痛、全身症状为表现者**　需与感染、风湿热、急性白血病、骨髓炎、类风湿等疾病相鉴别。

4. **组织病理在光学显微镜下呈现为小的圆形蓝色细胞的聚集**　需要与其他小细胞恶性肿瘤相鉴别,如尤因肉瘤、横纹肌肉瘤、小细胞骨肉瘤、淋巴母细胞淋巴瘤、滑膜肉瘤、间叶性软骨肉瘤。

【治疗】

1. **手术**　整体切除原发瘤灶及区域内转移淋巴结是最好的治疗方法,如果手术并发症不可以接受,则行部分切除,残留部分通过放化疗继续治疗。通过化疗使转移瘤灶局限,可行手术切除转移瘤灶,比如肝或肺孤立病灶,颈部转移灶可行广泛淋巴结清扫术。

2. **化疗**

(1) 极低、低、中危组治疗:极低危患者术后以随访观察为主,不予以化疗。低、中危患者病初未行肿瘤切除的,术前化疗 2~3 个疗程,可行手术切除,术后根据残留病灶情况酌情给予 2~3 个疗程化疗。低危组共给予 2~4 个疗程化疗,中危组共给予 4~6 个疗程化疗。化疗方案可选择卡铂 + 依托泊苷与长春新碱 + 多柔比星 + 环磷酰胺交替应用。

(2) 高危组治疗:高危神经母细胞瘤患者的治疗通常分为三个阶段,诱导阶段(包括化疗和手术切除)、巩固阶段(清髓治疗和造血干细胞移植、放射治疗)、后巩固阶段(免疫治疗和异维 A 酸维持治疗)。最常用的诱导治疗方案是顺铂 + 依托泊苷与长春新碱 + 环磷酰胺 + 多柔比星交替使用。

3. **放疗**　神经母细胞瘤对放疗敏感,高危组患儿需在强化疗结束后接受原发灶区域及持续存在的转移灶放疗。中危组患儿伴有预后不良病理类型者,建议原发灶局部放疗。紧急放射治疗仅在具有威胁生命和器官的症状,且对化疗没有反应的情况下进行。

4. **造血干细胞移植**　自体外周血干细胞移植的本质是巩固化疗,以进一步清除残留病灶,提高生存率。高危组患者在诱导化疗及手术后,可接受自体外周血造血干细胞移植。目前国际上已证实序贯移植优于单次移植,序贯移植的 3 年无事件生存率为 61%,3 年生存率为 74%;单次移植 3 年无事件生存率为 48%,3 年生存率为 69%。

5. **免疫治疗**　目前针对神经母细胞瘤的免疫治疗包括单克隆抗体治疗、疫苗和过继细胞疗法。疫苗和过继细胞疗法目前正处于临床试验阶段,针对双唾液酸神经节苷脂(GD2)的抗体治疗是近年来神经母细胞瘤治疗中使用的特异性的靶向免疫疗法。GD2 单抗通过与神经母细胞瘤细胞高表达的 GD2 抗原结合,通过抗体依赖性细胞介导的细胞毒性作用和补体依赖的细胞毒性作用发挥抗肿瘤作用。GD2 抗体用于高危神经母细胞瘤后巩固治疗阶段或难治复发神经母细胞瘤患儿。目前的数据显示,应用 GD2 抗体免疫治疗的高危神经母细胞瘤患儿较常规治疗患儿的 5 年 EFS 从 46.1% 提高至 56.6%,5 年 OS 从 56.6% 提高至 73.2%。

【预后】

神经母细胞瘤是一组临床表现及预后差异很大的疾病,预后与多种因素相关。1975 年至 2010 年,随着儿童肿瘤治疗水平逐渐改善,神经母细胞瘤 5 年生存率,1 岁以下儿童从 86% 上升到 95%,1~14 岁儿童从 34% 上升到 68%。诊断时年龄是一项重要预后因素,5 年生存率,年龄小于 1 岁婴儿为 90%,1~4 岁为 68%,5~9 岁为 52%,10~14 岁为 66%。低危或中危患者预后良好,生存率超过 95%;高危患者的长期生存率低于 50%。原发于肾上腺的神经母细胞瘤比起源于其他部位的肿瘤更有可能与不良预后特征相关,原发于胸部的神经母细胞瘤预后好于其他部位。血清乳酸脱氢酶和铁蛋白与预后相关,较高的血清乳酸脱氢酶和铁蛋白导致 5 年 EFS 和 OS 较低。

> 附:神经母细胞瘤诊治流程图

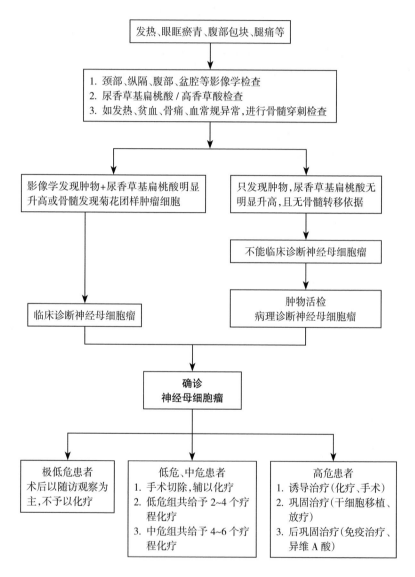

发热、眼眶瘀青、腹部包块、腿痛等

1. 颈部、纵隔、腹部、盆腔等影像学检查
2. 尿香草基扁桃酸 / 高香草酸检查
3. 如发热、贫血、骨痛、血常规异常,进行骨髓穿刺检查

影像学发现肿物+尿香草基扁桃酸明显升高或骨髓发现菊花团样肿瘤细胞

只发现肿物,尿香草基扁桃酸无明显升高,且无骨髓转移依据

不能临床诊断神经母细胞瘤

临床诊断神经母细胞瘤

肿物活检
病理诊断神经母细胞瘤

确诊
神经母细胞瘤

极低危患者
术后以随访观察为主,不予以化疗

低危、中危患者
1. 手术切除,辅以化疗
2. 低危组共给予 2~4 个疗程化疗
3. 中危组共给予 4~6 个疗程化疗

高危患者
1. 诱导治疗(化疗、手术)
2. 巩固治疗(干细胞移植、放疗)
3. 后巩固治疗(免疫治疗、异维 A 酸)

(苏 雁 马晓莉)

226

第八节 视网膜母细胞瘤

视网膜母细胞瘤（retinoblastoma,RB）是儿童最常见的眼内恶性肿瘤，来源于光感受器前体细胞，单眼或双眼发病，多发于婴幼儿，在美国和北欧 RB 的发病率约为 1/16 600 例活产儿。RB 临床分期主要分为眼内期、青光眼期、眼外期和远处组织器官转移期。治疗的首要目标是保存患儿生命，其次是保存眼球及视力。

【病因和发病机制】

确切病因不明。大约 40% 为遗传性，为常染色体显性遗传，由位于 13q14 抑癌基因 *Rb1* 双等位基因同时突变、失活，导致其发生。非遗传型视网膜母细胞瘤患儿则为一个视网膜细胞新发体细胞突变，从而引发肿瘤。

【诊断】

主要根据年龄特点、临床表现、散瞳下间接检眼镜检查和影像学检查即可诊断。

1. 好发于 3 岁以下儿童，婴儿多见。

2. 典型症状为白瞳，也可表现为斜视、眼球突出、眼球包块、结膜充血水肿及青光眼等，眼球震颤和眼部炎症发红。

3. 眼底检查可以发现视网膜肿物，特征性表现为白垩样灰白色视网膜肿块，肿瘤表面充血水肿，肿物增大明显时可以进入玻璃体。

4. B 超、CT 或 MRI 检查可以发现眼球肿物。

5. 病理诊断并非必须，禁止穿刺活检，如果手术切除瘤组织行病理检查，组织类型分为分化型和非分化型。

根据视网膜瘤国际分类法（ⅡRCC）眼内期分为 A、B、C、D、E 组。

（1）A 组（风险非常低）：小的独立的远离关键结构的肿瘤（直径 ≤3mm，局限于视网膜内，距黄斑 >3mm，距视盘 >1.5mm，无玻璃体、视网膜下播散）。

（2）B 组（低风险）：独立的任意大小、部位局限于视网膜内的肿瘤（非 A 组的，无玻璃体、视网膜下播散，小的局限的视网膜下积液距肿瘤基底部≤3mm)。

(3) C 组(中度风险):独立的任意大小部位的肿瘤,只有局限播散(任意播散必须局限微小 <3mm,视网膜下积液局限于 1/4 视网膜)。

(4) D 组(高风险):肿瘤位于眼内,广泛玻璃体、视网膜下种植和/或大块、非独立内生或外生肿瘤(播散比 C 组更广泛,可有细小或油脂样玻璃体播散或者无血管团块的网膜下种植)。

(5) E 组(非常高风险):眼球解剖、功能破坏(具有新生血管性青光眼、大量眼内出血、无菌性眶蜂窝织炎、肿瘤达玻璃体前、肿瘤接触晶状体或角膜、弥漫浸润、眼球痨)。

【鉴别诊断】

1. 先天性白内障:因晶体混浊也可以看到瞳孔区发白,但眼底及影像学检查无包块可鉴别。

2. 早产儿视网膜病变:早产儿视网膜病变可发生视网膜增殖性病变,严重者发生视网膜脱落并吸收到晶状体后发生白瞳。

3. 外层渗出性视网膜病变(Coats 病):是一种渗出性视网膜血管病变,特征为视网膜毛细血管扩张和视网膜下渗出,可导致浆液性视网膜脱离。

【治疗】

(一)眼内期治疗方案

1. **低危肿瘤**　对于大多数存在小的单侧或双侧中心凹外肿瘤但不伴有视网膜下和玻璃体种植(即 A 组和 B 组肿瘤,尤其是 B 组外周肿瘤)的患者,可采用局部治疗技术,包括冷冻疗法或激光光凝;对于肿瘤累及黄斑的患者,激光光凝和冷冻疗法可能损害中央视力,因此在局部治疗前采用局部或全身化疗缩小肿瘤。单侧 C 组和许多 D 组肿瘤采用眼动脉外科化学治疗或静脉内化疗,主要采用动脉内灌注化疗治疗,根据肿瘤所在解剖位置,利用数字减影血管造影(digital subtraction angiography,DSA)技术,经皮穿刺股动脉,通过 DSA 显像,导引导管进入颈内动脉,使微导管头端位于眼动脉开口处,主要药物:注射美法仑(melphalan)4~6 月龄 2.5mg;6~12 月龄 3mg;1~3 岁 4.0mg;>3 岁 5mg。有明显的不良反应时降低剂量的 25%,当反应不足时增加剂量的 25%。最大剂量每疗程不能超过 0.5mg/kg；用 0.9% 氯化钠注射液 50ml 稀释后缓慢灌注。采用输液泵持续泵入，泵入时间 30~45 分钟。

2. 全身系统化疗方案 符合以下条件之一可行全身系统化疗治疗。

（1）眼内期 IIRCC 分期为 C、D、E 期以及双眼眼内期，用于缩小肿瘤以便于应用局部治疗。

（2）眼球摘除后病理组织分型具有高危因素，包括肿瘤侵及前房、视神经和脉络膜。①脉络膜显著侵犯：肿瘤侵袭病灶的最大直径（厚度或宽度）≥3mm；②任何程度的脉络膜和视神经受累；③筛板后视神经受累（断端阴性）；④巩膜受累（未穿透）；⑤单独前节受累［睫状体和/或虹膜侵袭］。

（3）青光眼期、眼外期以及远处组织器官转移期患儿均需行系统化疗。

3. 眼球摘除术 E 组肿瘤通常需要行眼球摘除术。

根据病理及高危因素（肿瘤进入前房；继发性青光眼；虹膜新生血管；眼眶蜂窝组织炎；眼球增大明显，牛眼或者水眼；肿瘤体积巨大并接触晶体；玻璃体大量出血）分为 4 组：低危组（无高危因素）、中危组（有 1 个高危因素）、高危组（侵犯视神经断端或有 2 个或 2 个以上高危因素）和超高危组（颅内转移或远处转移）。3 周为一个周期。低危组不行化疗；中危组行 6 周期化疗；高危组 9~12 周期；超高危组行 12~14 周期，可结合自体外周血造血干细胞移植。

化疗仍以 VEC 方案为主，用药及剂量参照中国《儿童视网膜母细胞瘤诊疗规范（2019 年版）》和加拿大温哥华视网膜母细胞瘤协作组方案。

（1）VEC 方案：长春新碱（VCR，V），一次 0.05mg/kg（<3 岁）或 1.5mg/m^2（≥3 岁，最大剂量 2mg），第 1 日静脉注射。卡铂（CBP，C），一次 18.6mg/kg（<3 岁）或 560mg/m^2（≥3 岁），第 1 日，静脉滴注。依托泊苷（VP-16，E），一次 5mg/kg（<3 岁）或 150mg/m^2（≥3 岁），第 1~2 日，静脉滴注。VEC 方案具有良好的眼内通透性。

（2）CE 方案：卡铂（CBP），每日 6mg/kg（<3 岁）或 200mg/m^2（≥3

岁),第 1~3 日,静脉滴注。依托泊苷(VP-16,E),每日 5mg/kg(<3 岁)或 150mg/m^2(≥3 岁),第 1~3 日,静脉滴注。

(3) CTV 方案:替尼泊苷(T),每日 3~9mg/kg(<3 岁,1 岁以内建议按 3mg/kg)或 230mg/m^2(≥3 岁),第 2 日。卡铂(CBP,C),每日 18.6mg/kg (<3 岁)或 560mg/m^2(≥3 岁),第 1 日。长春新碱(VCR,V),0.05mg/kg (<3 岁)或 1.5mg/m^2(≥3 岁,最大剂量 2mg),第 2 日静脉推注或滴注。

CTV 方案参照 2017 年美国癌症联合会(AJCC)第 8 次会议修订视网膜母细胞瘤指南。

4. **鞘内注射治疗方案**　对于影像学或病理提示伴有视神经侵犯、视神经断端浸润、眼外期、脑脊液播散以及远处组织器官侵犯患儿,可参照白血病中枢神经系统侵犯行鞘内注射,主要应用甲氨蝶呤、阿糖胞苷以及地塞米松。用药及剂量见表 5-28。

表 5-28　视网膜母细胞瘤鞘内注射治疗方案

年龄	甲氨蝶呤	阿糖胞苷	地塞米松
<12 个月	5.0mg	12mg	2mg
12~24 个月	7.5mg	15mg	2mg
2~3 岁	10.0mg	25mg	5mg
≥3 岁	12.5mg	35mg	5mg
≥12 岁	12.5mg	35mg	5mg

5. **自体外周血造血干细胞移植治疗方案**　适用于眼外浸润/复发/视神经残端有肿瘤细胞以及远处组织器官转移的患儿。适应证:经化疗减容、手术治疗及放疗后可考虑行大剂量化疗结合自体外周血造血干细胞移植。

自体外周血造血干细胞移植(APBSCT)预处理方案主要用卡铂、依托泊苷和环磷酰胺。卡铂:每日 250mg/m^2,第 4~8 日;依托泊苷 (VP-16):每日 350mg/m^2,第 4~8 日;环磷酰胺(CTX):每日 1.6g/m^2,第 6~7 日。

6. **粒细胞集落刺激因子(G-CSF)**　停化疗 24 小时后应用,每日 5~10μg/kg,皮下注射或静脉滴注至中性粒细胞≥1.5×10^9/L。

【预后】

总体预后良好,眼内期的患儿五年生存率可以达到90%,早期诊断患儿的生存率几乎接近100%。延误诊断或出现转移的患儿病死率极高,晚期患儿可直接侵犯眼眶,通过视神经转移到中枢神经系统或血行播散至骨髓、骨等。

➤ 附:视网膜母细胞瘤诊治流程图

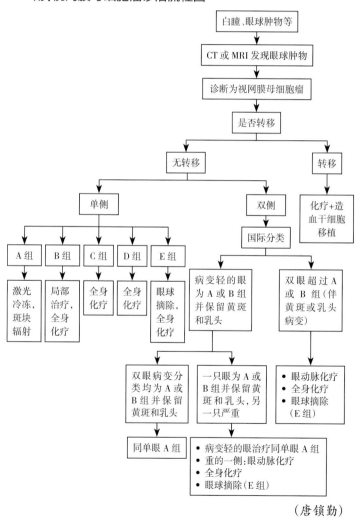

（唐锁勤）

第九节　肾母细胞瘤

肾母细胞瘤（nephroblastoma）又称维尔姆斯瘤（Wilms tumor），是一种来源于肾内残留的后肾胚基胎细胞的恶性胚胎性肿瘤。该肿瘤是婴幼儿腹部最常见的恶性实体瘤，占所有儿童期恶性肿瘤的 5%。肿瘤主要发生在 5 岁以内，左右侧发病数相近，3%~10% 为双侧性，或同时或相继发生，男女性别无差异。治疗基于明确诊断和分期的基础上，包括手术、化学治疗及放射治疗等。肾母细胞瘤对化疗药物如长春新碱（VCR）、放线菌素 D（ACTD）及多柔比星（DOX）高度敏感。

【病因和发病机制】

病因不明，有一定的家族性发生倾向，发生率为 1%~2%。也有人认为有遗传性，一个家族可有数个孩子先后发病。肾母细胞瘤与多种抑癌基因和转录基因的功能缺失性突变有关，包括 *WT1*、*p53*、*FWT1*、*FWT2* 基因及 11p15.5 位点突变，*WT1* 基因位于染色体 11p13，其产物在发育阶段的肾、睾丸和卵巢中均有表达，染色体 1p 或 16q 的杂合性丢失（loss of heterozygosity，LOH）是结局不良的预后因素。

【诊断】

1. 临床表现和体征

（1）腹部肿块：早期无症状，腹部肿物常为首发症状，约占 90% 以上，多在为患儿洗澡时偶然发现。肿块质地坚硬，表面可有结节，无明显压痛，晚期肿块固定不动。

（2）腰痛或腹痛：约 1/3 病例有腰部或腹部疼痛，可表现为局部不适或绞痛，可能因肿瘤内出血所致。如急性疼痛伴有发热、腹部肿物、贫血及高血压，常为肿瘤肾包膜下出血。肿瘤腹腔内破裂可表现为急腹症。

（3）血尿：大约 18% 的患儿出现肉眼血尿，部分患者可有镜下血尿。

（4）消瘦、贫血面容和不规则发热。

（5）高血压：见于成年患者及部分患儿。主要因肾组织受压，肾素分泌过多所致。

（6）其他症状：消化道可出现恶心、呕吐及腹胀等梗阻症状；或有下肢水肿、腹水及精索静脉曲张,系肿瘤压迫下腔静脉所致。

2. **实验室检查**

（1）影像学诊断:平片上有散在或线状钙化,超声、CT 及 MRI 检查有助于确定肿瘤侵犯的范围。静脉肾盂造影可见肾外形增大,肾盂肾盏变形、伸长、移位或有破坏。部分病例肾功能减退或完全不显影,需应用大剂量造影剂造影。

（2）病理检查:是确诊的重要依据,可通过穿刺活检或手术切除取材进行。典型的肾母细胞瘤包括原始肾胚芽、上皮和间叶成分。病理类型分两种,预后好的组织结构——典型肾母细胞瘤、囊性肾母细胞瘤及中胚叶细胞肾瘤;预后差的组织结构——未分化型肾母细胞瘤、透明细胞肉瘤及横纹样瘤。

美国 COG 按有无间变分为:预后良好型（FH）,即无间变;局灶性间变型;弥漫性间变型。

病理分期:NWTS-5 有以下改进和变更。

Ⅰ期:①肿瘤局限在肾,可完整切除;②有完整无损的肾外包膜;③手术前肿瘤无破裂或未活检;④肾窦的血管没有受侵犯;⑤肿瘤不存在于切口边缘或切口之外。

Ⅱ期:①肿瘤伸展到肾外,但可完整切除;②伸展到肾及肾窦外血管;③手术前或术中有针穿刺活检或肿瘤有溢出,证实在侧肋及腹膜表面有肿瘤;④没有证实切缘有肿瘤残余。

Ⅲ期:①残余的非血源性肿瘤存在于腹腔内;②发生以下任何一种情况者,a. 肾门、主动脉旁、腹腔及盆腔有淋巴结受累;b. 肿瘤已穿透腹膜面呈隆突结节;c. 腹膜表面发现有肿瘤移植物;d. 手术后大体或镜下发现肿瘤位于切缘;e. 不能完全切除原发瘤(含已浸润到毗邻器官);f. 术前肿瘤自发破裂或术中损伤破裂,肿瘤溢出,严重污染盆腔和腹腔者。

Ⅳ期:①有血、淋巴道转移(同前);②X 线胸片未能诊断的肺结节,但 CT 片可疑者,需切除活检病理证实,否则不可给予肺部放疗。

Ⅴ期:诊断时存在双侧病变者。

（3）染色体检查:染色体 1p、16q 染色体杂合性丢失是预后不良的指标。

【鉴别诊断】

1. **多囊肾**　发病率仅为肾母细胞瘤的 1/100,影像学检查可以鉴别,做肾切除时可见大小不等的蜂窝状房囊。

2. **肾癌**　偶见于儿童,术前很难与肾母细胞瘤鉴别,诊断有赖于病理学检查。

【治疗】

1. **治疗策略**

(1) 预后好的组织结构

Ⅰ期:瘤肾切除术,化学治疗,不作放疗。

Ⅱ期:手术,化学治疗,不作放射治疗或放疗 10Gy。

Ⅲ期:手术,化学治疗同Ⅱ期,放疗 10Gy 或 20Gy。

Ⅳ期:手术,放疗 20Gy。

(2) 预后差的组织结构,任何分期:瘤肾切除术,放疗剂量按年龄增至 40Gy。

2. **化疗**

(1) EE-4A 方案:Ⅰ~Ⅱ期/预后好的组织结构;Ⅰ期/局部或弥漫性间变。

(2) DD-4A 方案:Ⅲ、Ⅳ期/预后好的组织结构;Ⅱ~Ⅳ期/局部间变。

Ⅱ或Ⅲ期/局部间变:肾切除,腹部放疗,化学治疗;Ⅳ期/预后好的组织结构,Ⅳ期/局部间变:肾切除,腹部放疗,肺部放疗。

(3) M 方案:Ⅲ或Ⅳ期,存在 1p 和/或 16q 杂合性丢失;Ⅳ期、存在肺损伤,对治疗反应慢,或肺转移及肺外转移。有肺转移时需要全肺放疗。

(4) Regimen Ⅰ方案:Ⅰ~Ⅳ期/肾透明细胞肉瘤;Ⅱ~Ⅳ期/弥漫间变:肾切除术,腹部放疗(1 800cGy),全肺放疗(有肺转移者)。

(5) 改良 UH-1 方案:Ⅱ~Ⅲ和Ⅳ期弥漫间变肾母细胞瘤;Ⅰ~Ⅳ期恶性横纹肌样瘤;Ⅳ期局灶性间变肾母细胞瘤;Ⅳ期肾透明细胞肉瘤。

极低危肿瘤:符合以下所有条件时为极低危肿瘤患者,年龄 <2 岁,Ⅰ期 FH 型,肿瘤 <550g。大部分极低危肿瘤患者可以只接受肾脏切除术,不必接受辅助化疗。

具体方案见表 5-29。

表 5-29　COG-RTC 肾母细胞瘤标准化疗方案具体安排

药物	剂量	用药时间	给药途径	注意事项
EE-4A 方案				
放线菌素	0.023mg/(kg·剂)(<1岁) 0.045mg/(kg·剂)(≥1岁)	第 1 天(第 1,4,7,10,13,16 和 19 周)	静脉推注或短时滴注	最大剂量 2.3mg
长春新碱	0.025mg/(kg·剂)(<1岁) 0.05mg/(kg·剂)(≥1岁,<3岁) 1.5mg/(m²·剂)(≥3岁)	第 1 天(第 1~10 周)	静脉推注	最大剂量 2mg
长春新碱	0.034mg/(kg·剂)(<1岁) 0.067mg/(kg·剂)(≥1岁,<3岁) 2mg/(m²·剂)(≥3岁)	第 1 天(第 13,16 和 19 周)	静脉推注	最大剂量 2mg
DD-4A 方案				
放线菌素	0.023mg/(kg·剂)(<1岁) 0.045mg/(kg·剂)(≥1岁)	第 1 天(第 1,7,13,19 和 25 周)	静脉推注或短时滴注	最大剂量 2.3mg,如在放疗期间用 50% 剂量
长春新碱	0.025mg/(kg·剂)(<1岁) 0.05mg/(kg·剂)(≥1岁,<3岁) 1.5mg/(m²·剂)(≥3岁)	第 1 天(第 1~10 周)	静脉推注	最大剂量 2mg
长春新碱	0.034mg/(kg·剂)(<1岁) 0.067mg/(kg·剂)(≥1岁,<3岁) 2mg/(m²·剂)(≥3岁)	第 1 天(第 13,16,19,22 和 25 周)	静脉推注	最大剂量 2mg

续表

药物	剂量	用药时间	给药途径	注意事项
多柔比星	1.5mg/(kg·剂)(<1岁) 45mg/(m²·剂)(≥1岁)	第1天(第4和10周)	静脉滴注	如在放疗期间用50%剂量
多柔比星	1mg/(kg·剂)(<1岁) 30mg/(m²·剂)(≥1岁)	第1天(第16和22周)	静脉滴注	

Ⅰ方案

药物	剂量	用药时间	给药途径	注意事项
环磷酰胺	14.7mg/(kg·剂)(<1岁) 440mg/(m²·剂)(≥1岁)	第1~3天(第1,7和13周) 第1~5天(第10和16周)	静脉滴注	
多柔比星	1.5mg/(kg·剂)(<1岁) 45mg/(m²·剂)(≥1岁)	第1天(第1,7和13周)	静脉滴注	如在放疗期间用50%剂量
长春新碱	0.025mg/(kg·剂)(<1岁) 0.05mg/(kg·剂)(≥1岁,<3岁) 1.5mg/(m²·剂)(≥3岁)	第1天(第1,2,3,5,6,7,8,9,11和12周)	静脉推注	最大剂量2mg
长春新碱	0.034mg/(kg·剂)(<1岁) 0.067mg/(kg·剂)(≥1岁,<3岁) 2mg/(m²·剂)(≥3岁)	第1天(第13和14周)	静脉推注	最大剂量2mg
依托泊苷	3.3mg/(kg·剂)(<1岁) 100mg/(m²·剂)(≥1岁)	第1~5天(第16周)	静脉滴注	

续表

药物	剂量	用药时间	给药途径	注意事项
M方案				
环磷酰胺	14.7mg/(kg·剂)(<1岁) 440mg/(m²·剂)(≥1岁)	第1~5天(第7,10,19和25周)	静脉滴注	需要水化；美司钠解救不是必须，除非发生血尿
依托泊苷	3.3mg/(kg·剂)(<1岁) 100mg/(m²·剂)(≥1岁)	第1~5天(第7,10,19和25周)	静脉滴注	
长春新碱	0.025mg/(kg·剂)(<1岁) 0.05mg/(kg·剂)(≥1岁,<3岁) 1.5mg/(m²·剂)(≥3岁)	第1天(第8,9,11和12周)	静脉推注	最大剂量2mg
长春新碱	0.034mg/(kg·剂)(<1岁) 0.067mg/(kg·剂)(≥1岁,<3岁) 2mg/(m²·剂)(≥3岁)	第1天(第13,16,22,28和31周)	静脉推注	最大剂量2mg
放线菌素	0.01mg/(kg·剂)(<1岁) 0.02mg/(kg·剂)(≥1岁)	第1天(第13,16,22,28和31周)	静脉推注或短时滴注	最大剂量2.3mg
多柔比星	1mg/(kg·剂)(<1岁) 30mg/(m²·剂)(≥1岁)	第1天(第13,16,22,28和31周)	静脉滴注	

续表

改良 UH-1 方案

药物	剂量	用药时间	给药途径	注意事项
长春新碱	0.025mg/(kg·剂)(<1岁) 0.05mg/(kg·剂)(≥1岁,<3岁) 1.5mg/(m²·剂)(≥3岁)	第1天(第1,2,3,10,11,12,13,14,15,22,23,24,29,30周)	静脉滴注	最大剂量2mg
多柔比星	1.5mg/(kg·剂)(<1岁) 45mg/(m²·剂)(≥1岁)	第1天(第1,10,13,22,28周)	静脉滴注	
环磷酰胺	40mg/(kg·剂)(<1岁) 1200mg/(m²·剂)(≥1岁)	第1天(第1,10,13,22,28*周)	静脉滴注	
环磷酰胺	14.7mg/(kg·剂)(<1岁) 440mg/(m²·剂)(≥1岁)	第1天(第4,7,16,19,25周)	静脉滴注	
卡铂	18.7mg/kg(<1岁) 560mg/m²(≥1岁)	第1天(第16,19,25周)	静脉滴注	
依托泊苷	3.3mg/(kg·剂)(<1岁) 100mg/(m²·剂)(≥1岁)	第1~4天(第4,7,16,19,25周)	静脉滴注	

注:*如果术前使用过蒽环类则不用。

3. **放射治疗**　美国 COG 在术后 10~14 天进行局部放射治疗。

转移肿瘤的治疗：目前认为应用化疗为第一线，外科手术为第二线。例如肺转移的治疗，先化疗，以后再切除残留病灶，但外科切除转移瘤要在加强化疗之后进行。

4. **复发肾母细胞瘤及其药物治疗**　复发的肾母细胞瘤患儿需根据初期治疗方案的不同加以选择。

对于诊断时小于 2 岁，仅接受手术治疗的 I 期，良好组织类型，肿瘤重量小于 550g 患儿的复发，选用 EE-4A 方案进行治疗；对于复发后再次手术评价为 II、III 期患儿则选用 DD-4A 方案加放疗进行治疗。

对于所有应用 EE-4A 方案出现复发患儿，则选用 Regimen I 方案加放疗进行治疗。

对于所有应用 DD-4A 方案出现复发患儿，则选用如下方案进行治疗。化疗药物剂量计算：体重≥30kg，按照体表面积计算；体重<30kg，按照体重计算；年龄≤11 个月化疗剂量减半。

（1）诱导化疗

环磷酰胺（CTX）：用量，每日 14.7mg/kg 或 440mg/m^2；疗程，每周用 5 天，0、3 周；用法，静脉滴注，持续 60 分钟。

美司钠（MESNA）：用量，一次 3mg/kg 或 90mg/m^2；疗程，每周用 5 天，0、3 周；用法，静脉滴注，每次持续 15 分钟，每日 4 次，CTX 之后用。

依托泊苷（VP-16）：用量，每天 3.3mg/kg 或 100mg/m^2；疗程，每周 5 天，0、3 周；每周 3 天，6、9 周；用法，静脉滴注，每日持续 60 分钟，环磷酰胺或卡铂后用。

卡铂（CBP）：用量，每日 16.7mg/kg 或 500mg/m^2；疗程，每周 2 天，6、9 周；用法，静脉滴注，每日持续大于 6 小时。

诱导化疗后即开始治疗的第 13 周行手术治疗。

（2）巩固治疗：手术 9 天后行放疗，巩固治疗具体方案如下。

环磷酰胺（CTX）：用量，每日 7.4mg/kg 或 220mg/m^2；疗程，每周用 5 天，第 1 周；用法，静脉滴注，持续 60 分钟。

美司钠(MESNA)：用量，一次 1.5mg/kg 或 45mg/m^2，0、3、6、9 小时；疗程，每周用 5 天，第 1 周；用法，静脉滴注，每次持续 15 分钟，每日 4 次，CTX 之后用。

依托泊苷(VP-16)：用量，每日 3.3mg/kg 或 100mg/m^2；疗程，每周 5 天，第 1 周；每周 3 天，第 4 周；用法，静脉滴注，每日持续 60 分钟，环磷酰胺或卡铂后用。

卡铂(CBP)：用量，每日 16.7mg/kg 或 500mg/m^2；疗程，每周 2 天，第 4 周；用法，静脉滴注，每日持续大于 6 小时。

(3) 维持治疗：12 周为一疗程，共 6 疗程。

环磷酰胺(CTX)：用量，每日 14.7mg/kg 或 440mg/m^2；疗程，每周用 5 天，0、3 周；用法，静脉滴注，持续 60 分钟。

美司钠(MESNA)：用量，一次 3mg/kg 或 90mg/m^2，0、3、6、9 小时；疗程，每周用 5 天，0、3 周；用法，静脉滴注，每次持续 15 分钟，每日 4 次，CTX 之后用。

依托泊苷(VP-16)：用量，每日 3.3mg/kg 或 100mg/m^2；疗程，每周 5 天，0、3 周；每周 3 天，6、9 周；用法，静脉滴注，每日持续 60 分钟，环磷酰胺或卡铂后用。

卡铂(CBP)：用量，每日 16.7mg/kg 或 500mg/m^2；疗程，每周 2 天，6、9 周；用法，静脉滴注，每日持续大于 6 小时。

对于肾透明细胞肉瘤或弥漫间变性肾母细胞瘤复发病例的治疗，以维持治疗或加用二线药物如伊立替康等取得缓解，当病情控制，尽快进入复发部位的再次手术治疗及自体外周血造血干细胞移植治疗。

【预后】

肾母细胞瘤的 5 年总生存率(OS)已从 20 世纪 60 年代末的 20% 稳步提升至当今 NWTS/COG、SIOP 和其他研究组报告的 90% 以上。

> 附:肾母细胞瘤诊治流程图

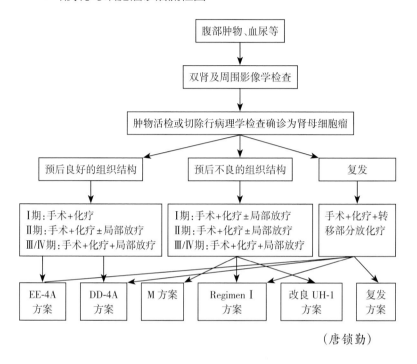

（唐锁勤）

第十节 肝母细胞瘤

　　肝母细胞瘤（hepatoblastoma，HB）起源于胚胎发育过程中上皮系肝细胞前体的异常分化，年发病率为(1.2~1.5)/100万，在美国每年约有100例新诊断病例。HB是儿童期最常见的肝脏恶性肿瘤，90%发生于5岁以下儿童，尤婴幼儿多发，偶可见于成人。受早产儿和低出生体重儿生存率提高等因素影响，肝母细胞瘤的发病率在过去20年有所上升，男孩发病率高于女孩（1.57/100万 *vs.* 1.09/100万），HB成为继神经母细胞瘤和肾母细胞瘤之后儿童期第3位常见的腹腔内实体肿瘤。HB的临床症状多表现为无症状性腹部肿块，可伴发热、消瘦、厌食、阻塞性黄疸或肿瘤破裂引发的急腹症。甲胎蛋白（alpha-fetoprotein，AFP）可作为HB的一个重要生化检指标，约90%以上的

HB 患儿伴 AFP 升高,而 AFP<100μg/L 往往提示预后较差。

【病因和发病机制】

HB 的发病原因尚不明确,临床观察发现 HB 患者常伴有一些先天性综合征,但仅有家族性腺瘤性息肉病、贝-维综合征和 18 三体综合征被公认是其先天性危险因素。此外母亲孕期高血压、羊水过多、先兆子痫、孕早期肥胖、有吸烟史以及胎儿出生体质量 <1 500g 等因素均会增加儿童 HB 的发病风险。有关 HB 发病的分子基础尚不清楚,目前倾向于 Wnt/β-catenin 通路的激活在该病中发挥了关键作用,但 β-catenin 激活并不足以诱发 HB。对肝母细胞瘤进行的细胞遗传学分析发现,染色体的获得性改变比减少的发生频率更高,主要包括 1q、28q、8q、17q 和 20 号染色体的增益,最常见的改变是染色体 2、8 和 20 三体。采用全基因组 DNA 芯片技术发现了许多基因组区域的改变,其中染色体 2q13~22 和 2q36~37 上的获得以及 2p 和 4q 的缺失与进展期肿瘤和预后不良相关。

【诊断】

1. **临床表现** 肝母细胞瘤的临床表现通常是无症状的腹部包块,部分患者可伴有腹胀、发热、乏力、贫血、厌食和体重减轻。严重的症状如梗阻性黄疸导致的皮肤巩膜黄染、大便白陶土色,以及病初因外伤或自发性肿瘤破裂导致的急腹症和失血性休克相对少见。约 20% 的 HB 患者在初诊时发现远处转移,主要转移部位为肺。随着产前诊断技术的发展和提高,许多肝脏占位性病变在产前超声检查中被发现,因此这些新生儿患者在出生时并无明显的临床症状,但需警惕少数患儿在分娩过程中有由于肿瘤巨大而发生破裂导致大出血的风险。通常认为,在出生后 6 周内发现的肝母细胞瘤,其在胎儿期早已发生并存在。

2. **实验室检查** 对于疑似肝母细胞瘤的患者,实验室评估应包括:

(1)血细胞计数和肝功能:部分患者可出现血小板异常增多、贫血、肝功能损害。

(2)甲胎蛋白(AFP):血清 AFP 是肝母细胞瘤最重要的肿瘤标志

物,但在新生儿和其他少数肿瘤中也会出现升高,AFP 的半衰期是 5~7 天,新生儿 AFP 水平随着年龄增长而进行性下降,多在 1 岁前降到正常范围内。约 90% 的肝母细胞瘤患者 AFP 升高,AFP 低水平(<100ng/ml)的患者预后不良。值得注意的是,在部分肿瘤复发的病例中,血清 AFP 水平再次升高明显早于影像学检查出现阳性病灶;同时伴有血小板增多症、贫血和甲胎蛋白升高的 HB 患儿长期预后较差。

(3) β-人绒毛膜促性腺激素(β-hCG):少数伴有性早熟的 HB 患者 β-hCG 会升高。

(4) 乙型肝炎病毒、神经元特异性烯醇化酶(NSE)、儿茶酚胺代谢产物、铁蛋白和乳酸脱氢酶:协助鉴别肝细胞肝癌、神经母细胞瘤,并了解肿瘤负荷情况。

3. 影像学检查 影像学检查是诊断 HB 必不可少的重要手段,多表现为肝脏巨大膨胀性肿块,单发病灶多见,少数患者可呈多发病灶,肿块与正常肝脏边界清晰,可侵犯邻近的肝血管或穿透肝脏包膜扩散至相邻组织。腹部 B 超是诊断腹部肿块的首选技术,可初步判断肿块是否为肝脏来源,多提示为肝内高回声实性肿块,60%~80% 发生于肝右叶。CT 是肝母细胞瘤诊断与肿瘤分期的精确方法,PRETEXT 分期有助于外科医生准确判断手术时机和手术方式,腹部 CT 上表现为单发的巨大肿块,但密度通常不均、钙化、出血和坏死多见,增强呈特征性的分隔样明显强化(图 5-5);胸部 CT 平扫是评价肺转移的重要手段。MRI 主要优点是三维成像可以明确肿瘤血管和胆管的解剖关系,肿瘤对周围组织器官的浸润,对选择手术方式、切除手术范围有指导意义,也是鉴别其他肝脏肿瘤的有效手段,且无须考虑辐射影响,但因其检查时间较长,镇静要求较高,在一定程度上限制了在婴幼儿中的应用。

4. 诊断和分期标准

(1) 诊断标准

1) 组织病理学诊断:经肿块切除或穿刺活检即可明确诊断。HB 的病理根据《国际儿童肝脏肿瘤分类共识》修订版分为上皮型及上皮-间叶混合型,具体如表 5-30。

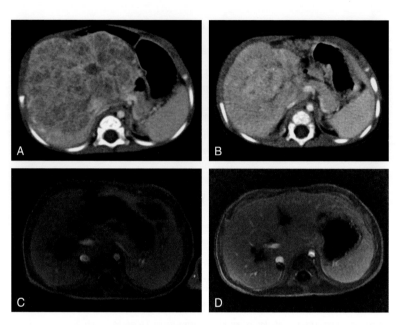

图 5-5 中危肝母细胞瘤患儿诊治过程中的 CT 改变

A. 治疗前 PRE-TEXT Ⅲ期，肿块 10.2cm×9.4cm×7.6cm，AFP>120 000ng/ml；
B. C5VD×2疗程，肿块 7.5cm×6.0cm×7.1cm，AFP 9 437ng/ml；C.手术后 1 个月，
AFP 14.34ng/ml；D. 结束治疗 1 个月复查，AFP 5.2ng/ml。

表 5-30 修订版《国际儿童肝脏肿瘤分类共识》肝母细胞瘤分类

完全上皮型	上皮-间叶混合型
胎儿型	不伴有畸胎瘤样特征
分化良好的胎儿型（胎儿型伴低核分裂相）	伴有畸胎瘤样特征
核分裂活跃的胎儿型（胎儿型伴高核分裂相）	
多形性	
胚胎型	
巨小梁	
小细胞未分化型（IN1 阴性/IN1 阳性）	
胆管母细胞型	

2）临床诊断：在初诊时临床高度怀疑肝母细胞瘤，但患者肿块巨大、一般情况差，肿块切除或活检存在极大风险，如患儿年龄 <5 岁，影像学提示肝脏占位（排除肝脏血管瘤或其他良性占位），且 AFP 异常增高（> 正常年龄组）可临床诊断为 HB。经法定监护人签署知情同意书后，先给予中危组化疗方案 2 疗程后，再进行评估择日手术，以获得病理学诊断。

（2）分期标准

1）PRE-TEXT（pretreatment extent of disease）分期：是通过 CT 评估治疗前肿瘤累及肝脏的范围，主要用于评估初诊手术完整切除的可行性；POST-TEXT（post-treatment extent of disease）则是指化疗后肝脏肿块的累及范围，主要用于评估新辅助化疗后、延期手术完整切除的可行性。各期定义如下（图 5-6）：

PRETEXT/POST-TEXT Ⅰ期：肿瘤局限在一个肝区，相邻的另外 3 个肝区无肿瘤侵犯。

PRETEXT/POST-TEXT Ⅱ期：肿瘤累及一个或两个肝区，相邻的另外 2 个肝区无肿瘤侵犯。

PRETEXT/POST-TEXT Ⅲ期：2 个或 3 个肝区受累，另 1 个相邻的肝区未受累。

PRETEXT/POST-TEXT Ⅳ期：肿瘤累及所有 4 个肝区。

2）COG 分期（Evans 分期系统）

Ⅰa 期：肿瘤完全切除，组织病理学类型为单纯胎儿型。

Ⅰb 期：肿瘤完全切除，除单纯胎儿型以外其他组织病理学类型。

Ⅱ期：肿瘤基本切除，有镜下残留。

Ⅲ期：肿块有肉眼残留；或基本切除伴淋巴结阳性；或肿瘤破裂或腹膜内出血。

Ⅳ期：诊断时发生远处转移，无论原发病灶是否完全切除。

3）危险度分组：详见表 5-31。

【鉴别诊断】

1. **良性肿瘤**　以血管内皮瘤和血管瘤较为多见。尤其是部分血流丰富的肝母细胞瘤可能合并充血性心力衰竭，容易与肝脏血管瘤相混淆。

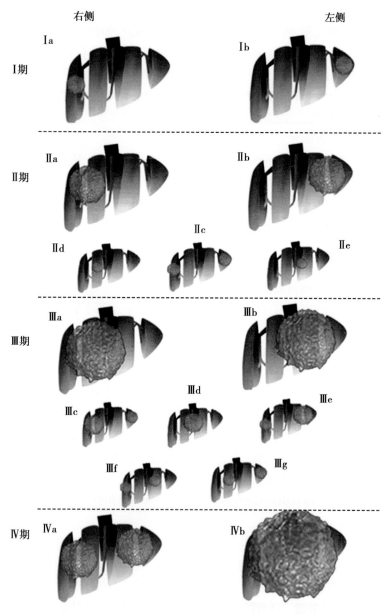

图 5-6 PRE-TEXT/POST-TEXT 分期示意图

表 5-31 国际上不同儿童肿瘤协作组 HB 的危险度分组标准

项目	极低危组	低危组/标危组	中危组	高危组
CCCG	病理类型为分化良好的单纯胎儿型+术后COG分期I期	①PRE-TEXT分期I或II期+AFP≥100ng/ml+无注释危险因素;或②术后COG分期为I期或II期,且病理类型非单纯胎儿型和小细胞未分化型	①术前PRE-TEXT III期;或②术后COG III期;或③术后COG分期为I或II期,且组织病理学类型为小细胞未分化型	①AFP<100ng/ml;或②术前PRE-TEXT分期IV期;或③COG分期IV期;或④存在门静脉侵犯(P+),下腔静脉或者肝静脉侵犯(V+);或⑤初诊年龄>8岁
COG	PRE-TEXT分期I或II期+病理类型为分化良好的胎儿型+完整切除	完整切除的任何组织学类型的PRE-TEXT分期I或II期	①不能手术切除的PRE-TEXT分期II,III,IV期;或②存在门静脉侵犯(P+),下腔静脉或者肝静脉侵犯(V+),肝外腹内疾病(E+);或③病理类型为小细胞未分化型	①AFP<100ng/ml;或②COG分期为IV期(M+);
SIOPEL	无	PRE-TEXT分期I,II或III期	无	①AFP<100ng/ml;或②病理学类型为小细胞未分化型为小细胞未分化型(P+);或③存在门静脉侵犯(P+);或④下腔静脉或者肝静脉侵犯(V+);或⑤肝外腹内疾病(E+);或⑥肿瘤破裂或腹膜内出血(R+);或⑦COG分期为IV期(M+)

续表

项目	极低危组	低危组/标危组	中危组	高危组
GPOH	无	PRETEXT 分期 I、II 或 III 期	无	①肝脏多发病灶(F+);或②存在门静脉侵犯(P+);或③下腔静脉或者肝静脉侵犯(V+);或④肝外腹内疾病(E+);或⑤COG 分期为 IV 期(M+)
JPLT	无	PRE-TEXT 分期 I、II 或 III 期	①PRE-TEXT 分期 IV 期;或②肿瘤破裂或腹膜内出血(R+);或③肝脏多发病灶(F+);或④存在门静脉侵犯(P+),3 条肝静脉侵犯(V3),或腹腔淋巴结侵犯(N1)	①AFP<100ng/ml;或②COG 分期为 IV 期(M+)

注:CCCG. 中国抗癌协会小儿肿瘤专业委员会(Chinese Children's Cancer Group);COG. 北美儿童肿瘤协作组(Children's Oncology Group);SIOPEL. 国际儿童肝脏肿瘤协作组(International Childhood Liver Tumors Strategy Group);GPOH. 德国儿童肿瘤协作组(Society of Paediatric Oncology and Haematology, Germany);JPLT. 日本儿童肝脏肿瘤协作组(Japanese Study Group for Pediatric Liver Tumor)。P+. 侵犯门静脉;V+. 侵犯下腔静脉或者肝静脉;M+. 远处转移;N+. 侵犯淋巴结;E+. 肝外腹内疾病;R+. 肿瘤破裂或腹膜内出血;F+. 肝脏多发病灶。

(1) 婴儿型血管内皮瘤：是儿童最常见的肝脏良性肿瘤，多见于新生儿及婴幼儿，尤其是 6 个月内的婴儿，大部分患儿以腹部包块、腹痛就诊。实验室检查无特异性指标。B 超检查多提示单发肿块，中心可见液性暗区；CT 平扫上表现为单发或多发的圆形、类圆形或不规则形的低密度结节或肿块，边缘清晰，增强扫描后表现为早期肿瘤周边强化，然后中心部逐渐强化，延迟扫描肿瘤逐渐呈等密度灶，这一特征性的增强过程有助于与 HB 的鉴别。

(2) 肝间叶性错构瘤（mesenchymal hamartoma of liver，MHL）：是仅次于血管瘤的儿童第二常见的良性肝脏肿瘤，好发于 2 岁以下婴幼儿，常见的临床表现是无明显症状的腹部肿块，仅少数患者 AFP 升高。MHL 影像学检查无特异性，B 超显示肝内多囊性或囊实性肿块，囊内有条索状不规则高回声分隔，囊壁较厚；CT 平扫呈低密度或等密度类圆形影，边界清晰，增强扫描后包块内呈条索状强化，索间、囊内不强化。典型的组织病理学特征为光镜下可见疏松黏液背景中比例不等的间叶成分、肝细胞索、胆管和大小不等的囊腔，免疫组化提示间叶成分表达波形蛋白、结蛋白、α-平滑肌肌动蛋白，肝细胞索表达肝细胞（hepatocyte），胆管上皮弥漫表达广谱角蛋白和角蛋白 7。MHL 的治疗以手术完整切除为主，预后良好。

(3) 肝脏局灶性结节增生（hepatic focal nodular hyperplasia，hFNH）：是肝脏的良性病变，儿童期相对少见，2~5 岁为高发年龄段。多数患儿无明显特异性症状，常在体检时发现肝脏占位，约 30% 的患者出现右上腹疼痛或不适感，主要因肿瘤导致肝包膜紧张或压迫周围组织器官引起。患者肝功能和血清 AFP 正常。典型的 hFNH 血供特点为不含门静脉血供的完全肝动脉血供，且由中心瘢痕进入并沿纤维间隔放射状分布的离心性血供，因此 hFNH 在影像学上具有一定的特征表现，通常首选超声检查，但其确诊率约为 30%。文献报道，因超声造影可显示出 77.4% 的 hFNH 中央动脉和特征性星型血管，而明显提高了其诊断准确率；CT 检查对于 hFNH 有较高的诊断价值，CT 平扫中肿瘤均显示为边界清楚的实性病灶，动脉期出现快速均匀明显强化，门脉期肿块呈等密度或稍高密度，延迟期肿块呈等密度，中央瘢痕呈等密度或高密度；MRI 对于诊断 hFNH 的灵敏度和特异度均超过 90%。但没有一项单独的影像学表现对 hFNH 具有完全特异性，确诊 hFNH 仍依赖于病理学诊断，中央星形瘢痕、厚壁畸形血管及异常增生的胆管是 hFNH 病理诊断的三要素。儿童 hFNH 的治疗原则是对于无症状者主要以观察为主，定期随访；对于诊断不明、无法排除恶性肿瘤，或有明显症状和并发症，或肿瘤进行性增大、肿瘤直径≥5cm，或肝功能异常、转氨酶高于正常 3 倍以上等情况，应行手术切除，预后良好。

2. 恶性肿瘤 需与肝细胞癌、肝未分化胚胎性肉瘤和转移性肝脏肿瘤相鉴别。

（1）肝细胞癌：常见于年长儿童，与乙肝病毒感染有关，AFP 指标异常增高，增强 CT、MRI 表现为"快进快出"向心性填充式的增强方式。确诊需综合发病年龄、乙肝病毒阳性、病理形态学及影像学特征。预后较差，完整切除肿瘤及肝脏移植是最佳治疗手段。

（2）肝未分化胚胎性肉瘤：也是一种罕见的起源于肝原始间叶组织的恶性肿瘤，位居儿童肝脏原发恶性肿瘤第 3 位，多见于 6~10 岁儿童。临床多以发热、腹痛、腹胀及发现腹部包块就诊，AFP 多正常或轻度升高。CT 表现有以下特点，①多为巨大、单发的囊实性肿块，可见大范围囊变坏死、厚薄不均的软组织分隔，实性成分呈结节状、乳头状分布于病灶边缘；②瘤内出血较常见，而瘤内钙化极少见；③强化特点为肿块分隔及边缘实性成分轻中度、持续渐进强化，常见较完整的假包膜。最终确诊有赖于肿块病理，光镜下见未分化的不规则梭形或星形肿瘤细胞散布于黏液基质中，异型性明显，可见多形性或瘤巨细胞。免疫组化 Vimentin、α_1-AT 多阳性表达，部分可有 Desmin、SMA 表达，而 AFP 常为阴性。肝未分化胚胎性肉瘤恶性程度高，最常见的转移部位是肺和骨骼系统，预后较差，外科手术联合化疗可提高患者生存率。

（3）肝脏转移性肿瘤：是肝脏外其他器官的肿瘤，通过血液、淋巴等方式转移到肝脏的肿瘤，常见有卵黄囊瘤、神经母细胞瘤、淋巴瘤、肾上腺皮质癌等。除了肝大、黄疸、肝功能异常等，影像学检查可发现原发病灶,病理免疫组化和相关特异性肿瘤标记物及基因检测等检查可明确具体病理类型。

【治疗】

目前肝母细胞瘤的一线治疗方法主要是手术切除和化疗,少数患者需要接受肝移植、介入治疗和射频消融等二线治疗手段。经过规范治疗的肝母细胞瘤 5 年总生存率约为 80%,低危组患者的生存率可达 90% 以上。

1. **手术** 手术在肝母细胞瘤的治疗中起着无法替代的作用,完整的手术切除是治愈 HB 的重要手段。手术技巧的提高和外科器械的进步极大地促进了肝原位病灶和转移瘤切除术的准确性。

(1) 手术原则:按照手术时机 HB 可分为初诊手术切除和延期手术切除。

1) 初诊手术切除指征:①美国麻醉师协会评分 1~2 级;②经影像学评估,残存肝脏组织大于原体积的 35%,功能能够满足代谢需要;③PRE-TEXT Ⅰ或Ⅱ期的单发肿瘤病灶,距离重要血管有足够间隙(≥1cm);④预计镜下残留(COG Ⅱ期)无须 2 次手术者。

2) 延期手术指征:①PRE-TEXT Ⅲ期和Ⅳ期患者,在活检明确诊断后先行新辅助化疗,再行延期手术;②化疗后评估为 POST-TEXT Ⅰ期、Ⅱ期,或没有重要血管(门静脉或下腔静脉)累及的 POST-TEXT Ⅲ期患者;③对 PRE-TEXT Ⅳ期和化疗后评估为 POST-TEXT Ⅲ期并伴有下腔静脉(V+)或门静脉(P+)累及的患者,应该尽早转入具有复杂肝段切除或肝移植能力的医院治疗;④新辅助化疗后仍残留肺或脑单发转移病灶者,可行残留病灶手术切除。

(2) 并发症的预防及处理:近年来随着手术技术和围手术期管理的不断进步,肝母细胞瘤的手术风险及死亡率大大降低,但手术并发症仍影响了 HB 患儿的生存和预后。主要的手术并发症包括出血、胆瘘、肝衰竭、感染等。

1) 出血:肿块穿刺活检导致的出血可通过纠正凝血因子和直接加压包扎而得到控制。但复杂的肿瘤切除术中大出血可能会危及生命,避免过度靠近大血管的肿瘤切除术,可使出血风险降至最低。

2）胆瘘：是肝母细胞瘤手术后常见的并发症之一，多见于 PRE-TEXT Ⅲ 期或 Ⅳ 期或肿瘤累及肝中叶的患儿，手术涉及的肝叶越多、手术部位越靠近胆道主干，术后出现胆瘘的可能性越大。胆瘘的发生率为 10%~12%，多出现在术后 1 周左右。术中密切观察，避免非解剖性切除，可最大限度地减少剖面胆瘘的发生。当存在任何胆瘘的可能时，建议在关闭腹壁之前进行逆行胆管造影，以确认所有剩余肝段的胆汁适当引流。虽然放置引流管并不能降低胆瘘的发生，但有利于术后处理，应常规检测腹腔引流液中胆红素浓度，首选保守治疗；若患儿经非手术治疗后每日胆汁引流量仍持续 >100ml 或出现严重并发症，应尽早行胆道重建手术。

3）肝衰竭：术后肝衰竭的潜在原因包括肝残体积过小、肝血管阻断、静脉引流中断、长时间血管闭塞或大出血引起的肝脏严重缺血、胆管主干梗阻、病毒感染、药物反应等。如果在最初几天内无明显改善迹象，需要考虑肝移植。

2. 化疗 肝母细胞瘤对化疗敏感，术前化疗可以显著降低肿瘤分期，为手术完整切除创造更多的机会，术后化疗则对于提高无法完全手术切除或肿瘤远处转移患儿的长期无瘤生存率发挥了重要的作用。包含铂类药物的化疗方案极大地改善了肝母细胞瘤患者的预后，尽管美国 COG、欧洲 SIOPEL、德国 GPOH、日本 JPLT 和我国 CCCG 等不同国家儿童肝脏肿瘤协作组使用的化疗方案不尽相同，但各组 HB 患儿的总生存期相似。应根据患者的分期和危险度分组选择不同的化疗时机和化疗强度。通常极低危患者术后可密切随访，无需化疗。低危组患者可接受 C5V 方案（顺铂 +5-氟尿嘧啶 + 长春新碱）化疗，总疗程为 4~6 个。中危组患者接受 C5VD 方案（顺铂 +5-氟尿嘧啶 + 长春新碱 + 多柔比星）联合治疗，化疗 2~4 个疗程后择期手术，总疗程为 6~8 个。高危组患者术前给予顺铂联合多柔比星方案化疗 3 个疗程后评估是否可行手术，术后继续化疗 3 个疗程；如术前 3 个疗程化疗后评估仍无法手术，则改为异环磷酰胺、卡铂和依托泊苷方案（ICE 方案）化疗 2 个疗程，再次评估手术可行性，术后重复 ICE 方案化疗 2 疗程；否则予以个体化治疗。

3. **肝移植**　HB 患者的肝移植适应证为：①多灶性的 PRE-TEXT Ⅳ期患者；②新辅助化疗后评估为 POST-TEXT Ⅳ 期，或 POST-TEX Ⅲ 期伴有肝静脉或下腔静脉等重要血管受累，手术会影响残存肝脏血供的患者；③诊断时存在肝外转移性病变的患儿，如果病灶被完全清除，也可以接受肝移植。PRE-TEXT Ⅳ期、等待移植时间较长和移植时的年龄是影响肝移植后复发的重要因素。原位肝移植为不可手术切除的 HB 患者提供了良好的生存机会，回顾性分析显示肝移植后 HB 患者的存活率达到 70%~80%，其中静脉血管侵犯、淋巴结阳性等对患者肝移植的预后无影响，移植后化疗可降低肿瘤复发的风险。已有系列研究显示，与挽救性肝移植相比（总生存率 35%~41%），原发性肝移植的效果更好（总生存率 80%~85%）。因此选择合适的患者尽早进行肝移植显得十分重要。

4. **其他治疗方式**　经导管动脉化疗栓塞（transcatheter arterial chemoembolization，TACE）：也称为肝动脉化疗栓塞，是通过肝动脉将化疗药物和栓塞材料送到营养肿瘤的血管中，TACE 已被广泛用于成人肝细胞肝癌，但儿童 HB 的应用经验有限。对于无法完整切除肿瘤且不能进行肝移植的 HB 儿童，TACE 提供了另一种选择。当单灶肿瘤变得坚硬和钙化时，有助于后续手术切除。主要适用于：①PRE-TEXT Ⅲ期及以上和/或肺部转移，经规范治疗后仍无法手术切除者；②等待肝移植的患儿；③经 3 个周期的全身化疗，影像学出现新发病灶，肿瘤缩小不明显或缩小程度 <50% 的患者。

5. **疗效评估**

（1）完全缓解（CR）：体格检查及 CT 或 MRI 显示肿瘤完全消失，且 AFP 正常 4 周以上。

（2）部分缓解（PR）：肿瘤缩小≥50%，无任何新发或疾病进展的证据。

（3）疾病稳定（SD）：肿瘤缩小 <50%，无任何肿瘤增大或新发病损证据。

（4）疾病进展（PD）：肿瘤增大≥25%，或有新发肿瘤或 AFP 升高。

（5）复发（recurrence）：①活检证实；②明确的影像学证据且血清 AFP 4 周内连续 3 次增高。

附：肝母细胞瘤诊治流程图

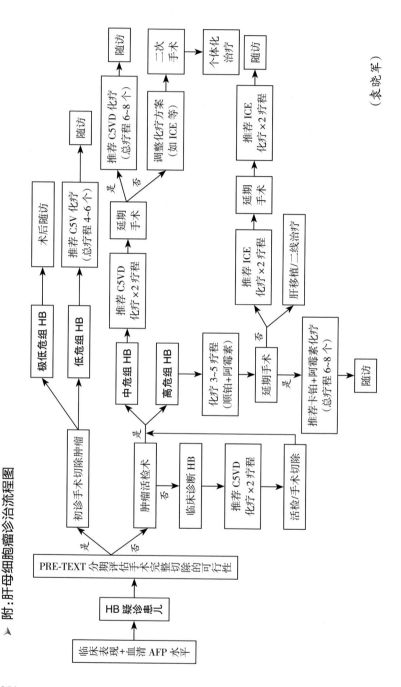

（袁晓军）

第十一节　横纹肌肉瘤

横纹肌肉瘤(rhabdomyosarcoma,RMS)是起源于横纹肌细胞或向横纹肌细胞分化的间叶细胞的一种恶性肿瘤,儿童身体任何部位都可发生。除躯干、四肢外,还多发生于眼窝、中耳、鼻咽部、下颚、颊部等头颈部,以及膀胱、阴道、子宫等泌尿、生殖器官,好发年龄为1~5岁。发病率在儿童颅外恶性肿瘤中仅次于神经母细胞瘤和肾母细胞瘤,在所有儿童恶性肿瘤中占3%~4%。发生部位影响预后,发生于头颈部和泌尿生殖区者预后较好,发生于四肢及躯干者较差。

本病临床表现为发病部位的肿块,以及由肿块引起的压迫症状,易发生区域淋巴结转移和血液转移,血液转移主要器官为肺,其次为骨、肝、胸膜和皮肤。原发部位或转移部位包块病理检查可以确诊。病理分为4个亚型:胚胎型、腺泡型、多形型及葡萄型。胚胎型多发于8岁前儿童(平均年龄为6岁),腺泡型RMS见于青春期男性(平均年龄为12岁),多型性RMS最常见于成人。起源于眼眶的病灶几乎都是胚胎型,近80%的泌尿生殖道RMS为胚胎型,肢体RMS更常见于青少年,通常为腺泡型。

【病因和发病机制】

不明。大多数RMS病例都为散发性,但约7%~8%的病例是由遗传综合征相关癌症易感基因的致病突变所致。此类综合征包括:神经纤维瘤病、利-弗劳梅尼综合征、贝-维综合征、DICER1综合征和Costello综合征。腺泡型RMS最常见的易位位于2号和13号染色体长臂[t(2;13)(q35;q14)],使PAX3基因和FOXO1基因融合。大多数胚胎型RMS为11p15位点(IGF-2基因位点)杂合性丢失(LOH)。

【诊断】

根据临床表现,最常见的原发部位是头颈部及四肢肿物,发生于泌尿生殖道可能引起血尿和尿路梗阻或局部肿物,少见部位有躯干、胸壁、会阴-肛周区和胆道,可发生局部淋巴结转移,远处转移部位通常为肺部、骨髓、骨等。在临床怀疑 RMS 时可以进行影像学检查,并进行诊断性活检,同时进行荧光原位杂交(FISH)或逆转录 PCR(RT-PCR),以检测是否存在 *FOXO1* 重排。*PAX3-FOXO1* 或 *PAX7-FOXO1* 仅见于腺泡型 RMS,但约 45% 的腺泡型 RMS 无 *FOXO1* 重排或其他独特基因融合。

本病在确诊后要进行 TNM 分期与临床分组,见表 5-32、表 5-33。

表 5-32 横纹肌肉瘤 TNM 分期(S)

分期	部位	原发肿瘤(T)	大小	区域淋巴结(N)	远处转移(M)
I	眼眶 头颈(不包括脑膜旁) 生殖泌尿系统(不包括膀胱、前列腺) 胆道	T_1 或 T_2	a 或 b	N_0 或 N_1 或 N_X	M_0
II	胆囊/前列腺 肢体 脑膜旁 其他(躯干、腹膜后等)	T_1 或 T_2	a	N_0 或 N_X	M_0
III	胆囊 肢体 脑膜旁 其他(躯干、腹膜后等)	T_1 或 T_2	a b	N_1 N_0 或 N_1 或 N_X	M_0
IV	所有	T_1 或 T_2	a 或 b	N_0 或 N_1	M_1

注:T_1. 肿瘤局限于原发部位;T_2. 肿瘤侵犯到周围组织;a. 肿瘤直径≤5cm;b. 肿瘤直径 >5cm;N_0. 区域淋巴结无临床转移;N_1. 区域淋巴结有临床转移;N_X. 区域淋巴结转移无法评估;M_0. 无远处转移;M_1. 有远处转移。

表 5-33 横纹肌肉瘤临床分组(CG)

分组	病灶界限和手术结果
I	(A)局限性肿瘤,边界清楚,完全切除 (B)局限性肿瘤,浸润原发边界外浸润,完全切除

分组	病灶界限和手术结果
Ⅱ	（A）局限性肿瘤，肉眼完全切除，显微镜下残余病灶 （B）局限扩张（侵犯区域淋巴结），完全切除 （C）原发病灶扩散（侵犯区域淋巴结），肉眼完全切除，显微镜下残余病灶
Ⅲ	（A）局限性或局限扩张肿瘤，穿刺肉眼可见残留病灶 （B）局限性或局限扩张肿瘤，大部（≥50%）切除后，肉眼残留病灶
Ⅳ	任何大小的原发病灶，伴或不伴区域淋巴结转移，有远处转移，无法手术治疗

【鉴别诊断】

胚胎型横纹肌肉瘤要与淋巴瘤、尤因肉瘤鉴别。多形细胞型横纹肌肉瘤要与恶性纤维组织细胞瘤及多形性脂肪肉瘤鉴别，上述鉴别需依靠病理检查。

【治疗】

以手术、化学治疗和放射治疗为主要治疗方案。即使Ⅰ、Ⅱ期能够完全切除，也应该进行半年的化疗，药物采用 长春新碱、放线菌素D及环磷酰胺（VAC）等。若病变进一步扩大，切除已不可能，以及广泛转移到淋巴结、肺等脏器组织，为Ⅲ、Ⅳ期时，要在通常的化学疗法之外，加用放疗、自体造血干细胞移植等以提高疗效。在眼窝以及阴道发生的横纹肌肉瘤，由于容易早期发现，不易转移，所以预后比较好。

放射治疗：除了胚胎型/融合基因阴性 CG Ⅰ肿瘤患者，其余 RMS 患者均应放疗，特别是手术和化疗后仍有镜下或肉眼残留病灶。

放疗对于横纹肌肉瘤是一种非常有效的手段，可作为手术治疗的辅助治疗方法，根据年龄和部位选择放射剂量，放射野应包括瘤床及周围 2~5cm 的正常组织，有效放射剂量不小于 40Gy，一般在化疗 4 个周期后给予，包括脑（脊）膜旁肿瘤患者。

化疗方案：

（1）低危组：8 个疗程，见表 5-34。

表 5-34　低危组横纹肌肉瘤化疗方案

疗程		1	2	3	4		5	6	7	8
治疗	手术/活检	VAC	VAC	VAC	VAC	二次手术/放疗	VA	VA	VA	VA

注:V. 长春新碱;A. 放线菌素 D;C. 环磷酰胺;放疗期间略去放线菌素 D。

(2) 中危组:共 14 疗程,见表 5-35。

表 5-35　中危组横纹肌肉瘤化疗方案

周数	1	2	3	4	5	6	7	8	9	10	11	12	13	15
	V	V	V	V	V	V	V	V	V	V	V	V	V	评估
	A			I		I							A	
	C										C		C	

放射治疗 ——→

周数	16	17	18	19	20	21	22	23	24	25	26	27	28	30
	V	V		V	V		V	V	V	V			V	评估
	I		I			A	I			I			A	
							C						C	

周数	31	32	33	34	35	36	37	38	39	40	41	42	43
	V	V	V	V			V	V		V			治疗结束
	I			A			I			A			
				C						C			

注:V. 长春新碱 ×1,用量,<1 岁 0.025mg/kg;>1 岁,但 <3 岁,0.05mg/kg(最大剂量 2mg);≥3 岁,1.5mg/m²(最大剂量 2mg);静脉注射,在伊立替康前使用。A. 放线菌素 D×1,用量,<1 岁,0.025mg/kg;≥1 岁,0.045mg/kg(最大剂量 2.5mg),每周第 1 天;静脉注射。C. 环磷酰胺 ×1,用量,<3 岁 40mg/kg,≥3 岁 1.2g/m²;静脉滴注;美司钠 360mg/(m²·次),环磷酰胺第 0、3、6、9 小时,静脉推注。I. 伊立替康,50mg/(m²·d),第 1~5 天,每日最大剂量 100mg。骨髓抑制明显时使用粒细胞集落刺激因子。

（3）高危组：见表5-36。

表 5-36 高危组横纹肌肉瘤化疗方案

周数	1	2	3	4	5	6	7	8	9	10	11	12	13	14
	V	V	V	V	V	评估	V	V	I		V	V	I	
	I		I				D	E			D	E		
							C				C			

周数	15	16	17	18	19	20	21	22	23	24	25	26	27	28	29	30
	V	V	I	评估	V	V	V	V	V			I		V	V	I
	D	E			I			I				E		D	E	
					放射治疗							C				

周数	31	32	33	34	35	36	37	38	39	40	41	42
		V	V	评估	V			V			V	V
	D				A			A			A	
	C				C			C			C	

周数	43	44	45	46	47#	48	49	50	51	52	53	54
	V	V		V	V			V	V			评估
	A			I				I				
	C											

注：# 之前转移部位未放疗者可在第47~51周进行转移灶放疗。V.长春新碱×1，用量，<1岁，0.025mg/kg；>1岁，但<3岁：0.05mg/kg（最大剂量2mg）；≥3岁，1.5mg/m²（最大剂量2mg）；静脉注射，在伊立替康前使用。A.放线菌素D×1，用量，<1岁，0.025mg/kg；≥1岁，0.045mg/kg（最大剂量2.5mg），每周第1天；静脉注射。C.环磷酰胺×1，用量，<3岁40mg/kg，≥3岁1.2g/m²，静脉滴注；美司钠每次360mg/m²，环磷酰胺第0、3、6、9小时，静脉推注。I.伊立替康，50mg/（m²·d），第1~5天，每日最大剂量100mg。I.异环磷酰胺，≥1岁1.8g/m²，<1岁时剂量减半，第1~5天；美司钠每次360mg/m²，异环磷酰胺0、3、6、9小时给药。E.依托泊苷，≥1岁100mg/m²，<1岁时剂量减半，第1~5天。D.多柔比星，≥1岁37.5mg/m²，<1岁时剂量减半，第1~2天。

【预后】

无转移病例联合应用化疗和放疗，5年生存率约80%；诊断时发现有远程转移时，5年存活率不到30%。

➤ 附:横纹肌肉瘤诊治流程图

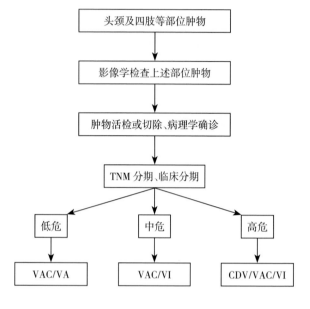

（唐锁勤）

第十二节 常用抗肿瘤药物

恶性肿瘤是危害人类健康的最危险的疾病之一,肿瘤的治疗的原则是强调综合治疗,化疗是其中的一个重要手段。近年来随着肿瘤学、分子生物学、药学及计算机等相关学科的发展,抗肿瘤药物的研究取得了飞速发展,出现了一些新型的抗肿瘤药物,作用于肿瘤发生和转移的不同环节和新靶点。全面了解临床常用抗肿瘤药和新发现的靶向药物,可为临床治疗提供合理的参考。按照抗肿瘤药物的传统分类和研究进展,将抗肿瘤药物分为烷化剂、抗代谢药、抗肿瘤抗生素、抗肿瘤植物成分药、其他抗肿瘤药、抗肿瘤激素类、抗肿瘤辅助药和抗肿瘤靶向药。小儿肿瘤的种类与成人有所不同,现将常用和新研制的抗肿瘤药物阐述如下。

一、烷化剂

（一）氮芥（chlormethine）

【药理作用】

本品为双功能烷化剂，主要抑制 DNA 合成。其作用机理是氮芥可与鸟嘌呤第 7 位氮呈共价结合，产生 DNA 的双链内交叉联结或 DNA 的同链内不同碱基的交叉联结，阻止 DNA 复制，造成细胞损伤或死亡。对肿瘤细胞的 G_1 期和 M 期杀伤作用最强，大剂量时对各期细胞均有杀伤作用，属细胞周期非特异性药物。

【临床应用】

用于恶性淋巴瘤，尤其是霍奇金淋巴瘤的治疗。腔内用药对控制癌性胸腔、心包腔及腹腔积液有较好疗效。

【剂型】

注射剂：每支 5mg，10mg。

【用法用量】

每次 0.08~0.1mg/kg，静脉滴注，每周 1 次，每疗程 4~6 次。加生理盐水 10ml 由皮管中冲入，并用生理盐水或 5% 葡萄糖液冲洗血管，休息 1~2 周重复。

【毒性】

骨髓抑制、胃肠道反应（恶心、呕吐常出现于注射后 3~6 小时，可持续 24 小时）。有影响生殖功能、脱发、乏力、头晕，注射于血管外时可引起溃疡。

【注意事项】

氮芥对局部组织刺激性强，若漏出血管外，可导致局部组织坏死，故严禁口服、皮下及肌内注射，药物一旦溢出，应立即用硫代硫酸钠注射液或 1% 普鲁卡因注射液局部注射，用冰袋冷敷局部 6~12 小时。

（二）白消安（busulfan）

【药理作用】

属双甲基磺酸酯类的双功能烷化剂，为细胞周期非特异性药物。

进入人体内的磺酸酯基团的环状结构打开,通过与细胞的 DNA 内鸟嘌呤起烷化作用,从而破坏 DNA 的结构与功能。

【临床应用】

用于慢性粒细胞白血病(CML)的慢性期,对缺乏费城染色体阳性(Ph⁺)的患者效果不佳。用于标准清髓性预处理(myeloablative conditioning,MAC)。

【剂型】

片剂:每片 0.5mg,2mg。

【用法用量】

CML:每日 0.05~0.12mg/kg,口服,分 1~3 次,约用 3~6 周,白细胞数下降至$(10~20)\times10^9/L$ 则停药;或给维持量每日 0.01mg/kg,每天 1 次或每 2 周 1 次。

【毒性】

可产生骨髓抑制,严重者需及时停药。长期服用或用药过量可致肺纤维化。可有皮肤色素沉着、高尿酸血症及性功能减退等。

【注意事项】

定期查血象,CML 急变时应停用。

(三)环磷酰胺(cyclophosphamide,CTX)

【药理作用】

为氮芥与磷酰胺基结合而成的化合物,在体内经肝细胞色素 P450 氧化,裂环生成中间产物醛磷酰胺;它在肿瘤细胞内,分解出强效的磷酰胺氮芥,与 DNA 发生烷化,形成交叉联结,抑制 DNA 的合成,也可干扰 RNA 的功能。

【临床应用】

用于急性淋巴细胞白细胞(ALL)、恶性淋巴瘤、髓母细胞瘤、肾母细胞瘤、神经母细胞瘤、横纹肌肉瘤、尤因肉瘤等。

【剂型】

粉针剂:每瓶 100mg,200mg;片剂:每片 50mg。

【用法用量】

2~6mg/(kg·d),口服,分 1~2 次,连用 2 周,间隔 2~4 周可重

复 1 次；每次 2~8mg/kg，静脉滴注，每天 1 次或隔天 1 次，或每次 10~15mg/kg，每 2 周 1 次。儿童低危、中高危 ALL：在早期强化和延迟强化中，分别用在 1 疗程 CAM 方案和 2 疗程 CAML 方案，静脉滴注，各为 1 000mg/（m²·d），第 1 天；高危 ALL 巩固治疗，HR-1' 方案的大剂量甲氨蝶呤（high-dose methotrexate，HD-MTX）结束后 7 小时开始给予 200mg/m²/次，每 12 小时 1 次，静脉滴注，第 2~4 天，共 5 次。或低、中危 ALL 在诱导缓解 CAT 和早期强化：1 000mg/m²，静脉滴注，分别为第 29 天和第 1 天；中危 ALL 继续治疗的维持阶段：300mg/m²，静脉滴注，第 22 天。常和 6-巯基嘌呤（6-MP）、阿糖胞苷（Ara-c）联用。髓母细胞瘤：750mg/m²，静脉滴注，第 1、2 天，每 4 周 1 次。常和长春新碱（VCR）、顺铂（DDP）联用。神经母细胞瘤：低、中、高危，分别为 1 000mg/m²（33mg/kg），1.2g/m²（<12kg，40mg/kg），400mg/m²（<12kg，13.3mg/kg），静脉滴注，第 1~5 天。常和托泊替康、依托泊苷（VP-16）、多柔比星（DOX）、DDP 联用。横纹肌肉瘤：低、中、高危各为 1 200mg/m²，静脉滴注，第 1 天。常和 VCR、放线菌素 D（ACTD）、VP-16、伊立替康联用。

【毒性】

骨髓抑制、恶心、呕吐、脱发、出血性膀胱炎、肝功能损害、心肌损害、肺纤维化、过量的抗利尿激素（ADH）分泌等。骨髓抑制和心脏毒性为剂量限制性毒性，心脏毒性包括充血性心力衰竭、心肌坏死、出血性心肌炎等。

【注意事项】

需与 HD-MTX 相隔 7 小时以上，需水化碱化，预防出血性膀胱炎。美司钠，只在剂量大于 1 000mg/m² 或低剂量既往发生过出血性膀胱炎者，每次用量为 CTX 剂量的 40%，与 CTX 同步，每 4 小时 1 次，共 3 次。

（四）异环磷酰胺（ifosfamide，IFO）

【药理作用】

为环磷酰胺的同分异构体，抗癌作用有累积性。其进入人体内亦需经肝细胞色素 P450 激活，转化为有细胞毒作用的异环磷酰胺氮芥才能发挥烷化抗癌作用。部分在活化前经过脱氯乙基作用而形成氯乙醛和去氯乙基异环磷酰胺,阻止 DNA 复制,裂解 DNA,能透过血脑屏障。

【临床应用】

用于 ALL、恶性淋巴瘤、尤因肉瘤等。

【剂型】

粉针剂:每瓶 200mg,500mg,1 000mg。

【用法用量】

每日 $1.2\sim1.8g/m^2$,静脉滴注,连续 4~5 日为 1 疗程。每 3~4 周重复 1 次。儿童高危 ALL:HR-2' 方案,HD-MTX 结束后 7 小时开始,800mg/(m^2·次),静脉滴注,每 12 小时 1 次,第 2~4 天,共 5 次。儿童和青少年淋巴母细胞淋巴瘤:HR-2' 方案,每次 $800mg/m^2$,静脉滴注,每 12 小时 1 次,第 2~4 天,共 5 次。

【毒性】

骨髓抑制,主要是白细胞减少,其次是血小板减少。其他毒性包括出血性膀胱炎、恶心、呕吐、腹泻、脱发、肝功能异常、神经毒性(最常见的有嗜睡、精神错乱、抑郁性精神病和幻觉;其他少见的症状有眩晕、定向力丧失和脑神经功能障碍)等。

【注意事项】

长期用药可产生免疫抑制、垂体功能低下、不育症和继发性肿瘤。药物注射过程中需要水化碱化,需与 HD-MTX 相隔 7 小时以上。

(五) 美法仑(mafalan)

【药理作用】

与鸟嘌呤第 7 位氮共价结合,产生 DNA 的双链内的交叉联结或在 DNA 同链内不同碱基的交叉联结。细胞毒作用对 G_1 期及 M 期最为敏感。大剂量时对各周期的细胞和非增殖细胞均有杀伤作用。

【临床应用】

横纹肌肉瘤、成神经细胞瘤、尤因肉瘤、非霍杰金淋巴瘤(NHL)、HD、骨髓增生异常综合征(MDS)和急性白血病(AL)等。

【剂型】

片剂:每片 2mg;冻干粉针剂:每瓶 50mg。

【用法用量】

每日 0.05~0.25mg/kg 或 2~10mg/m^2,口服,分 2~4 次服用,共 4~7日,本品与泼尼松合用,可能比单用更有效,若无明显骨髓毒性,在4~6 周内重复给药。

【毒性】

骨髓抑制、胃肠道反应,偶见过敏反应、黏膜炎、长期给药可发生严重的复发性脉管炎及肺纤维化、对性腺功能有抑制作用,造成精子缺乏及闭经、肾功能损害。

【注意事项】

长期应用致癌的危险性明显增加(白血病或 MDS),与环孢素同时运用,有出现肾衰竭的报道。

(六)洛莫司汀(lomustine)

【药理作用】

为细胞周期非特异性药,对处于 G$_1$/S 边界或 S 早期的细胞最敏感,对 G$_2$ 期亦有抑制作用。本品进入人体后,其分子从氨甲酰胺键处断裂,将氯解离,形成乙烯碳正离子,发挥烃化作用,致使 DNA 链断裂,RNA 及蛋白质受到烃化,能透过血脑屏障。

【临床应用】

多用于脑瘤、恶性淋巴瘤、白血病等。

【剂型】

胶囊剂:每粒 40mg,50mg,100mg。

【用法用量】

每次 2~3mg/kg 或 60~130mg/m^2,口服,每 6~8 周 1 次,3 次为 1 疗程。

【毒性】

胃肠道反应、骨髓抑制(具有累积性)、偶见全身性皮疹,抑制睾丸或卵巢功能,引起闭经或精子缺乏、肺纤维变、肾毒性。可引起肝功能一过性异常。

【注意事项】

用药当天不能饮酒,治疗前和治疗中应检查肺功能。肝功能损害、白细胞低于 4.0×10^9/L、血小板低于 50×10^9/L 者禁用。

(七) 司莫司汀 (semustine)

【药理作用】

本品能烷化 DNA，防止 DNA 修复，改变 RNA 结构，改变靶细胞的蛋白质和酶的结构和功能，为细胞周期非特异性药物。但对 M 期及 G_1/S 期的细胞有较大杀伤力，与一般烷化剂无交叉耐药性。

【临床应用】

主要用于恶性淋巴瘤、脑瘤、黑色素瘤、肺癌等，有较好的疗效。儿童用于标危髓母细胞瘤。

【剂型】

胶囊剂：每粒 10mg，50mg。

【用法用量】

口服，单用 $200\sim225mg/m^2$，每 $3\sim6$ 周 1 次，也可 $36mg/m^2$，每周 1 次，6 周为 1 疗程。合并其他药物时，可给 $75\sim150mg/m^2$，每 6 周 1 次，或 $30mg/m^2$，每周 1 次，连用 6 周。儿童标危髓母细胞瘤：$75mg/m^2$，口服，第 1 天，每 6 周 1 次，共 8 个疗程。放疗后常和 DDP、VCR 联用。

【毒性】

骨髓抑制，白细胞或血小板减少最低点出现在 4~6 周，一般持续 5~10 天，6~8 周可恢复；胃肠道反应，乏力，轻度脱发；偶见全身皮疹，可抑制睾丸与卵巢功能，引起闭经及精子缺乏。

【注意事项】

用药期间应密切注意血象、血尿素氮、尿酸、肌酐清除率、血胆红素、转氨酶及肺功能的变化。老年人易有肾功能减退，可影响排泄，应慎用；用药结束后三个月内不宜接种活疫苗。

(八) 替莫唑胺 (temozolomide)

【药理作用】

在生理 pH 值状态下，迅速转化为活性产物 3-甲基-(三嗪-1-)咪唑-4-甲酰胺（MTIC）。MTIC 的细胞毒作用主要表现为 DNA 分子上鸟嘌呤第 6 位氧原子上的烷基化以及第 7 位氮原子的烷基化，发挥细胞毒作用。

【临床应用】

多形性胶质母细胞瘤,开始先与放疗联合治疗,随后作为辅助治疗。儿童用于复发的髓母细胞瘤。

【剂型】

胶囊剂:20mg,100mg。

【用法用量】

儿童复发的髓母细胞瘤:$150mg/m^2$,口服,第 1~5 天,每 3 周 1 次,常和伊立替康、VCR 联合化疗。

【毒性】

恶心、呕吐、头痛和倦怠的发生频率最高,且为自限性。重度恶心和呕吐的发病率分别为 10% 和 6%。骨髓抑制为剂量限制性不良反应,通常在治疗的第一个周期发生,不累积。

【注意事项】

接受替莫唑胺治疗期间肺孢子菌肺炎发生率较高,不管何种治疗方案,都应密切观察替莫唑胺治疗的全部患者(特别是接受类固醇治疗的患者)发生肺孢子菌肺炎的可能性。

(九) 塞替派(thiotepa)

【药理作用】

在生理条件下,形成不稳定的亚乙基亚胺基,具有较强的细胞毒性作用。也是多功能烷化剂,能抑制核酸的合成,与 DNA 发生交叉联结,干扰 DNA 和 RNA 的功能,改变 DNA 的功能,故也可引起突变。

【临床应用】

主要治疗卵巢癌、乳腺癌、膀胱癌、消化道癌和神经母细胞瘤。

【剂型】

注射液:10mg/ml。

【用法用量】

儿童用于高危神经母细胞瘤骨髓干细胞移植的预处理:$900mg/m^2$ 或 30mg/kg,静脉滴注,每周 1 次,第 1~3 天。常和 CTX、卡铂(Carbo)、VP-16、美法仑联用。

【毒性】

主要为骨髓抑制、消化道反应,但一般较轻微。本品可引起男性患者无精子,女性无月经;少数患者尚可有发热、皮疹。

【注意事项】

有痛风史、感染、肿瘤细胞浸润骨髓、泌尿系结石者应慎用。用药期间应严格检查血象。稀释后如发现混浊,即不能用。

二、抗代谢药

(一)甲氨蝶呤(methotrexate,MTX)

【药理作用】

抗叶酸代谢,对二氢叶酸还原酶具有高度的亲和力,与其结合阻止二氢叶酸还原为四氢叶酸,使 DNA 生物合成受阻,而嘌呤核苷酸、RNA 及某些蛋白质的合成也因此受阻,从而抑制肿瘤细胞的生长与繁殖。

【临床应用】

多用于 ALL、恶性淋巴瘤、骨肉瘤等。

【剂型】

片剂:每片 2.5mg,5mg,10mg;注射剂:每瓶 5mg,10mg,25mg,50mg,100mg,500mg,1 000mg。

【用法用量】

儿童 ALL:2 000~3 000mg/m^2(在标危组的巩固疗程中)、5 000mg/m^2(在中、高危的巩固疗程中),静脉滴注,24 小时内滴完,半小时内先给予 10% 的剂量,剩下的 90% 在 23.5 小时内输注;在维持治疗阶段,20~25mg/m^2,口服或肌内注射,每周 1 次;鞘内注射剂量,按年龄 1 岁以下、1~3 岁、≥3 岁分别为每次 6mg、8~10mg、12~12.5mg。儿童和青少年淋巴母细胞淋巴瘤:诱导 1 阶段,5 000mg/m^2,24 小时内静脉滴注,第 1、15、29、43 天;HR-1'、HR-2' 阶段,5 000mg/m^2,24 小时内静脉滴注,第 1 天;维持治疗阶段,20/m^2,每周 1 次;鞘内注射剂量,按年龄 1 岁以下、1~3 岁、≥3 岁分别为每次 6mg、9mg、12.5mg。

【毒性】

骨髓抑制、口腔溃疡、严重腹泻或急性神经毒性。应用大剂量甲氨蝶呤,大多数患者可出现一过性肾小球滤过率降低,也可能出现肾衰竭,尤其是未得到足够水化碱化而出现高甲氨蝶呤浓度的患者;四氢叶酸钙(CF)的解救必须在应用 HD-MTX 后 48 小时内开始,并且根据甲氨蝶呤浓度调整剂量以预防骨髓毒性及黏膜炎。

【注意事项】

水化、碱化,保证尿 pH 值 7.0~8.0;每 12 小时 1 次记出入量,如入量 > 出量 400ml/(m²·12h),给予呋塞米 0.5mg/kg(最大 20mg),静脉推注。HD-MTX 只能通过中心静脉给药,需检测血中 MTX 的浓度;CF 解救原则:低危,每次 10mg/m²,中、高危,每次 15mg/m²,分别在 42 小时、48 小时、54 小时解救,48 小时以后按 MTX 血药浓度解救。HD-MTX 开始前一天检查肝、肾功能,除非有黄疸或其他异常临床表现,无须进行其他检查。ALT> 正常值 5 倍或 总胆红素 >34mmol/L,直接胆红素 >24mmol/L 或有黏膜炎时,HD-MTX 治疗须推迟。在口服维持治疗间每 1~2 周检查 1 次血常规,最好在给 6-MP(6-mercaptopurine,6-MP)的同一天进行检查,剂量应根据 WBC 计数及分类的结果加以调整,下列情况暂时中止维持治疗:感染、肝脏损伤(ALT/AST>10 倍正常值上限、胆红素 >3 倍正常值上限)。

(二) 6-巯基嘌呤

【药理作用】

为嘌呤拮抗剂,在体内经次黄嘌呤核苷酸焦磷酸酶(hypoxanthine-guanine phosphoribosyl transferase,HGPRT)转化为巯基次黄嘌呤核苷-磷酸(6-thiosylxanthine nucleoside monophosphate,6-TIMP)后有活性,6-TIMP 与次黄嘌呤核苷酸结构相似,可阻止后者转化为腺嘌呤核苷酸和尿嘌呤核苷酸,从而阻止 DNA 和 RNA 合成;也可直接抑制嘌呤的生物合成,抑制肿瘤细胞的增殖。

【临床应用】

用于 ALL、恶性淋巴瘤等。

【剂型】

片剂：每片 50mg，100mg。

【用法用量】

儿童 ALL：早期强化阶段，50mg/（m²·d）；延迟强化阶段，50mg/（m²·d），口服，第 1~7 天或第 1~14 天；维持期治疗阶段，50mg/（m²·d）。或低危 ALL，诱导缓解治疗后 2 阶段（CAT+ 早期强化），40mg/（m²·d），口服，分别为第 29~35 天和第 1~7 天；巩固治疗阶段，25mg/（m²·d），口服，每天 1 次，连用 14 天；继续治疗 2 阶段，分别为 50mg/（m²·d）、25mg/（m²·d），口服，第 1~56 天和第 1~21 天；维持治疗，50mg/（m²·d），口服；中、高危 ALL，继续治疗阶段，25mg/（m²·d），口服，第 1~21 天；中危维持治疗，50mg/（m²·d），口服，第 1~42 天，常和 Ara-C、CTX 联用。儿童和青少年淋巴母细胞淋巴瘤：诱导 1 阶段，60mg/（m²·d），口服，第 36~42 天和第 57~63 天；再诱导 2 阶段，60mg/（m²·d），口服，第 29~35 天。

【毒性】

骨髓抑制、肝毒性（肝内胆汁淤积及局限性肝小叶坏死、高胆红素血症、肝衰竭）、恶心、呕吐、厌食、黏膜炎、口腔炎、免疫抑制和皮疹或色素沉着。

【注意事项】

再诱导治疗 2 阶段时若仅有 WBC≤2.0×10⁹/L 可暂停 6-MP 1 周，不必延迟其他化疗。一周后 WBC 达到 4.0×10⁹/L 者可以开始加用 6-MP，若未达 4.0×10⁹/L 可以 3 天后复查。此后若能达到 2.0×10⁹/L 可以开始加用 6-MP，否则继续停 6-MP。维持治疗期间最佳血象为 WBC（2.0~3.0）×10⁹/L［地塞米松（dexamethasone，DEX）治疗期间或治疗后 48 小时内除外］，血小板≥50×10⁹/L。应根据情况对 6-MP 和/或 MTX 作相应剂量调整。当 WBC<2.0×10⁹/L（或 DEX 停药后 48 小时内 WBC<4.0×10⁹/L），或血小板<50×10⁹/L 时，应先停药一周后进行复查，直至血象恢复时可继续用药，但应减少剂量 20%；连续 3 周及以上 WBC>3.5×10⁹/L，则增加 20% 剂量。

（三）6-硫鸟嘌呤（6-thioguanine, 6-TG）

【药理作用】

在体内经 HGPRT 活化，其活性产物对鸟苷酸激酶有亲和力，可取代鸟嘌呤而渗入到核酸中，从而影响核酸功能。

【临床应用】

用于 ALL、恶性淋巴瘤等。

【剂型】

片剂：每片 25mg，50mg。

【用法用量】

儿童 ALL：早期强化治疗及延迟强化治疗阶段，$60mg/(m^2 \cdot d)$，口服；巩固治疗阶段，$25mg/(m^2 \cdot d)$；维持治疗阶段，$50mg/(m^2 \cdot d)$。

【毒性】

骨髓抑制，可有白细胞和血小板减少；其他毒性包括恶心、呕吐、食欲减退等胃肠道反应及肝功能损害；初治时可出现高尿酸血症，严重者可发生尿酸性肾病；本品有抑制睾丸或卵巢功能的可能。

【注意事项】

在维持治疗期间每 1~2 周检查 1 次血常规，最好在给 MTX 的同一天进行检查，剂量应根据 WBC 计数及分类的结果加以调整。有下列情况暂时中止维持治疗：感染、肝脏损伤（ALT/AST>10 倍正常值上限、胆红素 >3 倍正常值上限）。

（四）阿糖胞苷（cytarabine, Ara-C）

【药理作用】

进入细胞内代谢产生的二磷酸阿糖胞苷（Ara-CDP）及三磷酸阿糖胞苷（Ara-CTP）具有抗白血病活性，Ara-CTP 是一种强力的 DNA 复制的抑制剂，可与三磷酸脱氧胞苷竞争，抑制 DNA 多聚酶，并插入到 DNA 链内而终止 DNA 的活动；Ara-CTP 还可以改变细胞内磷脂和糖蛋白的代谢，引起细胞毒性作用。

【临床应用】

用于 ALL、急性粒细胞性白血病（AML）、恶性淋巴瘤等。

【剂型】

注射剂：每支 50mg，100mg，500mg。

【用法用量】

儿童 ALL：早期强化治疗，每次 75mg/m²，静脉滴注，每天 1 次，第 3~6 天、第 10~13 天，共 8 次；缓解后巩固治疗，HR-1'，每次 2 000mg/m²，静脉滴注，每 12 小时 1 次，第 5 天，共 2 次；HR-3'，每次 2 000mg/m²，静脉滴注，每 12 小时 1 次，第 1~2 天；延迟强化治疗，每次 75mg/m²，静脉滴注，每天 1 次，第 3~6、第 10~13 天。低危 ALL 在诱导缓解治疗后 2 阶段，每次 50mg/m²，皮下或静脉滴注，每 12 小时 1 次，第 29~35 天和第 1~7 天；中高危组 ALL 在继续治疗再诱导阶段，每次 2 000mg/m²，静脉滴注，每 12 小时 1 次，第 1~2 天；中危 ALL 在继续治疗维持阶段，每次 300mg/m²，静脉滴注，每 12 小时 1 次，第 43 天。鞘内注射剂量，按年龄 1 岁以下、1~3 岁、≥3 岁分别为每次 15~18mg、24~30mg、35~36mg。儿童和青少年淋巴母细胞淋巴瘤：诱导 1 阶段，75mg/（m²·d），静脉滴注或皮下注射（30 分钟以上），第 36~42 天，第 57~63 天；再诱导 2 阶段，75mg/（m²·d），静脉滴注或皮下注射（30 分钟以上），第 29~35 天；HR-1'、HR-3' 阶段，静脉滴注（3 小时以上），每次分别为 2 000mg/m²，每 12 小时 1 次 ×2 次、第 5 天和每 12 小时 1 次 × 4 次、第 1~2 天。急性髓系白血病：诱导治疗，每次 100mg/m²，静脉滴注，每 12 小时 1 次，第 1~7 天；低危巩固治疗 3 疗程，剂量每次分别为 2 000mg/m²、1 000mg/m²、3 000mg/m²，静脉滴注，每 12 小时 1 次，疗程分别为第 1~3 天、第 1~3 天和第 1~2 天；中、高危巩固治疗 3 疗程，静脉滴注，每次剂量分别为 2 000mg/m²、1 000mg/m²、3 000mg/m²，每 12 小时 1 次，各疗程均为第 1~3 天，常和地西他滨、高三尖杉酯碱（HHT）、VP-16 联用。维持治疗，40mg/（m²·d），静脉滴注，第 1~4 天，和 6-TG 交替使用。难治和复发 AML 巩固治疗阶段，每次 2 000g/m²、3 000mg/m²，静脉滴注（3 小时以上），每 12 小时 1 次，分别用于 FLAG 和 HA、EA、LA 疗程的第 1~5 天和第 1~3 天、第 1~2 天；常和达沙替尼、索拉非尼、地西他滨、HHT、DEX 联用。鞘内注射剂量，按年龄 1 岁以下、1~3 岁、≥3 岁分别为每次 15mg、25mg、35mg。

【毒性】

骨髓抑制，主要引起白细胞和血小板的减少。其他常见副作用包括恶心、呕吐、腹泻、黏膜炎、厌食、脱发、皮疹、肝功能损害、阿糖胞苷综合征（类感冒样症状）包括发热、肌痛、骨痛。大剂量阿糖胞苷可导致结膜炎、肝炎及中枢神经系统症状，包括嗜睡、周围神经炎共济失调及性格改变，神经系统症状通常是可逆的。另外，也可能发生肺水肿引起突发性呼吸困难。

【注意事项】

用量在 2 000mg/m^2 时：预防角膜结膜炎，从第 5 天起使用激素眼膏，用 2 天；预防神经毒性，大剂量维生素 B$_6$ 150mg/m^2，静脉滴注或口服，每 12 小时 1 次，用 2 天。如出现眼球震颤和/或共济失调，需立即停止给药。如果这些症状未能消失，或再次输注后又出现，则不能再使用 Ara-C，否则会导致浦肯野细胞的不可逆损伤。

（五）氟达拉滨（fludarabine）

【药理作用】

为阿糖胞苷的氟化核苷酸衍生物，在脱氧胞核苷激酶及其他激酶的作用下，磷酸化为三磷酸化合物，抑制 DNA 聚合酶的活性，从而阻止 DNA 的合成；还可掺入 DNA，干扰 DNA 的功能，其不被腺苷脱氨酶灭活。

【临床应用】

用于难治性或复发的 ALL，减低毒性、降低强度、或非清髓性预处理。儿童难治性或复发的 AML。

【剂型】

注射剂：每支 50mg。

【用法用量】

儿童难治性或复发的 AML：巩固治疗 FLAG 阶段，30mg/（m^2·d），静脉滴注，（1 小时以上），第 1~5 天。常和达沙替尼、索拉非尼、HD-Ara-C、粒细胞集落刺激因子（G-CSF）、DEX 联用。

【毒性】

骨髓抑制、胃肠道反应、神经毒性、肺毒性。

【注意事项】

用药期间接种活疫苗(如轮状病毒疫苗),可使免疫应答降低,导致患者被活疫苗感染;与喷司他丁合用,可增加发生严重肺毒性的风险;腺苷吸收抑制药(如双嘧达莫)可减弱本药的疗效。

(六)羟基尿(hydrocarbamide)

【药理作用】

是一种核苷二磷酸还原酶抑制剂,可以阻止核苷酸还原为脱氧核苷酸,而选择性地抑制 DNA 的合成,能抑制胸腺嘧啶核苷酸掺入 DNA,并能直接损伤 DNA。其作用于 S 期,使部分细胞阻滞在 G_1/S 期边缘,可使癌细胞部分同步化或放射增敏的药物。

【临床应用】

用于 CML、其他骨髓增殖性疾病、急性或慢性高白细胞白血病的预处理等。

【剂型】

片剂:每片 500mg。

【用法用量】

CML 慢性期:20~30mg/kg,或每次 80mg/kg,口服,每天 1 次,第1~3 天;用药 2 周后白细胞明显下降,达正常范围后改维持量,每日 20mg/kg,分次服用。

【毒性】

骨髓抑制、胃肠道反应、口腔溃疡、色素沉着及肾功能损害,偶见头痛、嗜睡、头晕、惊厥等。

【注意事项】

服用时应适量增加液体的摄入量,增加尿量及尿酸的排出,治疗前后及治疗期间严密定期检查血常规、血尿素氮、肌酐浓度。

(七)5-氟尿嘧啶(5-fluorouracil)

【药理作用】

本品在体内先转变为 5-氟-2-脱氧尿嘧啶核苷酸,后者抑制胸腺嘧啶核苷酸合成酶,阻断脱氧尿嘧啶核苷酸转变为脱氧胸腺嘧啶核苷酸,从而抑制 DNA 的生物合成。此外,通过阻止尿嘧啶和乳清酸掺入RNA,达到抑制RNA合成的作用。本品为细胞周期特异性药,主要抑制S期细胞。

【临床应用】

临床用于结肠癌、直肠癌、胃癌、乳腺癌、卵巢癌、绒毛膜上皮癌、恶性葡萄胎、头颈部鳞癌、皮肤癌、肝癌、膀胱癌等。儿童用于肝母细胞瘤。

【剂型】

注射剂:0.25g/10ml。

【用法用量】

儿童肝母细胞瘤:化疗第2天600mg/m^2,静脉滴注(4小时以上),常和DDP、DOX、VCR等其他化疗药物联用。

【毒性】

偶见口腔黏膜炎或溃疡、腹部不适或腹泻、血小板减少、心肌缺血、外周血白细胞减少(大多在疗程开始后2~3周内达最低点,在3~4周后恢复正常),长期应用可导致神经系统毒性。

【注意事项】

下列情况时慎用:心脏病尤其是心绞痛、药物引起的急性中枢神经抑制、癫痫、肝功能损害、青光眼、甲状腺功能亢进或毒性甲状腺肿、肺功能不全、肾功能不全、尿潴留。应定期检查肝功能与白细胞计数,注射液颜色变深或沉淀时禁止使用。

三、抗肿瘤抗生素

(一)柔红霉素(daunorubicin,DNR)

【药理作用】

具有一个蒽环平面,可通过它嵌合与DNA碱基对之间并紧密地结合到DNA上,因而使核酸中含有相当高浓度的药物,可导致DNA空间结构的改变,从而抑制DNA合成及DNA依赖的RNA合成,对RNA的影响尤为显著,可选择性作用于嘌呤核苷。

【临床应用】

用于AL、恶性淋巴瘤等。

【剂型】

粉针剂：每瓶 10mg，20mg。

【用法用量】

儿童 ALL：诱导缓解治疗，每次 $30mg/m^2$，静脉滴注（1 小时以上），每周 1 系，标危者 2 次，中危及高危者 4 次；延迟强化治疗，同前。或低、中、高危诱导缓解治疗，每次 $25mg/m^2$，静脉滴注（1 小时以上），第 5、12 天；低、中、高危继续治疗，每次 $25mg/m^2$，静脉滴注（1 小时以上），第 1 天。儿童和青少年淋巴母细胞淋巴瘤：诱导 1 阶段，每次 $30mg/m^2$，静脉滴注（1 小时以上），第 5、12、19 天；HR2 阶段，每次 $25mg/m^2$，静脉滴注（1 小时以上），第 5 天。常和 DEX、VCR、培门冬酰胺酶（PEG-ASP）联用。

【毒性】

骨髓抑制和心脏毒性（早期：心律失常、ST 段异常；后期：心脏衰竭），其他毒性包括恶心、呕吐、黏膜炎、腹泻、脱发、尿色变红，如果发生渗漏会导致严重组织损坏和坏死。可发生辐射记忆反应。用药总量低于 $360\sim450mg/m^2$。

【注意事项】

治疗期间有心功能不全或心律不齐表现，应检查心电图和心脏超声。当心功能检测提示心脏射血分数 < 55% 或轴缩短分数 < 28% 时，若能证明左心功能异常和细菌感染有关，可以继续使用蒽环类抗生素。否则应该暂停，直到射血分数≥55% 或轴缩短分数≥28%。用柔红霉素前心电图明显异常，但没有心功能不全表现者可以加用右雷佐生，其他所谓的"心脏保护剂"没有循证医学证据证明有效，不建议使用。

（二）多柔比星（doxorubincin，DOX）

【药理作用】

其既含有脂溶性的蒽环配基，又有水溶性的柔红糖胺，并有酸性酚羟基和碱性氨基，因此均有很强的抗癌药理活性。是一种细胞周期非特异性抗癌化疗药物，对各期细胞均有作用。

【临床应用】

用于肝母细胞瘤、肾母细胞瘤、恶性淋巴瘤、尤因肉瘤、骨肉瘤等。

【剂型】

粉针剂：每瓶 10mg,50mg。

【用法用量】

儿童 ALL:延迟强化治疗Ⅰ,每次 30mg/m²,静脉滴注(1 小时以上),每周 1 次,共 3~4 次。儿童和青少年淋巴母细胞淋巴瘤:再诱导阶段,每次 30mg/m²,静脉滴注(1 小时以上),每周 1 次,第 1、8、15 天。常和 VCR、DEX、PEG-ASP、CTX、6-MP 联用。中、高危肝母细胞瘤:25mg/(m²·d),静脉滴注(6 小时以上),各第 2、3 天,常和 DDP、VCR、5-氟尿嘧啶、IFO 联用。儿童肾母细胞瘤:1mg/kg(≤1 岁),30mg/m²(>1 岁),静脉滴注,第 1 天,常和 VCR、VP-16、ACTD、CTX 联用。

【毒性】

骨髓抑制及心脏毒性,心脏毒性有两种方式:急性毒性包括心律不齐、心肌梗死或心包炎,慢性心脏毒性与累计剂量有关,可导致心力衰竭。累计剂量不宜超过300/m²。其他毒性包括恶心、呕吐、黏膜炎、脱发、腹泻、尿色变红。很少发生过敏反应。

【注意事项】

治疗期间有心功能不全或心律不齐表现,应检查心电图和心脏超声。当心功能检测提示心脏射血分数 < 55% 或轴缩短分数 < 28%时,若能证明左心功能异常和细菌感染有关,可以继续使用蒽环类抗生素。否则应该暂停,直到射血分数≥55% 或轴缩短分数≥28%。

(三) 米托蒽醌(mitoxantrone)

【药理作用】

与碱基强有力结合而嵌入 DNA,引起 DNA 链间和链内交叉联结,导致 DNA 单链及双链断裂;通过与螺旋链外部阴离子的静电作用,此外对 RNA 聚合酶也有抑制作用,对各细胞周期肿瘤细胞均有抑制作用,主要作用于 S 后期。

【临床应用】

用于 AML、复发 ALL 等。

【剂型】

注射剂:每瓶 2mg,5mg,10mg,20mg,25mg,30mg。

【用法用量】

儿童用于 AML 巩固治疗：10mg/（m²·d），静脉滴注（6 小时以上），第 1~2 天，常和 Ara-c 联用。

【毒性】

骨髓抑制、胃肠道反应、心脏毒性（心肌肥大、纤维化），偶见乏力、脱发、皮疹、口腔炎。

【注意事项】

避免药液与皮肤、眼睛接触；总剂量不宜超过 100~120mg/m²。

（四）去甲氧柔红霉素（idarubicine，IDA）

【药理作用】

为 DNR 的衍生物，具有疗效高、心脏毒性低、可口服等优点。DNR 配基 D 环上的甲氧基被氢原子取代后形成 IDA，是其亲脂性增强，肠黏膜吸收增加，肿瘤细胞对药物摄取率增加，提高细胞毒作用。同时 IDA 尚可影响拓扑异构酶Ⅱ的活性，导致 DNA 裂解，与其他蒽环类抗肿瘤药物无交叉耐药。

【临床应用】

主要用于 AL、恶性淋巴瘤等。

【剂型】

注射剂：每瓶 5mg，10mg；胶囊：每粒 10mg。

【用法用量】

儿童 AML：诱导治疗 2 阶段，10mg/（m²·d），静脉滴注（6 小时以上），第 1~3 天。累计剂量不宜超过 90mg/m²。常和 Ara-c、高三尖杉酯碱联用。

【毒性】

胃肠道反应、心脏毒性、肝肾功能损害、神经毒性、脱发、骨髓抑制为剂量限制毒性，21~35 天恢复。

【注意事项】

用药前常规进行心电图和超声心动图检查，注射时漏出血管外可引起严重的局部组织坏死。

（五）博来霉素（bleomycin）

【药理作用】

本品与铁的复合物嵌入 DNA，引起 DNA 单链和双链断裂。作用的第一步是本品的噻二唑环嵌入 DNA 的 G-C 碱基对之间，同时末端三肽氨基酸的正电荷和 DNA 磷酸基作用，使其解链；第二步是本品与铁的复合物导致超氧或羟自由基的生成，引起 DNA 链断裂。部分药物可透过血脑屏障。

【临床应用】

用于 HL、生殖细胞肿瘤、中枢神经细胞肿瘤等。

【剂型】

注射剂：每支 5mg，10mg，35mg。

【用法用量】

皮下注射、肌内注射、静脉推注、静脉滴注，每次 0.5~1mg/kg，每 2~3 周 1 次。每疗程 15~20 次，总量 200mg。

【毒性】

对骨髓抑制作用较弱，有恶心、呕吐、口腔炎、皮肤反应、药物热、食欲减退、脱发、色素沉着、指甲变色、手足指/趾红斑、硬结、肿胀及脱皮。肺纤维化或严重的间质性肺病，表现为呼吸困难、咳嗽、啰音、间质水肿等。

【注意事项】

部分患者在给药 36 小时后出现发冷、发热，用药前后给泼尼松可减轻发热反应。与顺铂联用，注意监测肾功能。

（六）平阳霉素（pingyangmycin）

【药理作用】

主要抑制胸腺嘧啶核苷掺入 DNA，与 DNA 结合，使之破坏，破坏 DNA 模板，阻止 DNA 复制，促使癌细胞变性、坏死。部分药物可透过血脑屏障。

【临床应用】

用于 HL、生殖细胞肿瘤等。

【剂型】

粉针剂：每瓶 8mg。

【用法用量】

肌内注射或静脉滴注，每次 0.2mg/kg，每 2~3 周 1 次。1 个疗程总量 4~6mg/kg。

【毒性】

对骨髓抑制作用较弱。有恶心、呕吐、口腔炎、皮肤反应、药物热、食欲减退、脱发、色素沉着、指甲变色、手足指/趾红斑、硬结、肿胀及脱皮；与博来霉素相比引起化学性肺炎或肺纤维变的机会较小。

【注意事项】

对出现高热、间质性肺炎、气急、呼吸困难、过敏性休克者，应立即停药。与 DEX、吲哚美辛等同时应用，可减轻上述反应。

（七）放线菌 D（actinomycin D，ACTD）

【药理作用】

为细胞周期非特异性药物，抑制以 DNA 为模板的 RNA 多聚酶，从而抑制 RNA 的合成。对 RNA 合成的抑制作用主要是 RNA 链的延伸而不是影响它的起始，选择性地与 DNA 中的鸟嘌呤结合，与缺乏鸟嘌呤碱基的 DNA 不发生结合作用。

【临床应用】

用于肾母细胞瘤、横纹肌肉瘤等。

【剂型】

注射剂：每瓶 0.1mg，0.2mg，0.5mg。

【用法用量】

静脉推注或静脉滴注，每次 0.015mg/kg，每天 1 次，第 1~5 天，或每次 0.01~0.012mg/kg，每天 1 次，连用 7~10 天，总剂量 2.5mg/m^2，每 2 周 1 次，可重复。儿童肾母细胞瘤、横纹肌肉瘤：静脉滴注，每次 0.023mg/（kg·d）（<1 岁）或 0.045mg/kg（≥1 岁，最大 2.3mg），第 1 天，常和 DOX、VCR、CTX、Carbo 联用。

【毒性】

骨髓抑制、胃肠道反应、静脉炎、口腔溃疡、脱发、皮炎、药物热、长期应用可抑制睾丸或卵巢功能,引起闭经或精子缺乏、肝毒性。

【注意事项】

注射时漏出血管外可引起严重的局部组织坏死,水痘或最近患过水痘患者不宜用本品。

四、抗肿瘤植物成分药

(一)长春新碱(vincristine,VCR)

【药理作用】

通过抑制细胞中微管蛋白聚合而抑制有丝分裂,使肿瘤细胞停留在 M 期,同时其对 G_1 期细胞有选择性杀灭作用,也能抑制 RNA 和脂质的合成。由于可使增殖细胞同步化,常与其他化疗药物连用。

【临床应用】

用于 AL、恶性淋巴瘤、横纹肌肉瘤、尤因肉瘤、肾母细胞瘤等。

【剂型】

注射剂:每瓶 1mg。

【用法用量】

每次 0.05~0.075mg/kg,静脉推注,每周 1 次,最大剂量每次不超过 2mg。常和 DEX、DNR、PEG-ASP、6-MP、Ara-c、CTX 联用。

【毒性】

神经毒性,主要表现为便秘、麻痹性肠梗阻、眼睑下垂、声带麻痹乏力、口腔疼痛、腹痛、周围神经炎、深反射的消失等。周围神经炎通常为神经毒性的首发症状,是可逆性的。其他毒性包括脱发、恶心、呕吐,如果发生渗漏可导致严重的组织坏死。其他较少见的毒性包括抗利尿激素分泌失调综合征(syndrome of inappropriate secretion of antidiuretic hormone,SIADH)、骨髓抑制、口腔炎、惊厥、精神异常、过敏反应、头痛和视神经萎缩。注意小于 1 岁的婴儿患者必须减量以减少毒性。

【注意事项】

避免漏出静脉,避免鞘内注射。药物不应放置在经常行腰椎穿刺鞘内注射的房间内。VCR 导致轻、中度神经病变时不必停药,引起严重的神经病变或 SIADH,这些情况下需延迟用药。

(二) 长春地辛(vindesine,VDS)

【药理作用】

作用于细胞有丝分裂中期,作用机制与长春新碱相似。但抗瘤谱较其广,作用也较强,细胞毒作用呈时间依赖性。

【临床应用】

用于 ALL、NHL 等。

【剂型】

注射剂:每支 1mg,4mg。

【用法用量】

儿童 ALL 用于诱导治疗:每次 $3mg/m^2$,静脉推注,每周 1 次;巩固治疗 HR-2':每次 $3mg/m^2$,静脉推注,第 1、第 6 天;最大不超过 $5mg/m^2$。常和 DEX、DNR、PEG-ASP、6-MP、Ara-c、CTX 联用。

【毒性】

神经毒性为长春新碱的一半,为可逆性的末梢神经炎、腹胀、便秘,骨髓抑制较长春新碱重。有生殖毒性和致畸作用,有局部组织刺激反应,可引起静脉炎。

【注意事项】

不应与长春新碱同时使用。

(三) 高三尖杉酯碱(homoharringtonine,HHT)

【药理作用】

为细胞周期非特异性药物,抑制肿瘤细胞蛋白质合成,能显著影响与蛋白质合成有关的细胞器。抑制细胞 Na^+-K^+-ATP 酶活性,抑制肿瘤细胞膜上胸腺嘧啶核苷酸载体和蛋白激酶的活性,诱导白血病细胞进入正常分化。静脉注射后骨髓浓度最高。

【临床应用】

用于 AML,对 MDS、CML 及真性红细胞增多症等亦有一定疗效。

【剂型】

注射剂:每支 1mg、2mg。

【用法用量】

每次 4~6/m²，静脉滴注，每天 1 次，7~9 天为 1 疗程。儿童 AML：诱导治疗，每次 3mg/m²，静脉滴注，第 1~5 天；巩固治疗，每次 2~3mg/m²，第 1~7 天。常和 Ara-C、DNR、左旋门冬酰胺酶（L-ASP）、IDA、米托蒽醌联用。

【毒性】

胃肠道反应、骨髓抑制、心脏毒性、低血压、可见乏力、脱发、皮疹、肝功能异常。

【注意事项】

用药时需缓慢滴注，避免呼吸抑制、减少心脏毒性。

（四）依托泊苷（etoposide，VP-16）

【药理作用】

为细胞周期特异性药物，主要作用于晚 S 期及 G_2 期，其作用位点为 DNA 拓扑异构酶Ⅱ，形成鬼臼乙叉苷、酶和 DNA 三者间稳定的可裂性复合物，干扰拓扑异构酶Ⅱ的功能，使 DNA 损伤后难以重新修复。

【临床应用】

用于 ALL、神经母细胞瘤、肾母细胞瘤、尤因肉瘤等。

【剂型】

注射剂：每支 50mg，100mg。

【用法用量】

每次 50~100mg/m²，缓慢滴注，每天 1 次，连用 2~3 天，每 3~4 周重复 1 次。高危 ALL：巩固治疗 HR-3'，每次 100mg/m²，静脉滴注，12 小时 1 次，第 3~5 天，共 5 次。儿童肾母细胞瘤：3.3mg/(kg·d)（≤1 岁），100mg/(m²·d)（>1 岁），静脉滴注，第 1~5 天。儿童神经母细胞瘤：低危，120mg/(m²·d) 或 4mg/(kg·d)，静脉滴注，第 1~3 天；中危，160mg/(m²·d)，静脉滴注，第 4 天（<12kg：5.3mg/kg）；高危，200mg/(m²·d) 静脉滴注，第 1~3 天（<12kg：6.67mg/kg）。常和 DOX、VCR、CTX、Carbo、DDP、托泊替康联用。

【毒性】

骨髓抑制,尤其是白细胞在 3~14 天可降至最低点。仅在快速静脉推注及大剂量应用时可发生低血压。其他毒性包括免疫抑制、发热、畏寒、过敏反应和脱发。注射部位可发生静脉炎,可导致继发性肿瘤。

【注意事项】

本品血药浓度持续时间比峰浓度更重要,较高的峰浓度与严重的骨髓抑制有关,一般采取静脉滴注。静脉推注可导致低血压,检测生命体征至输注后 5 小时。

(五) 替尼泊苷(teniposide)

【药理作用】

为半合成的鬼臼毒素糖基衍生物,对肿瘤细胞具有双重作用,既破坏 DNA,又对 G_2 期及 M 期细胞有可逆性阻断作用,为细胞周期特异性药物。易透过血脑屏障。

【临床应用】

用于 AL、中枢神经系统肿瘤、恶性淋巴瘤、神经母细胞瘤等。

【剂型】

注射剂:每支 50mg。

【用法用量】

每次 $40~60mg/m^2$,静脉滴注,每天 1 次,第 1~5 天,每 3~4 周可重复 1 次;或 $0.1g/(m^2 \cdot d)$,连用 2~3 天,每 3~4 周可重复 1 次。

【毒性】

骨髓抑制、胃肠道反应、过敏反应、低血压,其他如脱发、皮疹、静脉炎、口腔炎等。

【注意事项】

静脉滴注 30~60 分钟,过快可导致低血压,长期应用有导致第二肿瘤的风险。

(六) 托泊替康(topotecan)

【药理作用】

发生在 DNA 合成过程中,托泊替康-拓扑异构酶I-DNA 形成的三元复合物与复制酶相互作用,造成双链 DNA 的损伤。

【临床应用】

用于高危或复发神经母细胞瘤、横纹肌肉瘤等儿童实体瘤。

【剂型】

注射剂:每支 1mg。

【用法用量】

每次 $0.75mg/m^2$,静脉滴注,输注 30 分钟,每天 1 次,连续 5 天,21 天为 1 个疗程。在任何疗程中出现严重的中性粒细胞缺乏,下一疗程应减少 $0.25mg/m^2$。儿童高危神经母细胞瘤术前诱导治疗:1.2mg/$(m^2 \cdot d)$,静脉滴注,第 1~5 天,常和 VCR、DOX、DDP、CTX 联用。

【毒性】

骨髓抑制、胃肠道反应、头痛(20%)、肝功能损害、脱发,20% 的患者出现呼吸困难,少见过敏反应。

【注意事项】

患者首次使用 ANC 应大于 $1.5\times10^9/L$,PLT 大于 $100\times10^9/L$,Hb 大于 90g/L。如本品污染皮肤或黏膜,应立即用水和肥皂彻底冲洗。

(七)伊立替康(irinotecan)

【药理作用】

为半合成水溶性喜树碱类衍生物。本品及其代谢产物 SN38 为 DNA 拓扑异构酶Ⅰ抑制剂,其与拓扑异构酶Ⅰ及 DNA 形成的复合物能引起 DNA 单链断裂,阻止 DNA 复制及抑制 RNA 合成,为细胞周期 S 期特异性药物。

【临床应用】

对肺癌(小细胞肺癌、非小细胞肺癌)、结肠癌、直肠癌、卵巢癌、宫颈癌、胃癌、淋巴癌、乳腺癌、白血病等均有不同程度的效果,尤其对小细胞肺癌和结肠癌疗效突出,超过现在的抗癌药物活性。儿童用于横纹肌肉瘤、复发的髓母细胞瘤。

【剂型】

注射剂:2ml(40mg),5ml(0.1g),15ml(0.3g)。

【用法用量】

儿童高危横纹肌肉瘤和复发的髓母细胞瘤:50mg/(m²·d),静脉滴注,d1~5,每 3 周重复 1 次。常和 DOX、VCR、CTX、ACTD、替莫唑胺联用。

【毒性】

腹泻(用药 24 小时后发生),中性粒细胞减少,急性胆碱能综合征;早期的反应如呼吸困难、肌肉收缩、痉挛、感觉异常、肝功能异常等。

【注意事项】

本品不能静脉推注,静脉滴注时间亦不得少于 30 分钟或超过 90 分钟。治疗前及每一周期化疗前均检查肝功能及血细胞计数。肝功能不良患者出现严重中性粒细胞减少症及发热性中性粒细胞减少症的危险性很大,应严密监测。

五、其他抗肿瘤药

(一)酶类

1. 左旋门冬酰胺酶(L-asparaginase,L-ASP)

【药理作用】

门冬酰胺是机体蛋白质合成所需的重要的氨基酸之一,正常细胞既可从血液循环中获取,也可通过自身的门冬酰胺合成酶(asparagine synthetase,AS)合成。肿瘤细胞中 AS 活性很低,只能依赖宿主供给,L-ASP 使血中门冬酰胺分解,使肿瘤细胞缺乏门冬酰胺,发生蛋白质合成障碍,而抑制肿瘤细胞的增长。

【临床应用】

用于 ALL、AML、NHL。

【剂型】

注射剂:每支 5 000U、10 000U。

【用法用量】

5 000~10 000U/m²,皮下注射、静脉滴注或肌内注射,每天 1 次或隔天 1 次,8~10 天为 1 个疗程。亦可 25 000U/m²,每周 1 次。儿童 AML 低危和中、高危:巩固治疗(第五疗程),6 000U/m²,肌内注射,分别为 d2 和 d3,常和 VCR、DNR、6-MP、Ara-c、CTX 联用。

【毒性】

过敏反应表现为喉头水肿、低血压、出汗、发热、寒战、水肿、意识丧失。注射部位的过敏反应包括局部疼痛、肿胀、红斑,其他副作用包括中性粒细胞减少、免疫抑制、轻微恶心及呕吐、胰腺炎和高糖血症、低白蛋白血症、低纤维蛋白原血症及其他凝血因子异常导致出血。也可出现血栓或肺部栓塞,少见的副作用包括肾脏毒性、精神及神经毒性。

【注意事项】

使用前给予 10~50U 或 0.2U/kg 皮试,如无反应发生,可用药。但皮试阴性也不能完全排除以后再发生过敏反应。如果发生胰腺炎(临床表现,脂肪酶/淀粉酶升高,超声/CT 影像学依据),需停止使用 L-ASP。

2. 培门冬酰胺酶(peg-asparaginase,PEG-ASP)

【药理作用】

为 L-ASP 的修饰型,作用机制同 L-ASP。

【临床应用】

用于 ALL、恶性淋巴瘤。

【剂型】

注射剂:每支 3 750U。

【用法用量】

儿童 ALL:诱导治疗,每次 2 500U/m²,肌内注射,第 9、第 23 天;中、高危 ALL 早期强化治疗,2 500U/(m²·d),肌内注射,第 2 天;巩固治疗,HR-1'、HR-2'、HR-3',每次 2 500U/m²,肌内注射,各第 6 天。或 ALL 诱导治疗 1 和 2 阶段,每次 2 000U/m²,肌内注射,分别为第 6、第 26 和第 1 天;继续治疗 1、3 阶段,每次 2 000U/m²,肌内注射,各第 3 天。儿童和青少年淋巴母细胞淋巴瘤:诱导 1 和再诱导 2,每次 2 000U/m²,肌内注射,分别第 16、36、57 和第 3、24 天;HR-1'、HR-2'、HR-3',每次 2 000U/m²,肌内注射,各第 6 天,常和 VCR、DNR、6-MP、Ara-c、CTX 联用。

【毒性】

过敏反应、凝血异常、脑卒中、高胆固醇血症、胰岛素分泌降低、胰腺炎、肝脏毒性及脑病。以肌内注射的过敏性或其他不良反应发生率较低。

【注意事项】

因多用于 L-ASP 过敏的患儿,应用 PEG-ASP 时也可发生过敏现象。有胰腺炎病史的患者禁用本品。本品肌内注射,单次给药容量应限于 2ml,如果 >2ml,应使用多处部位注射。静脉给药时,本品应以 100ml 生理盐水或 5% 葡萄糖液稀释后连续滴注 1~2 小时。

(二)金属络合物

1. 顺铂(cisplatin,DDP)

【药理作用】

本品是中心以二价铂同两个氯原子和两个氨分子结合的重金属络合物,类似于双功能烷化剂,可与 DNA 复制。进入人体后可扩散通过带电的细胞膜,高浓度时抑制 RNA 及蛋白质合成,DDP 主要作用部位在 DNA 的嘌呤和嘧啶碱基。

【临床应用】

用于神经母细胞瘤、肝母细胞瘤、髓母细胞瘤、骨肉瘤等实体肿瘤。

【剂型】

注射剂:每支 10mg、20mg、50mg。

【用法用量】

每次 0.5mg/kg 或 20~30mg/m²,静脉推注或静脉滴注,每天 1 次,连用 3~5 天,每 3~4 周重复 1 次;也可每次 1.5~3mg/kg 或 80~120mg/m²,每 3~4 周 1 次。儿童神经母细胞瘤:90mg/(m²·d),静脉滴注,第 2 天(<12kg:3mg/kg),每 3 周 1 次,常和 VCR、DOX、CTX、VP-16 联用。儿童肝母细胞瘤:90mg/(m²·d),避光持续静脉滴注≥6 小时,第 1 天,每 3 周 1 次。儿童髓母细胞瘤:75mg/(m²·d),静脉滴注,第 1 天,每 6 周 1 次,常和司莫司汀、VCR 连用。

【毒性】

骨髓抑制、胃肠道反应、肾脏毒性、神经毒性、耳毒性、电解质紊乱(低血镁,低血钙)、过敏反应。

【注意事项】

给药前 2~16 小时和给药后至少 6 小时之内必需进行充分的水化治疗,降低顺铂在血浆的浓度,给药前后,可给 20% 甘露醇,以达到利尿之目的。

2. 卡铂(carboplastin,Carbo)

【药理作用】

作用 DNA 的鸟嘌呤的 N_7 和 O_6 原子上,引起 DNA 链间及链内交联,破坏 DNA 分子,阻止其螺旋解链,干扰 DNA 合成,而产生细胞毒作用。

【临床应用】

用于神经母细胞瘤、肾母细胞瘤、畸胎瘤、纤维肉瘤等实体瘤。

【剂型】

注射剂:每瓶 100mg。

【用法用量】

每次 $0.3~0.4g/m^2$,静脉滴注,每 4 周 1 次,亦可每次 $0.06~0.07g/m^2$,每天 1 次,第 1~5 天,用生理盐水或 5% 葡萄糖注射液稀释,每 4 周重复 1 次。儿童低危神经母细胞瘤:$560mg/m^2$(小于 1 岁或体重小于 12kg 按 18mg/kg 计算),静脉滴注,第 1 天,每 3 周 1 次,常和 VCR、DOX、CTX、VP-16 联用。儿童肾母细胞瘤:$15mg/(kg \cdot d)$($\leqslant 1$ 岁),$350mg/(m^2 \cdot d)$(>1 岁),静脉滴注,第 1~2 天。常和 VCR、DOX 联用。

【毒性】

骨髓抑制、胃肠道反应、神经毒性(指/趾麻木或麻刺感)、耳毒性(高频率的听觉丧失、耳鸣)、脱发及头晕等不良反应低于 DDP。

【注意事项】

只作静脉给药,应避免与铝化物接触,也不宜与其他药物混合滴注、不必水化,但应鼓励患者多饮水。

（三）其他类

1. 丙卡巴肼（procarbazine）

【药理作用】

是细胞周期非特异性药物,具有细胞毒作用,在体内释放出甲基正离子与 DNA 结合,使其解聚,为单胺氧化酶抑制剂。

【临床应用】

主要用于恶性淋巴瘤、脑瘤等。

【剂型】

片剂:每片 25mg,50mg。

【用法用量】

3~5mg/（kg·d）,或 100mg/（m²·d）,口服,分 3~4 次。也可睡前顿服,连服 2 周,每 2 周后重复 1 次。常与 CTX、VCR 联合化疗。

【毒性】

胃肠道反应、骨髓抑制、头痛、乏力、嗜睡,偶有眩晕、抑郁、失眠、幻觉、共济失调、复视及眼球震颤。还可见肌肉痛和关节痛等。罕见昏迷及惊厥;偶见过敏性皮炎、疱疹、痒疹、色素沉着及脱发。

【注意事项】

用药前 14 天及用药期间不得使用其他单胺氧化酶抑制剂,7 天内不宜服用三环类抗抑郁药。不宜与拟交感胺类药物合用,以防高血压。不宜与富含酪胺的食物如香蕉、乳酪等同用。若同时服用苯巴比妥、抗组胺药、麻醉药等应减少剂量,以免中枢神经系统过度抑制。

2. 干扰素 α（interferon-α）

【药理作用】

干扰素通过与细胞表面的特异性膜受体相结合,具有抗肿瘤增殖的作用,可增强巨噬细胞的吞噬作用后淋巴细胞对靶细胞的特异性细胞毒作用。

【临床应用】

用于 CML、NHL 等。

【剂型】

注射剂:每支 100 万 U,300 万 U。

【用法用量】

CML:$5×10^6$ U/$(m^2·d)$,肌内或皮下注射,达到完全遗传学缓解,继续治疗 3 年以上。加小剂量 Ara-C,15mg/$(m^2·d)$可提高缓解率和长期生存率。

【毒性】

发热、疲乏(多可在给药后 72 小时内恢复正常)、头痛及肌痛、寒战、食欲缺乏、骨髓抑制、精神改变(如易怒)等。

【注意事项】

本品如有过敏反应(如荨麻疹、血管神经性水肿、支气管痉挛、过敏性休克等)发生立即停药,存在酮症酸中毒或凝血功能障碍应慎用,注意监测肝功能情况,可提高排斥反应的发生率。口服对乙酰氨基酚可减轻发热及疲乏等症状。

六、抗肿瘤激素类

(一)地塞米松(dexamethasone,DEX)、泼尼松(prednisone, PRED)

【药理作用】

其可干扰淋巴细胞的脂肪代谢,对淋巴细胞有溶解和抑制作用,使淋巴细胞溶解、淋巴组织萎缩,同时可改善毛细血管功能,促进药物进入肿瘤细胞,消除包围在肿瘤细胞周围的纤维组织,可杀伤增生的及非增生的淋巴细胞。

【临床应用】

用于 ALL、恶性淋巴瘤等。

【剂型】

DEX 注射剂:每支 5mg;片剂:每片 0.75mg。PRED 片剂:每片 5mg。

【用法用量】

儿童 ALL:B-ALL 诱导治疗,PRED,60mg/$(m^2·d)$,口服,第 1~28 天,第 29~35 天递减至停药(PRED,VDLP 方案);T-ALL 诱导治疗,PRED,口服,60mg/$(m^2·d)$,第 1~7 天;DEX 6mg/$(m^2·d)$,口服,第 8~28 天,第 29~35 天递减至停(DEX,VDLD 方案);延迟强化 1,DEX 10mg/

$(m^2 \cdot d)$，口服，第 1~7 天、第15~21 天；维持治疗，DEX 6mg/ $(m^2 \cdot d)$，口服，第 1~5 天。或窗口期治疗，DEX，静脉滴注或口服，6mg/ $(m^2 \cdot d)$，分 2 次，第 1~4 天；诱导缓解治疗，低、中/高危，PRED 分别 45mg/ $(m^2 \cdot d)$ 和 60mg/ $(m^2 \cdot d)$，口服，第 5~28 天；低危继续治疗 3 个阶段，DEX 8mg/ $(m^2 \cdot d)$，静脉滴注或口服，分 2 次，各为 7 天，中间休息 7 天；维持阶段，DEX 8mg/ $(m^2 \cdot d)$，静脉滴注或口服，分 2 次，第 22~28 天；中/高危继续治疗 2 个阶段：分别为 12mg/ $(m^2 \cdot d)$ 和 8mg/ $(m^2 \cdot d)$，分 2 次，分别为第 1~5、第 1~7 和第 15~21 天；维持阶段，中危，DEX 8mg/ $(m^2 \cdot d)$，分两次，为 7 天。常和 VCR、DNR、PEG-ASP、6-MP、Ara-c、CTX 联用。DEX 的鞘内注射剂量，小于 1 岁为 2mg、1~2 岁 2.5mg、2~3 岁 3mg、>3 岁 4mg，或 3 岁以下 2.5mg、≥3 岁均 5mg。

【毒性】

与应用的时间长短有关，短期应用可能出现的毒性包括：水钠潴留、高血压、消化道溃疡、甚至可能引起穿孔及出血，增加感染的易感性，易激惹、失眠、食欲增加、体重增加、痤疮、高血糖等。胰腺炎、过敏反应、缺血性坏死等副作用极少见。长期应用可能出现的毒性包括：眼压增高、继发性青光眼、库欣面容、压缩性骨折、月经紊乱、抑制儿童生长发育、继发性肾上腺皮质功能减退、骨质疏松、肌肉萎缩。

【注意事项】

对于肿瘤负荷大的患者 PRED 可减低起始用量 0.2~0.5mg/ $(kg \cdot d)$，以避免发生肿瘤溶解综合征。高血糖并不少见，尤其是同时使用 L-ASP。激素引起的糖尿病可用胰岛素治疗，这并不是使用 DEX 的禁忌证。激素治疗导致溃疡病发生风险增大，可予 H_2 受体拮抗剂预防。如果出现持续腹痛，需给予质子泵抑制剂。如出现体重增加/液体潴留，或伴有高血压，可使用抗高血压药物。激素引起的精神改变常见有欣快感、烦躁和抑郁，可根据个体情况给予镇静剂或抗抑郁药。如遇到严重的激惹甚至精神病症状，需请精神科医师会诊。

（二）甲泼尼龙（meprednisone）

【药理作用】

其抗炎作用为可的松的 7 倍。甲泼尼龙琥珀酸酯钠为水溶性泼尼松龙衍生物,在体内转化为甲泼尼龙,可以注射,具有速效作用,维持时间中等,是治疗炎症和变态反应的优选药。

【临床应用】

常用于高白细胞白血病,儿童用于 Ara-C 治疗前加用可有效预防肿瘤细胞溶解综合征。

【剂型】

粉针剂:40mg/支;片剂:4mg/片。

【用法用量】

每次 0.5~1mg/kg,每日 1~2 次。

【毒性】

体重增加,多毛症,痤疮,血糖、血压及眼内压升高,水钠潴留。也可引起低血钾,兴奋,胃肠溃疡,骨质疏松,颅内压增高、精神紊乱、内分泌失调等。

【注意事项】

停药应逐渐减量,如发生过敏性休克应立即停药。在无菌环境下,只可使用特定的稀释液加入无菌粉末药瓶中。为了避免兼容性及稳定性问题,建议在任何情况下,应尽可能让甲泼尼龙与其他药物分开投药。

七、抗肿瘤辅助药

(一)昂丹司琼(ondansetron)

【药理作用】

是强效、高选择性的 5-HT$_3$ 受体拮抗剂,通过拮抗位于周围和中枢神经局部的神经元的 5-HT$_3$ 受体而发挥作用。

【临床应用】

用于控制肿瘤化疗和放疗引起的恶心、呕吐。

【剂型】

针剂:每支 4mg,8mg;片剂:每片 4mg。

【用法用量】

化疗前 5mg/m^2,静脉滴注。化疗 12 小时后持续给药,服片剂

4mg/次,每天 2 次,连服 5 天。放疗前 1~2 小时服片剂 8mg,以后每 8 小时重复。

【不良反应】

常见头痛、温热或潮红的感觉、便秘、静脉注射部位的不适,可见癫痫发作、运动发作、心律不齐、呃逆等。

【注意事项】

胃肠道梗阻者不宜用,对本品过敏者禁用。

(二) 美司钠(mesna)

【药理作用】

本品具有巯基,可与 CTX 或 IFO 所产生的毒性代谢产物丙烯醛结合形成无毒的化合物,经尿道排出,因而避免了膀胱炎的发生。

【临床应用】

用于接受 IFO、CTX 治疗的患者,作为泌尿系统保护剂,预防出血性膀胱炎等为主的泌尿道毒性。

【剂型】

注射剂:每支 200mg,400mg。

【用法用量】

静脉滴注,每次用量为 CTX 或 IFO 的 20%,首剂与 CTX 或 IFO 同步,每 4 小时 1 次,连用 3 次。

【不良反应】

按治疗剂量给药,一般无不良反应,大剂量即超过 60~70mg/kg,可出现恶心、呕吐、痉挛性腹痛、腹泻等。

【注意事项】

本品的保护作用只限于泌尿系统的损害,对巯基化合物过敏者禁用,不宜与 DDP、氮芥等配伍。

(三) 四氢叶酸钙(calcium folinate,CF)

【药理作用】

本品是叶酸还原型的甲酰化衍生物,系叶酸在体内的活化形式。甲氨蝶呤等叶酸拮抗剂的作用是与二氢叶酸还原酶结合而阻断叶酸向四氢叶酸盐转化。本品可直接提供叶酸在体内的活化形式,具有

"解救"过量的叶酸拮抗物在体内的毒性反应的作用,有利于胸腺嘧啶核苷酸、DNA、RNA 以至蛋白质合成。本品可限制甲氨蝶呤对正常细胞的损害程度,通过相互间的竞争作用,并能逆转甲氨蝶呤对骨髓和胃肠黏膜反应,但对已存在的甲氨蝶呤神经毒性则无影响。

【临床应用】

用于 HD-MTX 滴注时解救。

【剂型】

注射剂:每支 5mg,25mg,30mg,50mg,100mg;片剂:15mg。

【用法用量】

用于 HD-MTX 解救,解救治疗应在 MTX 开始后 42 小时开始,剂量:每次 $15mg/m^2$(静脉注射或口服)或低危 ALL $10mg/m^2$、中高危 ALL $15mg/m^2$(静脉注射或口服),6 小时重复 1 次,共给药 3~8 次。如 MTX 浓度大于 $0.1\mu mol/L$,则增加次数,直至于 MTX 浓度小于 $0.1\mu mol/L$。

【不良反应】

偶有过敏反应、骨髓抑制,可出现腹泻等胃肠道反应。

【注意事项】

禁用于恶性贫血症或其他因维生素 B_{12} 缺乏的巨幼细胞贫血,用药期间应监测 MTX 血药浓度调节其剂量。

(四)乙酰唑胺(acetazolamide)

【药理作用】

抑制肾小管上皮细胞中的碳酸酐酶,使 H_2CO_3 的形成减少,H^+ 的产生随之下降。因此,H^+ 与 Na^+ 的交换大为减慢,结果 HCO_3^-、Na^+、K^+ 排出增加,尿量增多。

【临床应用】

治疗各种类型的青光眼及降低抗青光眼和某些内眼手术前的眼压,用于心源性水肿、脑水肿。儿童用于中、高危 ALL 大剂量甲氨蝶呤水化后的利尿,减少肾毒性不影响尿液碱化。

【剂型】

片剂:每片 250mg;注射剂(粉):每瓶 500mg。

【用法用量】

儿童：①抗青光眼，5~10mg/（kg·d）或 300~900mg/（m²·d），口服，分次服用。②抗急性青光眼，常按体重静脉注射，每次 5~10mg/kg，静脉推注，每 6 小时 1 次。儿童中、高危 ALL：HD-MTX 水化后的利尿，500mg/m²，口服，每 6~8 小时 1 次。

【不良反应】

常见四肢麻木及刺痛感、恶心、食欲缺乏、困倦、体重减轻、抑郁、金属样味觉、腹泻及多尿等。长期服用易致低血钾、尿呈碱性，应及时补充钾盐，磷酸钙结晶易于沉淀，发生肾结石，有时可发生急性肾衰竭。

【注意事项】

对肾结石（含钙为主）患者，乙酰唑胺可诱发或加重病情。如出现腹绞痛和血尿应立即停药。服用期间多饮水，长期服用应加服钾盐，不宜与钙、碘及广谱抗生素合用。乙酰唑胺能引起近视、眼调节功能丧失、晶状体向前移位、视网膜水肿等症，出现时应及时停药。

（五）拉布立海（rasburicase）

【药理作用】

拉布立海是一种尿酸氧化酶。大多数哺乳动物体内均有内源性尿酸氧化酶，但人体则缺乏这种酶。尿酸氧化酶可催化尿酸的氧化，形成尿囊素，后者为一种比较容易排泄的代谢物，其溶解度为尿酸的 5~10 倍。

【临床应用】

用于治疗和预防血液恶性肿瘤患者的急性高尿酸血症，尤其适用于化疗引起的高尿酸血症患者，儿童用于 ALL 肿瘤溶解综合征（TLS）的防治。

【剂型】

粉针剂：1.5mg/瓶。

【用法用量】

所有 WBC≥50×10⁹/L 或 LDH 超过正常 2 倍者，在 2 000ml/（m²·d）水化下，G-6-PD 正常者可以给予拉布立海：1.5mg，肌内注射，隔天 1

次,直至 WBC<50×10⁹/L、LDH 正常高限 2 倍以内,且尿酸正常。

【不良反应】

使用本品可能出现的常见不良反应有发热、恶心、呕吐和皮疹。发生率分别为 6.8%、1.7%、1.4% 和 1.4%。腹泻(0.9%)、头痛(0.9%)、过敏(0.6%)等较少见。

【注意事项】

本品禁用于对尿酸氧化酶或辅料过敏者。G-6-PD 缺乏以及其他细胞代谢异常者易出现贫血,故也禁用本品。

八、抗肿瘤靶向药

(一)全反式维 A 酸(tretinoin,vitamine A acid,retinoic acid, ATRA)

【药理作用】

对急性早幼粒细胞白血病(APL)的治疗作用主要是以 *PML-RARα* 基因为靶点,调节降解 PML-RARα 蛋白,引起细胞分化而达到诱导缓解作用。

【临床应用】

用于 APL 治疗。

【剂型】

片剂:每片 10mg。

【用法用量】

0.5~1mg/(kg·d),分 1~3 次口服,6~8 周为 1 个疗程。儿童 AML 维持治疗:15~25mg/(m²·d),口服 1 周,停 1 周,依次循环,4 周为 1 个疗程,常和复方黄黛片联用。加用三氧化二砷(arsenic trioxide,ATO)可作为低危 APL 全程治疗,高危可和 IDA/DNR、Ara-C、HHT 等联用。

【毒性】

应用 1~3 周,部分患者出现白细胞明显增高,出现维 A 酸综合征:如发热、肺浸润、胸腔积液、全身水肿、心包积液、肝肾功能损害,严重者危及生命。

【注意事项】

有肝肾功能不良者慎用。

(二) 伊马替尼(imatinib)

【药理作用】

竞争性抑制三磷酸腺苷(ATP)与胸苷激酶(TK)受体如 KIT 的结合位点,阻滞 TK 磷酸化,从而抑制信号传导,并可抑制与激酶活性相关的 *KIT* 突变(引起 KIT 受体活化)和野生型的 *KIT*。当浓度达到 $1\mu mol/L$ 时,可完全抑制激酶磷酸化。

【临床应用】

治疗 Ph^+ 的 CML 急变期、加速期或 α-干扰素治疗失败后的慢性期患者、Ph^+ ALL 患者、嗜酸性细胞增多症、侵袭性肥大细胞增生症。儿童用于费城染色体样急性淋巴细胞白血病(Ph-like ALL)。

【剂型】

薄衣片:每片 100mg、400mg;胶囊:每粒 100mg、50mg。

【用法用量】

CML:$260mg/(m^2 \cdot d)$(慢性期,最大 400mg),$340mg/(m^2 \cdot d)$(急性期,最大 600mg),口服。ALL:$340mg/(m^2 \cdot d)$,宜在进餐时服药,并饮 1 大杯水,100mg 溶于 50ml 水或果汁中。常和 DEX、VCR、DNR、PEG-ASP、6-MP、Ara-c、CTX 联用。

【毒性】

周围水肿、疲劳、水潴留、发热、骨髓抑制,食欲缺乏、体重增加,头痛、头晕、味觉障碍、感觉异常;失眠、结膜炎、流泪增多、视力模糊、胃肠道反应、鼻衄、呼吸困难、肝毒性、肌痉挛、疼痛性肌痉挛、骨骼肌肉痛。

【注意事项】

治疗第 1 个月宜每周查 1 次全血象,第 2 个月每 2 周查 1 次以后则视需要而定(如每 2~3 个月查 1 次)。若发生严重中性粒细胞或血小板减少,应调整剂量。

(三) 三氧化二砷(arsenic trioxide,ATO)

【药理作用】

在分子水平降解 PML-RARα 融合蛋白,解除其对细胞分化、凋亡。同时引起线粒体跨膜电位的下降、活性氧的产生、*caspase-3* 和 *P38* 活化,*P53*、*Bax*、*Fas* 等基因表达上调。

【临床应用】

用于 APL。

【剂型】

注射剂:每支 5mg。

【用法用量】

每次 0.16mg/kg,用 5% 葡萄糖注射液或 0.9% 氯化钠注射液 500ml 稀释后静脉滴注,每天 1 次,4 周为 1 疗程。高危 APL:常和 IDA/DNR、复方黄黛片、Ara-c、HHT 等联用。

【毒性】

可引起疲劳、恶心、血糖增高、头痛、水肿、发热、腹泻、白细胞增多及维 A 酸综合征;少数肝肾功能异常、骨髓抑制、色素沉着。

【注意事项】

遇未按规定用法用量用药而发生急性中毒者,可用二巯基丙醇等药物解救。

(四) 复方黄黛片(RIF)

【药理作用】

由雄黄、青黛、丹参和太子参组成。雄黄的主要成分是四硫化四砷,青黛的有效成分是靛玉红,丹参的有效成分则是丹参酮ⅡA。全反式维 A 酸(ATRA)和砷剂可将白血病细胞诱导分化和凋亡,对 APL 细胞有凋亡和分化的双重作用,且细胞凋亡可能与 Fas 和 Apo2.7 蛋白有关。

【临床应用】

清热解毒,益气生血。用于 APL。

【剂型】

片剂:0.27/片。

【用法用量】

儿童 AML:维持治疗,50~60mg/(kg·d),口服 2 周,停 2 周,依次循环,4 周为 1 个疗程,常和 ATRA 联用。联合 ATRA 用于低危急性早幼粒细胞白血病全程治疗；高危 APL：常和 IDA/DNR、ATO、Ara-c、HHT 等联用。

【毒性】

部分患者可发生恶心、呕吐、胃痛、腹痛、腹泻、肌肉疼痛、关节痛、胸闷、胸痛、乳房胀痛、头痛。也可发生眼干、口干、口腔黏膜水肿、皮肤溃疡、皮肤干燥、皮疹、色素沉着、水肿，出血、发热、肺部感染、肝功能损害、血尿等现象偶见。

【注意事项】

治疗期间如发生维 A 酸综合征则按常规处理。本品尚未有研究数据支持出凝血机制障碍者的应用，肝肾功能异常者慎用，注意监测血砷情况，如异常范围严重或有相关临床表现，则进行相应的处理。

（五）利妥昔单抗（rituximab）

【药理作用】

利妥昔单抗为一种单克隆抗体，该抗体与 CD20 抗原特异性结合（该抗原在 95% 以上的 B 淋巴细胞型非霍奇金淋巴瘤中表达）。利妥昔单抗与 B 淋巴细胞上的 CD20 结合，从而引起 B 细胞溶解。细胞溶解的可能机制包括补体依赖性细胞毒性（complement dependent cytotoxicity，CDC）和抗体依赖性细胞介导的细胞毒作用（antibody-dependent cell-mediated cytotoxicity，ADCC）。

【临床应用】

用于复发或化疗抵抗性 B 淋巴细胞型的 NHL。儿童用于 CD20 阳性 ALL。

【剂型】

注射剂：100mg/10ml，500mg/50ml。

【用法用量】

每次 $375mg/m^2$，每周 1 次，连用 4 次，用生理盐水稀释成 1mg/ml 后缓慢静脉滴注。推荐起始滴注速度为 50mg/h，1 小时后每半小时增加 50mg/h，直至最大速度为 400mg/h。儿童用于 CD20 阳性 ALL：诱导期，$375mg/(m^2 \cdot d)$，静脉滴注，第 8、第 11 天，给予 2 剂量；2 次巩固期,375mg/(m²·d),静脉滴注,第1、第15天,每次给予2剂量,共6次剂量。常和 DEX、VCR、DNR、PEG-ASP、6-MP、Ara-c、CTX 联用。

【毒性】

滴注相关综合征(发热、寒战、胃肠道反应、皮炎等),感染,骨髓抑制,低血压及高血压。第1次输注利妥昔单抗后,外周 B 淋巴细胞计数明显下降,低于正常水平,6个月后开始恢复。

【注意事项】

每个化疗周期的第1天使用,化疗的其他组分应在利妥昔单抗应用后使用。开始滴注前(30~60分钟)需预先使用止痛剂和抗组胺药。儿童使用前给予激素治疗防止细胞因子释放综合征的发生。

(六)达沙替尼(dasatinib)

【药理作用】

本品为多酪氨酸激酶抑制剂,可抑制 BCR-ABL、SRC 家族(SRC、LCK、YES、FYN)、c-KIT、EPHA2 和 PDGFRS 等激酶。在体外,本品对多种不同的伊马替尼敏感或耐药的白血病细胞株有活性,可抑制 BCR-ABL 表达的 CML 和 ALL 细胞株的生长。

【临床应用】

本品用于治疗对甲磺酸伊马替尼耐药或不耐受的费城染色体阳性(Ph+)慢性髓系白血病(CML)慢性期、加速期和急变期(急粒变和急淋变)患者。儿童用于 Ph+ ALL、c-KIT 突变(第8和第17外显子突变)AML。

【剂型】

片剂:50mg/片。

【用法用量】

Ph⁺ ALL:80mg/(m²·d),口服,每天1次,在首次柔红霉素前,尽早给予达沙替尼治疗,一直延续到所有维持治疗结束。儿童 c-KIT 突变(第8和第17外显子突变)的 AML:80mg/(m²·d),口服,每天1次,在诱导缓解治疗1、2疗程结束后开始口服,至下个疗程化疗开始后停服,化疗结束后再继续,直至整个治疗结束(包括造血干细胞移植后),再继续服用0.5~1年。常和 L-ASP、Ara-C、氟达拉滨、

VP-16 等联用。

【毒性】

最常见的严重不良反应包括发热(9%)、胸腔积液(6%)、肺炎(6%)、血小板减少症(5%)、发热性中性粒细胞减少症(7%)、胃肠道出血(6%)、血小板减少症(5%)、呼吸困难(4%)、贫血(3%)和腹泻(2%)等。

【注意事项】

本品可导致严重的血小板减少症、中性粒细胞减少和贫血。中性粒细胞计数 $<0.3\times10^9/L$，血小板计数 $<50\times10^9/L$ 应停用。骨髓抑制在晚期 CML 或 Ph^+ ALL 患者中发生率较慢性期 CML 患者高。此外，本品在体外还可导致血小板功能不良，在接受本品治疗的患者中约有1% 发生严重中枢神经系统出血，甚至死亡。

（七）索拉非尼（sorafenib）

【药理作用】

靶向作用于肿瘤细胞及肿瘤血管上的丝氨酸/苏氨酸激酶及受体酪氨酸激酶等，可抑制受体酪氨酸激酶 KIT 和 FLT-3 以及 Raf/MEK/ERK 途径中丝氨酸/苏氨酸激酶，明显抑制肿瘤细胞增生；也可通过上游抑制受体酪氨酸激酶 VEGFR 和 PDG-FR 及下游抑制 Raf/MEK/ERK 途径中的丝氨酸/苏氨酸激酶，明显抑制肿瘤血管生成；发挥抗血管生成和抗肿瘤细胞增殖的双重作用。

【临床应用】

用于晚期肾细胞癌、肝癌、胃癌、黑色素瘤。儿童用于存在 *FLT3-ITD* 突变的 AML。

【剂型】

片剂：200mg/片。

【用法用量】

儿童 *FLT3-ITD* 突变的 AML：200mg/（$m^2\cdot d$），口服，每天 1 次，在诱导缓解治疗 1、2 疗程结束后开始口服，至下个化疗开始后停服，化疗结束后再继续，直至整个治疗结束（包括造血干细胞移植后），再继续服用 0.5~1 年。常和地西他滨、Ara-c、HHT、VP-16 联用。

【毒性】

常见恶心、呕吐、腹泻、乏力、手足皮肤反应、脱发、淋巴细胞减少、脂肪酶和淀粉酶增加、低磷血症。偶见瘙痒、厌食和便秘、轻中度高血压、感觉神经病变、贫血、中性粒细胞减少和血小板减少、转氨酶一过性升高。胃肠道出血、呼吸道出血少见,可威胁生命。

【注意事项】

有出血(如胃肠道出血)倾向的患者应慎用。因可引起骨髓抑制(中性粒细胞减少和血小板减少),故既往进行过放疗和化疗的患者应谨慎。曾经感染过带状疱疹、单纯疱疹等疱疹病毒或有其他病毒感染既往史者,在用药后可能使感染复发。

(八)硼替佐米(bortezomib)

【药理作用】

硼替佐米是哺乳动物细胞中 26S 蛋白酶体糜蛋白酶样活性的可逆抑制剂。26S 蛋白酶体可降解被泛素化的蛋白质,泛素蛋白酶体通道在调节特异蛋白在细胞内的浓度中起到重要作用,以维持细胞内环境的稳定,对 26S 蛋白酶体的抑制可防止特异蛋白的水解。体外试验证明硼替佐米对多种类型的癌细胞具有细胞毒性,临床前肿瘤模型体内试验证明硼替佐米能够延迟包括多发性骨髓瘤在内的肿瘤生长。

【临床应用】

用于多发性骨髓瘤、复发或难治性套细胞淋巴瘤患者的治疗,使用本品前至少接受过一种或两种治疗,并在最近一次治疗中病情还在进展。儿童用于中、高危 *MEF2Dr*-ALL、*MLLr*-ALL 阳性的治疗。

【剂型】

注射剂:每支 1.0mg,3.5mg。

【用法用量】

儿童用于中、高危第 19 天 MRD≥0.01% 的 *MEF2Dr*-ALL 和 *MLLr*-ALL 的诱导、强化治疗和继续治疗中的间期治疗阶段:1.3mg/ $(m^2 \cdot d)$,静脉滴注,分别于第 19、第 22,第 2、第 5 和第 4、第 7 天应用。常和 DEX、VCR、DNR、PEG-ASP、6-MP、Ara-c、CTX 联用。

【毒性】

不良反应为恶心(52%)、腹泻(52%)、便秘(30%)、呕吐(29%)、厌食(21%)、疲劳(39%)、外周神经病变(35%)、血小板减少症(4%)和中性粒细胞减少症(2%)。

【注意事项】

用药期间注意周围神经病变、低血压、心脏毒性、肺毒性、后部可逆性脑病综合征(PRES)、胃肠道毒性、血小板减少症、中性粒细胞减少症、肿瘤溶解综合征、肝毒性、胚胎毒性的发生。

(九)地西他滨(decitabine)

【药理作用】

通过磷酸化后直接掺入DNA,抑制DNA甲基化转移酶,引起DNA低甲基化和细胞分化或凋亡来发挥抗肿瘤作用。

【临床应用】

适用于骨髓增生异常综合征,难治性贫血(refractory anemia,RA)、难治性贫血伴环形铁粒幼细胞增多(RA with ringed sideroblasts,RARS)、难治性贫血伴原始细胞增多(RA with excess blasts,RAEB)、难治性贫血伴原始细胞增多转变型(RAEB in transformation,RAEB-t)、慢性粒-单核细胞白血病(chronic myelomonocytic leukemia,CMML)。儿童用于难治和复发AML二线治疗。

【剂型】

粉末状:50mg/瓶。

【用法用量】

儿童难治和复发AML再诱导治疗Ⅰ、Ⅱ阶段:20mg/(m²·d)(最大剂量不超过20mg/d),静脉滴注(3小时以上),各第1~5天,常和Ara-C、IDA、索拉非尼、达沙替尼联用。

【不良反应】

中性粒细胞减少、血小板减少、瘀点、贫血、虚弱、发热、恶心、咳嗽;便秘、腹泻、高血糖。

【注意事项】

在本品治疗过程中,会发生中性粒细胞减少症和血小板减少症,须进行全血和血小板计数以监测反应和毒性,保证在每个给药周期前至少达到最低限。

(十) 西罗莫司(sirolimus)

【药理作用】

抑制由抗原和细胞因子(白介素 IL-2、IL-4 和 IL-15)激发的 T 淋巴细胞的活化和增殖,亦抑制抗体的产生。在细胞中,与免疫嗜素,即 FK 结合蛋白-12(FKBP-12)结合,生成 FKBP-12 免疫抑制复合物。此复合物与哺乳动物的西罗莫司 BA 分子(mTOR,一种关键的调节激酶)结合并抑制其活性,从而抑制细胞周期中 G_1 期向 S 期的发展。

【临床应用】

西罗莫司与环孢素和皮质类固醇联合使用。用于 13 岁或以上的接受肾移植的患者,预防器排斥。儿童用于高危横纹肌肉瘤。

【剂型】

片剂:1mg/片。

【用法用量】

儿童高危横纹肌肉瘤:0.1mg/(kg·d),口服,维持浓度 4~ng/ml(服用 2 周检查,至维持浓度后每 6 周复查),12 疗程全程服用,常和 Dox、VCR、CTX、ACTD、VP-16、伊立替康联用。

【不良反应】

头痛、恶心、头晕、关节疼痛、鼻出血、血小板减少、白细胞减少、血红蛋白降低;高甘油三酯血症、高胆固醇血症、高血糖、转氨酶升高(谷丙转氨酶、谷草转氨酶)、乳酸脱氢酶升高、低钾血症、低镁血症等。与其他免疫抑制剂一样,西罗莫司有增加感染的机会。

【注意事项】

通过 CYP3A4 代谢的药物与西罗莫司同时服用时应格外小心。西柚汁可减缓 CYP3A4 调节西罗莫司的代谢,故不可用以稀释。建议服用环孢素口服溶液和/或环孢素胶囊后 4 小时,服用西罗莫司。

(柴忆欢)

参考文献

［1］ ALLEN-RHOADES W, SEUBER CP. Principle and practice of pediatric oncology. 7th ed. Philadelphia: Lippincott Williams & Wilkins, 2016: 101-111.

［2］ CUI L, LI ZG, CHAI YH, et al. Outcome of children with newly diagnosed acute lymphoblastic leukemia treated with CCLG-ALL 2008: the first nation-wide prospective multicenter study in China. Am J Hematol, 2018, 93(7): 913-920.

［3］ 中华人民共和国国家卫生健康委员会. 儿童急性淋巴细胞白血病诊疗规范(2018年版). 2018.

［4］ SHEN S, CHEN X, CAI J, et al. Effect of dasatinib vs imatinib in the treatment of pediatric philadelphia chromosome-positive acute lymphoblastic leukemia: a randomized clinical trial. JAMA Oncol, 2020, 6(3): 358-366.

［5］ PIETERS R, DE GROOT KRUSEMAN H, et al. Successful therapy reduction and intensification for childhood acute lymphoblastic leukemia based on minimal residual disease monitoring: study all10 from the dutch childhood oncology group. J Clin Oncol, 2016, 34(22): 2591-2601.

［6］ LESTRINGANT V, DUPLOYEZ N, PENTHER D, et al. Optical genome mapping, a promising alternative to gold standard cytogenetic approaches in a series of acute lymphoblastic leukemias. Genes Chromosomes Cancer, 2021, 60(10): 657-667.

［7］ 顾龙君. 儿童白血病. 北京: 人民卫生出版社, 2017.

［8］ HUNGER SP, RAETZ EA. How I treat relapsed acute lymphoblastic leukemia in the pediatric population. Blood, 2020, 136(16): 1803-1812.

［9］ PARKER C, WATERS R, LEIGHTON C, et al. Effect of mitoxantrone on outcome of children with first relapse of acute lymphoblastic leukaemia(ALLR3): an open-label randomised trial. Lancet, 2010, 376(9757): 2009-2017.

［10］ RAETZ EA, BOROWITZ MJ, DEVIDAS M, et al. Reinduction platform for children with first marrow relapse of acute lymphoblastic leukemia: A Children's Oncology Group Study. J Clin Oncol, 2008, 26(24): 3971-3978.

［11］ ECKERT C, GROENEVELD-KRENTZ S, KIRSCHNER-SCHWABE R, et

al. Improving stratification for children with late bone marrow B-cell acute lymphoblastic leukemia relapses with refined response classification and integration of genetics. J Clin Oncol, 2019, 37 (36): 3493-3506.

［12］POLLYEA DA, BIXBY D, PERL A, et al. NCCN guidelines insights: acute myeloid leukemia, Version 2.2021. J Natl Compr Canc Netw, 2021, 19 (1): 16-27.

［13］ZHENG HY, JIANG H, HU SY, et al. Arsenic combined with all-trans retinoic acid for pediatric acute promyelocytic leukemia: report from the CCLG-APL 2016 protocol study. J Clin Oncol, 2021, 39 (28): 3161-3170.

［14］DÖHNER H, ESTEY E, GRIMWADE D, et al. Diagnosis and management of AML in adults: 2017 ELN recommendations from an international expert panel. Blood, 2017, 129 (4): 424-447.

［15］ZHU HH, WU DP, DU X, et al. Oral arsenic plus retinoic acid versus intravenous arsenic plus retinoic acid for non-high-risk acute promyelocytic leukaemia: a non-inferiority, randomised phase 3 trial. Lancet Oncol, 2018, 19 (7): 871-879.

［16］Pizzo PA, Poplack DG. Principles and practice of pediatric oncology. 7th ed. Philadelphia: Wolters Kluwer, 2016: 587-603.

［17］ROSOLEN A, PERKINS SL, PINKERTON CR, et al. Revised international pediatric non-Hodgkin lymphoma staging system. JCO, 2015, 33 (18): 2112-2120.

［18］WOESSMANN W, SEIDEMANN K, MANN G, et al. The impact of the methotrexate administration schedule and dose in the treatment of children and adolescents with B-cell neoplasms: a report of the BFM Group Study NHL-BFM 95. Blood, 2005, 105 (3): 946-955.

［19］REITER A, SCHRAPPE M, LUDWIG WD, et al. Intensive ALL-type therapy without local radiotherapy provides a 90% event-free survival for children with T-cell lymphoblastic lymphoma: a BFM Group report. Blood, 2000, 95 (2): 416-422.

［20］ABRAMSON JS, PALOMBA ML, GORDON LI, et al. Lisocabtagene maraleucel for patients with relapsed or refractory large B-cell lymphomas (TRANSCEND NHL 001):a multicentre seamless design study.Lancet, 2020,396(10254):839-852.

[21] GAUTHIER J,BEZERRA ED,HIRAYAMA AV,et al. Factors associated with outcomes after a second CD19-targeted CAR T-cell infusion for refractory B-cell malignancies. Blood,2021,137(3):323-335.

[22] ZELENETZ AD,SALLES G,MASON KD,et al. Venetoclax plus R- or G-CHOP in non-Hodgkin lymphoma:results from the CAVALLI phase 1b trial. Blood,2019,133(18):1964-1976.

[23] Pizzo PA,Poplack DG. Principles and practice of pediatric oncology,7th ed. Philadelphia:Wolters Kluwer,2016:568-584.

[24] GEOERGER B,KANG HJ,YALON-OREN M,et al. Pembrolizumab in paediatric patients with advanced melanoma or a PD-L1-positive,advanced, relapsed,or refractory solid tumour or lymphoma (KEYNOTE-051):interim analysis of an open-label,single-arm,phase 1-2 trial. Lancet Oncol,2020,21 (1):121-133.

[25] PARK JR,BAGATELL R,COHN SL,et al. Revisions to the international neuroblastoma response criteria:A consensus statement from the National Cancer Institute Clinical Trials Planning Meeting. J Clin Oncol,2017,35(22): 2580-2587.

[26] VOELLER J,SONDEL PM. Advances in anti-GD2 immunotherapy for treatment of high-risk neuroblastoma. J Pediatr Hematol Oncol,2019,41(3): 163-169.

[27] COHN SL,PEARSON AD,LONDON WB,et al. The International Neuroblastoma Risk Group (INRG) classification system:an INRG task force report. J Clin Oncol,2009,27(2):289-297.

[28] 中国抗癌协会小儿肿瘤专业委员会,中华医学会小儿外科分会肿瘤外科学组. 儿童神经母细胞瘤诊疗专家共识. 中华小儿外科杂志, 2015,36(1):3-7.

[29] 国家卫生健康委员会. 儿童神经母细胞瘤诊疗规范(2019年版). 2019.

[30] DIMARAS H,CORSON TWJ. Retinoblastoma,the visible CNS tumor:A

review. Neurosci Res,2019,97(1):29-44.

[31] ANCONA-LEZAMA D,DALVIN LA,SHIELDS CL. Modern treatment of retinoblastoma:A 2020 review. Indian J Ophthalmol,2020,68(11):2356-2365.

[32] SOLIMAN SE,RACHER H,ZHANG C,et al. genetics and molecular diagnostics in retinoblastoma-an update. Asia Pac J Ophthalmol(Phila),2017,6(2):197-207.

[33] ABRAMSON DH,SHIELDS CL,MUNIER FL,et al.Treatment of retinoblastoma in 2015:agreement and disagreement. JAMA Ophthalmol,2015,133:1341.

[34] ABRAMSON DH. Retinoblastoma:saving life with vision. Annu Rev Med,2014,65:171.

[35] COOK A,FARHAT W,KHOURY A. Update on Wilms' tumor in children. J Med Liban,2005,53:85-90.

[36] DAVIDOFF AM. Wilms tumor. Adv Pediatr,2012,59:247-267.

[37] PIETRAS W. Advances and changes in the treatment of children with nephroblastoma. Adv Clin Exp Med,2012,21:809-820.

[38] DOME JS,GRAF N,GELLER JI,et al. Advances in wilms tumor treatment and biology:progress through international collaboration. J Clin Oncol,2015,33:2999.

[39] BRESLOW N,CHURCHILL G,BECKWITH JB,et al. Prognosis for Wilms' tumor patients with nonmetastatic disease at diagnosis--results of the second National Wilms' Tumor Study. J Clin Oncol,1985,3:521.

[40] 中华医学会病理学分会儿科病理学组,诸福棠儿童医学发展研究中心病理专业委员会.肝母细胞瘤病理诊断专家共识.中华病理学杂志,2019,48:176-181.

[41] 中国抗癌协会小儿肿瘤专业委员会,中华医学会小儿外科分会肿瘤专业组.儿童肝母细胞瘤多学科诊疗专家共识(CCCG-HB-2016).中华小儿外科杂志,2017,38:733-739.

[42] TOWBIN AJ,MEYERS RL,WOODLEY H,et al. 2017 PRETEXT:radiologic staging system for primary hepatic malignancies of childhood revised for the

Paediatric Hepatic International Tumour Trial (PHITT). Pediatr Radiol, 2018,48(4):536-554.

[43] HAGER J, SERGI CM. Hepatoblastoma. Brisbane: Exon Publications, 2021.

[44] MEYERS RL, MAIBACH R, HIYAMA E, et al. Risk-stratified staging in paediatric hepatoblastoma: a unified analysis from the Children's Hepatic tumors International Collaboration. Lancet Oncol, 2017, 18(1):122-131.

[45] RHEE DS, RODEBERG DA, BAERTSCHIGER RM, et al. Update on pediatric rhabdomyosarcoma: A report from the APSA Cancer Committee. American Pediatric Surgical Association Cancer Committee. J Pediatr Surg, 2020,55(10):1987-1995.

[46] RANEY RB, ANDERSON JR, BARR FG, et al. Rhabdomyosarcoma and undifferentiated sarcoma in the first two decades of life: a selectivereview of intergroup rhabdomyosarcoma study group experience and rationale for Intergroup Rhabdomyosarcoma Study V. J Pediatr Hematol Oncol, 2001, 23(4):215-220.

[47] MCDOWELL HP. Update on childhood rhabdomyosarcoma. Arch Dis Child, 2003,88(4):354-357.

[48] DUA V, YADAV SP, PRAKASH A, et al. Encouraging treatment outcomes of pediatric rhabdomyosarcoma: a developing world experience. Pediatr Hematol Oncol, 2012,29(8):677-678.

[49] 中国临床肿瘤学会指南工作委员会. 恶性血液病诊疗指南. 北京:人民卫生出版社,2021.

[50] 曹艳,陈洁,刘义伟,等. 2018版《国家基本药物目录》与2019版《世界卫生组织基本药物标准清单》中抗肿瘤药物目录的比较和分析. 中国医院药学杂志,2021,41(1):89-93.

[51] Tang JY, Yu J, Cai JY, et al. Prognostic factors for CNS control in children with acute lymphoblastic leukemia treated without cranial irradiation. Blood, 2021,138(4):331-343.

[52] 张瑞东. 肿瘤疾病诊疗规范精解:儿童急性淋巴细胞白血病分册. 北京:协和医科大学出版社,2019.

第六章　骨髓增殖性疾病/骨髓增生异常综合征

第一节　总　　论

　　骨髓增生性疾病（myeloproliferative diseases，MPD）或骨髓增生综合征（myeloproliferative syndromes，MPSs）是分化相对成熟的一系或多系骨髓细胞克隆性增生所致的一组疾病，临床主要表现为骨髓中一系或多系血细胞过度增生并引起相应的血液学损害，外周血表现为粒细胞、红细胞和/或血小板增多，伴肝、脾或淋巴结肿大。2016 年 WHO 关于髓系肿瘤的分类如表 6-1 所示。

表 6-1　2016 年 WHO 关于髓系肿瘤的分类

---

1. 骨髓增殖性肿瘤（myeloproliferative neoplasm，MPN）
   - BCR-ABL1 阳性慢性髓细胞性白血病（chronic myelogenous leukemia，BCR-ABL1⁺ CML）

   - 真性红细胞增多症（polycythemia vera，PV）

   - 原发性血小板增多症（essential thrombocythemia，ET）

   - 原发性骨髓纤维化症（primary myelofibrosis，PMF）

   - 慢性中性粒细胞白血病（chronic neutrophilic leukemia，CNL）

   - 慢性嗜酸细胞性白血病，非特指型（chronic eosinophilic leukemia-not otherwise specified，CEL-NOS）

   - 肥大细胞增多症（mastocytosis）

   - 不能分类的骨髓增殖性肿瘤（MPN，unclassifiable）

2. 伴有嗜酸细胞增多和 *PDGFRA*、*PDGFRB* 或 *FGFR1* 基因重排或 *PCM1-JAK2* 的髓/淋系肿瘤（myeloid/lymphoid neoplasms with eosinophilia and rearrangement of *PDGFRA*，*PDGFRB*，or *FGFR1*，or with *PCM1-JAK2*）

续表

3. 骨髓增生异常综合征/骨髓增生性肿瘤（MDS/MPN）
- 慢性粒-单核细胞白血病（chronic myelomonocytic leukemia，CMML）
- 幼年型粒-单核细胞白血病（juvenile myelomonocytic leukemia，JMML）
- BCR-ABL 阴性不典型慢性髓细胞性白血病（atypical chronic myelogenous leukemia，BCR-ABL⁻，aCML）
- MDS/MPN 伴环状铁粒幼红细胞及血小板增多（MDS/MPN with ring sideroblasts and thrombocytosis，MDS/MPN-RS-T）
- 不能分类的 MDS/MPN

4. 骨髓增生异常综合征（myelodysplastic syndromes，MDS）

5. 急性髓系白血病（acute myeloid leukemia，AML）

儿童 MPD 的患病率显著低于成人，PV、PMF 等疾病类型极其罕见，迄今国际上对其认识尚有分歧，部分研究者认为儿童 MPD 和成人 MPD 是不同的一大组疾病。由于缺乏大宗病例的系统研究，目前对儿童 MPD 的诊断及治疗大多参考成人的研究结果。本章将介绍儿童较为常见的几种 MPD，包括 MDS、JMML、ET 及 PV，CML 相关内容参见第五章第四节血液肿瘤性疾病。

【病因和发病机制】

本组疾病的病因都不清楚，可能与染色体异常、基因改变以及某些化学物质暴露或放射损伤等有关。MPD 均源于骨髓髓系前体细胞的增生，是一组造血干细胞克隆异常增生性疾病。绝大部分病例伴有染色体或基因方面的异常，90% 以上的慢性髓细胞性白血病（CML）存在特征性的 Ph 染色体，而 Ph 阴性的 MPD 多数存在 *JAK2* 基因活化或 *MPL* 基因突变。2005 年相关文献已证实 *JAK2V617F* 基因突变是这些疾病的常见分子生物学特征，而 *JAK2V617F* 阴性的 PV 也存在着另一种类型的 *JAK2* 基因突变，即 *JAK2* 基因 12 号外显子突变。其他突变涉及 *LNK*、*CBL*、*TET2*、*ASXL1*、*IDH*、*IKZF1* 或 *EZH2* 等基因，环境因素启动这些基因的遗传学改变可能是本组疾病发生的主要原因。

【诊断】

MPD 的临床表现是由于骨髓一系或多系增生导致的相应症状，

如红细胞增多使血液黏滞度增高而出现头晕或头痛。血小板增多会导致血栓和出血的发生。白细胞增高一般不会有太多的症状。查体可伴有肝脾大。根据不同 MPD 的特点,实验室检查可能包括骨髓穿刺或活检,骨髓细胞形态学、免疫学、细胞遗传学与分子生物学检查以及必要的血生化检查,具体诊断要点见各章节。

【鉴别诊断】

MPD 病种繁多,主要鉴别的病种是本组疾病的各个亚类,要综合临床表现、血液生化、骨髓细胞学及病理学、免疫学、细胞遗传学、分子生物学等综合判断,因此缜密的临床思维及合理的诊断流程极为重要(见以下章节)。

【治疗】

MPD 治疗的主要目的是把细胞控制在一个相对安全的水平,减轻症状,防止并发症的发生。部分疾病可以采用靶向治疗,如酪氨酸激酶抑制剂治疗 CML 已取得良好的效果。新近采用 *JAK2* 抑制剂证明对 PMF 有效。对于儿童病例,许多用于成人的治疗方法如甲基化修饰治疗在儿童还没有得到充分验证,更多情况下需要采用造血干细胞移植治疗。部分 MPD 如 JMML,造血干细胞移植是唯一可以救治患儿的方法。

(金润铭)

第二节　真性红细胞增多症

真性红细胞增多症(polycythemia vera, PV)是一种起源于造血干细胞、以红系细胞异常增生为主的慢性骨髓增生性疾病,归属于骨髓增生性疾病(MPD)的范畴。PV 的临床特点为发病缓慢、病程较长、红细胞明显增多及全血容量增多,常伴有白细胞总数和血小板增多,皮肤及黏膜呈红紫色,可有脾大及血管、神经系统症状,主要见于老年人,儿童罕见。

【病因和发病机制】

病因及发病机制尚不清楚,约 95% 的病例存在基因 *JAK2V617F*

突变,发病与环境及种族有关。

【诊断】

1. 临床表现　起病隐匿缓慢,多数病例不能说明具体的发病时间。常在做血常规检查时偶然发现,或出现并发症后行进一步检查时才诊断。出血和血栓是两个主要临床表现,少数可进展为急性白血病或骨髓纤维化。症状没有特异性,可因血容量和血管床的增加以及血液黏滞度的增加出现相应的表现。

(1) 一般症状:可有头晕、疲乏、眩晕、盗汗、耳鸣等。

(2) 皮肤和黏膜:皮肤和黏膜呈暗红色是 PV 患者最显著的表现,以颜面、口唇、耳垂、四肢远端和眼结膜最为明显。10% 的患者可有荨麻疹及其他皮肤损害,如皮肤干燥、湿疹、痤疮样改变等。部分患者皮肤瘙痒难忍,尤以在热浴后为重。

(3) 心血管系统:常并发高血压,少数可有静脉栓塞和脑出血。

(4) 消化系统:可出现上腹饱胀感、口渴、反酸、嗳气、便秘等。约8% 的患者可发生消化道溃疡,甚至引起消化道出血。少数患者可有食管静脉曲张、肠系膜动静脉血栓形成、肝静脉闭塞等。

(5) 肝脾大:脾大较肝大更为显著,脾充血和髓外造血是脾大的主要原因。

(6) 泌尿系统:常可发生高尿酸血症,少数患者有痛风、血尿、排尿困难和尿频等表现。

2. 辅助检查

(1) 外周血象:红细胞计数明显升高,大多数在 $(7.0\sim10)\times10^{12}/L$,血红蛋白浓度在 170~240g/L;血细胞比容 >0.54(男),或 >0.50(女)。三项参数中以红细胞计数升高最为明显。红细胞形态通常为小细胞低色素性,提示缺铁性红细胞生成,异形红细胞罕见,网织红细胞计数多正常,可以见到幼稚红细胞。约 60% 的患者诊断时有白细胞增高,通常在 $(11\sim25)\times10^9/L$,可有核左移现象,嗜碱、嗜酸性粒细胞和单核细胞也可增加,中性粒细胞碱性磷酸酶活性升高。约 70% 的患者诊断时血小板计数超过 $500\times10^9/L$,并有增加倾向,尤其是患者主要接受放血治疗时。

(2) 血液生化检查：血清维生素 B_{12} 正常或略有增高，血尿酸增加，血清铁降低。

(3) 全血容量检查：血容量增加，血浆正常或增加。血液黏度比正常高 5~8 倍。

(4) 骨髓象：红骨髓总量增多，骨髓涂片增生活跃或明显活跃，红系增生最为显著，以中、晚幼红细胞增多为主，各系细胞间比例基本正常。铁染色显示细胞内外铁减少或缺失。粒系以中性晚幼及杆状核细胞多见，嗜酸和嗜碱性粒细胞可增多。巨核细胞数量增多、体积增大，细胞质内颗粒明显，血小板成片或成团出现。骨髓活检显示脂肪组织被造血细胞替代，有网状纤维增生和/或骨髓纤维化。

(5) 细胞遗传学检查：约 20% 有染色体异常，表现为非整倍体、假二倍体、三倍体、多倍体及其他核型异常（较常见 1q+,+8,+9 或 9p 三体,13q 缺失,20q 缺失等），异常染色体的意义目前尚不明确。

(6) 基因检查：约 95% 的病例存在基因 *JAK2V617F* 突变。在临床实践中，对于疑诊 PV 的红细胞增多患者，建议先行 *JAK2V617F* 基因突变筛查，当 *JAK2V617F* 阴性且血清促红细胞生成素（EPO）低水平时再行包括 *JAK2* 第 12 外显子的其他 *JAK2* 基因突变检查。极少数 *JAK2* 突变阴性 PV 患者存在 *CARL* 或 *LNK* 基因突变。

(7) 血清 EPO 水平检测：血清 EPO 水平降低是 PV 的特征之一，有助于 PV 与其他非克隆性红细胞增多及 ET 的鉴别。检测血清 EPO 水平可使 *JAK2* 突变检测结果假阳性及假阴性的影响最小化，并有助于诊断极少数 *JAK2* 基因突变阴性 PV。

(8) 体外内源性红系集落（endogenous erythroid clones,EEC）培养：PV 患者的红系祖细胞具有在体外不加 EPO 的情况下自发生长的特征，其在体外无 EPO 培养形成的红细胞集落称为 EEC。

3. **诊断标准** 2016 年世界卫生组织（WHO）髓系肿瘤和急性白血病分类指南更新了成人 PV 的诊断标准，主要标准为 3 条：①男性血红蛋白（Hb）>165g/L、女性 Hb>160g/L，或男性红细胞比容（HCT）>49%、女性 HCT>48%，或红细胞容积升高；②骨髓活检示三系显著增生伴多形性成熟巨核细胞；③检出 *JAK2V617F* 突变或 12 号外显子突变。次要标准:血清 EPO 水平低于正常参考值。PV 诊断需符合 3 条主要标准或前 2 条主要标准加次要标准。

由于儿童 PV 发生率很低,其诊断参考以上成人标准。但对于儿童骨髓增生性肿瘤,很少有 *JAK* 突变,在报道的儿童 MPN 患者中,可检测到 EPO 受体、血小板生成素(TPO)及血小板生成素受体(MPL)基因突变。因此,基于 *JAK2* 突变为主要诊断标准之一的成人标准不完全适合儿童。在儿童 MPN 中,需检测家系中是否有以上基因的改变来鉴别是遗传性 PV 还是获得性红细胞增多症,同时可以检测内源性红系集落形成能力来辅助诊断。

【鉴别诊断】

1. **继发性红细胞增多症** 常见于两类情况:一是组织缺氧所致 EPO 分泌增加,导致红细胞代偿性增多,如高山病、右至左分流型先天性心脏病、慢性肺部疾病及高铁血红蛋白血症等,患儿血氧饱和度大多降低;二是肾肿瘤及其他内分泌性质肿瘤自主分泌 EPO 或 EPO 样物质,如后肾腺瘤、肝癌、脑瘤及间脑瘤等;儿童较常见的相对性红细胞增多症是由于血浆容量减少,血液浓缩所致,其外周血红细胞、血红蛋白和红细胞比容增多,但全身血细胞容量正常,常见于脱水、烫伤等暂时性体液丢失,根据病史及相应的临床表现易于鉴别。继发性红细胞增多症无 *JAK2* 等基因突变,且 EPO 水平升高。

2. **其他骨髓增生性疾病** 原发性血小板增多症主要以血小板增多为主,红细胞及血红蛋白改变不明显,骨髓主要是巨核系增生;慢性粒细胞白血病有相应的血象及骨髓异常,Ph 染色体或 *BCR/ABL* 融合基因阳性;原发性骨髓纤维化脾大显著,存在典型的髓外造血,血涂片出现幼稚粒细胞和幼稚红细胞,骨髓病理存在广泛的胶原纤维。

【治疗】

目前针对 PV 的治疗无法改变自然病程,治疗目的是使红细胞容量和全血容量降低、接近或恢复正常,缓解临床症状、减少并发症、延长生存期。治疗方法的选择原则是:疗效高、毒副作用小、医疗成本低及实施方便。

PV 主要依据血栓发生的危险度分层治疗:①低危组,年龄 <60 岁、既往未发生过血栓事件,以低剂量阿司匹林及放血治疗为主;②中危组,存在心血管危险因素(吸烟、高血压、高胆固醇血症、糖尿病)而既往未发生过栓塞事件的年龄 <60 岁的患者,治疗选择尚无共识;③高危组,同时满足年龄 >60 岁、既往发生过血栓事件或满足其中一项者,在低剂量阿司匹林及放血治疗的基础上联合羟基脲或干扰素 α(IFN-α)等降细胞治疗。

1. 一般治疗 加强护理、多饮水、避免剧烈运动及清淡饮食,皮肤瘙痒者可告诫患者减少洗澡次数或避免用过热的水洗澡。

2. 放血疗法 简单、安全、易行,短时间内即可使血容量恢复正常,消除症状。根据需要选择放血时机及间隔时间,每次放血量不宜超过全血量的 10%,使红细胞比容达到正常值(0.40~0.45),放血后可用等量生理盐水或低分子右旋糖酐补充血容量,应注意长期放血引起的缺铁现象,并要注意孩子的心理安慰。近年来采用红细胞单采术,可一次性去除红细胞 300~500ml,可迅速使血红蛋白降至正常。当静脉放血需要超过每 2 个月 1 次时,多倾向于采用其他治疗方法。

3. 血栓预防 栓塞是 PV 患者的主要死亡原因,因此确诊患者在排除禁忌证后均应进行血栓预防,首选低剂量阿司匹林[1mg/(kg·d)]治疗。对于伴有极度血小板增多(>1 000×10⁹/L)者使用阿司匹林可导致出血风险增加,其机制与并发获得性血管性血友病相关,这类患者只有在血管性血友病因子(vWF)活性大于 30% 时才能使用阿司匹林。

4. 降细胞治疗 高危患者应接受降细胞治疗。对静脉放血不能耐受或需频繁放血、有症状或进行性脾大、有严重的疾病相关症状、PLT>1 500×10⁹/L 以及进行性白细胞增高亦为降细胞治疗指征,儿童一线治疗仅推荐以下药物。

(1)羟基脲:起始剂量为 30mg/(kg·d),口服,1 周后改为 5~20mg/(kg·d),需维持给药并调整用药剂量,联合静脉放血治疗(必要时采用红细胞单采术),可降低栓塞并发症。

（2）干扰素 α：可抑制髓系祖细胞，近年来已广泛用于真性红细胞增多症的治疗，并取得了良好的效果，有效率为 70%~80%。IFN-α 成人用药量为 $(9~25) \times 10^6$ IU/周（分 3 次皮下注射）。儿童参考剂量 $(1.5~3) \times 10^6$ IU/m^2（每次≤300 万 IU），每周 2~3 次，根据疗效及不良反应调整剂量和用法，须给予维持治疗。主要副作用是发热、流感样综合征及自身免疫性损伤。

（3）芦可替尼：成人推荐起始剂量为 20mg/d，最大剂量不超过 50mg/d。最常见的血液学不良反应为 3/4 级骨髓抑制，当血小板 $<50 \times 10^9$/L 或中性粒细胞绝对值 $<0.5 \times 10^9$/L、血红蛋白 <80g/L 应停药。停药在 7~10 天内减停。

（4）其他细胞毒药物及放疗：除非其他治疗失败并作为拯救性措施，否则以下药物如白消安、环磷酰胺、苯丁酸氮芥及放射性核素等治疗不予考虑。

（5）脾切除术：除非有巨脾引起严重压迫症状或有显著脾功能亢进，否则切脾不作为治疗选择。

5. 疗效评估 真性红细胞增多症的疗效标准如下。

（1）完全缓解：以下 4 条必须全部符合。①包括可触及的肝脾大等疾病相关体征持续（≥12 周）消失；②外周血细胞计数持续（≥12 周）缓解，未行静脉放血的情况下，HCT<45%、PLT≤400×10^9/L、WBC<10×10^9/L；③无疾病进展，无任何出血或血栓事件；④骨髓组织学缓解，按年龄校正后的骨髓增生程度正常，三系高度增生消失，无 >1 级的网状纤维（欧洲分级标准）。

（2）部分缓解：以下 4 条必须全部符合。①包括可触及的肝脾大等疾病相关体征持续（≥12 周）消失；②外周血细胞计数持续（≥12 周）缓解，未行静脉放血情况下，HCT<45%、PLT≤400×10^9/L、WBC<10×10^9/L；③无疾病进展和任何出血或血栓事件；④未达到骨髓组织学缓解，存在三系高度增生。

（3）无效：未达到部分缓解。

（4）疾病进展：演进为真性红细胞增多症后骨髓纤维化（post-PV MF）、骨髓增生异常综合征或急性白血病。

➤ 附:PV 诊断流程图

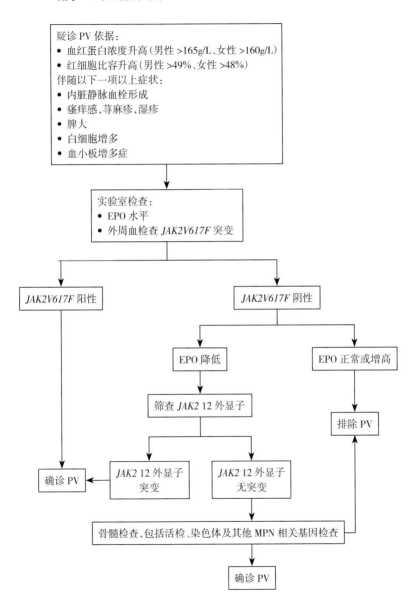

疑诊 PV 依据：
- 血红蛋白浓度升高（男性 >165g/L、女性 >160g/L）
- 红细胞比容升高（男性 >49%、女性 >48%）
伴随以下一项以上症状：
- 内脏静脉血栓形成
- 瘙痒感，荨麻疹，湿疹
- 脾大
- 白细胞增多
- 血小板增多症

实验室检查：
- EPO 水平
- 外周血检查 *JAK2V617F* 突变

JAK2V617F 阳性　　　　*JAK2V617F* 阴性

EPO 降低　　　　EPO 正常或增高

筛查 *JAK2* 12 外显子　　　　排除 PV

JAK2 12 外显子突变　　　*JAK2* 12 外显子无突变

确诊 PV

骨髓检查，包括活检、染色体及其他 MPN 相关基因检查

确诊 PV

（金润铭）

第三节　原发性血小板增多症

原发性血小板增多症(essential thrombocythemia, ET)系骨髓克隆性干细胞增生性疾病,属于 MPN 范畴,也是儿童最常见的 MPN 类型。其特征是骨髓巨核细胞过度增生,外周血中血小板数量持续增多,少数患者可转化为白血病或骨髓纤维化。ET 的年发生率约为 0.6/10 万,好发年龄为 50~60 岁。儿童发病率很低,仅约为 1/1 000 万。

【病因和发病机制】

病因尚不清楚,50%~70% 的 ET 患者存在 *JAK2* 基因 *V617F* 突变,目前认为该突变为 ET 发病的重要机制。除了 *JAK2V617F* 突变外,还有血小板生成素受体基因(*MPL*)突变及钙网蛋白(*CALR*)突变。儿童 *JAK2V617F* 突变频率比成人低。*ASXL1* 基因突变也是儿童 ET 常见分子生物学异常,发生率(16%)仅次于 *JAK2V617F*,且远高于成人(2%~5%)。新发现的与儿童 ET 发病相关的其他突变基因包括 *NRAS*、*MLL*、*U2AF1*、*ZRSR2*、*GNAS*、*FLT3*、*RUNX1* 和 *WT1*。

【诊断】

儿童少见,多因出血或常规查血时无意中发现。

1. **临床表现**　病程一般较缓慢,发现时往往无症状,主要临床表现为出血和血栓形成。大多数患儿偶因发现血小板增多或脾大而被确诊,儿童罕见深部动静脉血栓形成并造成功能障碍者。出血可为自发性,以鼻、口腔和胃肠道黏膜多见。泌尿道、呼吸道等部位也可有出血。脑出血偶有发生,可引起死亡。此病出血症状一般不严重,但严重外伤或手术后的出血可能危及生命。血栓形成在老年患者中易见。

2. **辅助检查**

(1) 外周血象:血小板计数明显升高,多在 $(1\ 000\~2\ 000)\times10^9/L$,偶可波动在 $(800\~1\ 000)\times10^9/L$ 或高达 $3\ 000\times10^9/L$ 以上。血小板形态一般正常,也可见巨大型、小型及畸形血小板或颗粒增多的血小板。血小板常聚集成堆,偶见巨核细胞碎片或裸核。白细胞计数可正常或增高,但一般不超 $50\times10^9/L$,以中性分叶核粒细胞为主,偶可见幼稚粒细胞,部分患者可有嗜酸、嗜碱性粒细胞增加,中性粒细胞碱性磷酸酶积分增高。红细胞计数一般正常,若长期反复出血,可出现小细胞低色素性贫血。

(2) 骨髓象:骨髓穿刺可因针管堵塞而出现"干抽"现象。骨髓增生活跃或明显活跃,有核细胞显著增生,主要为巨核细胞增生。原始幼稚巨核细胞均可增多,但以颗粒及产板巨核细胞增加更为明显,嗜酸、嗜碱性粒细胞也可增多。骨髓活检有时伴轻至中度纤维组织增多。

(3) 凝血功能检查:出血时间延长,毛细血管脆性试验阳性,凝血酶原消耗时间缩短,血块退缩不良或过度收缩,血小板黏附及聚集功能异常。

(4) 血液生化检查:血尿酸、乳酸脱氢酶及血清碱性磷酸酶均可增加。

(5) 细胞遗传学检查:价值有限,仅有 5% 的异常克隆发生率,部分患者有 21 号染色体长臂缺失。

(6) 基因检查:应作为检查常规,部分患儿可检出 *JAK2V617F* 突变或其他基因异常。

3. **诊断标准**　不明原因的血小板显著增多应考虑本病,排除其他骨髓增生性疾病和继发性血小板增多症后即可诊断。参照 WHO 2016 诊断标准,需要满足所有 4 个主要标准或前 3 个主要标准和次要标准。主要标准:①血小板计数≥450×10⁹/L;②骨髓活检显示主要为巨核细胞系增生,多核成熟巨核细胞增生。中性粒细胞或红细胞没有显著增加或左移,伴有轻度(1 级)网状蛋白纤维增加;③不符合 WHO 关于 BCR-ABL1(+)CML、PV、PMF、骨髓增生异常综合征或其他 MPN 的标准;④存在 JAK2、CALR 或 MPL 突变。次要标准:存在克隆标记或无反应性血小板增多症的证据。

【鉴别诊断】

1. **反应性血小板增多症**　多见于各种急、慢性感染,恶性肿瘤,炎症,慢性失血或缺铁性贫血,外伤手术,脾切除后,结缔组织病,结核,肾上腺功能亢进症等,其特点为一般血小板计数 <1 000×10⁹/L,脾脏一般不肿大,血小板可在短期内恢复。

2. **其他骨髓增生性疾病**　真性红细胞增多症存在红细胞增多和红细胞容量增高,易于鉴别;慢性髓细胞性白血病伴有血小板显著增多时有时不易与本病鉴别,但 Ph 染色体或 *BCR/ABL* 融合基因检查可资鉴别;原发性骨髓纤维化脾大显著,存在典型的髓外造血,血涂片可见幼稚粒细胞和幼稚红细胞,骨髓病理存在广泛胶原纤维。

【治疗】

本病预后多良好,治疗目的在于降低血小板到正常或接近正常,防止血栓和出血的发生,同时防止增ated向白血病转化的危险性。血小板计数应控制在 <600×10^9/L,理想目标值为 400×10^9/L。

1. **一般治疗** 加强护理、多饮水、清淡饮食,并避免剧烈运动。

2. **抗凝治疗**

(1) 阿司匹林每天 5~10mg/kg(每天 <100mg),分 3~4 次口服,血小板低于 400×10^9/L 可停用,12 岁以下患儿使用应警惕瑞氏综合征的发生。PLT>1 000×10^9/L 的患者服用阿司匹林可增加出血风险,应慎用。PLT>1 500×10^9/L 的患者不推荐服用阿司匹林。

(2) 双嘧达莫、低分子右旋糖酐及复方丹参注射液等可酌情选用。

3. **降细胞治疗一线药物** 儿童一线治疗仅推荐以下药物。

(1) 羟基脲:起始剂量为 15~20mg/(kg·d),8 周内 80% 患者的血小板计数可降至 500×10^9/L 以下,然后给予适当的维持剂量治疗。对羟基脲耐药或不耐受的患者可换用干扰素,但羟基脲可能增加发生白血病的风险。

(2) 干扰素:为年龄 <40 岁成人的首选治疗药物,成人起始剂量为 300 万 U/d 皮下注射,起效后调整剂量,最低维持剂量为 300 万 U,每周 1 次。儿童参考剂量 150 万~300 万 U/m^2(每次≤300 万 U),每天或隔天皮下注射。主要副作用是发热、流感样综合征及自身免疫性损伤。治疗后第 1 个月每周查血常规 1 次,第 2 个月每 2 周 1 次,以后每月 1 次,病情稳定后至少每 3 个月 1 次。

4. **其他细胞毒药物** 除非其他治疗失败并作为拯救性措施,以下药物如白消安、环磷酰胺等治疗不予以考虑。

5. **疗效评估** 原发性血小板增多症的疗效标准如下:

(1) 完全缓解:以下 4 条必须全部符合,①包括可触及的肝脾大等疾病相关体征持续(≥12 周)消失;②外周血细胞计数持续(≥12 周)缓解,未行静脉放血的情况下,HCT<45%、PLT≤400×10^9/L、

WBC<10×10^9/L;③无疾病进展,无任何出血或血栓事件;④骨髓组织学缓解,巨核细胞高度增生消失,无>1级的网状纤维(欧洲分级标准)。

（2）部分缓解:以下4条必须全部符合,①包括可触及的肝脾大等疾病相关体征持续（≥12周）消失;②外周血细胞计数持续（≥12周）缓解,PLT≤400×10^9/L,WBC<10×10^9/L,无幼粒幼红血象;③无疾病进展和任何出血或血栓事件;④未达到骨髓组织学缓解,存在巨核细胞高度增生。

（3）无效:未达到部分缓解。

（4）疾病进展:演进为原发性血小板增多症后骨髓纤维化（post-ET MF）、骨髓增生异常综合征或急性白血病。

➤ 附:ET 诊断流程图

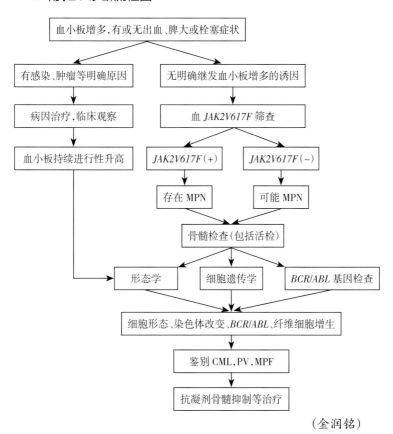

（金润铭）

第四节　嗜酸性粒细胞疾病

嗜酸性粒细胞性疾病主要以嗜酸性粒细胞增多性疾病为主，即嗜酸性粒细胞增多症。嗜酸性粒细胞增多症包括广泛的非血液学（继发性或反应性）和血液学（原发性或克隆性）疾病，发病率和流行率尚不清楚，目前儿童和成人嗜酸性粒细胞增多症分类、分型等相同。

嗜酸性粒细胞增多症（eosinophilia）是指外周血中嗜酸性粒细胞数量增加，超过正常上限，即嗜酸性粒细胞绝对计数 $>0.5\times10^9$/L，根据嗜酸性粒细胞增高的严重程度可分为轻度、中度和重度。嗜酸性粒细胞绝对值 $>0.5\times10^9$/L 且 $<1.5\times10^9$/L 为轻度，$1.5\sim5.0\times10^9$/L 为中度，$>5.0\times10^9$/L 为重度。

高嗜酸性粒细胞增多症（hypereosinophilia，HE）是指嗜酸性粒细胞计数持续性和显著性的升高，外周血 2 次检查（间隔时间 >1 个月）嗜酸性粒细胞绝对计数 $>1.5\times10^9$/L，可伴有组织损伤。HE 又分为四个亚型，分别为遗传性（家族性）HE、继发性（反应性）HE、原发性（克隆性）HE 和意义未明（特发性）HE。

【病因和发病机制】

由于嗜酸性粒细胞增多症病因复杂，因而确定病因有时困难，儿童患者发病多主要与寄生虫感染、变态反应性疾病和不明原因等有关，引起嗜酸性粒细胞增多症的原因见表 6-2。

表 6-2　嗜酸性粒细胞增多症的原因

病因	常见疾病
继发性（反应性）	
感染	寄生虫感染：线虫病、绦虫病、吸虫病、原虫病、节肢动物 其他感染：细菌性、结核、侵袭性真菌、立克次体感染、酵母菌、病毒感染

病因	常见疾病
变态反应性疾病	过敏性鼻炎、过敏性皮炎、荨麻疹、血管性水肿、花粉症
药物反应	青霉素类、头孢菌素类;苯妥英钠、氯丙嗪、链霉素、利福霉素、异烟肼、两性霉素 B 等
血液肿瘤性疾病	嗜酸性粒细胞白血病、淋巴瘤、组织细胞增生症、实体瘤、范科尼贫血、传染性单核细胞增多症、免疫性血小板减少症、脾切除术后、急性淋巴细胞白血病(嗜酸性粒细胞为非克隆性)、系统性肥大细胞增多症(嗜酸性粒细胞为非克隆性)等
结缔组织性疾病	血管炎、类风湿性关节炎、嗜酸性粒细胞筋膜炎、系统性红斑狼疮
胃肠道疾病	嗜酸性粒细胞胃肠炎、嗜酸性粒细胞食管炎、乳糜泻、炎症性肠病、过敏性胃肠炎、溃疡性结肠炎、过敏性肉芽肿病
呼吸道疾病	哮喘、嗜酸性粒细胞肉芽肿伴多血管炎、嗜酸性粒细胞性肺炎、支气管扩张、胸腺疾病、低氧血症、肺嗜酸性粒细胞浸润症、过敏性支气管肺曲霉菌病
皮肤疾病	大疱性类天疱疹、嗜酸性粒细胞蜂窝织炎、皮肤淋巴瘤(赛扎里综合征)、疱疹样皮疹、鱼鳞疣、湿疹、异位性皮炎
免疫缺陷性疾病	高 IgE 综合征、威斯科特-奥尔德里奇综合征、移植物抗宿主病
其他原因	心内膜纤维化、木村病、甲状腺疾病、肝硬化、慢性肾病、肾上腺皮质功能减退症、放射治疗等
原发性(克隆性)	与嗜酸性粒细胞增多和 *PDGFRA*、*PDGFRB* 或 *FGFR1* 重排或 *PCM1-JAK2* 重排相关的髓系/淋巴系肿瘤
意义未明(特发性)	特发性嗜酸性粒细胞增多综合征、特发性高嗜酸性粒细胞增多症

遗传性 HE 的发病机制不明,呈家族聚集性,无遗传性免疫缺陷症状或体征、无原发性和继发性 HE 的诊断证据。继发性 HE 主要继发于其他疾病,包括感染、过敏性疾病、皮肤病、药物、胃肠道疾病、风湿病、呼吸道疾病、肿瘤等,呈非克隆性增多,发病机制主要与原发病引起的细胞因子释放相关。原发性 HE 指原发病为髓系、淋巴系或嗜酸性粒细胞肿瘤,嗜酸性粒细胞为恶性克隆性增加,主要是指伴 *PDGFRA*、*PDGFRB* 或 *FGFR1* 重排或 *PCM1-JAK2* 的髓系/淋巴系肿瘤等。特发性 HE 的发病机制不明,未发现引起嗜酸性粒细胞增多的原因,即无上述原发病及继发性 HE 的基础疾病。

【诊断】

(一)临床表现

1. 病史

(1)流行病学史:是否有热带地区及寄生虫病流行区旅居史,有无生食蔬菜、海鲜或接触疫水史,既往寄生虫感染病史。

(2)过敏史:注意饮食习惯与发病的关系,是否有药物过敏史(如青霉素、磺胺等),是否有吸入花粉、粉尘或接触有毒有害物质史,其他过敏史等。

(3)有无皮疹、淋巴结肿大史,有无发热、盗汗、体重下降、关节疼痛史,有无 X 线照射史等。

2. 症状和体征

(1)一般症状:发热、乏力、消瘦、肌肉疼痛、血管性水肿、浅表淋巴结肿大等。

(2)嗜酸性粒细胞介导的器官损伤表现:根据嗜酸性粒细胞异常浸润的部位不同,导致机体损伤亦不同,从而表现不同的临床症状。皮肤损害表现有皮疹、红斑、溃疡、湿疹等;呼吸道表现有鼻塞、流涕、咳嗽、呼吸困难等;心血管系统表现有心律失常、心力衰竭、心肌纤维化、瓣膜功能障碍等;消化系统表现有恶心、呕吐、腹痛、腹泻、消化道出血、肠梗阻、腹膜炎、肝脾大等;神经精神系统表现有脑栓塞、周围神经炎及中枢神经系统改变等。

(3)其他:肝脾大、坏死性血管炎、免疫缺陷病、新生儿溶血症、嗜酸细胞性膀胱炎、嗜酸细胞性肉芽肿性血管炎、肾病综合征、胆囊炎、胰腺炎、筋膜炎等。

(二) 辅助检查

1. 嗜酸粒细胞增多症患儿应进行常规实验室检查,包括①全血细胞计数和外周血涂片分类计数;②常规生化检查,包括肝、肾功能,电解质和乳酸脱氢酶;③红细胞沉降率和 C 反应蛋白;血清维生素 B_{12}。无症状且仅轻至中度嗜酸性粒细胞增多患者可以暂不进行进一步检查。

2. 对于有全身症状或持续性嗜酸性粒细胞增多症,还应进行以下检查,确定或排除可能的继发原因:

(1) 变态反应性疾病:血清 IgE,变应原特异的 IgE,特异过敏症的皮肤针刺试验等。

(2) 皮肤疾病:皮肤活检。

(3) 感染性疾病:大便寄生虫和虫卵镜检,可疑感染寄生虫的血清学实验,病毒血清学检查、体液细菌培养、真菌抗原抗体检测等。

(4) 胃肠道疾病:胃肠镜检查,镜下取病变部位进行病理组织活检,血清淀粉酶等。

(5) 呼吸道疾病:胸部影像学检查,纤维支气管镜检查及肺泡灌洗液相关辅助检查等。

(6) 结缔组织病:抗核抗体(ANA)或抗双链 DNA(dsDNA)抗体,瓜氨酸环肽(CCP)抗体,抗中性粒细胞胞质抗体(ANCA)等。

(7) 免疫缺陷性疾病:免疫球蛋白及补体测定,淋巴细胞亚群测定,免疫缺陷性疾病相关基因学检查等。

3. 无明确继发原因且嗜酸性粒细胞增多绝对计数$\geqslant1.5\times10^9$/L 的患儿,需考虑原发性嗜酸性粒细胞增多的可能性,为确定或排除诊断应进行以下辅助检查:①骨髓穿刺涂片细胞分类计数;②骨髓活检活组织切片病理细胞学分析;③*FIP1L1-PDGFRA* 融合基因;④染色体核型分析;⑤血清肥大细胞胰蛋白酶;⑥T 细胞免疫表型分析、*TCR* 基因重排;⑦如果染色体核型分析示有累及 4q12(*PDGFRA*)、5q31-33(*PDGFRB*)、8P11-12(*FGFR1*)、9p24(*JAK2*)、13q12(*FLT3*) 或其他酪氨酸激酶基因位点的染色体易位,则应采取 RT-PCR 或测序方法确定相关融合基因。

4. 对嗜酸性粒细胞增多所致的器官损伤/功能障碍应进行受累脏器的评估,如心脏评估:X 线胸片、心电图、超声心动图、血清肌钙蛋白 T 等;肺脏评估、肺功能检查、肺活量测定、血氧饱和度等。

(三) 诊断标准

1. **继发性嗜酸性粒细胞增多症**　引起继发性嗜酸性粒细胞增多症的原因较多,原发病的诊断参考相应疾病诊断标准。

2. **2016 年世界卫生组织修订的嗜酸性粒细胞疾病分类和诊断标准**　见表 6-3,包括原发性嗜酸性粒细胞增多症和特发性嗜酸性粒细胞增多综合征。

表 6-3　2016 年世界卫生组织修订的嗜酸性粒细胞疾病分类和诊断标准

伴有 *PDGFRA*、*PDGFRB*、或 *FGFR1* 重排或 *PCM1-JAK2* 和嗜酸性粒细胞增多的髓系/淋系肿瘤各亚型诊断标准:
MPN 伴与 *FIP1L1-PDGFRA* 相关的嗜酸性粒细胞增多症诊断标准:
髓系或淋巴肿瘤,常伴有显著的嗜酸粒细胞增多
存在 *FIP1L1-PDGFRA* 融合基因或伴 *PDGFRA* 基因重排的一种变异性融合基因
ETV6-PDGFRB 融合基因或其他 *PDGFRB* 重排相关的髓系/淋巴系肿瘤诊断标准:
髓系或淋巴肿瘤,常伴有明显的嗜酸性粒细胞增多症,有时伴有中性粒细胞增多症或单核细胞增多症
存在 t(5;12)(q31-q33;p12)或 *ETV6-PDGFRB* 融合基因或 *PDGFRB* 重排
FGFR1 相关的 MPN 或急性白血病诊断标准:
骨髓增殖性或骨髓增生异常/骨髓增殖性肿瘤,伴显著的嗜酸性粒细胞增多,有时伴有中性粒细胞增多和单核细胞增多
或急性髓系白血病或前体 T 或前体 B 淋巴细胞白血病/淋巴瘤或混合表型急性白血病(常有外周血或骨髓嗜酸性粒细胞增多)

在髓系细胞、原始淋巴细胞或二者中证实有 t(8;13)(p11;q12) 或导致 *FGFR1* 重排的变异型易位

伴 *PCM1-JAK2* 的髓系/淋巴样肿瘤诊断标准:

髓系或淋巴肿瘤,常伴有明显的嗜酸性粒细胞增多

存在 t(8;9)(p22:p24.1) 的存在或变异易位导致 *JAK2* 重排

慢性嗜酸粒细胞白血病-非特指型(CEL-NOS)诊断标准:

嗜酸性粒细胞增多(嗜酸性粒细胞绝对计数 $>1.5\times10^9/L$)

不符合 BCR-ABL1(+)慢性髓性白血病、真性红细胞增多症、原发性血小板增多症、原发性骨髓纤维化、慢性中性粒细胞白血病、慢性粒-单核细胞白血病和不典型慢性髓细胞性白血病的 WHO 诊断标准;

无 *PDGFRA*、*PDGFRB* 和 *FGFR1* 重排,无 *PCM1-JAK2*、*ETV6-JAK2* 或 *BCR-JAK2* 融合基因

外周和骨髓原始细胞比例 <20%、无 inv(16)(p13.1q22)/t(16;16)(p13;q22)、无其他 AML 的诊断特征

存在克隆性染色体或分子遗传学异常或原始细胞外周血原始细胞≥2%或骨髓原始细胞≥5%

特发性高嗜酸性粒细胞增多综合征(HES)诊断标准:

除外以下情况:

反应性嗜酸性粒细胞增多症

淋巴细胞变异型嗜酸性粒细胞增多症

CEL-NOS

WHO 标准中(如 MDS、MPN、MDS/MPN、AML)伴嗜酸性粒细胞增多症

嗜酸性粒细胞增多相关的 MPN 或 AML/ALL 伴有 *PDGFRA*、*PDGFRB*、*FGFR1* 重排或 *PCM1-JAK2*

嗜酸性粒细胞绝对计数 $>1.5\times10^9/L$ 持续≥6 个月,且必须有组织受损

【治疗】

治疗目标:降低嗜酸性粒细胞计数和减少嗜酸性粒细胞介导的器官功能受损。

治疗指征:对于轻度和中度的嗜酸性粒细胞增多症患者,如果没有器官受累的症状或临床证据,需进行密切随访,暂不予治疗;继发性嗜酸性粒细胞增多症主要是治疗原发病;原发性和特发性嗜酸性粒细胞增多症一般以治疗重要器官受累和功能障碍为主。

目前对嗜酸性粒细胞增多的持续时间和严重程度与个体患者的组织损伤的发生很难预测,也没有足够的数据支持在没有器官疾病的情况下根据特定的嗜酸性粒细胞计数开始治疗。有建议将$(1.5\sim2)\times10^9/L$的绝对嗜酸性粒细胞计数作为开始治疗的阈值。对患有嗜酸性粒细胞增多相关器官损伤(如心脏、肺、胃肠、中枢神经系统、皮肤)的患者,应先确定具体的世界卫生组织定义嗜酸性粒细胞增多症的风险后进行相应的个体化治疗。对于与嗜酸性粒细胞增多症相关的世界卫生组织定义的髓系恶性肿瘤(如急性髓系白血病、系统性肥大细胞增多症、慢性髓细胞性白血病、其他多发性骨髓瘤和 MDS/MPN 病)患者,按疾病特异性和指南治疗。

1. 特发性嗜酸性粒细胞增多综合征治疗　一线治疗首选糖皮质激素,常用药物泼尼松 1mg/(kg·d),1~2 周后逐渐缓慢减量,2~3 个月减至最低维持剂量。若减量过程中病情反复,至少应恢复至减量前用药量。在给予糖皮质激素之前,必须评估患者感染类圆线虫属的风险。

羟基脲可与糖皮质激素联合应用或用于激素无反应的特发性嗜酸性粒细胞增多症,也可作为慢性嗜酸性粒细胞白血病-非特指型(CEL-NOS)的一线治疗,推荐剂量为 30mg/(kg·d)。

干扰素用于糖皮质激素、羟基脲治疗无效的特发性嗜酸性粒细胞增多症的二线治疗。化疗药物和免疫抑制剂应用较少,仅作三线治疗选择,可选择的包括甲氨蝶呤、环磷酰胺、环孢素、硫唑嘌呤和长春新碱等,少量报道使用克拉屈滨、阿糖胞苷和依托泊苷取得一定疗效。右旋普拉克索能够影响嗜酸性粒细胞在骨髓中的成熟,可作为激素助减剂用于激素治疗敏感的 HES 患者。单克隆抗体包括抗 IL-5 单克隆抗体美泊利单抗、抗 IL-5 受体单克隆抗体和抗 CD52 抗体阿仑单抗,其治疗 HES 疗效仍在研究中。

2. 原发性嗜酸性粒细胞增多症的治疗 酪氨酸激酶抑制剂是伴 *FIP1L1-PDGFRA* 突变、*PDGFRB* 重排或 *ETV6/ABL1* 融合基因阳性原发性嗜酸性粒细胞增多症患者的一线治疗选择,首选伊马替尼。

ETV6-FLT3 融合基因患者可考虑选用舒尼替尼或索那非尼治疗。*JAK2* 重排或 *PCM1-JAK2* 阳性患者可选用芦可替尼治疗。其他血液系统肿瘤患者应采用相应的血液系统肿瘤治疗方案进行治疗。

如果伴有嗜酸性粒细胞增高相关的器官受损和功能障碍,推荐使用小分子抑制剂的同时给予糖皮质激素治疗,泼尼松 1~2mg/(kg·d),持续 1~2 周。

3. 造血干细胞移植 对难治性 HES、伊马替尼耐药 *PDGFRA*(+) 患者和 CEL-NOS,对药物治疗无效,造血干细胞移植治疗可带来长期缓解。

4. 其他治疗 抗凝剂和抗血小板药物可预防血栓栓塞形成。白细胞去除术可暂时性降低白细胞和嗜酸性粒细胞计数。心脏手术用于心壁血栓形成和瓣膜功能不全,二尖瓣和/或三尖瓣修复或置换以及纤维化的心内膜切除术均可改善心脏功能。脾切除术可用于治疗脾功能亢进相关的腹痛和脾梗死。当心脏和肺有严重的或致命性受累时应进行紧急处理,首选静脉输注甲泼尼龙 1mg/(kg·d)或泼尼松(0.5~1.0)mg/(kg·d)。

➤ 附:嗜酸性粒细胞疾病诊治流程图

```
┌─────────────────────────────────────────────────────┐
│ 病史,初步实验室检查:①全血细胞计数和外周血涂片分类      │
│ 计数;②常规生化检查;③红细胞沉降率和/或 C 反应蛋白等    │
└─────────────────────────────────────────────────────┘
```

```
┌─────────────────────────┐   ┌─────────────────────────────┐
│         无症状            │   │          全身症状             │
│ 轻至中度嗜酸性粒细胞增多    │   │   持续性嗜酸性粒细胞增多        │
│ 嗜酸性粒细胞绝对计数       │   │ (嗜酸性粒细胞绝对计数≥1.5×10⁹/L)│
│ (0.5~1.5)×10⁹/L          │   │   伴或不伴有可疑器官受损        │
└─────────────────────────┘   └─────────────────────────────┘
```

$(0.5\sim1.5)\times10^9/L$

(嗜酸性粒细胞绝对计数 $\geq1.5\times10^9/L$)

```
┌──────────┐   ┌──────────────────┐   ┌──────────────────────┐
│ 定期随访  │   │   寻找继发性因素    │   │    评估器官是否受累     │
└──────────┘   │ • 过敏原因         │   │ • 心脏评估            │
               │ • 非过敏性皮肤原因   │   │ • 肺脏评估            │
               │ • 感染性原因        │   │ • 有无血栓事件、有无终末 │
               │ • 胃肠道原因        │   │   器官受损            │
               │ • 结缔组织病        │   │ • 器官受损的严重程度    │
               │ • 呼吸系统疾病      │   └──────────────────────┘
               └──────────────────┘
```

```
┌──────────────┐   ┌──────────────────────────────────────┐
│ 继发性嗜酸性粒  │   │ 行骨髓穿刺术(见视频):                   │
│ 细胞增多症     │   │ • 骨髓穿刺涂片分类计数                   │
└──────────────┘   │ • 骨髓活检组织切片病理细胞学分析          │
       │            │ • FISH 或 RT-PCR 检测 FIP1L1-PDGFRA     │
       ▼            │   融合基因                             │
┌──────────────┐   │ • 染色体核型分析                        │
│ 治疗原发病     │   │ • 血清肥大细胞胰蛋白酶                   │
└──────────────┘   │ • T 细胞免疫表型分析 ±TCR 基因重排等      │
                    └──────────────────────────────────────┘
```

```
┌──────────────────────┐   ┌──────────────────────┐
│ 原发性(克隆性)嗜酸     │   │ 意义未明(特发性)嗜     │
│ 性粒细胞增多症         │   │ 酸性粒细胞增多症        │
└──────────────────────┘   └──────────────────────┘
```

```
┌──────────────────────────┐   ┌──────────────────────────────┐
│ 小分子抑制剂(伊马替尼、      │   │ 一线治疗:泼尼松、羟基脲           │
│ 舒尼替尼、索拉非尼、芦可      │   │ 二线和三线治疗:干扰素、甲氨蝶呤、  │
│ 替尼等)、化疗等             │   │ 环孢素 A、硫唑嘌呤、单克隆抗体等   │
└──────────────────────────┘   └──────────────────────────────┘
```

```
┌──────────────────┐
│   造血干细胞移植    │
└──────────────────┘
```

儿童骨髓穿刺术

（刘玉峰）

第五节 慢性髓细胞性白血病

慢性髓细胞性白血病（chronic myelogenous leukemia，CML）是一种起源于多能造血干细胞的恶性克隆增殖性疾病，属于骨髓增生性疾病（myeloproliferative diseases，MPD）中较少见的类型。其临床特征为外周血白细胞数量极度增多并出现幼稚粒细胞、嗜碱性粒细胞、嗜酸性粒细胞增多，常伴有贫血、血小板增多和脾大。本病最显著的细胞遗传学特点在于存在特异性费城染色体（philadelphia chromosome，Ph），即 9 号和 22 号染色体长臂各有一段发生断裂并相互易位 [t(9;22)(q34:q11)]，结果 9 号染色体上 *ABL* 原癌基因转移至 22 号染色体断裂点集簇区（BCR），形成一个具有酪氨酸激酶活性的肿瘤性融合基因 *BCR -ABL*。不超过 5% 的 CML 患者缺乏 Ph 染色体及 *BCR-ABL* 重排，称为不典型 CML（atypical CML，aCML），预后一般很差。

CML 的发病率具有地域差异，中国约为 0.36/10 万，全球年发病率为（1.6~2）/10 万。CML 占成人白血病的 15%，男性发病较多（男：女 =1.6∶1），任何年龄均可患病，中位发病年龄 45~50 岁。儿童发病率极低，占 15 岁以下儿童白血病的 2%~3%，总发病率（0.6~1）/100 万，婴儿期罕见。

【病因和发病机制】

CML 病因至今仍不清楚，放射线、某些化疗药物可能诱发 CML。现已明确 CML 是单克隆恶性起源的造血干细胞疾病，其遗传学改变具有特征性。作为标记染色体的 Ph 承载了融合基因 *BCR-ABL* 并表达具有酪氨酸激酶活性的融合蛋白 P210，介导癌信号传导并导致CML 发生。

【诊断】

1. 临床表现 CML 自然病程分为慢性期、加速期和急变期。大约 90% 的患儿诊断时处于慢性期。与成人患者不同，儿童 CML 往往表现出更具侵袭性的特征，包括初诊时白细胞计数更高、脾大更显著，初诊时更多患儿已处于进展期。

（1）慢性期（chronic phase，CP）：起病缓慢，早期常无自觉症状，部分患儿因体检发现血象异常或脾大而就诊。早期常见症状包括乏力、头晕、腹部不适、食欲减退或消瘦，也可出现怕热、盗汗、低热及心悸等基础代谢增高的症状。最常见的体征是脾大，约半数呈巨脾，质地硬，无压痛。如出现栓塞和脾周围炎等并发症时，可有局部剧烈腹痛和压痛，严重者可发生脾出血和脾破裂。脾大程度与病情、病程及白细胞数密切相关，如脾脏达到脐部其病程至少在 6 个月以上。胸骨压痛也是常见的体征，通常局限于胸骨体。

（2）加速期（accelerated phase，AP）：以不明原因的低热、乏力、食欲减退、盗汗及消瘦为特点，伴有与白细胞不成比例的脾脏迅速肿大伴压痛、淋巴结突然肿大、胸骨压痛更明显等体征，贫血常进行性加重。

（3）急变期（blast phase，BP）：在加速期常见临床表现的基础上，出现全身骨痛，肝、脾、淋巴结进一步增大，可有皮肤结节、睾丸浸润、阴茎异常勃起及眼眶绿色瘤等髓外浸润表现。急变类型最常见为急性粒细胞性白血病变（简称急粒变），约占急变比例的 50%~60%。其次为急性淋巴细胞白血病变（简称为急淋变），约占 30%。其他少见急变类型包括粒-单核细胞变、嗜酸性粒细胞变、单核细胞变、巨核细胞变等。急变可呈现为以下几种形式①缓慢急变：经慢性期-加速期-急变期的递进发展过程，为最常见的急变形式；②迅速急变：无明确加速期过程，由慢性期直接进入急变期，发展快、预后差；③髓外急变：罕见，原始细胞在骨髓外的组织内呈弥漫性增生，形成髓肉瘤，预后差。

加速期和急变期还常见不同程度的骨髓纤维化，发生率可达80%。典型患者有进行性贫血、进行性脾大和骨髓穿刺干抽三大特征。

2. 辅助检查

(1) 外周血象及骨髓象:表现为①慢性期:诊断时外周血中白细胞数明显增加,常超过 $50×10^9$/L,约半数患者可达 $100×10^9$~$600×10^9$/L,少数患者甚至超过 $1~000×10^9$/L。细胞形态学显示中性粒细胞占白细胞总数的 90% 以上,以中幼粒和晚幼粒细胞为主,杆状核和分叶核粒细胞也多见,原始粒细胞 <10%,嗜酸性粒细胞和嗜碱性粒细胞也有不同程度的增加;红细胞和血红蛋白正常或降低,血片中可见少量有核红细胞;血小板数正常或者升高,常达 $500×10^9$~$800×10^9$/L,甚至超过 $1~000×10^9$/L。骨髓中,骨髓增生明显活跃或极度活跃,粒系显著增生,核左移现象比外周血更显著,中幼粒细胞和晚幼粒细胞为主,原始粒细胞 <10%,嗜酸性和嗜碱性粒细胞明显增多。红系早期阶段细胞增生旺盛但相对比例减少,各阶段幼红细胞均可见到,巨核细胞数增高或正常。②加速期及急变期:贫血可能加重,并出现异型红细胞增多,可出现非治疗相关的持续性白细胞计数增加,血小板计数持续减低至小于 $100×10^9$/L 或血小板增多至大于 $1~000×10^9$/L。外周血或骨髓中原始细胞比例升高,加速期原始细胞占 10%~19%,急变期原始细胞≥20%。中幼粒细胞数量减少,低分叶粒细胞和其他的畸形变化更加明显,嗜碱性粒细胞增加,晚期红系及巨核系明显受抑,骨髓纤维化进行性加重。

(2) 细胞遗传学:95% 以上患者 Ph 染色体阳性。随着病情向加速期或急变期发展常会出现其他新的染色体异常,包括双 Ph、+8、i(17q)、+19、+21 等,可单独或合并出现,常在急变期前 2~3 个月出现,有预测急变期的价值。

(3) 基因检测:实时荧光定量逆转录聚合酶链式反应(RT-PCR)等方法可检测 CML 特异的 *BCR-ABL* 基因及其表达水平,也是反映 CML 治疗后微量残留病水平的重要指标。应采用国际标准值(international scale,IS)判定和比较 *BCR-ABL* 定量检测结果。慢性期和进展期的 *BCR-ABL* 表达水平明显低于急变期。

3. 诊断和分期标准

(1) 诊断标准:典型的临床表现,合并 Ph 染色体和/或 *BCR-ABL*

融合基因阳性即可确定诊断。

（2）分期标准：见6-4。

表 6-4　CML 分期标准（WHO 2017）

分期	标准
慢性期	以下均满足：
	（1）外周血或骨髓原始细胞 <10%
	（2）未达到加速期或急变期的标准
加速期	符合以下任何一项：
	（1）外周血或骨髓有核细胞中原始细胞占 10%~19%
	（2）外周血嗜碱性粒细胞≥20%
	（3）非治疗相关的持续性血小板减少（<100×10⁹/L）或血小板增多（>1 000×10⁹/L）
	（4）非治疗相关的进行性脾大和持续性白细胞计数增加
	（5）有克隆演变的细胞遗传学证据
急变期	符合以下任何一项：
	（1）外周血白细胞或骨髓有核细胞中原始细胞≥20%
	（2）髓外原始细胞浸润
	（3）骨髓活检发现较大簇或者聚集大量原始细胞

【鉴别诊断】

1. **类白血病反应**　是机体在严重感染、中毒、恶性肿瘤、大出血、过敏性休克和某些药物等基础疾病或应激情况下发生的类似于白血病的血象变化。可有脾大、外周血白细胞总数增高，出现幼稚细胞等。但类白血病反应在控制原发病后白细胞数一般很快恢复正常，白细胞数一般在 100×10⁹/L 以内，原始粒细胞百分率不高，骨髓以成熟粒细胞增生为主。外周血碱性磷酸酶积分增高，无 Ph 染色体及 *BCR-ABL* 融合基因。

2. **真性红细胞增多症及原发性血小板增多症**　Ph 染色体及 *BCR-ABL* 基因检测结果可资鉴别。

3. **幼年型粒-单核细胞白血病**　主要发生在 3 岁以下婴幼儿,可能存在黄色瘤或咖啡斑等皮肤损害,外周血单核细胞绝对计数增高,无 Ph 染色体和 *BCR-ABL* 融合基因,多数病例可检出 *RAS/PTPN11/NF1/CBL* 基因突变,体外细胞集落培养显示出对 GM-CSF 的高敏性。

4. **其他**　CML 的脾大还应与肝硬化、血吸虫病、黑热病及肝糖原累积症等鉴别。CML 合并脾梗死引起的左上腹剧痛应与相关急腹症相鉴别。由于 CML 有特殊血象及遗传学改变,容易鉴别。

【治疗】

1. **一般治疗**　加强护理,清淡易消化饮食,多休息及多饮水等。

2. **慢性期治疗**

(1) 酪氨酸激酶抑制剂(tyrosine kinase inhibitor,TKI):TKI 彻底改变了 CML 的治疗模式,极大地改善了患者预后。伊马替尼为第一代 TKI,是第一个正式被批准用于治疗 CML 的 TKI,也是目前最常用的一线 TKI 药物。伊马替尼通过竞争性结合 BCR-ABL 蛋白上的 ATP 结合位点,阻断 ABL 酪氨酸激酶及其下游分子的持续磷酸化,诱导 CML 细胞凋亡。研究显示,慢性期 CML 患儿伊马替尼一线治疗的 5 年总生存率可达 90% 以上,3 个月时完全血液学反应(complete hematologic remissions,CHR)率达 89%,12 个月和 36 个月时的完全细胞遗传学反应率(complete cytogenetic response,CCyR)分别为 63% 和 86%,18 和 36 个月时的主要分子学反应率(main molecular response,MMR)分别为 59% 和 74%,证实伊马替尼在儿童 CML 中具有良好的治疗反应。儿童 CML 患者伊马替尼剂量一般为 260~340mg/(m²·d)(最大剂量不超过 600mg)。主要副作用包括骨髓抑制、胃肠道反应、水肿、肌肉痉挛、皮疹及肝功能受损等。

目前尚缺乏儿童 TKI 治疗的反应标准,可参照《成人慢性髓性白血病中国诊断与治疗指南(2020 版)》进行评估。对于未达到理想反应的患者,首先应考虑是否出现 BCR-ABL1 酪氨酸激酶结构域(tyrosine kinase domain,TKD)突变。对于伊马替尼耐药、治疗失败的 CML 患者建议改用二代酪氨酸激酶抑制剂,如尼洛替尼或达沙替尼,或考虑造血干细胞移植。目前达沙替尼和尼洛替尼也已经被 FDA 批准作为儿童 CML 患者的治疗药物。儿童应用二代 TKI 的推荐剂量：达沙替尼 $60mg/(m^2 \cdot d)$（最大剂量 100mg）；尼洛替尼每次 $230mg/m^2$（最大剂量 400mg），一天 2 次。

（2）异基因造血干细胞移植（allogeneic hematopoietic stem cell transplantation，allo-HSCT）：是目前唯一可以根治 CML 的治疗手段。但是由于移植风险高以及 TKI 的出色疗效，allo-HSCT 地位逐渐下降，在成人 CML，allo-HSCT 目前作为二线 TKI 治疗失败后的三线治疗选择。然而，儿童患者 TKI 服药时间远远长于成人，并且大部分在生长发育的关键阶段服药，这可能会增加各种已知或未知的远期不良反应。且近年来，随着移植相关支持治疗的进步以及降低预处理强度 HSCT 等的进展，儿童患者移植生存率可能进一步提高，目前对 TKI 治疗有反应的儿童 CML 患者是否进行 allo-HSCT 仍存在争议。COG 指南推荐以下情况可以考虑移植，①诊断时处于 AP 或 BP 期；②CP 一旦进入 AP 或 BP 期；③TKI 治疗失败（未达到缓解标准或疾病进展）；④发生不能耐受的 TKI 不良反应；⑤患者意愿（对初诊 CML-CP 的患者家长应详细讲明各种治疗手段的利弊）。

（3）其他治疗。①羟基脲：可以缓解症状，但不能消除 Ph 染色体和根治 CML。使用剂量和方法见本章"第二节　真性红细胞增多症"、"第三节　原发性血小板增多症"。②干扰素 α（interferon-α，IFN-α）：是一种天然的细胞因子，有抗病毒、抑制细胞增殖、免疫调节和诱导分化作用，曾作为不能进行异基因造血干细胞移植的 Ph⁺ CML 患者的一线治疗药物。使用 IFN-α 获得主要细胞遗传学反应（MCyR）或者 CCyR 的患者生存时间都有显著提高，但因最终获得 CCyR 的比率仅 10% 且副作用较大，目前已趋于弃用。③高白细胞血症：CML 发生血栓及白细胞瘀滞的风险较低，早期羟基脲的应用及水化即能降低细胞数。如出现典型白细胞瘀滞症状（如呼吸窘迫、阴茎异常勃起、脑栓塞等）可考虑应用白细胞分离术联合羟基脲和水化，并尽早应用 TKI。

3. 加速期治疗

（1）参照患者既往治疗史、基础疾病以及 BCR-ABL 激酶突变情况选择适合的 TKI。

（2）异基因造血干细胞移植。

4. 急变期治疗

（1）参照患者既往治疗史、基础疾病以及 BCR-ABL 激酶突变情况选择适合的 TKI。

（2）根据急变类型选用化疗方案并联合伊马替尼治疗。

（3）缓解后尽早行异基因造血干细胞移植。

5. 疗效标准

（1）完全血液学缓解：①外周血细胞计数完全恢复正常，白细胞计数在同年龄阶段正常范围内；②血小板计数在正常范围内，$<450 \times 10^9/L$；③外周血中无幼稚细胞如中幼粒细胞、早幼粒细胞或者原始细胞；④无疾病的症状、体征，可触及的脾大已消失。

（2）细胞遗传学反应。①完全反应：无 Ph 阳性中期分裂象；②部分反应：1%~35% Ph 阳性中期分裂象；③轻微反应：>35%~65%Ph 阳性中期分裂象。

（3）分子学反应。①完全分子学反应：在可扩增 ABL 转录本水平下无法检测到 BCR-ABL 转录本；②主要分子学反应：BCR-ABL（IS）≤0.1%（ABL 转录本 >10 000）。

➤ 附：CML 诊治流程图

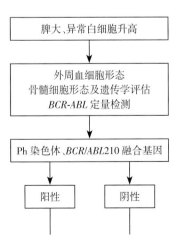

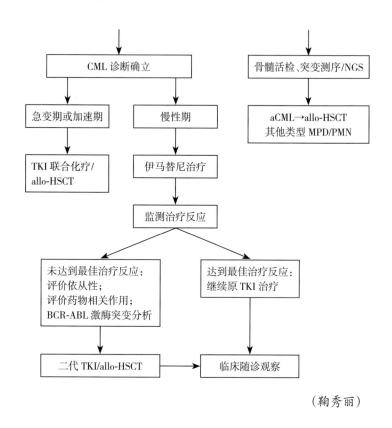

（鞠秀丽）

第六节　幼年型粒-单核细胞白血病

幼年型粒-单核细胞白血病（juvenile myelomonocytic leukemia，JMML）是一种儿童罕见的克隆性造血干细胞增生异常性肿瘤，占儿童血液系统恶性肿瘤的 2%~3%。根据世界卫生组织（WHO）髓细胞性肿瘤及白血病诊断标准，JMML 属于骨髓增生异常综合征（MDS）/骨髓增生性肿瘤（MPN）的亚类型，多发生于婴幼儿期，具有慢性髓细胞性白血病（CML）及慢性粒-单核细胞白血病（CMML）的部分临床及生物学特点。临床表现以幼年起病（就诊中位年龄为 2 岁），男孩多见[男女比例为(2~3):1]，肝脾大，血象异常（白细胞升高，外周血单核细胞增多，血小板减少及幼稚细胞比例增高），皮肤及肺侵犯为主要表现,皮肤侵犯以咖啡牛奶斑、神经纤维瘤、丘疹、结节或类湿疹样皮疹为主。大约 90% 的 JMML 儿童在 RAS 信号通路的基因中存在体细胞及胚系突变,为疾病的确诊带来了很大方便。此病临床表现异质性大,轻者可自愈,重者甚至来不及等待造血干细胞移植就已死亡。除了异基因造血干细胞移植外,目前尚无有效改善预后的药物治疗证据,且移植后容易复发,整体移植后生存率仅 50%~60%。

【病因和发病机制】

该病病因不明,目前发现 JMML 以骨髓祖细胞对粒-巨噬细胞集落刺激因子(GM-CSF)高度敏感和 Ras/丝裂原活化蛋白激酶(MAPK)信号通路的病理性活化为特征,涉及的基因包括 *NF1*、*NRAS*、*KRAS*、*PTPN11* 以及新近发现的 CBL,且 90% 的 JMML 病例可通过分子生物学方法得到诊断。另外,大约 25% 的患者存在 7 号染色单体,且大约有 10% 的患者存在其他染色体异常包括 t(1;13)、t(7;12)、t(7;20)、+13、+21 及 +8 等,但染色体异常与 JMML 发病机制的相关性尚不清楚。国际 JMML 协作组已将以上遗传学异常作为重要诊断依据,为治疗提供了潜在的靶标。

【诊断】

临床表现无特异性,需要综合症状、体征及实验室检查做出诊断。

1. **临床表现**　起病可急可缓,最主要表现是肝、脾、淋巴结肿大。患儿起病时常因合并感染而伴有发热、咳嗽、腹胀等不适,多伴有支气管炎或肺炎、肺部浸润的症状。皮肤损害也是常见且重要的特征,表现多为面部斑丘疹或湿疹样皮疹,也可见化脓性皮疹、黄色瘤、咖啡牛奶斑。部分病例可以顽固腹泻、骨筋膜炎等为首发症状。

2. **辅助检查**

(1)血常规:白细胞计数升高,多数在 $50×10^9$/L 以下,单核细胞比例增多,不同程度的贫血和/或血小板减少。

(2)外周血细胞形态:可见数量不等的髓系幼稚细胞和幼红细胞。

（3）骨髓检查：骨髓增生多活跃，粒系增生，单核系幼稚细胞增多，比例5%~10%，巨核细胞减少，可见病态造血。骨髓活检在部分患儿可见纤维增生。

（4）染色体检查：常规染色体检查或FISH检查可以发现7号染色体缺如或其他染色体异常，如t(1;13)、t(7;12)、t(7;20)、+13、+21及+8等，但无Ph染色体，即t(9;22)。

（5）基因检查：约90%的JMML患者可发现 *NF1*、*NRAS*、*KRAS*、*PTPN11* 及 *CBL* 的基因缺失或突变，这些突变通常是独立存在的，另外有少数患者未检测出明确分子学改变。

（6）细胞集落培养：以甲基纤维素为载体，在缺乏外源性造血因子的情况下，粒-巨噬细胞集落形成单位（colony-forming unit-granulocyte/macrophage，CFU-GM）可大量自发生长，而正常造血祖细胞生长受抑，这种自发生长不是因为培养体系粒细胞-巨噬细胞集落刺激因子（GM-CSF）浓度增加而是由于粒-单核祖细胞对GM-CSF的敏感性增加所致。JMML细胞的这种自发克隆生长特性很少见于其他MPD、Ph⁺ CML及正常人，经长期培养仍能保持单克隆性质，因此细胞培养粒-单核克隆自发生长对JMML的诊断起重要作用。GM-CSF抗体可选择性抑制JMML克隆生长，而其他生长因子抗体不能抑制其克隆生长。

（7）其他：HbF增多，HbA2减低，免疫球蛋白可见多克隆增加，血清溶菌酶增加，但以上均非特异性表现。

3. 诊断标准

（1）1997年国际JMML协作组制定标准如下：①临床特征，肝、脾、淋巴结肿大，苍白，发热及皮肤损害；②最低实验室标准（满足全部3个条件），Ph⁻或 *BCR/ABL* 阴性、外周血单核细胞计数 $>1\times10^9$/L及骨髓原始细胞 <20%；③明确诊断需要的标准，HbF较同年龄者增加、外周血涂片可见髓系幼稚细胞、白细胞 $>10\times10^9$/L、克隆性异常（包括单体7）及体外培养髓系细胞对GM-CSF高度敏感。

（2）JMML的现行诊断标准见表6-5，当患儿满足第1类中的所有标准和第2类中的1项标准时，即可诊断JMML。如果不满足第 2 类中的标准,则还需满足第 3 类中合并染色体异常或其他至少 2 项标准。对于不伴有脾大的患儿,必须满足第 1 类中的其他所有标准和第 2 类中的 1 项标准或者第 3 类中至少 2 项标准。

表 6-5　JMML 诊断标准

第 1 类(必须同时符合下述所有标准)	第 2 类(必须至少具有 1 项)	第 3 类(满足第 1 类的条件下)
1. 外周血单核细胞绝对计数≥1.0×10⁹/L 2. 骨髓和外周血原始细胞均 <20% 3. 脾肿大* 4. BCR/ABL 融合基因阴性或 Ph 染色体阴性	1. *PTPN11*、*K-RAS*或 *N-RAS*基因体细胞突变 2. 临床诊断 NF1 或存在 *NF1* 胚系突变 3. CBL 生殖系突变伴 *CBL* 基因杂合缺失#	7 号染色单体或其他染色体异常或满足以下 2 条 1. 外周血 HbF 高于同年龄正常值 2. 外周血涂片可见髓系原始细胞 3. 克隆分析显示对 GM-CSF 高度敏感 4. STAT5 高度磷酸化

注:*需排除胚系突变(即努南综合征);#偶有剪接位点的缺失。

【鉴别诊断】

1. **努南综合征伴有骨髓增殖性病变**(NS/MPN)　对于突变的患儿需要注意患儿胚系细胞是否带有这些突变,如果突变来自胚系突变,结合相应的临床特点将被诊断为 NS/MPN。

2. **传染性单核细胞增多症**　临床也有发热、肝、脾、淋巴结肿大等,但外周血异形淋巴细胞增多、没有幼稚细胞,骨髓原始细胞不增多、没有染色体及基因改变等,经抗病毒等治疗可以很快好转或痊愈。

3. **慢性髓细胞性白血病**　有类似 JMML 的临床表现,但 CML 起病缓、病程长、白细胞增多及脾大更显著,常为巨脾,皮肤及淋巴组织受累少见,遗传学检查发现 t(9;22)或 *BCR/ABL* 阳性等可资鉴别。

4. **朗格汉斯组织细胞增生症**　可表现为肝、脾大,皮肤损害,白细胞、单核细胞增多,但绝大多数患儿有骨骼损害,且在骨髓、脾、皮肤等组织中可见 CD207(Langerin)阳性的朗格汉斯细胞。

5. 类白血病反应　婴幼儿可有肝脾大，血小板减少，但往往存在慢性感染病灶，无单核细胞增高及 HbF 明显增高。

【治疗】

1. 造血干细胞移植　JMML 化疗效果不佳，造血干细胞移植是目前唯一明确能改善预后的治疗方法。一般认为，具有高危因素的患者需尽快移植，临床高危因素包括：发病年龄 > 2 岁，血小板 <30×10⁹/L，HbF>10%。此外，随着 RAS 通路相关基因被证实与 JMML 密切相关，基因与预后也有一定的相关性，如 *PTPN11* 体细胞突变通常预后不良；*NF1* 突变预后不佳且移植相关死亡率较高；*KRAS* 突变患儿起病年龄小，病情变化较快且合并 7 号染色单体多，但移植后复发较少；*NRAS* 体细胞突变异质性大，多数疾病进展快、预后不良。除了单一 *RAS* 突变外，一些患儿常有 RAS 途径复合突变，即存在两个及两个以上 *RAS* 基因异常，最常见的是 *PTPN11* 突变伴有 NF 单倍体剂量不足，往往预后较差。但是，少数 RAS 生殖细胞突变的患儿预后良好，具有自愈倾向，无须进行移植治疗，可密切随访，一旦出现疾病进展建议移植治疗。部分 HbF 表达低、血小板计数高的 RAS 体细胞突变的 JMML 患者不移植也可长期生存。

2. 移植前化疗　目前并不推荐移植前采用强化疗治疗，移植前化疗并不能显著改善 JMML 的总体生存率，中、小剂量的化疗常被推荐用于减少肿瘤负荷，控制脾脏进行性增大。

3. 脾切除　移植前是否脾切除仍存在争议，一般认为移植前是否行脾切除与预后无关。故一般只有在脾脏明显肿大入盆腔且伴有脾功能亢进或血小板输注无效时才考虑脾脏切除。

4. 靶向治疗　RAS 通路的过度活化是导致 JMML 的重要原因。JMML 靶向治疗主要是抑制 RAS 及其通路中的相关蛋白。对于存在 *JAK* 突变、*ALK* 突变的患儿，推荐靶向药物芦可替尼、克唑替尼。RAS 下游 MEK 抑制剂曲美替尼相关研究正在进行中。

➤ 附:JMML 诊治流程图

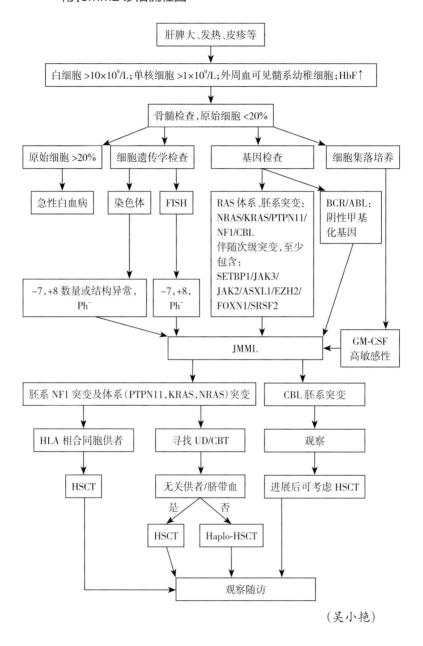

肝脾大、发热、皮疹等

白细胞 >10×10⁹/L;单核细胞 >1×10⁹/L;外周血可见髓系幼稚细胞;HbF↑

骨髓检查,原始细胞 <20%

原始细胞 >20%　　细胞遗传学检查　　基因检查　　细胞集落培养

急性白血病　　染色体　　FISH

RAS 体系、胚系突变:
NRAS/KRAS/PTPN11/
NF1/CBL
伴随次级突变,至少
包含:
SETBP1/JAK3/
JAK2/ASXL1/EZH2/
FOXN1/SRSF2

BCR/ABL:
阴性甲基
化基因

-7,+8 数量或结构异常,
Ph⁻

-7,+8,
Ph⁻

JMML

GM-CSF
高敏感性

胚系 NF1 突变及体系(PTPN11,KRAS,NRAS)突变　　CBL 胚系突变

HLA 相合同胞供者　　寻找 UD/CBT　　观察

HSCT　　无关供者/脐带血　　进展后可考虑 HSCT

是　　　否

HSCT　　Haplo-HSCT

观察随访

（吴小艳）

第七节 骨髓增生异常综合征

骨髓增生异常综合征(myelodysplastic syndrome, MDS)是一组起源于造血干/祖细胞的异质性克隆性疾病,其生物学特征是髓系细胞(粒系、红系和巨核系)一系或多系发育异常和无效造血,特征性病理生理改变是病态造血、不同程度的外周血细胞减少、可伴有原始细胞增多以及白血病恶性转化的高度危险性。儿童期 MDS 非常少见,约占造血系统恶性肿瘤的 5%。儿童 MDS 与成人有巨大差异,血细胞发育异常的形态学改变是儿童 MDS 最基本的特点,但其本质是"造血功能异常"。2001 年 WHO 专家组明确提出 MDS 是源于克隆性造血干/祖细胞发育异常(dysplasia)的疾病,将 MDS 归入"造血系统肿瘤性疾病"范畴,国际儿童肿瘤组织在 2005 年将儿童骨髓增生异常/骨髓增生性疾病划入肿瘤类疾病,2008 年 WHO 修订了儿童 MDS 的分类标准,将儿童 MDS 作为一个相对独立的分型。

【病因和发病机制】

发病率报道较少但总体较低,是一种少见疾病,占儿童造血系统肿瘤的比例不足 5%,预计发病率为 $1/10^6 \sim 2/10^6$。MDS 病因尚不清楚,可能与染色体异常、基因改变、某些药物(烷化剂)、放射损伤、某些遗传性疾病(如遗传性骨髓衰竭性疾病)、某些病毒感染(如 CMV、HPV B19、EBV)有关。其中原因不明者为原发性 MDS,如有确切的前驱疾病或诱发因素则称为继发性 MDS。

【诊断】

1. **临床表现** 绝大多数患儿以不同程度的贫血为主要临床症状,呈渐进性或慢性过程,表现为面色苍白或苍黄、头晕、乏力、活动后气促及心悸等。由于常伴有血小板减少,约半数以上患儿有出血症状:早期以皮肤黏膜、牙龈出血或鼻出血为主,少数患儿出现关节腔出血导致关节肿痛,女性患者也会出现月经过多症状,极少数患者在病情发展到晚期时,出现脏器出血导致死亡。另外,患者因粒细胞减少或功能异常较易发生感染,真菌感染在疾病后期较普遍,脓毒血症常为疾病终末期的并发症和主要的死亡原因。体检时 MDS 患儿肝、脾可有轻或中度肿大,1/3 病例有无痛性淋巴结肿大,个别患儿可有胸骨压痛。

2. 辅助检查

(1) 常规检查:血常规、网织红细胞计数、肝肾功能,有重金属接触史的患儿还应检测微量元素如血铅等。血常规显示 1~3 系血细胞减少,贫血常为大细胞性或正细胞性,网织红细胞计数可以正常或轻度升高。

(2) 外周血细胞形态学检查:异常改变多样。包括:①红系,卵圆形巨红细胞、小细胞低色素性改变、嗜碱性点彩及有核红细胞;②粒系(计数 200 个有核细胞),幼稚中性粒细胞、低颗粒化的中性粒细胞、Pelger-Huët 样畸形的中性粒细胞(分两叶)及单核细胞增多;③巨核系,可能见到微小巨核细胞。

(3) 骨髓细胞学检查:一系或多系血细胞发育不良是诊断 MDS 的基本条件,骨髓涂片形态学检测仍是 MDS 诊断和分型最基本和最重要的手段。骨髓涂片用以评估原始幼稚细胞、单核细胞及环形铁粒幼红细胞比例,以及各系病态造血情况。骨髓增生可活跃或低下,可能存在原始细胞比例增高并出现 Auer 小体,具有 1~3 系病态造血现象且各系形态异常的细胞比例≥10%,具体包括:①红系计数 100 个有核红细胞,巨幼样变、核出芽、多核细胞和核碎裂细胞≥10%;②粒系计数 100 个中性粒细胞,胞质内无颗粒或少颗粒、假 Pelger-Huët 异常和高分叶核细胞≥10%;③巨核系计数至少 25 个巨核细胞,≥10% 的细胞为小巨核细胞。

(4) 骨髓活检:骨髓活检是对骨髓涂片细胞学必要的补充,所有怀疑 MDS 的患儿均应接受骨髓病理活检,有助于排除其他导致血细胞减少的疾病或因素,并提供患儿骨髓内细胞增生程度、巨核细胞数量、原始细胞群体、骨髓纤维化及肿瘤骨髓转移等重要信息。利用特异性酶标免疫组化技术检测造血祖细胞标志(CD34)、巨核细胞标志(CD31、CD42、CD61)及类胰蛋白酶(肥大细胞相关抗原),在诊断困难的情况下,尚可检测其他谱系特异性抗体,例如 CD3、CD20、CD25 及

CD117 等。未成熟祖细胞异常定位(atypical localization of immature progenitor cells, ALIP)也是骨髓活检的检测项目之一,其最初定义并不包括描述血管或内膜表面附近的祖细胞,然而在实际应用时却往往将这些部位的祖细胞也包括在内。

(5)流式细胞术:流式细胞术(flow cytometry, FCM)对 MDS 诊断和预后评估都具有一定的意义。流式细胞术在 MDS 中最重要的应用是定性和定量评估 CD34$^+$ 祖细胞、成熟骨髓细胞以及单核细胞。当骨髓制片欠佳或者单核细胞极端不成熟时,应用流式细胞术进行定量评估则显得尤为必要。MDS 异常克隆发生于多能干细胞,但以髓系干细胞异常为主,MDS 患儿通常存在两系或三系的免疫表型异常。

(6)细胞遗传学检查:染色体检查对 MDS 诊断具有重要的甚至是决定性的作用,约有 50% MDS 患者存在核型异常,因此应对所有疑诊 MDS 的患者进行染色体核型分析。MDS 是一种骨髓衰竭性疾病,常规细胞遗传学检测常常难以获得可分析的分裂象,因此除常规染色体核型分析计数外,荧光原位杂交(FISH)应作为疑似 MDS 患者的必要检测项目。维也纳 MDS 最低诊断标准规定染色体核型分析需要检测 20~25 个骨髓细胞的中期分裂象,确认异常克隆需要在≥2 个骨髓细胞中获得相同染色体增加或结构异常,或在≥2 个骨髓细胞中发现相同的染色体丢失;复杂染色体异常则为在≥2 个骨髓细胞中出现 3 条以上独立染色体异常;而克隆演变是在 2 个以上细胞中出现新的克隆性改变。常见染色体异常包括 −7/7q−、+8、−21 和 5/5q−,染色体异常也是 MDS 危险度的重要标志(表 6-6)。

表 6-6　MDS 细胞遗传学预后资料

危险组	核型	中间存活期/月	25% 的患者转变为 AML 的时间/月
预后良好组	5q,12p−,20q−,Y,11q−,t [11(q23)],正常,包括 5q− 的任何 2 种核型异常	51	71.9

续表

危险组	核型	中间存活期/月	25%的患者转变为 AML 的时间/月
中间-1 型组	+1q、3q21/q26、+8、t(7q)、+19、21。任何其他单一染色体异常，不包括 5q 或 7 号染色体的任何 2 种染色体异常	29	16
中间-2 型组	X、−7 或 7q，任何伴有 −7 或者 7q− 的 2 种染色体异常的复杂核型	15.6	6
预后不良组	3 种以上染色体异常的复杂核型	5.9	2.8

（7）造血干、祖细胞培养：①CFU-GEMM、BFU-E、CFU-E、CFU-GM、CFU-MK 集落减少或无生长；②CFU-GM 集簇增多；③CFU-GM 集落内细胞分化成熟障碍，主要由原始细胞组成；④对造血刺激因子反应异常；⑤在 Dexter 长期培养体系中不能形成健康的黏附层。

（8）基因检查：采用基因芯片或其他分子生物学方法可以检出至少十余种基因突变或重排（表 6-7）。

表 6-7　MDS 常见基因突变或重排

基因	染色体定位	总体预计发病率	说明
TET2	4q21	25%	迄今 MDS 中最常见突变
RUNX1	21q22	7%~15%	继发性 MDS 中更常见
TP53	17p13	5%~15%	继发性 MDS 中更常见
ASXL1	20q11.1	11%	多齿状组
CSF1R	5q33~q35	8%	A.K.A,c-FMS,CD115
NRAS	1p13.2	5%	继发性 MDS 中更常见
JAK2	9p24	<5%	在 MPN/MDS 重合时更常见，即 RARS-T
MDS1-EVI1	3q26	1%~3%	有许多变异体，与血小板增多有关
ATRX	Xq13.1~q21.1	不常见	α 地中海贫血表型/MCV 降低
NUP98	11p15.5	不常见	NUP98-HOX13 小鼠发生 MDS
1ER3	6p21.3	不常见	表达异常较突变更常见

（9）其他：胎儿型血红蛋白、血清铁蛋白、促红细胞生成素（EPO）、叶酸和维生素 B_{12} 测定，以及病毒学检测等，虽然对 MDS 诊断无特异性意义，但对病情及预后判断有一定指导意义。

3. **临床分型** 儿童 MDS 的发病率、遗传学改变及治疗目标与成人有显著不同（具体见表 6-8），有其特有的临床分型。根据外周血或骨髓中原始细胞增多程度，或细胞形态学异常特征等诊断分型条件，儿童 MDS 可分为以下主要类型：①儿童难治性血细胞减少症（refractory cytopenia of childhood，RCC），外周血原始细胞 <2%，骨髓原始细胞 <5%；②难治性贫血伴原始细胞增多（refractory anaemia with excess of blasts，RAEB），外周血原始细胞 >2%，骨髓原始细胞 5%~19%；③RAEB 向白血病转化或转化中的 RAEB（RAEB in transformation，RAEB-t），骨髓原始细胞 20%~29%；④难治性贫血伴环状铁粒幼红细胞增多（refractory anaemia with ringed sideroblasts，RARS），外周血原始细胞 <2%，骨髓原始细胞 <5%，骨髓环状铁粒幼红细胞≥15%。

表 6-8　成人与儿童 MDS 差异

标准	成人 MDS	儿童 MDS
细胞遗传学异常检出率	30%~50%	50%
Ras 基因突变	常见	少见
5q 缺失	20%	小于 2%
7 号染色体单体(−7)	8%~10%	30%
RARS 比例	20%~25%	小于 2%
治疗目标	常是姑息治疗	常是根治治疗

4. **诊断标准** MDS 尚没有完善的诊断标准，需要根据临床表现并结合骨髓细胞形态学、病理学、细胞遗传学、免疫学、基因分析以及临床随访结果作出综合判断，同时要排除其他相关疾病。2003 年，Hasle 等提出儿童 MDS 的最低诊断标准目前仍然适用，认为至少符合以下 4 项中的任何 2 项：①持续不可解释的血细胞减少（中性粒细胞

减少、红细胞减少或贫血、血小板减少);②至少二系有发育不良的形态学特征;③造血细胞存在获得性克隆性细胞遗传学异常;④原始细胞增高。

【鉴别诊断】

1. **再生障碍性贫血(AA)**　AA 与 MDS 很多时候鉴别非常困难。AA 骨髓增生普遍低下或灶性低下,若穿刺部位增生活跃则必须有巨核细胞减少,病态造血现象少见且轻微,CD34 细胞比例更低,骨髓活检没有未成熟祖细胞异常定位(ALIP),没有染色体数量或结构异常。

2. **阵发性睡眠性血红蛋白尿(PNH)**　儿童罕见,可能有一过性或睡眠时发生的血尿或血红蛋白尿,可出现全血细胞减少和病态造血,但 PNH 检测可发现 CD55$^+$、CD59$^+$ 细胞减少,哈姆试验阳性及血管内溶血表现。

3. **低增生性白血病**　发病通常更急,骨髓原始细胞比例达急性白血病的诊断标准,病态造血现象很少见。

【治疗】

异基因造血干细胞移植是目前唯一可治愈 MDS 的方法,但对于大多数病情平稳、主要表现为难治性血细胞减少且没有转化为恶性肿瘤的患儿,治疗以纠正贫血和提高生活质量为主;对于有明确转化为白血病征象的患儿,治疗目标是清除肿瘤细胞,恢复正常造血功能。

1. **支持治疗**

(1) 造血生长因子治疗:包括重组人促红细胞生成素、粒细胞集落刺激因子和粒-单核细胞集落刺激因子、促血小板生成素、白介素-11、白介素-3 等,这些生长因子能有效提高 MDS 患者血细胞数量,减少输血次数,提高生活质量。至于药物使用剂量、疗程尚无推荐方案,多根据病情决定用药时机和疗程,采用常规用药剂量。

(2) 成分输血:对于难治性贫血及血小板过低的患儿,成分输血或血小板悬液是主要的支持治疗手段,但需避免过度治疗。

(3) 去铁治疗:去铁治疗的必要性仍存在争议,有研究显示对 MDS 低危患者进行去铁治疗,能有效提高生存率。对于长期输注红细胞的患儿可定期监测血清铁蛋白,当血清铁蛋白 >1 000μg/L,可使用去铁胺、地拉罗司等药物治疗,以减轻铁沉积对于肝脏及心脏等重要脏器的损害。

(4) 维生素治疗:形态学有巨幼样红细胞改变或伴有血清叶酸、维生素 B_{12} 水平降低的患儿可用叶酸和维生素 B_{12} 治疗,对 RARS 患儿可采用大剂量维生素 B_6 治疗。

2. 异基因造血干细胞移植 目前尚无疗效确切的儿童 MDS 药物疗法,故异基因造血干细胞移植是唯一可能根治该病的疗法。儿童 RAEB 和 RAEB-t 移植后的完全缓解率可达到 80%,60%~70% 可获得长期无病生存。由于造血干细胞移植存在较高临床风险,适应证暂时限于达到一定严重程度或存在明显不良预后因素的病例,包括输血依赖的 RCC、伴有预后不良的染色体异常(−7,复杂核型等)、疾病进展到 RAEB 和 RAEB-t。

3. 免疫抑制治疗(immunosuppressive therapy,IST) 近年临床资料显示,以马-抗胸腺细胞球蛋白(H-ATG)联合环孢菌素 A(CsA)的 IST 治疗 RCC,可使 60% 以上病例获得造血功能恢复或明显改善,个别患儿 IST 治疗后 7 号染色体单体消失,并获得血液学完全缓解。MDS 和获得性再生障碍性贫血的 IST 疗法类似,一般主张抗胸腺细胞球蛋白(ATG)+CsA 的联合疗法。由于目前 H-ATG 在国内外已停止供应,可采用兔-ATG(R-ATG),2.5~3.5mg/(kg·d),每天缓慢静脉滴注 12 小时,连续 5 天;也可采用 R-ATG,连续 4~5 天。CSA 剂量为 3~6mg/(kg·d),注意调节剂量使药物浓度维持于 100~200ng/ml,持续治疗 6 个月以上,待外周血象达到平台期之后,方可考虑缓慢减量。IST 显效时间至少出现于治疗后 1~2 个月以上。IST 治疗仅限于 RCC,其确切疗效、疗效持续时间及病例选择等问题有待于后续大样本临床研究结果进一步阐明。此外,由于 ATG 制剂尚未将 MDS 药物治疗纳入说明书范围,因此,临床需要慎重选择合适病例,做好必要的告知解释和签署知情同意书等规范手续,并采用比较全面的不良反应防治措施,以确保医疗安全。

4. 免疫调节治疗 来那度胺(lenalidomide)为沙利度胺的衍生物,已作为 5q-且输血依赖性低危组成人 MDS 患者的首选治疗,但目前在国内外尚无儿童用药的研究报道。

5. **去甲基化治疗**　常用的去甲基化药物包括地西他滨(decitabine)和阿扎胞苷(azacitidine, AZA)。文献报道该类药物用于治疗成人MDS,可能降低向 AML 进展的风险。目前仅有 AZA 应用于儿童 MDS 的报道,对于儿童 MDS 仍缺乏足够的疗效经验及安全性方面的资料验证,应用于儿童 MDS 需要慎重考虑。

➢ 附:MDS 诊治流程图

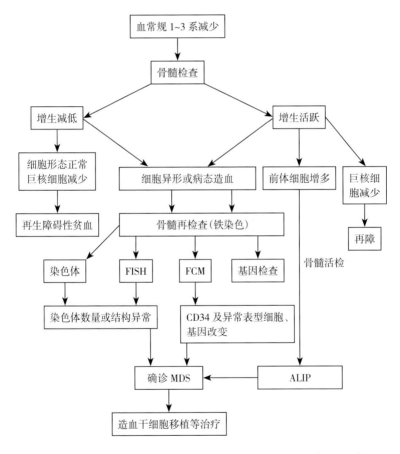

(吴小艳)

参考文献

［1］KILLICK SB,WISEMAN DH,QUEK L,et al. British Society for Haematology guidelines for the diagnosis and evaluation of prognosis of adult myelodysplastic syndromes. Br J Haematol,2021,194:282-293.

［2］ARBER DA,ORAZI A,HASSERJIAN R,et al. The 2016 revision to the World Health Organization classification of myeloid neoplasms and acute leukemia. Blood,2016,127(20):2391-2405.

［3］中华医学会儿科学分会血液学组,《中华儿科杂志》编辑委员会. 儿童骨髓增生异常综合征诊断与治疗中国专家共识(2015年版). 中华儿科杂志,2015,53(11):804-809.

［4］中华医学会血液学分会. 骨髓增生异常综合征中国诊断与治疗指南(2019年版). 中华血液学杂志,2019,40(2):89-97.

［5］TEFFERI A,BARBUI T. Polycythemia vera and essential thrombocythemia: 2017 update on diagnosis,risk-stratification,and management. Am J Hematol,2017,92(1):94-108.

［6］GISSLINGER H. Pre-PMF emerging as important subgroup of MPN. Blood,2017,129(24):3142-3144.

［7］DANIEL AA,ATTILIO O,ROBERT H,et al. The 2016 revision to the World Health Organization classification of myeloid neoplasms and acute leukemia. Blood,2016,127(20):2391-2405.

［8］中华医学会血液学分会白血病淋巴瘤学组. 真性红细胞增多症诊断与治疗中国专家共识(2016年版). 中华血液学杂志,2016,37(4):265-268.

［9］DANIEL AA,ATTILIO O,ROBERT H,et al. The 2016 revision to the World Health Organization classification of myeloid neoplasms and acute leukemia. Blood,2016,127(20):2391-2405.

［10］MOULARD O,MEHTA J,FRYZER J,et al. Epidemiology of myelofibrosis, essential thrombocythemia,and polycythemia vera in the European Union. Eur J Haematol,2014,92(4):289-297.

［11］BARBUI T,THIELE J,VANNUCHHI AM,et al. Rethinking the diagnostic criteria of polycythemia vera. Leukemia,2014,28(6):1191-1195.

[12] BARBUI T,THIELE J,CAROBBIO A,et al. Masked polycythemia vera diagnosed according to WHO and BCSH classification. Am J Hematol,2014, 89(2):199-202.

[13] 中华医学会血液学分会白血病淋巴瘤学组.原发性血小板增多症诊断与治疗中国专家共识(2016年版).中华血液学杂志,2016,37(10):833-836.

[14] VANNUCCHI AM,BARBUI T,CERVANTES F,et al. Philadelphia chromosome-negative chronic myeloproliferative neoplasms:ESMO Clinical Practice Guidelines for diagnosis,treatment and follow-up. Ann Oncol, 2015,26(5):85-99.

[15] ALIMAM S,WILKINS BS,HARRISON CN. How we diagnose and treat essential thrombocythaemia. Br J Haematol,2015,171(3):306-321.

[16] BESSES C,HERNÁNDEZ-BOLUDA JC,PÉREZ ENCINAS M,et al. Current opinion and consensus statement regarding the diagnosis,prognosis, and treatment of patients with essential thrombocythemia:a survey of the Spanish Group of Ph-negative myeloproliferative Neoplasms(GEMFIN)using the Delphi method. Ann Hematol,2016,95(5):719-732.

[17] 廖清奎.儿科症状鉴别诊断学.3版.北京:人民卫生出版社,2016:260-264.

[18] 中华医学会血液学分会白血病淋巴瘤学组.嗜酸粒细胞增多症诊断与治疗中国专家共识(2017年版).中华血液学杂志,2017(38):561-565.

[19] SHOMLI W,GOTLIB J. World Health Organization-defined eosinophilic disorders:2019 update on diagnosis,risk stratification,and management. Am J Hematol,2019,94(10):1149-1167.

[20] BARBUTI T,THIELE J,GISSLINGER H,et al. The 2016 WHO classification and diagnostic criteria for myeloproliferative neoplasms: document summary and in-depth discussion. Blood Cancer J,2018,8(2): 6-15.

[21] 玄立田,刘嵘.嗜酸性粒细胞增多综合征的治疗进展.国际儿科学杂志,

2020,47(11):764-767.

［22］ATHALE U,HIJIYA N,PATTERSON BC,et al. Management of chronic myeloid leukemia in children and adolescents:Recommendations from the Children's Oncology Group CML Working Group. Pediatr Blood Cancer, 2019,66(9):e27827.

［23］梁维如,杨文钰. 儿童慢性粒细胞白血病研究现状及治疗进展. 中华儿科杂志,2020,58(6):516-519.

［24］HOCHHAUS A,BACCARANI M,SILVER RT,et al. European Leukemia Net 2020 recommendations for treating chronic myeloid leukemia. Leukemia, 2020,34(4):966-984.

［25］中华医学会血液学分会. 慢性髓性白血病中国诊断与治疗指南(2020版). 中华血液学杂志,2020,41(5):353-364.

［26］SUTTORP M,SCHULZE P,GLAUCHE I,et al. Front-line imatinib treatment in children and adolescents with chronic myeloid leukemia:results from a phase III trial. Leukemia,2018,32(7):1657-1669.

［27］ARBER AA,ORAZI A,HASSERJIAN R,et al. The 2016 revision to the World Health Organization classification of myeloid neoplasms and acute leukemia. Blood,2016,127(20):2391-2405.

［28］FRANCO,LOCATELLI,CHARLOTTE M,et al. How I treat juvenile myelomonocytic leukemia. Blood,2015,125(7):1083-1090.

［29］LIPKA DB,WITTE T,TOTH R,et al. RAS-pathway mutation patterns define epigenetic subclasses in juvenile myelomonocytic leukemia. Nature Communications,2017,8(1):2126.

第七章 组织细胞疾病

第一节 总 论

儿童组织细胞疾病是涉及单核/巨噬细胞及树突状细胞系统的一组疾病。本组疾病发病率至今尚无确切的统计数据,可能因为种族差异而不同。是一大类临床异质性很强的疾病,临床诊断及治疗较为困难,其中大部分为非肿瘤性疾病。

根据疾病的临床表现、流行病学、病理、免疫分型及基因突变,国际组织细胞协会将本组疾病分为五大类,即 LCMRH 分类(表 7-1)。本章重点阐述朗格汉斯细胞组织细胞增生症(Langerhans cell histiocytosis, LCH)、噬血细胞性淋巴组织细胞增生症(hemophagocytic lymphohistiocytosis, HLH)和恶性组织细胞病。

表 7-1 组织细胞协会 LCMRH 五分类

L 组
朗格汉斯细胞组织细胞增生症(LCH)
未确定的树突状细胞组织细胞增生症(ICH)
埃德海姆-切斯特病(Erdheim-Chester disease, ECD)
埃德海姆-切斯特病合并 LCH
C 组
皮肤和黏膜组织细胞增生症(非 LCH)
黄色肉芽肿
非黄色肉芽肿
M 组
原发性恶性组织细胞病
继发性恶性组织细胞病

R 组
 家族性罗萨伊-多尔夫曼病(Rosai-Dorfman disease,RDD)
 散发性 RDD
  经典 RDD
  淋巴结外 RDD
  肿瘤或免疫相关 RDD
  非经典 RDD

H 组
 原发性 HLH
 继发性 HLH
 来源不明 HLH

【病因和发病机制】

  朗格汉斯组织细胞增生症(LCH)的病因及发病机制目前尚未完全阐明,针对该病是炎性增生还是克隆性疾病的争议一直存在。最新的研究表明,LCH 是一种非成熟朗格汉斯细胞(Langerhans cells,LC)单克隆性疾病,来源于骨髓造血干细胞及髓系前体细胞,这些细胞中可检出 *BRAF V600E* 或 *RAS/RAF/MEK*(MAPK/ERK 信号通路途径)路径相关其他基因突变。因此,目前一般认为 LCH 是以 CD1a$^+$CD207$^+$树突状细胞浸润的髓源性肿瘤疾病。

  噬血细胞性淋巴组织细胞增生症(HLH)不是一个独立的疾病,而是由多种因素引起的一种临床综合征,病因包括两个方面:①原发性 HLH,存在与免疫清除功能相关的基因缺陷,加上多种触发因素包括病毒、细菌、真菌、原虫、寄生虫、肿瘤、变性组织细胞成分及结缔组织性疾病等促使疾病发病;②继发性 HLH,仅有上述触发因素而无免疫清除功能相关基因缺陷;③不明原因的 HLH。

  恶性组织细胞病是一类来源于组织细胞/树突状细胞的肿瘤/肉瘤,生物学行为较为恶性,病因尚未完全阐明,主要与遗传背景、病毒因素、理化毒物、放射线及免疫监视功能缺陷有关。

【诊断】

  1. **LCH 的诊断** 主要根据临床表现,包括骨骼缺损、发热、贫血、皮疹、出血、组织坏死及肝脾大等多脏器功能受累表现,可通过血象检查、骨髓检查、影像学检查、病变肿块或骨骼组织病理活检,发现异常朗格汉斯组织细胞增生伴有 CD1a 阳性、S100 阳性及 CD207 阳性可以确诊,*BRAF V600E* 突变有助于 LCH 的诊断。

2. **HLH 的诊断**　HLH 不是一个单独的疾病,而是一个临床综合征,目前诊断仍参照 2004 年国际组织细胞协会制定的诊断标准。具体诊断标准见第二节　噬血细胞性淋巴组织细胞增生症。

3. **恶性组织细胞病的诊断**　目前,该病的诊断主要依靠组织病理学检查,通过免疫表型区分不同类型的恶性组织细胞病。

【鉴别诊断】

根据不同疾病的不同表现进行鉴别。

LCH 可累及多个器官系统,需与多种临床类似的疾病相鉴别,包括恶性淋巴瘤、神经母细胞瘤、结核病、系统性红斑狼疮、类风湿性关节炎及 HLH 等,具体需要鉴别诊断的疾病在 LCH 各论中详细叙述。

HLH 主要表现为高热、肝脾大、二系或三系血细胞进行性降低等,应与多系统受累相关性疾病进行鉴别诊断,特别是与单纯感染性疾病如重症感染、严重肝病、先天性代谢障碍性疾病、恶性肿瘤、结核病及结缔组织性疾病等鉴别。需要注意的是,对各原发病继发 HLH 时可增加诊断的难度,需要依赖其他诊断方法进行鉴别,如炎症因子谱的检测等。

恶性组织细胞病的鉴别诊断,主要与原发病有关,如急性单核细胞白血病(AML-M$_5$)、幼年型粒-单核细胞白血病(JMML)、慢性粒-单核细胞白血病(CMML)及组织细胞肉瘤等,需要与各种急、慢性白血病如急性淋巴细胞白血病(ALL)、恶性淋巴瘤、急性髓系白血病(AML)、慢性髓细胞性白血病及恶性实体肿瘤包括神经母细胞瘤、横纹肌肉瘤、肝母细胞瘤、肾母细胞瘤、胚胎性肿瘤、原始神经外胚层肿瘤(PNET)、尤因肉瘤等相鉴别。具体参见相关章节或其他有关专著。

【治疗】

因病种不同而异,具体治疗方法见有关各论,本节仅阐述治疗原则。

1. **LCH 的治疗原则**　根据临床表现和病理检查结果确定诊断后,视疾病受累的范围不同而制订不同的治疗方案。对于全身性疾病,通常需要进行系统的化学疗法,必要时可配合外科手术和放射治疗。治疗时间也因疾病的严重程度而异,需要制订个体化治疗方案。对于局灶性病变,可以先进行手术治疗,再进行短疗程的化疗。

2. **HLH 的治疗原则**　国际上常用的治疗 HLH 的化疗方案是 HLH-2004 方案,首先采用强力免疫抑制剂如地塞米松和/或联合环孢素 A 和 VP-16 等控制炎症因子风暴引起的急性症状,防止多脏器功能的严重损伤,争取时间进一步明确诊断,为进一步选择治疗方案提供机会。一旦疾病控制或正在控制,应同时进行全面的病因检查包括 HLH 相关基因的检查、病原体等触发因素的检查、临床重要脏器功能检查等以进一步明确诊断为原发性还是继发性。如为原发性 HLH,当急性发作控制后,需要进行造血干细胞移植等根治性治疗措施;如为继发性者,则仅需积极控制急性发作就可以治愈。

3. **恶性组织细胞病的治疗原则**　主要根据病理诊断区分不同类型的恶性组织细胞病进行联合化疗和/或手术切除后联合化疗,具体治疗方法见相关章节或有关专著。

(王天有)

第二节　噬血细胞性淋巴组织细胞增生症

噬血细胞性淋巴组织细胞增生症(hemophagocytic lymphohistiocytosis,HLH)或称噬血细胞综合征(hemophagocytic syndrome,HPS),由 Farquhar 和 Claireux 于 1952 年首次报道,临床上病情进展迅速,常有多脏器受损,死亡率高。病因及发病机制尚未完全阐明,免疫相关基因缺陷及触发因素的存在是与 HLH 发病密切相关的两种重要机制。

【病因和发病机制】

见本章"第一节　总论"。

【诊断】

1. **临床分类**　根据病因及发病机制,现将 HLH 分为两大类,即

原发性或遗传性 HLH（primary or hereditary HLH, pHLH 或 hHLH）和
继发性 HLH（secondary HLH, sHLH），前者包括家族性 HLH（familial
hemophagocytic lymphohistiocytosis, FHL）如 FHL-2~FHL-5 和部分原发
性免疫缺陷病相关性 HLH（immunodeficiency related HLH, iHLH），如
白细胞异常色素减退综合征（Chediak-Higashi syndrome, CHS）、格里塞
利综合征（Griscelli syndrome, GS）、赫普综合征Ⅱ型（Hermansky-Pudlak
syndrome type Ⅱ, HPS Ⅱ）及 X 连锁淋巴组织增殖性疾病（X-linked
lymphoproliferative disease, XLP）；后者包括外源性（病原体、毒素等）
所致感染相关性 HLH 和内源性包括组织损伤、代谢产物等相关性
HLH、肿瘤相关性 HLH（malignancy related HLH, mHLH）、结缔组织性
疾病如巨噬细胞活化综合征（MAS）和造血干细胞移植相关性 HLH 等。
各类 HLH 缺陷基因、蛋白名称及染色体定位见表 7-2。

表 7-2　各类 HLH 缺陷基因、蛋白名称及染色体定位

项目	位点	基因	蛋白
原发性 HLH			
家族性 HLH（FHL）			
FHL-1	9q21.3~22	未知	未知
FHL-2	10q21~22	*PRF1*	Perforin
FHL-3	17q25	*UNC13D*	Munc13-4
FHL-4	6q24	*STX11*	Syntaxin11
FHL-5	19p13	*STXBP2*	Munc18-2
免疫缺陷综合征			
GS 2	15q15~21.1	*RAB27A*	Rab27a
CHS	1q42.1~42.2	*LYST*	Lyst
HPS Ⅱ	5q14.1	*AP3β1*	Ap3β1
XLP 1	Xq25	*SH2D1A*	SAP
XLP 2	Xq25	*BIRC4*	XIAP
CD27 缺陷	12p13	*CD27*	CD27

续表

项目	位点	基因	蛋白
ITK 缺陷	5q34	*ITK*	ITK
XMEN 综合征	Xq13.1~13.2	*MAGT1*	MagT1
CD70 缺陷	19p13.3	*TNFSF7*	CD70
CTPS1 缺陷	1p34.2	*CTPS1*	CTPS1
RASGRP1 缺陷	15q14	*RASGRP1*	RASGRP1
NLRC4 缺陷	2p22.3	*NLRC4*	NLRC4
CDC42 缺陷	1p36.12	*CDC42*	CDC42
继发性 HLH			
感染(感染相关性 HLH,iHLH)			
肿瘤(肿瘤相关性 HLH,mHLH)			
风湿免疫性疾病(巨噬细胞活化综合征,MAS)			
免疫抑制、造血干细胞或器官移植、获得性免疫缺陷综合征等			

2. 临床表现

(1)一般临床表现:无论原发性还是继发性 HLH,均有类似的临床表现,如发热、肝脾大等,发热可因不同发病时期而不同,HLH 发作时一般有发热,体温在 38.5~42℃;肝脾大,通常脾大超过肋下 3cm 者有助于诊断。此外,可以伴有不同程度的贫血、出血、黄疸、水肿、多浆膜腔积液等症状,累及中枢神经系统时可以表现为头晕、头痛、呕吐、脑膜刺激症状、嗜睡,严重者可出现抽搐、惊厥、昏迷,甚至脑疝而死亡。

(2)不同类型继发性 HLH 的特殊临床表现

1)EB 病毒相关性 HLH(EBV-HLH):是国内最常见的 HLH 类型,一项围绕儿童 HLH 的多中心统计结果表明,EBV(EBV 抗体及 EBV-DNA 拷贝数增加等)阳性率在 74.4%,临床表现为细胞因子风暴高,症状重,进展快,可能出现多处淋巴结肿大和肝脾大。如未能及时诊断、及时免疫抑制治疗,患者有可能在数小时至数日内死亡。

2)肿瘤相关性 HLH(mHLH):多见于年长儿童,可以发生起病初期,也可在肿瘤化疗或移植的过程中。常以不明原因发热伴血细胞减少起病,部分病例可出现不同部位的肿块(如淋巴瘤、实体肿瘤)或骨髓幼稚细胞浸润(如白血病),也可以无明显肿块甚至淋巴结肿大情况如外周 T 细胞淋巴瘤等。细胞因子检查,表现出难以解释的 IL-10 或 IL-6 水平的显著增高,而无明显与感染密切相关的表现。

3)风湿病相关性 HLH:也称巨噬细胞激活综合征(MAS),常见于系统发作性幼年型特发性关节炎(SoJIA)、系统性红斑狼疮(SLE)、川崎病(Kawasaki Disease,KD)等,表现为在原发病的基础上,出现类似于 HLH 的临床表现,包括持续高热、血细胞减少、血清铁蛋白异常增高、可溶性 CD25(sCD25)增高、细胞因子水平增高(表现为 IL-6 水平的显著增高和不同程度的 IFN-γ 和 IL-10 水平升高)等。

4)结核相关性 HLH:属于感染相关性 HLH,除了不同程度 HLH 的临床表现以外,还有结核杆菌感染的特殊表现。细胞因子谱分析表现为 IFN-γ 水平显著增高和不同程度的 IL-10 和 IL-6 水平增高。

5)黑热病(Kara-Azar):该病由杜氏利什曼原虫感染引起,临床表现与 HLH 非常类似,但该病的发生与特定地区有关,在我国甘肃、四川、陕西、山西、新疆、内蒙古等地有一定的发病率。

3. **辅助检查** 由于 HLH 类型不同,所需要做的辅助检查也不一样。常规检查包括血常规、尿常规、粪便常规、细胞因子谱、生化检查、凝血谱、血清铁蛋白定量、骨髓常规及免疫表型分析、脑脊液分析、sCD25、B 超、胸腹 CT 或 MRI 等。对于原发型 HLH 来说,除常规检查外,需要做 HLH 相关基因测序、NK 活性、CD107a 脱颗粒试验等检查。对于继发性 HLH 来说,需要做寻找病原体的检查、组织活检、PET/CT、抗核抗体等。

4. **HLH 的诊断标准** 主要根据临床表现、实验室检查等作出 HLH 的初步诊断,确定原发性 HLH 的诊断有赖于受累基因和 NK 细胞及细胞毒 T 细胞功能的检查如 NK 细胞活性、细胞脱颗粒试验。但继发性 HLH 的诊断是在排除原发性 HLH 存在基因缺陷的基础上,根据不同类型的 HLH 进行必要的系统检查。目前普遍接受的是国际组织细胞协会推荐的诊断标准(HLH-2004 诊治方案),符合下列 2 条中的 1 条者可以作出 HLH 的诊断(表 7-3)。

表 7-3　HLH 的诊断标准（HLH-2004 诊治方案）

1. 存在 HLH 相关基因缺陷，或
2. 满足下列标准中 5 条者可以诊断
   (1) 发热（>38.5℃，持续 7 天以上）
   (2) 脾大（左肋下 >3cm）
   (3) 血细胞减少（外周血 2 系或 3 系减少），其中：血红蛋白 <90g/L；血小板 <100×10^9/L；中性粒细胞 <1.0×10^9/L
   (4) 高甘油三酯血症和/或低纤维蛋白原血症（禁食后甘油三酯 ≥3.0mmol/L 或 ≥相应年龄正常值的 3SD，纤维蛋白原≤1.5g/L 或 ≤3SD）
   (5) 骨髓、脾脏或淋巴结中可见噬血细胞但无恶性表现
   (6) NK 细胞活性降低或缺如
   (7) 血清铁蛋白增加（>500μg/L）
   (8) 可溶性 IL-2 受体（sCD25）增高（ ≥2 400U/L）

一些表面标志物可以预测基因的缺陷，如 CD107a 在 NK、T 细胞表面的表达降低提示 *UNC13D/Munc13-4*、*STX11/Syntaxin 11*、*STXBP2/Munc18-2* 等基因/蛋白的缺陷。而可溶性 CD163 的升高对 HLH 诊断具有一定特异性。近年来，CXCL9 对 HLH 的诊断也有帮助，噬血急性发作时，CXCL9 水平明显升高，病情控制或缓解后，CXCL9 水平明显降低直至正常。

【鉴别诊断】

1. 原发性和继发性 HLH 的鉴别 原发性和继发性 HLH 在发病机制、治疗及预后有明显差别，前者具有家族遗传倾向和基因缺陷，一般发病年龄较早（但年长儿童甚至成人也有原发性 HLH 病例的报道）、病情轻重不一、易于反复，造血干细胞移植（HSCT）为目前唯一根治性治疗方法。继发性 HLH 一般无家族史或基因缺陷，但多有明确的诱因或基础疾病，一般不需要 HSCT 治疗。但部分患者被诊断为继发性 HLH，后经 HLH 相关基因检查发现有基因如 *PRF1* 等的突变存在，而应属于家族性 HLH（FHL2），故即使符合继发性 HLH 临床诊断标准，也需尽量及时检查是否存在 HLH 相关基因的突变，以明确 HLH 类型，指导临床合理治疗。对于其他继发性 HLH，应积极寻找病因（常见的如感染、肿瘤及风湿免疫性疾病等），并治疗原发病。对病

因不明者,通过系统随访观察可能发现原发病。一般可根据特殊临床表现、免疫学和分子遗传学分析对两者加以鉴别。对于有条件的单位,应积极开展 NK 细胞活性检测、淋巴细胞脱颗粒试验等,对原发性 HLH 的诊断具有较高的灵敏度和特异度。另外需要强调的是,即使未检测出 HLH 相关基因突变或明确诱发因素,并不能完全排除原发性 HLH 的诊断。

2. HLH 与其他疾病的鉴别 目前 HLH 是以临床综合征的形式出现,尤其是继发性 HLH 的诊断主要基于非特异性的临床表现和实验室检查,因此需对下述临床表现与 HLH 相似的疾病进行鉴别。

(1)重症感染:重症感染、全身炎症反应综合征(SIRS)及多器官功能衰竭综合征(MODS)等的临床表现类似于 HLH,特别是在 HLH 的基础上继发严重感染则更难鉴别。寻找感染原、超敏 C 反应蛋白和降钙素原(PCT)监测、病原体培养及抗菌药治疗有效等有助于感染的诊断。但对 HLH 合并感染的鉴别诊断则更为困难,需要结合临床及实验室辅助检查结果综合判断。国内汤永民研究组在对大量病例的细胞因子谱进行分析研究后发现,IL-6 或 IL-6 与 IL-10 水平的显著增高,而 IFN-γ 水平不高的细胞因子谱,提示细菌感染的可能性大,临床上出现类似于 HLH 表现而被诊断为感染相关性 HLH,可以诊断为严重的细菌感染;IL-6 和 IL-6 与 IL-10 显著增高,同时合并 IFN-γ 水平也显著增高,则提示感染与 HLH 同时存在;如细胞检测仅 IFN-γ、IL-10 水平不同程度升高,但 IL-6 轻度增高或正常,则考虑为没有合并细菌感染的 HLH。以细胞因子谱来鉴别 HLH 与严重感染或 HLH 合并感染对临床诊治具有重要的指导意义。该细胞因子谱已被纳入成人 HLH 的国际诊治建议中。

(2)血液病:朗格汉斯细胞组织细胞增生症(LCH)、骨髓增生异常综合征(MDS)及自身免疫性血液病等可有血象改变、肝脾大及肝功能异常等类似于 HLH,特别是这些疾病继发 HLH 则需要根据各自疾病的临床及病理特征加以鉴别。且这些疾病本身也可以作为 HLH 的基础疾病,此时,给它们的鉴别诊断带来巨大的挑战。骨髓或病灶组织的病理检查如 S100、CD1a、CD207(Langerin)的检测有利于 LCH 的诊断;而骨髓细胞染色体检查发现核型异常、MDS 相关基因测序结果提示异常基因突变,则可以确定为 MDS 的存在;此外,病理检查、基因测序联合细胞因子谱检测,均有利于这些疾病的鉴别诊断。

【治疗】

HLH 病情进展迅速,病势凶险,FHL 如不及时治疗其生存时间很少超过 2 个月,因此早期、恰当和有效的治疗非常重要。当临床上怀疑 HLH 可能时,建议尽早请儿科血液病专科医师会诊。符合 HLH 临床诊断标准,或高度怀疑 HLH 而未完全达到诊断标准但病情进展迅速者,应立即开始治疗;病情进展较为缓慢的患儿,可观察至达到诊断标准后再采用 HLH-94 或 HLH-2004 方案治疗。

1. **原发性 HLH 的治疗**　一旦确诊,尽快按 HLH-94/HLH-2004 方案治疗,有条件的应尽早行造血干细胞移植方能根治。HLH-94/HLH-2004 方案是目前国际上最常用的 HLH 治疗方案(图 7-1),主要由糖皮质激素、依托泊苷(VP-16)和环孢素 A(CsA)组成,其主要理念在于抑制淋巴细胞和巨噬细胞活化,控制细胞因子风暴和高炎症反应。近年来,人源化抗人 IFN-γ 抗体(emapalumab)对难治性原发性 HLH 具有良好的控制 HLH 发作的作用,使绝大部分原发性 HLH 能再次获得缓解,为造血干细胞移植提供机会。

另外,JAK1/JAK2 抑制剂,芦可替尼(ruxolitinib)因具有明显的炎症细胞因子抑制作用,且毒副作用较轻,因而被用于原发性 HLH 的辅助治疗。

2. **继发性 HLH 的治疗**　由于 HLH 病因复杂、疾病轻重差别较大。应根据不同病因给与相应的对因治疗,兼顾噬血和原发病的治疗,如肿瘤相关性 HLH,应根据临床合并 HLH 发作的严重程度决定用免疫抑制治疗噬血还是用联合化疗治疗恶性肿瘤;一些继发性 HLH 如黑热病,可以仅对因治疗如锑剂等就可以完全控制噬血症状。而风湿性疾病引起的 HLH(MAS)则需要免疫抑制治疗的同时,给抗风湿治疗;结核菌感染合并 HLH,则需要积极抗结核治疗的同时,适当给予不同程度的免疫抑制治疗。EBV-HLH 是我国最常见的继发性 HLH,以下就 EBV-HLH 的治疗为例进行详细的阐述。

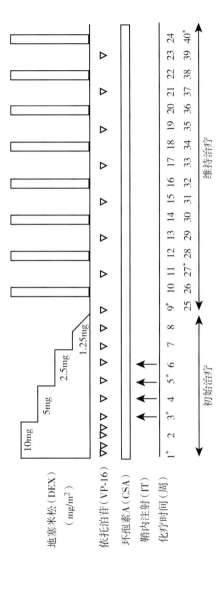

图 7-1 HLH-2004 方案

注：HLH-94 方案中，CsA 的使用量是治疗 2 周后开始，其余均与 HLH-2004 方案相同。

DEX：初始治疗阶段每日应用，静脉滴注或用片剂分次口服，10mg/（m²·d）连续 2 周，第 3 周开始减半量，连续 2 周，以后每隔 2 周减半直至第 8 周减停。维持治疗阶段 10mg/（m²·d），第 10 周开始，隔周应用，连用 3 天。

CsA：从 6mg/（kg·d）开始口服（分 2 次），定期检测血药浓度，调整剂量，维持血药谷浓度在 200μg/L 左右。

VP-16：初始治疗阶段 150mg/（m²·d）静脉滴注，第 1、2 周每周 2 次，第 3 周开始每周 1 次，共 8 周。维持阶段每 2 周 1 次，第 9 周开始，剂量同前。

IT：仅在治疗后神经系统症状进展或脑脊液仍异常的情况下施行。一般不超过 4 次。具体剂量是，MTX，<1 岁，每次 6mg；1~2 岁，每次 8mg；2~3 岁，每次 10mg；>3 岁，每次 12mg；DEX，~3 岁，每次 2mg；>3 岁，每次 4mg。

*表示该周需要进行病情评估。

（1）免疫抑制治疗及治疗反应监测：由于 HLH 发病急，病情进展快，因此，一般情况下，一旦 HLH 诊断明确，或临床上高度怀疑 HLH 时，就应该尽早开始治疗。一旦病情控制，应积极寻找原因，做原发性 HLH 相关基因测序，除 EBV 以外的病原体如结核、寄生虫，肿瘤和自身免疫性疾病等相关检查，并及时作 NK 细胞活性和 CD107a 等细胞功能检查，以排除原发性 HLH 和其他病原体引起的继发性 HLH 的可能性。对于典型的 EBV-HLH 的疗程，如经 HLH-94 治疗后病情控制良好，无 HLH 复发迹象，且血浆 EBV-DNA 拷贝数持续在正常范围以内者，可以停药随访观察。如停药后出现确定的 HLH 复发，即使没有发现有 HLH 相关性基因缺陷，也不能排除患儿存在免疫功能相关性基因缺陷的可能性，应在再次治疗控制 HLH 症状后，尽早进行造血干细胞移植。值得注意的是，尽管 HLH-94、HLH-2004 方案总疗程为 40 周，但目前认为，如病情控制良好，所有 HLH 相关临床表现和实验室检查均提示正常，可随时停药观察。

EBV-HLH 治疗反应可以用细胞因子谱进行监测，当免疫抑制治疗有效时，上述高炎症因子水平可在糖皮质激素治疗后数小时至 24 小时降至正常，说明这些病例可以不一定需要再加用 VP-16 等化疗药物。然而，如果糖皮质激素治疗 24 小时后，体温仍未降至正常，且细胞因子也未降至正常，则需要加用 VP-16 等化疗药物进一步加强免疫抑制治疗。当患儿出现 IL-6 水平显著升高，但 IFN-γ 水平已达正常，则考虑为合并细菌感染，需要加强抗菌治疗而无须加强免疫抑制治疗。因此，笔者认为，细胞因子谱快速检测可有助于 EBV-HLH 精准治疗的监测及鉴别诊断。

（2）对症支持治疗：HLH 病情危重，加强对症支持治疗，合理处理出血、感染和多脏器功能衰竭等并发症是降低死亡率的关键。治疗过程中要加强血常规、凝血功能、肝肾功能、电解质的监测。对于凝血功能异常者，应适当应用止血药物，积极补充凝血因子，必要时输注红细胞、血小板、血浆等。要加强脏器功能保护，预防真菌、卡氏肺孢子菌等机会性感染。对于持续病毒感染者，可以给更昔洛韦、阿昔洛韦等抗病毒治疗。此外，也可输注丙种球蛋白以增强抗病毒能力。血浆置换或血液灌流可以去除血液中的细胞因子,对于重症病例可能有一定帮助。

(3)造血干细胞移植(HSCT):EBV-HLH 的 HSCT 治疗指征包括,虽无明确阳性家族史或基因突变,但诱导治疗 8 周仍未缓解;或 HLH 停药后复发者。移植方式上有异基因骨髓移植、脐带血干细胞移植和外周血干细胞移植等。对于无任何发病迹象的亲生父母及同胞姊妹,也可以作为干细胞捐献者进行半相合 HSCT 治疗,移植时间尽可能待 HLH 完全控制后进行,未完全缓解的 HLH 进行 HSCT 治疗的失败概率极高。

(4)挽救治疗:尽管 HLH-94 方案在治疗 HLH 上取得了巨大成功,但仍有相当一部分患者治疗效果欠佳或复发。对于治疗反应不佳的患者,应尽早采用更为强烈的治疗方案。与难治性 HLH 不同的是,对于 HLH 标准治疗反应良好而停药后复发的患者,若再次采用初始的标准方案治疗一般仍有效。目前关于难治性及复发性 HLH 的挽救治疗的经验有限,可以试用下列方案。

1)DEP 方案:国内王昭等采用脂质体多柔比星、VP-16 和甲泼尼龙针剂治疗,具体用法为,甲泼尼龙,每天 15mg/kg,第 1~3 天,逐渐减量为每天 2mg/kg,第 4~6 天,1mg/kg,第 7~10 天,0.75mg/kg,第 11~14 天,0.5mg/kg,第 15~21 天,0.4mg/kg,第 22~28 天;VP-16,100mg/m^2,每周 1 次,共 4 次,分别于第 1,第 8,第 15,第 22 天用;脂质体多柔比星:25mg/m^2,第 1 天(图 7-2)。

2)抗人胸腺球蛋白(ATG):根据病情轻重分别给予总剂量 25mg/kg 或 50mg/kg,分 5 天给予。一线和二线治疗的一疗程缓解率为 82% 和 50%。

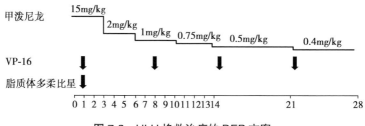

图 7-2　HLH 挽救治疗的 DEP 方案

3) COP方案:环磷酰胺(CTX)+长春新碱(VCR)或长春地辛(VDS)+泼尼松(P),4周为1疗程,共应用4~6个疗程。治疗成人HLH的1年生存率为66.7%。

4) 氟达拉滨联合大剂量糖皮质激素:治疗成人HLH的总体生存率为63.0%。

5) 另外,也有采用CD20单抗、CD52单抗治疗复发难治性EBV-HLH的报道。CD20单抗主要用于EBV仅局限于B细胞内感染的病例。Marsh等采用CD52抗体(阿伦单抗)用于复发难治性HLH的治疗,3年生存率为(64±21)%。

【疗效评估】

评估的内容包括常规体检、血常规、生化指标(转氨酶、甘油三酯和肌酐)、纤维蛋白原、血清铁蛋白及CsA浓度。APTT、PT根据临床需要进行复查。对于HLH-94/HLH-2004方案治疗者,胸部、腹部及头颅的影像学检查在第1、9、27和40周进行。疗效评价标准主要分成以下几类。

1. **有效**(clinical response)　在第2周和第4周评估,需达到以下标准:①体温正常;②脾脏体积缩小;③PLT≥100×10^9/L;④纤维蛋白原水平正常;⑤血清铁蛋白下降大于25%以上。

2. **疾病缓解**(non-active disease)　需达到以下标准:①体温正常;②脾脏大小恢复(少数患者可持续存在单纯性脾脏轻度肿大);③外周血象恢复(Hb≥90g/L,PLT≥100×10^9/L,ANC≥0.5×10^9/L);④甘油三酯水平恢复(<3mmol/L);⑤血清铁蛋白<500μg/L;脑脊液正常(针对初诊时脑脊液阳性的病例);⑥sCD25水平下降。

3. **疾病活动**(active disease)　未达到上述标准者。

4. **疾病复发**(reactivation of disease)　处于缓解状态的患儿再次出现以下8条中的3条以上(包括3条):①发热;②脾大;③PLT<100×10^9/L;④高甘油三酯血症(空腹水平≥3mmol/L);⑤低纤维蛋白原血症≤1.5g/L;⑥发现噬血现象;⑦血清铁蛋白升高;⑧血清sCD25≥2 400U/ml。出现新的中枢神经系统症状可以作为疾病复发的标准。

➤ **附：HLH 诊治流程图**

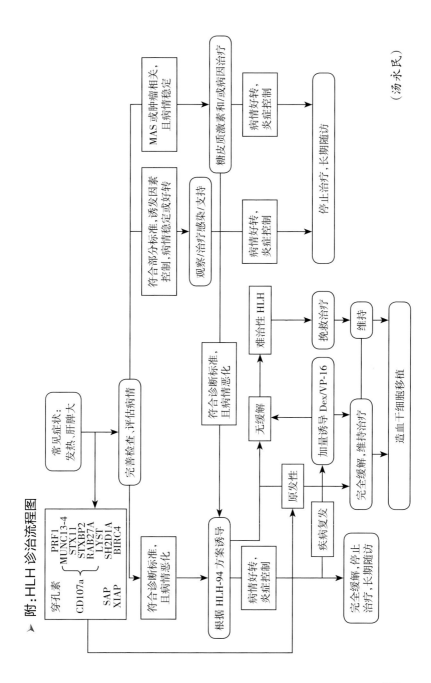

（汤永民）

第三节　朗格汉斯细胞组织细胞增生症

朗格汉斯细胞组织细胞增生症（Langerhans cell histiocytosis，LCH）是一种罕见的、以单核巨噬细胞系统中朗格汉斯细胞（Langerhans cell，LC）克隆性增殖为特征的疾病。1865 年由 Smith 首次发现并报道，直到 1987 年国际组织细胞协会才将其更名为 LCH。本病好发于婴儿和儿童，发病率约为（4~8）/100 万；成人较罕见。LC 是一种正常散在分布于皮肤、口腔、阴道及食管黏膜的树突状细胞，也存在于淋巴结、胸腺和脾脏等处。过去认为 LC 增生性疾病是组织细胞来源的，并称之为组织细胞增生症 X（histiocytosis X）。目前的命名仍沿袭了组织细胞增生症一词，称为朗格汉斯细胞组织细胞增生症。

【病因和发病机制】

LCH 病因尚不完全清楚。关于 LCH 为炎症性疾病还是真正的肿瘤性疾病，仍存有争议。LCH 病变中除了不同比例的克隆性树突状细胞外，还存在巨噬细胞、淋巴细胞、嗜酸性粒细胞、多核巨细胞、中性粒细胞及浆细胞等多种炎症细胞的浸润。病理性 LC 和皮肤正常 LC 虽然有相似之处，但功能却有差别，表达异常细胞黏附分子，而抗原呈递功能减弱。直到 2010 年，研究报道了 57% 的 LCH 病变中发现了 *BRAF V600E* 突变，高度支持 LCH 是一种克隆性肿瘤性疾病。近些年来也有研究认为 LCH 是一种非成熟 LC 单克隆性疾病，来源于骨髓造血干细胞及髓样前体细胞，且这些细胞中检测到 *BRAF V600E* 或其他 *RAS/RAF/MEK*（MAPK/ERK 信号通路途径）路径相关基因突变。故目前研究认为 LCH 是以 $CD1a^+$ $CD207^+$ 树突状细胞浸润的髓源性肿瘤疾病。研究者关于 LCH 的发病机制有多种观点。

1. **克隆增殖异常**　有研究通过 X 染色体连锁的 DNA 探针证实病理性朗格汉斯细胞（pathologic Langerhans cells，pLCs）均为单克隆性 CD1a 阳性的组织细胞，而病变中的 T 细胞则为多克隆性，提示本病为朗格汉斯细胞单克隆性增生所致克隆增殖性疾病，其生物学行为多样,有肿瘤的部分特征。但 LCH 的生物学行为和肿瘤又不完全相同。另外,近年的研究发现该病可能与抗原提呈细胞的祖细胞发生癌基因突变有关,在 LCH 患者的病变组织中发现了 BRAF V600E 突变蛋白。而且,在接受 *BRAF* 基因突变药物达拉非尼/维莫非尼治疗后,临床情况迅速好转,提示了 LCH 患儿存在克隆增殖异常。

2. **细胞因子介导**　最近有人通过对 LCH 的病理参数、Ki-67 增殖和核分裂的评估,提出 LCH 也许是反应性病变,可能是某些细胞因子引起的免疫反应。LCH 患者的 TNF-α、IL-1、IL-6、粒-巨噬细胞集落刺激因子及白血病抑制因子显著增高,Dina 等曾用单克隆抗体对一些 LCH 患者的血管内皮生长因子(vascular endothelial growth factor,VEGF)测定发现,70% 的 LCH 患者表达 VEGF,在多系统受累的播散型 LCH 中其水平明显升高,故有学者提出 LCH 的发病机制还和一些细胞因子的介导有关。

3. **染色体异常**　有研究发现 LCH 细胞染色体有异常的改变,包括染色体和染色单体的断裂,且在多器官受累的患者中此种染色体异常的数量比单器官受累的患者显著增多,Scappaticci 等认为这种染色体的不稳定性可能是由于本身遗传的不稳定性造成的,也可能是对外界因素刺激(如病毒)的反馈,它可能在 LCH 的发病机制中起重要作用,甚至成为恶变的危险因素。还有一些 E-钙黏蛋白等维持内皮细胞完整性的细胞黏附分子的突变,阻碍了朗格汉斯细胞向淋巴结的正常迁移,而导致 LC 异常增殖聚集,故认为 E-钙黏蛋白和 LCH 发病机制有关。

4. **其他**　LCH 发生可能还与病毒感染(如人疱疹病毒 6 型和 EB 病毒)、接触石棉及免疫调节功能紊乱等因素有关,成人肺 LCH 几乎均与吸烟有联系,此外,也有学者认为 LCH 与遗传有关,但关于本病家族性聚集的报道很少。

【诊断】

1. **临床表现**　发病年龄以婴幼儿时期多见,男性发病略多于女性,比例 1.5:1。起病可急骤亦可缓慢。临床表现因受累部位多少和器官不同差异很大。年龄越小、受累器官越多,病情越重。多见以下表现。

(1) 皮疹：通常为就诊的原因。皮疹既可与其他器官损害同时出现，也可作为唯一的受累表现，常见于 1 岁以内的男婴。主要分布于躯干、头皮发际和耳后，也可见于会阴部及四肢。开始为斑丘疹，很快发生渗出（类似于湿疹、脂溢性皮炎），可伴有出血，而后结痂，脱屑，最后留有色素沉着和色素脱失（图 7-3）。皮疹可同时存在，或一批消退一批又起。在出疹时常伴有发热。皮疹也可见于身体其他部位，初为淡红色斑丘疹或疣状结节，消退时中央下陷变平，有的呈暗棕色，极似结痂水痘，最后局部皮肤变薄稍凹下，略具光泽或少许脱屑。

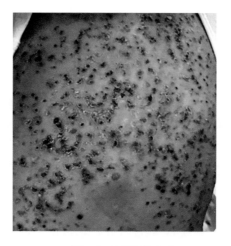

图 7-3　LCH 的皮疹

(2) 骨病变：骨病变几乎见于所有的 LCH 患者，可为单一或多发性骨破坏，单个的骨病变较多发性骨病变多见，主要表现为溶骨性损害，以头颅骨病变最多见，下肢骨、肋骨、骨盆和脊柱次之，颌骨病变亦相当多见。眶骨破坏可以出现眼球突出或眼睑下垂。下颌骨破坏可以出现牙槽肿胀及牙齿脱落，发生在 6 个月以内的婴儿可有早出牙、早落牙的现象。此外，严重的脊椎骨破坏可出现压缩性骨折。可见颅内压增高、骨缝裂开或交通性脑积水。一些颅骨病变不仅为溶骨性,还可能伴有侵犯硬脑膜的肿块。伴颅内肿瘤扩大的面骨或颅前/中窝(例如颞骨、蝶骨、筛骨和颧骨)病变也属于"中枢神经系统(CNS)风险"组。伴有这些病变的患者发生尿崩症的风险增至 3 倍,发生其他 CNS 疾病的风险也增加。

(3)肺:LCH 的肺部病变可作为全身病变的一部分,也可能单独存在,即原发性肺 LCH。任何年龄都可出现肺部病变,儿童期多见于婴儿,表现为轻重不等的呼吸困难、缺氧和肺的顺应性变化,重者可出现气胸、皮下气肿,极易发生呼吸衰竭而死亡。

(4)肝脏:全身弥散性 LCH 常常侵犯肝脏,肝脏受累的程度可从轻度的胆汁淤积到肝门严重的组织浸润,出现肝细胞损伤和胆管受累,表现为肝功能异常、黄疸、低蛋白血症、腹水和凝血酶原时间延长等,进而可发展为硬化性胆管炎、肝纤维化和肝功能衰竭。

(5)中枢神经系统:LCH 发生中枢神经系统受累并非少见,最常见的受累部位是丘脑-垂体,可以出现尿崩、生长障碍等。尿崩症可先于脑症状或与脑症状同时或其后发生,也可为中枢神经系统唯一的表现。弥散性 LCH 可有脑实质性病变,大多数患者的神经症状出现在其他部位 LCH 的若干年后,常见有共济失调、构音障碍、眼球震颤、反射亢进、轮替运动障碍、吞咽困难及视物模糊等,称为神经变性病,可出现在 LCH 发病及治疗的所有阶段,亦可出现在 LCH 临床治愈的十几年后出现。最近研究认为神经变性病是 LCH 疾病活动的标志,需尽早治疗。

(6)耳和乳突:LCH 的外耳炎症常为耳道软组织或骨组织朗格汉斯细胞增殖和浸润的结果,主要症状有外耳道溢脓、耳后肿胀和传导性耳聋、乳突炎、慢性中耳炎、胆脂瘤形成和听力丧失。

2. X 线表现　在 X 线平片上多表现为边缘不规则的骨溶解,颅骨破坏从虫蚀样改变直至巨大缺损或呈穿凿样改变,形状不规则,呈圆形或椭圆形缺损,边缘锯齿状,初发或进展病灶边界模糊(图 7-4)。于恢复期,骨质边缘逐渐清晰,出现硬化带,骨质密度不均,骨缺损逐渐变小,最后完全修复不留痕迹。其他扁骨的 X 线改变:可见肋骨肿胀,变粗,骨质稀疏或囊状改变,而后骨质吸收,萎缩,变细;椎体破坏可变成扁平椎,但椎间隙不变窄,很少发生角度畸形;椎弓破坏者易发生脊神经压迫,少数有椎旁软组织肿胀。肺部典型的 X 线表现是弥漫的网格或网点状阴影,有的肺野透亮度减低,呈毛玻璃状;或在网点基础上有局限或弥散的颗粒状影,需与粟粒性肺结核鉴别,在颗粒状影之间常可见小气囊肿(图 7-5)。

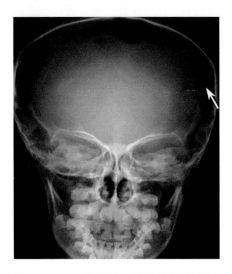

图 7-4　LCH 的颅骨 X 线平片表现(箭头所指为颅骨穿凿样缺损)

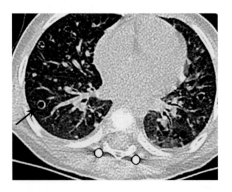

图 7-5　LCH 的肺部 X 线平片表现(箭头所指为小气囊肿)

3. **实验室检查**　与患儿受累器官及病情危重程度有关。骨髓受累可出现血常规变化,如贫血、血小板减少及粒细胞减少等。脾脏明显肿大者也可出现全血细胞减少。血浆免疫球蛋白除 IgM 以外大多正常,补体 C3 可以降低。肝脏受累可出现转氨酶增高、胆红素升高及白蛋白降低、凝血功能障碍等。肺部受累患儿可以出现氧分压降低、肺功能异常等。

4. **病理学检查**　是本病的确诊依据。可做皮疹、淋巴结及齿龈肿物的活组织检查或病灶局部穿刺物或刮出物的病理检查。LC 细胞质呈现均匀粉色,核弯曲呈咖啡豆样,细胞直径约 $13\mu m$。电镜下可见网球拍或棒状的伯贝克颗粒。组织化学染色 S100 阳性,并与花生凝集素和 CD1a 单克隆抗体发生反应。

5. **其他检查**　本病的表现多种多样,错综复杂,需对患儿进行全面检查,包括影像学表现(X 线、CT、MRI 和 PET 等),确诊的关键在于病理检查发现朗格汉斯细胞的组织浸润,从而作出正确地临床诊断和分级。

【诊断标准】

2013 年,国际组织细胞协会更新了 LCH 的诊断标准。诊断该病需结合临床特点、影像学表现及病理学检查。病理学检查是确诊本病最可靠的依据,应取自最具代表性的病变部位,其中病变细胞 HE 染色 CD1a 和/或 CD207(Langerin)染色阳性是确诊本病的“金标准”。*BRAF V600E* 突变有助于 LCH 的诊断。新的诊断标准提到电子显微镜检查不是必需,因为已经证明 CD207 的表达与伯贝克颗粒的超微结构相关。但是,不能忽视的情况是,肝 LCH 细胞不存在伯贝克颗粒,CD1a 和/或 CD207 可能为阴性,因为 LCH 细胞在引起硬化性胆管炎和肝硬化后已退化。

在极少数情况下,如 LCH 累及垂体,单个椎体如扁平椎体、齿状突时,活检的风险可能超过诊断的需要,则需要至少随访 6 个月,通过影像学监测,重新评估活检的必要性和合理性,排除其他恶性肿瘤。

此外,国际组织细胞协会根据受累部位的不同,将患者分为不同的治疗组及危险度。

1. 脏器受累分类

（1）危险器官：①造血系统受累,伴或者不伴骨髓受累;②脾脏受累;③肝脏受累。

（2）颅面部受累：眶骨、颞骨、乳突、蝶骨、筛骨、上颌骨、颧骨、鼻旁窦或颅窝。

（3）眼部受累：突眼、眼眶浸润、颧骨或蝶骨受累。

（4）耳部受累：外耳道炎、中耳炎、耳道渗液。

（5）口腔受累：口腔黏膜、牙龈、上颚、上下颌骨受累。

（6）特殊部位受累：关键解剖部位的浸润,如单纯齿状突受累、合并椎管内软组织浸润的脊椎受累,如病情进展或局部手术治疗随时可能给患儿带来危险。

（7）中枢神经系统危险部位：上述颅面部、眼部、耳部、口腔受累如病程较长易合并中枢性尿崩症,称为“中枢神经系统危险”部位。

2. 危险度分组

（1）单系统组：骨(单个或多个部位)、皮肤、淋巴结、肺、垂体或中枢神经系统、其他如甲状腺或者胸腺。

（2）多系统组：2 个或以上器官或系统受累,分为危险器官受累和非危险器官受累。

【鉴别诊断】

发生在淋巴结的需鉴别非特异性窦组织细胞增生症、窦组织细胞增生伴巨大淋巴结病（Rosai-Dorfman disease）、霍奇金淋巴瘤及间变性大细胞淋巴瘤、转移癌及转移性黑色素瘤等。发生在骨的需鉴别尤因肉瘤、转移癌、成骨细胞瘤及骨髓炎等。发生在皮肤的需鉴别黑色素瘤及幼年黄色肉芽肿等。发生在肺的需鉴别特发性肺纤维化、脱屑性间质性肺炎及其他间质性或感染性肺部疾病。

LCH 临床表现多样,有时单凭临床表现难以鉴别,应用影像学以及单克隆抗体组合对病变组织行免疫组织化学检查可以很大程度地避免误诊。

【治疗】

LCH 部分病例不经治疗可自行缓解,但某些病例(尤其是婴幼儿多系统 LCH)如不采用联合化疗则进展很快,预后不良。目前国际组织细胞协会强调综合考虑各种危险因素,结合临床分类及预后等,制定了新的诊疗方案。

单系统疾病,包括单一或多发的骨骼、皮肤或淋巴结等病变,部分可自愈,多数可治愈,预后良好。如局灶性骨骼病变可单纯病灶刮除,无需全身化疗。此外,对于单系统组有"中枢神经系统危险部位受累""多个骨受累""特殊部位"及多系统组受累的患儿则需要系统化疗。

1. **一线化疗及疗效评估**　泼尼松(PRED)+长春花碱(VBL)诱导方案:VBL $6mg/m^2$,静脉注射,每周 1 次,共 6 周,PRED 每天 $40mg/m^2$,分 3 次口服,持续 4 周后减停 2 周,治疗前 6 周后,评估病情变化,并相应地继续治疗。治疗反应的评估主要分为 3 种,分别为良好(疾病好转或者痊愈)、混合(疾病稳定或原有病灶好转,但出现新发病灶)及进展(疾病恶化)。

如果有危险器官受累诱导 6 周后无好转或无危险器官受累治疗后出现危险器官受累的患儿,需尽早进入补救治疗,其他患儿继续诱导治疗 6 周,剂量为 VBL $6mg/m^2$,静脉注射,每周 1 次;PRED $40mg/m^2$,分 3 次口服,每周口服 3 天。诱导治疗 12 周后,再进行评估。如仍有危险器官受累的患儿进入补救治疗。无危险器官受累但患儿病情仍无好转,则进入二线治疗。如果诱导治疗 6 周或者 12 周评估病灶完全消退的患儿可进入维持治疗,总疗程为 12 个月,具体方案为:VBL $6mg/m^2$,每 3 周 1 次,PRED 每 3 周口服 5 天,6-巯基嘌呤(6-MP)每天 $50mg/m^2$,口服至疗程结束。

2. **二线化疗**　对于难治性血液系统受累或肝功能障碍患儿,或者诱导治疗反应不好的患儿,可选择二线化疗。包括 VBL+PRED 联合克拉屈滨(2-CdA)或阿糖胞苷(Ara-C)的方案。

3. **补救治疗**　主要用于诱导反应不好的有危险器官受累的患儿,可采用低强度预处理造血干细胞移植方案或 2-CdA 联合 Ara-C 治疗。

4. **靶向治疗**　已有研究表明,LCH 由 MAPK/ERK 通路中基因突变导致该信号通路的激活,且 LCH 神经变性病患儿活检中发现 BRAF V600E 细胞弥漫在血管周围,这一现象为靶向治疗提供了强有力的理论依据。因此,针对性靶向抑制该信号通路的活化,可能是 LCH 治疗的关键。自 2015—2019 年不同研究报道了使用达拉菲尼（BRAF V600E 抑制剂）、维莫非尼或曲美替尼治疗 LCH 后,病情得到控制,治疗有效率为 60%~75%。但由于 LCH 病因尚不明确,靶向治疗是否会影响 LCH 发展仍需要长期的追踪及调查。

5. 其他相关治疗 部分医生认为放射治疗对青少年单一骨损伤可能是有用的,但放疗存在后遗症的风险,如放疗会使局部发生恶性肿瘤的风险增加。此外,LCH 的各种并发症的治疗也非常重要。如目前认为尿崩症的有效治疗方法仍然是 1-脱氨基-8D-精氨酸加压素（DDAVP）替代治疗。生长激素缺乏导致的生长发育迟滞可用生长激素替代治疗。

➢ **附:LCH 诊治流程图**

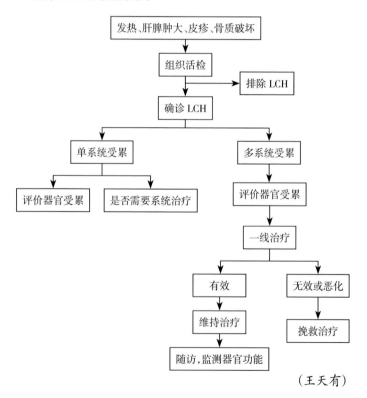

（王天有）

参考文献

［1］LANZKOWSKY P. Manual of pediatric hematology and oncology. 5th ed. London：Academic Press，2011：567-585.

［2］王天有，申昆玲，沈颖．诸福棠实用儿科学．9版．北京：人民卫生出版社，2015.

［3］HAUPT R，MINKOV M，ASTIGARRAGA I，et al. Langerhans cell histiocytosis（LCH）：guidelines for diagnosis，clinical work-up，and treatment for patients till the age of 18years. Pediatr Blood Cancer，2013，60（2）：175-184.

［4］BADALIAN-VERY G，VERGILIO JA，DEGAR BA，et al. Recurrent BRAF mutations in Langerhans cell histiocytosis. Blood，2010，116（11）：1919-1923.

［5］ECKSTEIN OS，VISSER J，RODRIGUEZ-GALINDO C，et al. Clinical responses and persistent BRAF V600E+ blood cells in children with LCH treated with MAPK pathway inhibition. Blood，2019，133（15）：1691-1694.

［6］PIZZO PA，POPLACK DG. Principle & practice of pediatric oncology. 5th ed. Philadelphia：Lippincott Williams & Wilkins，2006：769-786.

［7］汤静燕，李志光．儿童肿瘤诊断治疗学．北京：人民军医出版社，2011：274-287.

［8］McCLAIN KL，BIGENWALD C，COLLIN M，et al. Histiocytic disorders. Nat Rev Dis Primers，2021，7（1）：73.

［9］王昭，王天有．噬血细胞综合征诊治中国专家共识．中华医学杂志，2018，98（2）：91-95.

［10］XU XJ，TANG YM，SONG H，et al. Diagnostic accuracy and clinical utility of a specific cytokine pattern for hemophagocytic lymphohistiocytosis in children. J Pediatrics，2012，160：984-990.

［11］LOCATELLI F，JORDAN MB，ALLEN C，et al. Emapalumab in children with primary hemophagocytic lymphohistiocytosis. N Engl J Med，2020，382：1811-1822.

［12］LOCATELLI F，JORDAN MB，ALLEN C，et al. Recommendations for the use of etoposide-based therapy and bone marrow transplantation for the treatment of HLH：Consensus statements by the HLH Steering Committee of the Histiocyte Society. J Allergy Clin Immunol Pract,2018,6(5):1508-1517.

［13］ZHANG Q,WEI A,MA HH,et al. A pilot study of ruxolitinib as a front-line therapy for 12 children with secondary hemophagocytic lymphohistiocytosis. Haematologica,2021,106(7):1892-1901.

第八章 主要血液系统罕见病

第一节 总 论

【概述】

罕见病（rare disease）一般是指在一定时期内患病人数少、发生概率低的疾病。我国罕见病定义为患病率 <1/500 000，或新生儿发病率 <1/10 000 的疾病。以中国约 14 亿人口基数计算，我国罕见病总患病人口约为 1 680 万。近年来随着我国社会经济的发展，对罕见病群体的重视度日益提高。2018 年 5 月，国家卫生健康委员会联合 5 部门发布了第一批《罕见病名录》。2019 年 2 月，《罕见病诊疗指南（2019 年版）》发布，并成立了全国罕见病诊疗协作网，开启了罕见病病例的诊疗登记工作，为罕见病的精确诊断和精准治疗提供了保障。

相当一部分罕见病是存在先天基因缺陷的遗传性疾病。造血干细胞移植（hemopoietic stem cell transplantation，HSCT）用健康供者的造血干细胞替代患者存在基因缺陷的细胞实现疾病的根治，因此在部分罕见病，特别是小儿血液及免疫相关的罕见病中发挥了重要的作用。

根据我国发布的罕见病目录，可以通过造血干细胞移植根治的几类疾病如下：

1. **遗传性血液病** 先天性纯红细胞再生障碍性贫血、范科尼贫血、血友病、阵发性睡眠性血红蛋白尿、镰刀型细胞贫血病、先天性角化不良、先天性中性粒细胞减少伴胰腺机制不全综合征等。

2. **组织细胞及肿瘤性疾病** 卡斯尔曼病、埃德海姆-切斯特病、朗格汉斯组织细胞增生症、视网膜母细胞瘤、家族性噬血细胞性淋巴组织细胞增生症等。

3. **原发性免疫缺陷病** 原发性联合免疫缺陷、重症先天性粒细胞缺乏症、湿疹血小板减少伴免疫缺陷综合征、X 连锁淋巴增生症、慢性肉芽肿病、白介素 10 受体基因缺陷、白细胞异常色素减退综合征、X 连锁高 IgM 血症等。

4. **遗传代谢病** 戈谢病、糖原累积病、黏多糖贮积症、尼曼-皮克病等。

【诊断】

1. **临床表现** 罕见病病情复杂,临床表现异质性大。目前已知的罕见病超过 7 000 余种,约 80% 为遗传性疾病,其中约 50% 在出生时或儿童期发病。儿童罕见病常见临床表现包括:

(1) 出生早期起病。

(2) 多系统、多脏器受累,如骨骼、神经、内分泌、免疫、血液、心血管、消化、呼吸、肝脏及肾脏等。

(3) 常规治疗效果不佳,病情反复、慢性、进行性发展。

2. **辅助检查**

(1) 脏器功能评估:外周血象、骨髓象、肝肾功能、电解质、甲状腺功能、肾上腺功能、免疫功能、炎症反应标志、生长发育评估、骨骼影像学、头颅影像学、智力测定、心脏超声、肺功能、肺部影像学等。

(2) 代谢物生化检测:遗传代谢病相关酶学、底物检测。

(3) 病理检测:病损部位手术活检病理组织学检测。

(4) 基因检测:高通量测序、Sanger 测序、基因芯片、染色体核型分析、荧光原位杂交、多重连接探针扩增、转录组水平测序等。

(5) 蛋白质组学和代谢组学检测:色谱分析、蛋白质芯片、质谱分析、色谱-质谱联用代谢组学分析等。

3. **诊断标准** 综合考虑临床表型、家族史、孕产史及实验室检查结果,尤其是基因检测及蛋白质和代谢组学检测结果,明确儿童罕见病诊断。

【鉴别诊断】

基因变异解读:随着基因检测技术的普及,测序后获得的海量数据解读是罕见病诊断的难点。基因检测结果的临床有效性分析,即明确是否有充分的证据支持某个特定基因是某种罕见病的致病基因,是确立罕见病诊断的关键。遗传病致病基因临床有效性评估有一定的标准流程,通过从公共数据库,如正常人基因变异数据库、患者基因变异数据库及从公开发表的论著中收集各项遗传学和功能学证据,根据证据水平给予不同分值,同时考虑证据的重复性,了解是否有不支持或矛盾证据的存在,综合评估后将基因与疾病的关系分为肯定级、强支持级、中等级、有限级、无证据级及矛盾级。核心家系检测,即对先证者(患者)和其父母均进行检测,能够提高疾病诊断的效率和准确度。

【治疗】

1. **一般治疗** 对症支持治疗、饮食治疗。

2. **酶替代治疗** 通过基因工程方法制备的酶制剂用于补充患者先天缺陷的相关酶,从而阻止底物继续产生而加重病情。酶替代治疗需长期用药,费用较高,因无法透过血脑屏障,对神经损害效果不佳。

3. **造血干细胞移植** 用健康供者的造血干细胞替代患者的骨髓,从而实现疾病的根治。在部分罕见病小儿血液、免疫及遗传代谢相关的罕见病中发挥了重要的作用。移植较酶替代治疗风险大、并发症多,但总体费用可控,且能有效阻止神经损害的进展。

4. **基因治疗** 通过改变患者基因来治疗疾病,利用合适的病毒载体使目的基因在体内以最小不良反应的剂量稳定表达,达到缓解疾病症状的治疗效果。目前国外已批准 6 项罕见病基因治疗药物,可分别治疗脂蛋白脂肪酶缺乏症、腺苷缺乏型重症联合免疫缺陷、RPE 65 型视网膜营养不良、β 地中海贫血、帕金森病和脊髓性肌萎缩。

➤ 附:小儿罕见血液相关疾病诊疗流程图

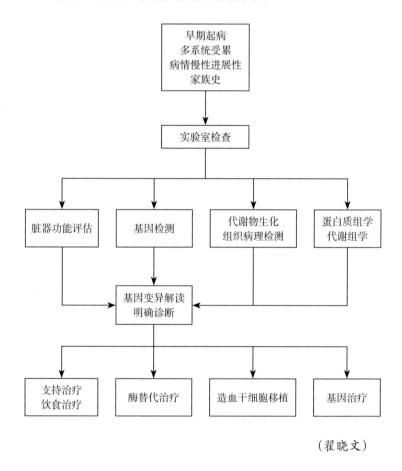

（翟晓文）

第二节 重症联合免疫缺陷病

重症联合免疫缺陷病（severe combined immunodeficiency disease，SCID）是一组以 T 淋巴细胞减少为特征的遗传性免疫缺陷疾病。发病率 1/100 000~1/50 000，遗传方式包括常染色体隐性遗传和 X 连锁隐性遗传，是原发性免疫缺陷病中最严重的一种。患者生后 2~7 个月内出现反复慢性感染（包括呼吸道症状、肺孢子虫病、鹅口疮、播散性卡介苗感染、持续性腹泻)和生长发育迟滞,不经治疗通常2岁内夭折。造血干细胞移植(hemopoietic stem cell transplantation, HSCT)是大多数SCID患者的唯一治愈手段。

【病因和发病机制】

是由先天基因突变导致的以T细胞缺陷为主伴有不同程度其他细胞(如B细胞、NK细胞)缺陷的严重免疫缺陷。

【诊断】

1. **临床表现** 多于生后3个月内开始反复发生肺炎、慢性腹泻、口腔与皮肤念珠菌感染及中耳炎等。生长发育障碍,体检一般不见浅表淋巴结和扁桃体,胸部放射线检查不见婴儿胸腺阴影。由于疏忽,给患儿接种牛痘疫苗或服用脊髓灰质炎疫苗,会引起致死性牛痘病和脊髓灰质炎。此外,给患儿输入含免疫活性淋巴细胞的全血,会发生移植物抗宿主病。

2. **辅助检查** SCID是系统免疫缺陷病,体液与细胞免疫功能均明显异常。相应的实验室检查表现多种变化。

(1) 血液常规检查:部分病例血液和淋巴组织B细胞减少,而另些病例则可能基本正常。

(2) 免疫球蛋白定量:IgG、IgA与IgM很低,但少数患者可能有1~2项Ig正常。几乎普遍无抗体反应。

(3) 淋巴细胞亚群检查:外周血T细胞数明显减少。

(4) 淋巴细胞功能检查:记忆抗原试验和皮内植物血凝素试验反应极差。体外T细胞功能试验亦明显异常;有丝分裂原增殖反应缺如。

(5) 基因检测:导致SCID的基因突变包括*IL-2RG*、*JAK3*、*IL7R*、*CD3D*、*CD3E*、*CD3Z*、*CORO1A*、*ADA*、*AK2*、*RAG1*、*RAG2*等,不同基因突变患者的免疫表型不尽相同。按受累的淋巴细胞可以分为$T^-B^+NK^+$、$T^-B^+NK^-$、$T^-B^-NK^+$、$T^-B^-NK^-$四种免疫表型。

3. **诊断标准** 典型临床表现如出生后早期反复感染,结合以下检测指标诊断:免疫学检查发现血清Ig水平降低或缺如,接受抗原免疫后不产生抗体。淋巴细胞$<1.2\times10^9/L$,CD3阳性细胞低于10%,对

有丝分裂原或同种异型细胞的增殖反应极低或没有,不出现皮肤迟发型超敏反应,对非己组织不能排斥。典型病例胸腺小或缺如。基因检测可明确 SCID 的基因分型。

【鉴别诊断】

需鉴别的其他主要类型的联合免疫缺陷病如下。

1. **网状组织发育不全**（reticular dysgenesis）　是一种伴白细胞低下的 SCID,1959 年首次描述一对同卵双生男婴,血和骨髓中淋巴细胞和粒细胞完全缺如。还可伴发骨发育不全而导致短肢侏儒,毛发早脱、红皮病和鱼鳞癣等损害。多在生后 3 个月内死于全身感染,本症的遗传可能与常染色体有关。

2. **伴腺苷脱氨酶**（adenosine deaminase,ADA）　缺乏的 SCID:为常染色体隐性遗传,与普通 SCID 临床表现相似,但常有累及肋软骨连接处、脊椎、骨盆和肩胛骨的骨损害。ADA 是嘌呤分解代谢的催化酶,ADA 缺乏可通过几种机制影响免疫调节而引起本病。检测患者红细胞和胎儿细胞的 ADA 活性,可明确诊断和为产前诊断提供依据。

【治疗】

SCID 患儿不能进行活疫苗的免疫接种,丙种球蛋白输注不能阻止 SCID 病程恶化。SCID 的根本治疗是免疫重建,早期免疫重建可以使患儿获得长期生存机会。HSCT 是目前唯一的临床应用的根治方法。

1. **供者选择**　HSCT 首选同胞全相合供者（matched sibling donor,MSD）,移植后总体生存率可达 90%。在缺乏 MSD 的情况下,相合非亲缘供者（matched unrelated donor,MUD）或 1 个位点不合非亲缘供者（mismatched unrelated donor,MMUD）、相合或 1~2 个位点不合脐带血（umbilical cord blood,UCB）、单倍体成为治疗 SCID 的替代移植物来源。MUD 与 MSD 移植疗效相当,但 MUD 检索及配型周期较长,增加了 SCID 患者的感染机会,需评估患者病情及感染状态慎重选择。UCB 与其他移植物相比具有获取便捷、对供者无伤害、HLA 配型要求低、病毒污染率低、移植物抗宿主病（graft versus host

disease,GVHD)发生风险低等优势,可作为无相合供者的患者移植物来源,移植后总体生存率约70%。亲缘单倍体供者移植治疗SCID总体生存率为50%~60%,仍有待提高,仅作为无相和供者时的替代选择。

2. **预处理方案**　MSD及MUD移植治疗T⁻B⁺ SCID可以不预处理获得T细胞植入,且GVHD发生率低,但T⁻B⁻ SCID无预处理移植后B细胞的植入率仅有1/3,部分患者移植后不能脱离IVIG输注,对此类患者应予以预处理化疗清空异常B细胞所占的造血龛位以供正常B细胞植入。预处理化疗后造血干细胞移植能增加植入、促进移植后的免疫重建,但化疗相关毒性反应相应增加,特别是在*Artemia*、*DNA ligase Ⅳ*、*Cernunnos*、*DNA PKcs*基因突变导致的SCID亚型中,应用烷化剂可显著增加生长迟缓、牙齿发育和内分泌异常等远期并发症。因此,SCID患者的移植预处理方案需要考虑患者基因和免疫表型、移植前的感染情况、供者类型、HLA匹配情况等进行合理选择。

3. **预后因素**　影响SCID患者移植预后的因素包括:①年龄,小于3.5月龄的患者移植后5年总体生存率大于90%,早期诊断尽早移植十分重要;②移植前感染状态,移植前无感染症状的患者无论接受何种移植物均可获得较好预后,而移植前存在活动性感染的患者,移植后总体生存率仅为50%左右;③供者,MSD、MUD移植疗效优于UCB,单倍体移植后生存率欠佳;供、受者HLA错配小于2个位点是预后较好的因素;④预处理强度,采用减低强度预处理移植的患者耐受性更好、免疫重建更快,可获得更好预后;⑤GVHD、病毒感染等并发症的发生也会影响患者预后。

➤ 附：SCID 诊治流程图

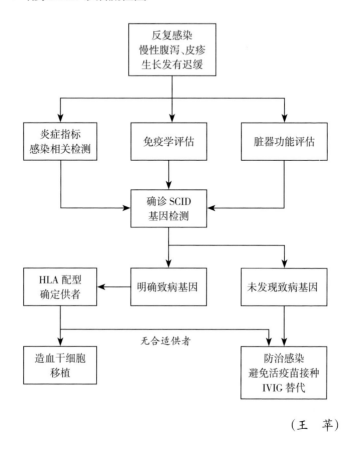

（王 苹）

第三节 慢性肉芽肿病

慢性肉芽肿病（chronic granulomatous disease，CGD）是典型的原发性免疫缺陷之一，属于原发性吞噬细胞缺陷性疾病。发病率1/250 000~1/200 000）。由于烟酰胺腺嘌呤二核苷酸磷酸（NADPH）氧化酶缺陷，患者在儿童早期发生严重反复的细菌、真菌和结核感染，并在慢性炎症部位形成肉芽肿，伴有过度炎症反应和自身免疫性疾病。严重表型的 CGD 患者预期寿命短，在积极防治感染等常规治疗条件下 30 岁以上存活率仅为 55%。目前,造血干细胞移植(HSCT)是治愈 CGD 的唯一手段。

【病因和发病机制】

由编码 NADPH 氧化酶的基因突变所致的中性粒细胞功能缺陷。

【诊断】

1. **临床表现**　慢性化脓性淋巴结炎、肝脾大、肺浸润和湿疹样皮炎,并在慢性炎症部位形成肉芽肿。皮炎(有时在出生时出现)、胃肠道并发症(结肠炎引起的梗阻或间歇性血性腹泻)和生长落后。有些婴儿患有其中几种并发症,而另一些似乎病得不那么严重。在某些情况下,CGD 的症状可能被误认为是幽门狭窄、食物或牛奶过敏或缺铁性贫血。患者的临床表型与基因突变类型具有一定相关性。*CYBB* 基因突变所致的 CGD 为 X 连锁隐性遗传,占 CGD 的 60%~65%,其余基因突变所致的 CGD 为常染色体隐性遗传,占 CGD 的 35%~40%。*CYBB* 基因突变的患者临床表型更为严重,起病更早,感染更重,更易发生疾病相关死亡。

2. **辅助检查**

(1) 炎症活动性指标检测:血常规、C 反应蛋白、肝肾功能、血浆蛋白等。

(2) 病原学检测:病原学检测、结核相关检测。

(3) 影像学检查:腹部超声、胸部 CT 或 MRI。

(4) 白细胞功能:四唑氮蓝试验。

(5) 基因检测:导致 CGD 的基因突变包括 *CYBB*、*CYBA*、*NCF1*、*NCF2* 和 *NCF4* 共 5 种,分别编码 NADPH 氧化酶的 $gp91^{phox}$、$p22^{phox}$、$p47^{phox}$、$p67^{phox}$ 和 $p40^{phox}$ 蛋白。

3. **诊断标准**　婴幼儿反复发生的皮肤、消化道、外耳道及肺部感染,肝、脾、淋巴结肿大。四唑氮蓝试验检测白细胞功能缺陷。基因检测可明确致病基因型。

【鉴别诊断】

与其他感染性疾病及其他原发性免疫缺陷病相鉴别。

【治疗】

CGD 患者发生感染时,需明确病原后进行针对性治疗,包括抗细菌和抗真菌治疗;如果有脓肿形成时须经皮引流或切除脓肿,如严重感染,特别是骨骼和深部软组织感染时,须外科手术联合抗生素治疗。CGD 的最终根治方法是通过 HSCT 进行免疫重建。

1. **移植时机**　HSCT 是根治 CGD 的唯一方法,当患儿反复出现致命性感染或由于反复感染导致脏器功能异常时考虑进行 HSCT 治疗,接受移植的 CGD 患者严重感染、手术和住院的发生风险显著降低。但由于存在化疗相关脏器损伤、感染、GVHD 等移植相关并发症和风险,CGD 患者的移植适应证和时机目前仍存在争议。一般认为 NADPH 氧化酶活性完全缺失的 CGD 患者预后较差,推荐尽早接受 HSCT。其他移植适应证包括:发生一次以上威胁生命的感染、无法耐受或坚持抗感染预防治疗,发生激素依赖的自身炎症并发症。

2. **供者选择**　同胞相合供者(MSD)为首选供者选择,移植后总体生存率大于 90%。相合非亲缘供者(MUD)移植疗效与 MSD 相当。脐带血(UCB)因配型要求低、获取便捷等特点,可作为无相和供者时的备选移植物来源,移植后亦可获得较高的生存率。无上述供者的患者在单倍体移植经验丰富的移植中心可选择亲缘半相合移植。

3. **预处理方案**　CGD 患者的标准预处理方案为清髓性预处理。CGD 患者虽然中性粒细胞功能缺陷,但数量不低,且因反复感染和肉芽肿形成刺激骨髓增殖及 T 细胞等免疫细胞功能亢进,因此 CGD 患者较容易发生植入失败。对于存在严重感染或并发症的 CGD 患者,减低强度预处理更为安全,并能降低远期并发症的发生风险,采用 MSD 或 MUD 骨髓/外周血干细胞供者,必要时可考虑减低强度预处理。UCB 因细胞数量有限、免疫原性弱、植入缓慢,不宜采用减低强度预处理。

> 附:CGD 诊治流程图

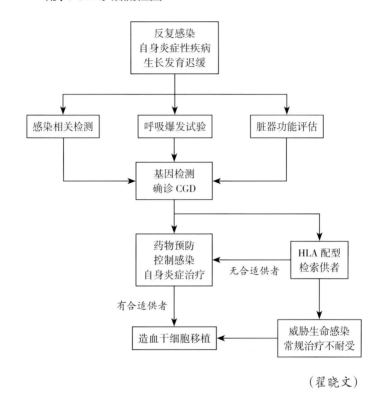

（翟晓文）

第四节 极早发型炎症性肠病

极早发型炎症性肠病（very early onset inflammatory bowel disease，VEO-IBD）是儿童炎症性肠病（IBD）中的一种特殊亚型,其定义为发病年龄 <6 岁的儿童 IBD。VEO-IBD 的发病率 2/100 000~3/100 000,并呈逐年增高趋势。IBD 是一组非特异性慢性胃肠道炎症性疾病,包括溃疡性结肠炎（ulcerative colitis，UC）、克罗恩病（Crohn's disease，CD）和未定型结肠炎（indeterminate colitis，IC）,不同类型的病变受累部位和病理表现不同。VEO-IBD 患者临床特征为起病早、病情重,表现为慢性难治性腹泻,常并发营养不良、生长发育迟缓、肛周疾病和反复

感染。常规治疗手段,如免疫抑制剂、生物制剂、抗感染、营养支持和外科干预等,对 VEO-IBD 患者常疗效不佳,患者易发生早期死亡。患者通过接受造血干细胞移植(HSCT)治疗获得治愈。

【病因和发病机制】

VEO-IBD 病因主要为遗传性的单基因缺陷,已发现超过 50 种基因与 VEO-IBD 的发生相关,大多数是原发免疫缺陷病相关基因。其发病机制被认为是白介素 10 受体(IL-10R)基因缺陷。

【诊断】

1. 临床表现　　VEO-IBD 的发病年龄 <6 岁,临床表现多样,包括胃肠道症状和肠外表现:

(1)胃肠道症状:腹泻、腹痛、黏液血便、呕吐等。症状持续难愈或反复发作,伴肛周疾病如皮赘、肛裂、肛瘘及肛周脓肿等。

(2)肠外表现:间断发热、营养不良、生长发育迟缓、贫血、肝脾大、关节炎、口腔炎、虹膜睫状体炎、皮肤疾病等。

2. 辅助检查

(1)炎症活动性指标检测:血常规、C 反应蛋白、血沉、粪钙防卫蛋白和乳铁蛋白、自身抗体、肝肾功能、血浆蛋白等。

(2)病原学检测:粪便病原学检测、结核相关检测。

(3)影像及内镜检查:钡剂灌肠、CT 或 MRI、胃肠镜检查等。

(4)病理检测:活检组织标本或手术标本病理学检测。

(5)基因检测:靶向基因测序、二代测序、全外显子或全基因组测序等。

3. 诊断标准

(1)诊断依据:①发病年龄 <6 岁。②持续 4 周以上或反复发作的腹泻、血便、腹痛,伴肛周疾病、发热、营养不良、贫血等全身症状,可有关节、皮肤、眼、口及肝、脾等肠外表现。③影像检查,肠道多发充盈缺损、肠腔狭窄、袋囊消失呈铅管样、肠管缩短、肠梗阻、瘘管等。④内镜检查,肠道弥漫性黏膜炎症、多发糜烂溃疡、假性息肉、肠腔狭窄、肠壁僵硬等。⑤病理检测见裂隙状溃疡,非干酪性肉芽肿,固有膜中大量炎症细胞浸润以及黏膜下层增宽呈穿壁性炎症,固有膜内弥

漫性、慢性炎症细胞及中性粒细胞、嗜酸粒细胞浸润,隐窝炎或形成隐窝脓肿;隐窝上皮增生,同时杯状细胞减少;黏膜表层糜烂、溃疡形成。⑥基因检测,发现致病性基因突变。

(2)临床分型:依据影像检查、内镜检查和病理检查结果 VEO-IBD 可分为 UC、CD 和 IC 三型。

(3)基因诊断:目前已明确的 VEO-IBD 致病基因主要分为 6 类,①免疫失调性疾病;②T 细胞和/或 B 细胞缺陷;③吞噬细胞缺陷;④自身炎症性疾病;⑤上皮屏障功能障碍;⑥其他。部分已知基因见表 8-1。

表 8-1　VEO-IBD 部分致病基因

基因	遗传	基因位置	OMIM	相关疾病
MVK	AR	12q24	#260920	甲羟戊酸激酶缺乏症
MEFV	AR	16p13	#134610	家族性地中海热
PLCG2	AD	16q23	#614878	自身炎症/抗体缺乏/免疫失调综合征
NLRP12	AD	19q13	#611762	家族性自身炎症综合征 2
NLRC4	AD	2p22	#616050	自身炎症性婴儿小肠结肠炎
XIAP	XL	Xq25	#300635	X 连锁淋巴细胞增殖综合征 2
STXBP2	AR	19p13	#613101	家族性噬血细胞淋巴组织细胞增生症 5
HPS1	AR	10q23	#203300	赫曼斯基-普德拉克综合征
HPS4	AR	22q12	#614073	
HPS6	AR	10q24	#614075	
FOXP3	XL	Xp11	#304790	IPEX 综合征
AIRE	AR/AD	21q22	#240300	自身免疫性多内分泌念珠菌病外胚层发育不良

续表

基因	遗传	基因位置	OMIM	相关疾病
IL10	AR	1q32	#124092	
IL10RA	AR	11q23	#613148	IL-10 及 IL-10R 缺陷相关炎症性肠病
IL10RB	AR	21q22	#612567	
SLC37A4	AR	11q23	#232220	糖原贮积病 1b
G6PC3	AR	17q21	#612541	严重粒细胞缺乏症 4
ITGB2	AR	21q22	#116920	白细胞黏附分子缺陷 1
NCF1	AR	7q11	#233700	
NCF2	AR	1q25	#233710	慢性肉芽肿病
NCF4	AR	22q12	#613960	
CYBA	AR	16q24	#233690	
CYBB	XL	Xp21	#306400	
WAS	XL	Xp11	#301000	威斯科特-奥尔德里奇综合征
DCLRE1C	AR	10p13	#603554	
RAG1	AR	11p12	#603554	奥梅恩综合征重症联合免疫缺陷病
RAG2	AR	11p12	#603554	
LIG4	AR	13q33	#606593	LIG4 综合征
ADA	AR	20q13	#102700	腺苷脱氨酶缺乏症
IL2RG	XL	Xq13	#300400	重症联合免疫缺陷病
CD3G	AR	11q23	#615607	免疫缺陷病 17
ZAP70	AR	2q11	#269840	选择性 T 细胞缺陷

续表

基因	遗传	基因位置	OMIM	相关疾病
LCK	AR	1p35	#615758	免疫缺陷病 22
LRBA	AR	4q31	#614700	普通变异型免疫缺陷病
ICOS	AR	2q33	#607594	
IL21	AR	4q27	#615767	IL-21 缺陷
CTLA-4	AD	2q33	#616100	自身免疫性淋巴细胞增殖综合征 V
TNFRSF13B	AR/AD	17p11	#240500	TACI 缺陷
COG6	AR	13q14	#614576	先天性糖基化异常Ⅲ型
BTK	XL	Xq22	#300755	Bruton 综合征
PIK3R1	AR	5q13	#615214	无丙种球蛋白血症 7
CD40LG	XL	Xq26	#308230	高 IgM 免疫缺陷病
AICDA	AR	12p13	#605258	
CASP8	AR	2q33	#607271	Caspase 8 缺陷
ITCH	AR	20q11	#613385	自身免疫病伴面部多发畸形
MASP2	AR	1p36	#613791	MASP2 缺陷
TTC7A	AR	2p21	#243150	多发性肠闭锁
TTC37	AR	5q15	#222470	发肝肠综合征
SKIV2L	AR	6p21	#614602	
NEMO/IKBKG	XL	Xq28	#300248	X 连锁外胚层发育不良伴免疫缺陷
GUVY2C	AD	12p13	#614616	家族性腹泻
COL7A1	AR	3p21	#226600	大疱表皮松解症

续表

基因	遗传	基因位置	OMIM	相关疾病
ADAM17	AR	2p25	#614328	新生儿炎症性皮肤和肠道病
EGFR	AR	7p11	#616069	
FERMT1/KIND1	AR	20p12	#173650	Kindler 综合征
TGFBR1	AD	9q22	#609192	勒斯-迪茨综合征
TGFBR2	AD	3p24	#610168	

注：AD. 常染色体显性遗传；AR. 常染色体隐性遗传；XL.X 连锁遗传。

【鉴别诊断】

1. **感染性肠炎**　因各种病原体感染导致的肠道急慢性炎症，包括细菌性痢疾、艰难梭菌肠炎、沙门菌肠炎、肠结核、阿米巴痢疾、血吸虫病等。可表现为反复腹泻、血便、体重减轻等。但大便培养、结核菌素试验、血清结核抗体检测、寄生虫抗体检测等可明确相应病原学证据，内镜检查可有隐窝炎和隐窝脓肿等炎症表现。

2. **食物蛋白过敏性肠炎**　典型急性患儿可表现为急性反复呕吐、腹泻、脱水和低血容量性休克，而慢性患儿可出现慢性腹泻、贫血和低蛋白血症。可通过更换奶粉，变应原检测及活检病理等明确。

【治疗】

VEO-IBD 患儿的治疗目标是诱导并维持临床缓解和黏膜愈合，防治并发症，提升生存质量。积极对症营养支持，给予氨基水杨酸类药物、糖皮质激素、免疫调节剂、生物制剂等药物治疗，出现并发症时给予手术治疗。对于上述治疗无效的患儿，HSCT 可能是唯一根治的治疗方法。

1. **HSCT 适应证**　部分单基因缺陷导致的 VEO-IBD 可以应用HSCT 治疗。明确致病基因的 VEO-IBD 患者，如经过相应的功能验证或动物实验等证实致病基因缺陷存在于造血干细胞来源的血细胞或免疫细胞，HSCT 就是一种有效的根治性手段。已有 HSCT 成功治疗 IL-10、IL-10R 缺陷和 *XIAP*、*IPEX* 等单基因缺陷 VEO-IBD 的报道。

2. **HSCT 供者选择**　具备 HSCT 适应证的 VEO-IBD 患者需要先完成 HLA 配型,检索并确定合适供者。

(1) HLA 相合同胞供者(MSD):经基因验证不存在致病基因突变的 HLA MSD 是 HSCT 治疗的首选供者。

(2) HLA 相合非亲缘骨髓、外周血或脐血(UCB)供者:是无 MSD 供者时的次选供者。UCB 检索、配型和获取相对迅速,尽管脐血细胞数有限但由于 VEO-IBD 患者年龄小、体重轻,单份脐血能满足大多数患者的移植需要。

(3) 亲缘单倍体供者:未找到合适的 HLA 相合供者的患者,亲缘单倍体供者移植也可以在具此类供者移植经验的医院实施。

3. **HSCT 预处理方案**　白消安(BU)、环磷酰胺(CTX)为基础的清髓性预处理方案是目前国外多数移植中心治疗 VEO-IBD 患者常用的预处理方案,国内尝试应用包含氟达拉滨(FLU)、BU 和 CTX 的减低强度预处理方案(RIC)取得了较好的疗效。具体预处理强度需要根据患者疾病状态、脏器损害和营养情况综合考量。

4. **HSCT 并发症处理**　VEO-IBD 患者移植前常伴有脏器损害、感染和营养不良,移植相关并发症多,处理较复杂。

(1) 多学科团队(MDT):VEO-IBD 患者的 MDT 应该包括消化科、免疫科、遗传学、血液科干细胞移植科、外科、营养科、儿童保健、疫苗接种、心理康复等各学科专家,来共同努力对 VEO-IBD 患者实施诊断、遗传咨询、药物治疗、手术治疗、干细胞移植、营养支持、疫苗接种指导、生长发育评估、心理及康复等全方位的整体健康管理。

(2) 消化道并发症:VEO-IBD 患者原发疾病导致移植后消化道并发症较多见,包括肠道感染、肠道 GVHD、肠梗阻、肠坏死及穿孔等。因此部分存在肠道狭窄、梗阻、严重肛周疾病的患者在移植前需外科评估后接受保护性造瘘手术治疗,降低移植后相关并发症发生风险,提高生存率。移植中应加强肠道保护和感染预防,警惕肠道和腹腔感染的发生。

> 附:VEO-IBD 诊治流程图

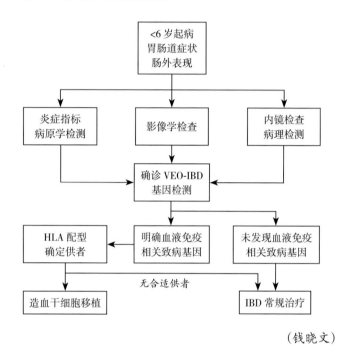

（钱晓文）

第五节 戈 谢 病

戈谢病(gaucher disease,GD)是一种常染色体隐性遗传代谢障碍性疾病,又称葡糖脑苷脂病、高雪氏病、家族性脾性贫血、脑苷病、脑苷脂网状内皮细胞病等。GD 患病率全球各地区不尽相同。全球每 10 万人中发病人数为 0.7~1.75,是全球范围内最为常见的溶酶体贮积疾病之一。中国东部人口中 GD 是排名第 4 的溶酶体贮积疾病。国内较为准确的 GD 发病率来自上海一项以干血斑法筛查新生儿葡糖脑苷脂酶活性的研究,发现 GD 的发病率为 1:80 844。中国内地尚没有建成全国性的 GD 登记中心,全面的流行病学调查有待完善。

【病因和发病机制】

由于葡糖脑苷脂酶(glucocerebrosidase,GBA)基因突变导致机体溶酶体中 GBA 活性降低,造成其底物葡糖脑苷脂(亦称葡糖神经酰胺)在肝、脾、骨骼、肺、脑及眼部等器官的巨噬细胞溶酶体中贮积,形成典型的贮积细胞"戈谢细胞",导致受累组织器官出现病变,临床表现为多脏器受累并呈进行性加重。

【诊断】

1. 临床表现及分型　　根据神经系统是否受累,将 GD 主要分为非神经病变型(Ⅰ型)及神经病变型(Ⅱ型及Ⅲ型)。其他少见亚型(围生期致死型、心血管型等)也有报道。

(1) Ⅰ型(非神经病变型,成人型):为最常见亚型(在欧美达 90%,东北亚患者中比例略低)。无原发性中枢神经系统受累表现,各年龄段均可发病,以肝、脾和骨骼损害为主,症状和体征表现轻重不一。轻型者,无症状脾大。重型者,儿童期发病,脾大显著,可伴脾功能亢进导致输血依赖,从而可能出现由输血引起的病毒感染风险,有的患儿甚至出现脾梗死、脾破裂等急腹症,血液学主要表现为血小板减少和贫血,部分患者白细胞减少,可伴有凝血功能异常。患者表现为面色苍白、疲乏无力、皮肤及牙龈出血、月经增多,甚至出现危及生命的出血现象。多数患者有骨骼受累,轻重不一,受侵犯部位主要包括早期的腰椎、长骨干骺端、骨干以及中后期的骨髓。约 1/3 的患者存在多个部位不同程度的骨坏死,最常见于股骨头。骨坏死患者常有急、慢性骨痛,突然发作的骨骼病变亦称为"骨危象",患者可出现白细胞升高,红细胞沉降率增快等表现。还可发生溶骨性病变、病理性骨折、椎体压缩骨折及其他因骨密度降低导致的脆性骨折。骨骼病变可影响日常活动,并可致残。儿童患者常见的表现依次是骨质疏松、长骨干骺端烧瓶样畸形、长骨干骺端密度不同程度的减低、骨皮质变薄等,可有生长发育迟缓。部分患者可有肺部受累,主要表现为间质性肺病、肺实变、肺动脉高压等。此外,患者还会出现糖和脂类代谢异常、多发性骨髓瘤等恶性肿瘤发病风险增高、胆石症、免疫系统异常等表现。

(2) Ⅱ型(急性神经病变型,婴儿型):暴发型,除有与Ⅰ型相似的肝脾大、贫血、血小板减少等表现外,主要为急性神经系统受累表现。常发病于新生儿期至婴儿期,进展较快,病死率高。有迅速进展的延髓麻痹、动眼障碍、癫痫发作、角弓反张及认知障碍等急性神经系统受损表现,生长发育落后,2~4岁前死亡。一些重度患者会出现关节挛缩。

(3)Ⅲ型(慢性或亚急性神经病变型,幼年型):早期表现与Ⅰ型相似,逐渐出现神经系统受累表现,常发病于儿童期,病情进展缓慢,寿命可较长。患者常有动眼神经受侵、眼球运动障碍,并有共济失调、角弓反张、癫痫、肌阵挛,伴发育迟缓、智力落后。Ⅲ型可分为3种亚型,Ⅲa型主要以较快进展的神经系统症状(眼球运动障碍、小脑共济失调、痉挛、肌阵挛及痴呆)及肝脾大为主要表现;Ⅲb型以肝脾大及骨骼症状为主要表现而中枢神经系统症状较少;Ⅲc型以心脏瓣膜钙化及角膜混浊为特殊表现,主要出现在德鲁兹人群中。此病如果长期得不到正确治疗,可发生一系列如肝纤维化、门静脉高压等并发症,最终可引起心肺功能衰竭。

2. 辅助检查

(1)骨髓形态学:检查大多数GD患者骨髓形态学检查能发现特征性细胞即戈谢细胞,该细胞体积大,细胞核小,部分胞质可见空泡。但该检查存在假阴性及假阳性的情况。当骨髓中查见戈谢细胞时,应高度怀疑GD,需在鉴别区分其他疾病的同时,进一步做葡糖脑苷脂酶活性测定。

(2)酶活性检测

1)β-葡糖脑苷脂酶(β-GBA)活性检测:是GD诊断的金标准。当其外周血白细胞或皮肤成纤维细胞中葡糖脑苷脂酶活性降低至正常值的30%以下时,即可确诊GD。值得注意的是,少数患者虽然具有GD临床表现,但其葡糖脑苷脂酶活性低于正常值低限但又高于正常低限30%时,需参考该患者血中生物学标志物结果(壳三糖酶活性等),进一步做基因突变检测,从而实现确诊。

2)壳三糖苷酶:血浆中壳三糖苷酶活性可用于监测GD患者酶替代治疗或小分子治疗疗效。

(3)基因检测:目前已发现500多种不同的GBA基因突变,GBA基因突变型同样表现出种族差异,并与临床表型相关,中国人GBA基因突变等位基因中*Leu483Pro(L444P)*最为常见,可出现在有神经系统症状及无神经系统症状的 GD 各型患者中,其次为 *F213I*、*N188S*、*V375L* 和 *M416V* 突变类型。

3. 诊断标准

根据肝大、脾大或有中枢神经系统症状,骨髓检查见有典型戈谢细胞,血清酸性磷酸酶增高,可做出初步诊断。进一步确诊应做白细胞或皮肤成纤维细胞葡糖脑苷脂(glucocerebroside,GC)活性测定。基因诊断是定性检查,且所检测的标本稳定性好;而酶学分析是定量检查,酶活性的检测也受检测标本采集过程影响,所以基因诊断是酶学分析的有效补充。脑电图检查可早期发现神经系统是否受累,在神经系统症状出现前即有广泛异常波型。Ⅲ型患者在未出现神经系统症状前很难与Ⅰ型鉴别。通过脑电图检查可预测患者将来是否有可能出现神经系统症状。

遗传咨询与产前诊断:患者的母亲再次妊娠时可取绒毛或羊水细胞经酶活性测定做产前诊断,若患者的基因型已确定,也可做产前基因诊断。通过羊膜穿刺术或绒毛取样诊断特定的 GD 等位基因,编码葡萄糖苷酸的基因定位于人类染色体的 1q21 位置。

【鉴别诊断】

与肝脾大疾病鉴别;与其他贮积病鉴别(尼曼-皮克病);与炎症疾病鉴别(如类风湿性关节炎);与血液系统恶性疾病鉴别(如白血病、淋巴瘤),骨病表现与佝偻病、维生素 C 缺乏等鉴别。

【治疗】

1. **酶替代疗法**　近年来,随着分子遗传学及生物工程技术的发展,已研发并临床应用了 GD 的酶替代治疗(enzyme replacement therapy,ERT),属特异性治疗。ERT 特异性地补充患者体内缺乏的酶,减少葡糖脑苷脂在体内的贮积,可使肝脾体积回缩,改善贫血、血小板减少,缓解骨痛。但 ERT 药物属于大分子,不能透过血脑屏障,无法改善神经系统症状,因此不推荐用于急性神经病变型。目前各种指南及共识仅推荐酶替代治疗用于 GD1 型和 GD3 型患者,GD2 型患者酶替代治疗效果差,仅行非特异性治疗。伊米苷酶是新型 ERT 药物,安全性良好,已报道的不良反应包括过敏反应及产生抗药抗体,大多数不良反应短暂且可逆。维拉苷酶的安全性良好,无药品相关严重不良事件。他利苷酶于 2015 年在美国批准上市,不良反应包括过敏反应和部分患者产生药物抗体。

2. 减少底物治疗　减少底物治疗(substrate reduction therapy,SRT)是通过抑制 GBA 的活性,降低葡糖脑苷脂的合成。该疗法适用于有残存酶活性的 GD 患者。与 ERT 相比,SRT 为口服制剂,应用相对方便,减少了治疗所需时间。麦格司他是一种小分子亚糖胺类物质,可竞争性抑制 GBA,可改善肝脾大,但对贫血、血小板减少的疗效有限,对骨骼症状的疗效仍有待评估。尽管麦格司他可透过血脑屏障,但尚无证据表明其对神经型 GD 患者有效。依利格鲁特是一种新型 SRT 口服药,作为神经酰胺类似物,发挥 GBA 活性抑制作用,从而减少葡糖脑苷脂的堆积。两种 SRT 疗法药物都尚未批准应用于儿童也尚未在中国药品监督管理部门进行适应证申请或获得审批。

3. 分子伴侣疗法　分子伴侣疗法通过稳定溶酶体错误折叠的蛋白质,来提高剩余 β-GBA 的活性。分子伴侣结合并稳定内质网中突变的 β-GBA,促使其转运至溶酶体。溶酶体内酸性环境及堆积的葡糖脑苷脂诱导分子伴侣解离,释放有活性的 β-GBA,降解溶酶体中的底物。分子伴侣疗法是新兴治疗方向,尚处于研究中。目前发现的分子伴侣归类为脱氧野尻霉素类、氨基环醇类、双环类和其他非糖来源的分子伴侣。

4. 脾切除治疗　脾脏增大导致缺血性脾梗死会出现急性腹痛、发热及脾脏周围炎症。本病很少出现脾脏破裂而导致外科急腹症。尽管 ERT 和 SRT 作为主要的治疗方法使一些患者避免了脾切除,但未经 ERT 和严重脾功能亢进的患者仍可考虑全脾或部分脾切除。脾切除的适应证:巨脾或脾功能亢进明显者。

5. 造血干细胞移植　异基因造血干细胞移植(allo-HSCT)通过移植健康供体的造血干细胞,用产生 β-GBA 的造血干细胞替代有缺陷的单核细胞,一次性纠正酶缺陷,从而纠正内脏和骨骼变化,使进展期Ⅱ、Ⅲ型神经变化达到完全稳定,且成本较 ERT 明显降低。儿童期发病的非神经病变Ⅰ型 GD 为移植的最佳适应证,因未累及神经系统,移植效果明确。对于Ⅱ型有先证者,在未出现神经症状前有移植时机,为移植的适应证。有神经症状者,通过移植治疗改善神经系统并发症的疗效不确切,故原则上不推荐移植。Ⅲ型通常神经症状比Ⅱ型出现晚,建议出现神经症状前行移植。Allo-HSCT 治疗通常在肝功能损害和神经损伤等并发症出现前,尤其在发生脾功能亢进前进行,应限于 10 岁以下未出现神经系统症状者。

6. **基因治疗** GD 属单基因遗传病,基因治疗是对 ERT 无反应或缺乏合适骨髓供体患者的治疗选择。与其溶酶体贮积病(lysosomal storage disease,LSD)不同,GD 酶缺陷仅限于造血细胞,因此通过将基因插入造血干细胞可纠正缺陷,达到治疗目的,故基因治疗应是可行的优选治疗方法。但目前该方法仅停留在动物实验阶段,尚未见临床试验报道。

7. **对症支持治疗** 包括输血支持治疗以及营养管理、康复训练等。

➤ 附:GD 诊治流程图

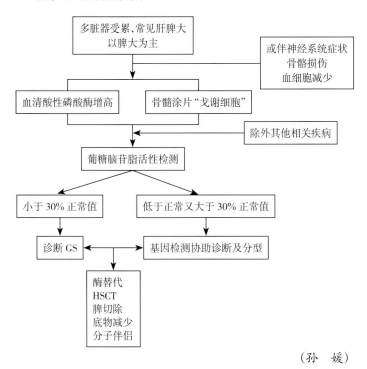

（孙　媛）

第六节　尼曼-皮克病

尼曼-皮克病（Niemann-Pick disease，NPD）是一种罕见的常染色体隐性遗传的溶酶体脂质贮积病，属先天性糖脂代谢性疾病。

【病因和发病机制】

病因为鞘磷脂酶基因突变造成溶酶体内鞘磷脂异常贮积在单核-巨噬细胞系统，累积于肝脏、脾脏、肺脏、骨髓甚至脑部等重要脏器，导致不同症状的一组遗传代谢性疾病。典型临床表现为肝脾大、生长发育障碍、肌张力减退、进行性神经退行性变、皮肤干燥呈蜡黄色以及半数眼底樱桃红斑等，全身单核-巨噬细胞和神经系统可以见到大量的含神经鞘磷脂的泡沫细胞。可分为 A、B、C、D 四种类型，其中 A、B 型均由编码鞘磷脂磷酸二酯酶-1 的 *SMPD1* 基因突变导致，C、D 型则因 *NPC*1（MIM257220）或 *NPC*2（MIM601015）基因突变导致。尼曼-皮克病在我国发病率尚无统计，据国外已有的研究数据，A/B 型合并发病率在 0.5/100 000~1/100 000。

【诊断】

1. **临床表现**　根据不同类型和年龄，患者的临床症状表现轻重不一。

（1）NPD-A 型：为急性神经型或婴儿型，临床多见。最严重型，患者早期即有中枢神经系统退行性变，多在出生后 3~6 个月内发病，少数在出生后几周或 1 岁后发病。最初因肌力和肌张力低下而出现喂养困难、持续或反复呕吐、腹泻或便秘、极度消瘦、皮肤干燥呈腊黄色。出生后 6 个月出现精神运动发育衰退征象，随即进行性加重神经系统症状出现进行性智力、运动减退、肌张力低、软瘫。肺部 X 线平片显示广泛肺间质性浸润性病变，查体可见黄疸，视网膜出现樱桃红斑，肝脾大，骨髓检查发现典型尼曼-皮克细胞，血常规见贫血和血小板减少，多于 4 岁前死于肺功能衰竭或感染。皮肤常出现细小黄色瘤状皮疹，有耳聋。神经鞘磷脂累积量为正常的 20~60 倍，酶活性为正常的 5~10%，低者可 <1%。

（2）NPD-B 型：为非神经型或内脏型，慢性进展，婴幼儿或儿童期发病，肝脾大突出，智力正常，无神经系统症状，肺部因弥漫性浸润而容易发生感染，一般不影响患者寿命，可存活至成人，少部分可发生肝衰竭。SM 累积量为正常的 3~20 倍，酶活性为正常的 5%~20%，低者同 A 型。

（3）NPD-C 型：为慢性神经型或幼年型，临床个体异质性强，发病可见任何年龄，从围产期至成人期，甚至 70 岁。围产期发病者，出生后第 1 天或前几周出现新生儿胆汁淤积性黄疸、进行性肝脾大，2~4个月黄疸自行消退，少部分患者黄疸持续恶化，6 个月内死于肝衰竭。儿童期发病者，出生后发育多正常，常首发肝脾大，多数在 5~7 岁出现神经系统症状（亦可更早或迟到青年期），临床表现可伴智力减退、语言障碍、学习困难、共济失调、肌张力及腱反射亢进，甚至癫痫发作等，眼底可见樱桃红斑或核上性垂直性眼肌瘫痪。垂直型核上性眼肌麻痹（vertical supranuclear gaze palsy，VSGP）是 NPD-C 型患者的特征性表现。几乎出现于所有的青少年及大部分成年患者。多数患者首先出现眼球垂直运动障碍，之后发展为水平运动障碍，最终出现完全性核上性麻痹，表现为阅读、表达及交流能力受限。可存活至 5~20 岁。SM 累积量为正常的 8 倍，酶活性最高为正常的 50%，亦可接近正常或正常。

（4）NPD-D 型：称为 nova-scotia 型，被认为是一种具有加拿大nova-scotia 血统的患者类型，临床进展较缓慢，有明显黄疸、肝脾大和神经症状，多于 12~24 岁死亡，国内鲜有报道，病例罕见。

（5）成年型：成人发病，智力正常，无神经症状，不同程度肝脾大。可长期生存。SM 累积量为正常 4~6 倍，酶活性正常。

2. **辅助检查**

（1）NPD-A/B 型

1）常规检查：①血常规，脾功能亢进患者可出现血小板减少，甚至出现全血细胞减少。②肝功能，大部分患者肝脏转氨酶轻度至中度升高。③血脂，甘油三酯轻中度升高、高密度脂蛋白胆固醇降低、低密度脂蛋白胆固醇升高。

2）酸性鞘磷脂酶活性检测：外周血淋巴细胞或皮肤成纤维细胞

培养酸性鞘磷脂酶活性低于正常下限的 30% 可以确诊 NPD-A/B 型。

3）影像学检查。①肝脏和脾脏：B 超、CT 或 MRI 检查可见不同程度的肝大、脾大或肝硬化表现。②肺部：肺高分辨率 CT 可以发现小叶间隔增厚、磨玻璃密度影和钙化等。③头颅：NPD-A 型患者头颅 MRI 可以正常，也可以表现为脑萎缩，部分患者可以出现白质 T_2 高信号。

4）组织病理检查：常用组织为骨髓、脾、肝脏、肺及淋巴结。光镜下可以看到富含脂质的巨噬细胞（lipid-laden macrophage），也称泡沫样细胞或尼曼-皮克细胞。电镜下泡沫细胞的细胞核小并偏离细胞中心，膜侧因为脂肪蓄积而呈透明状。活组织检查发现泡沫细胞提示尼曼-皮克病可能，但阴性并不能除外此病。

5）*SMPD1* 基因分析：已知致病等位基因纯合或者复合杂合突变可以确诊 NPD-A/B 型。

（2）NPD-C/D 型

1）常规检查：大多数患者血常规、肝功能等没有明显异常。

2）血浆壳三糖苷酶：壳三糖苷酶由活化的巨噬细胞合成，部分 NPD-C 型患者血浆壳三糖苷酶活性可有轻度增高，但在晚发型患者该酶不升高。该酶升高还可见于戈谢病、脑卒中及 2 型糖尿病患者。

3）活组织检查：常用组织为骨髓、脾、肝脏、肺及淋巴结。光镜下可以看到特征性的泡沫细胞。

4）成纤维细胞相关检查：①Filipin 染色，Filipin 能与游离的胆固醇特异性结合，荧光显微镜下可见核周溶酶体强荧光信号（即游离胆固醇），为 NPD-C 阳性细胞，是确诊 NPD-C 的方法之一。大于 80% 的 NPD-C 型病例可以观察到这种典型表现。②胆固醇酯化率的检测，具有经典表型的细胞胆固醇酯化率明显降低甚至为零，而变异型患者的细胞只有轻度的酯化受损。对于这一类患者，基因诊断更加重要。该方法灵敏度较 Filipin 染色低。

5）头颅影像检查：NPD-C 型患者的头颅 MRI 无特异性表现，多数报道提示有小脑、海马、大脑灰质的缩小以及白质的异常信号。

6）基因分析：基因检测可以确诊疾病。对于临床高度怀疑为 NPD-C 型的患者，即使 Filipin 染色阴性的患者，均应进行基因分析。

NPC1 或 *NPC2* 基因检出 2 个等位基因致病突变有确诊意义。

3. **诊断标准**

（1）NPD-A/B 型：对于有肝脾大、间质性肺疾病、眼底樱桃红斑、发育迟缓的婴幼儿患者应高度怀疑 NPD-A 型。对于肝脾大伴肝功能异常、血小板减少、间质性肺疾病、血脂异常，尤其是高密度脂蛋白胆固醇血清水平降低、低密度脂蛋白胆固醇升高及高甘油三酯血症的患者应高度怀疑 NPD-B 型。确诊有赖于外周血淋巴细胞或皮肤成纤维细胞培养酸性鞘磷脂酶活性降低或 *SMPD1* 基因分析检出 2 个等位基因已知致病变异。

（2）NPD-C/D 型：对于临床有以下表现的患者应考虑该病的诊断。①新生儿出现腹水、肝功能异常、病理性黄疸及肺浸润；②婴儿出现持续肌张力过低；③婴幼儿不明原因肝脾大；④儿童期患者出现垂直性核上性凝视麻痹、共济失调、肌张力障碍或抽搐；⑤成人出现阿尔茨海默病、抑郁、双相障碍或精神分裂症等。成纤维细胞 filipin 染色是确诊 NPD-C 的方法之一。*NPC1* 或 *NPC2* 基因检出 2 个等位基因致病突变有确诊意义。对临床疑似尼曼-皮克病的患者，尤其是骨髓涂片见尼曼-皮克细胞而酸性鞘磷脂酶活性正常的患者，建议行 *NPC1*、*NPC2* 基因突变分析，以明确诊断。

【鉴别诊断】

此病临床症状复杂多样，常因为诊断"肝炎""肺炎""贫血""腹泻"而收入住院治疗。此病逐渐起病容易误诊须多加重视。NPD-A/B 型主要与戈谢病、NPD-C 型、血液病等相鉴别，鉴别诊断主要依检测白细胞中的酸性神经鞘磷脂酶（acid sphingomyelinase，ASM）活性。由于尼曼-皮克病患儿可以出现眼底樱桃红斑，需与 Tay-Sachs 病鉴别。NPD-C 型的新生儿及婴儿患者需与下述疾病鉴别：胆道闭锁，感染，α_1-抗胰蛋白酶缺乏症，酪氨酸血症，恶性肿瘤，其他溶酶体贮积病（如戈谢病、NPD-A/B 型）。儿童患者需与下述疾病鉴别：脑肿瘤，脑积水，GM2 神经节苷脂病，线粒体病，枫糖尿病，注意力缺陷障碍，肌张力障碍，肝豆状核变性，神经元蜡样脂褐质沉积症，亚急性硬化性全脑炎及周期性瘫痪。青春期及成人患者需要与痴呆或精神类疾病鉴别。

【治疗】

1. **一般治疗**　可长期服用抗氧化剂,控制肺部感染,吞咽困难导致进食困难,并因此常引起吸入性肺部感染,可以尝试通过胃肠造瘘术给予胃肠营养。睡眠障碍和惊厥,可以考虑镇静和抗惊厥治疗。脾功能亢进贫血的患者需补充红细胞。脾功能亢进者或肝功能严重损害者,可行脾切除术或肝移植术,用以改善临床症状,但该手术并不能控制疾病进展。给予低胆固醇膳食,也可使用如洛伐他汀、考来烯胺和烟酸等药物降低血浆和肝脏的胆固醇水平,或使用二甲基亚砜,有助于胆固醇的转运。然而这些一般治疗对于神经症状的进展是无效的。对有严重神经系统症状者给予康复和物理疗法将有助于改善病情。

2. **酶替代治疗**(enzyme replacement therapy,ERT)　重组人酸性鞘磷脂酶(recombinant human acid sphingomyelinase,rhASM)目前已在NPD-A/B型成人患者中进行Ⅱ/Ⅲ期临床试验。但也存在其局限性:①因酶不能通过血脑屏障,不能纠正中枢神经系统损害;②输注时会发生如皮疹、发热和支气管痉挛等超敏反应;③长期酶替代可产生抗体而影响疗效;④酶制剂价格昂贵,我国大多数家庭难以承受。

3. **减少底物治疗**　麦格司他(miglusta)通过用葡萄糖苷酰鞘氨醇合成酶抑制鞘糖脂合成进而阻止或延缓NPD-C型患者神经系统症状的进展,该药能通过血脑屏障,可用于4岁以上*NPC1*突变有神经系统受累表现的NPD-C型患者。

4. **异基因造血干细胞移植**(allo-HSCT)　allo-HSCT后植入的正常供者来源干细胞是不断提供患者缺陷酶的内生来源,其分泌的酶可被患者酶缺陷的细胞通过胞饮作用获得,然后转运至溶酶体;也可通过细胞间接触转运。使机体移植前缺陷的酶得以补充,得到持久的酶替代作用。供者细胞所分泌的溶酶体酶可裂解血液中的底物,使贮积物在组织与血浆间产生浓度梯度,从而促进贮积物清除。另外预处理可使血脑屏障相对开放,重建的单核-巨噬细胞系统,分化成神经小胶质细胞,在中枢神经系统中定居,这个过程需要数月甚至数年时间。由于NPD临床症状的异质性,allo-HSCT疗效的个体差异较大。

目前 allo-HSCT 着重于治疗 NPD-A 型和 NPD-B 型,也有少量治疗 NPD-C 型的报道,结论是 allo-HSCT 能有效提高 NPD 患者体内 ASM 浓度,缓解肝脾大症状,对间质性肺部病变有改善,但仅能阻止内脏进展和早期死亡,对于神经损伤仅能起到延迟发病的作用。目前为提高移植疗效,建议在未出现神经退行性改变前尽早行 allo-HSCT 治疗。

5. **基因治疗** 此病为单基因突变所致,理论上可通过基因编辑让患者细胞重新开始生成缺失的蛋白酶,为患者提供一个根治的方法。目前研究有限,未来技术成熟期待应用于临床,成为有效治疗疾病的方法之一。

6. **遗传咨询** NPD 为常染色体隐性遗传病,患者父母再次生育再发风险为 25%。应对所有患者及其家庭成员提供必要的遗传咨询,对高风险胎儿进行产前诊断。

➤ 附:NPD 诊治流程图

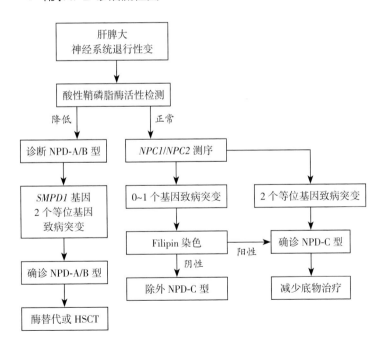

（孙　媛）

第七节 慢性活动性 EB 病毒感染

慢性活动性 EB 病毒感染(chronic active Epstein-Barr virus infection,CAEBV)是 EB 病毒(EBV)感染 T 细胞或 NK 细胞引起的淋巴增殖性疾病。1986 年,第一例 CAEBV 患者首次被报道,2016 年,WHO 将 CAEBV 分类为 EBV 相关 T 或 NK 细胞淋巴增生性疾病(EBV-positive T-or NK-lymphoproliferative diseases,EBV-T/NK-LPD)。CAEBV 在亚洲尤其是东亚地区高发,来自日本的一项研究提示,日本该病的发病率为 23.8 例/年。该病常见于儿童和青少年,中位发病年龄 11.3 岁(9 个月~53 岁)。CAEBV 的发病机制并不完全清楚,目前研究认为宿主遗传背景(*DDX3X*、*KMT2D* 和 *PD-1* 等基因突变)、细胞因子通路激活或病毒基因组片段(miRNA-BART、BALF5 和 BMRF1 等)缺失导致机体的免疫系统不能控制 EBV 在体内的活动是可能的发病机制。

【诊断】

1. **临床表现** 其主要特征是传染性单核细胞增多症(infectious mononucleosis,IM)样症状持续或反复存在。主要表现为发热、咽峡炎、皮疹及肝、脾、淋巴结肿大等。累及不同脏器时,可出现不同表现。

(1)血液系统:白细胞减低(或增高)、贫血或血小板减少及肝、脾、淋巴结肿大。

(2)消化系统:腹泻、呕吐、消化道溃疡、出血、肝功损害、黄疸。累及胰腺时还可合并急性胰腺炎。

(3)呼吸系统:肺间质病变为主,可表现为咳嗽、气促、呼吸困难,严重时可出现浆膜腔积液。

(4)皮肤黏膜:严重蚊虫叮咬过敏和种痘样水疱病,口唇或咽部疱疹。

(5)心血管系统:心肌炎、血管炎,动脉瘤或肺动脉高压,瓣膜病变。

（6）中枢神经系统：可表现为后部白质脑病或血管炎，临床主要表现为头痛、抽搐、易激惹、嗜睡、昏迷、活动障碍、脑神经损伤及智力障碍等。

（7）其他：如眼葡萄膜炎。

（8）危及生命的并发症：如噬血细胞性淋巴组织细胞增生症（hemophagocytic lymphohistiocytosis，HLH）、消化道溃疡大出血或穿孔、冠脉瘤或其他动脉瘤以及难治性淋巴瘤。

2. 辅助检查

（1）实验室检查

1）EBV 病毒相关检查：①EBV 抗体检测，包括 EBV 衣壳抗原（viral capsid antigen，VCA）-IgG、VCA-IgM、早期抗原（early antigen，EA）-IgG、VCA/EA-IgA、核抗原（nucleus antigen，NA）-IgG 等阳性并滴度升高。②EBV-DNA 水平测定，外周血单个核细胞、全血、血清或血浆 EBV-DNA 水平升高，合并中枢神经系统受累时脑脊液中 EBV-DNA 水平升高。③EBV 编码 RNA（EBV encodes RNA，EBER），活检病理组织 EBER 阳性。

2）血常规：可有一至三系血细胞减低，以血小板减少和贫血最多见，合并 HLH 时血细胞减低比较明显。

3）骨髓检查：骨髓细胞学检查主要用于除外白血病、淋巴瘤等骨髓浸润，合并 HLH 时骨髓中可见噬血现象，无恶性肿瘤细胞浸润。CAEBV 累及骨髓时骨髓活检可以显示 EBV 相关 T/NK 淋巴细胞增殖，EBER 阳性。

4）血生化：可表现有低白蛋白血症，血清转氨酶不同程度升高、胆红素升高、乳酸脱氢酶升高等，合并 HLH 时可有甘油三酯升高。累及胰腺时可有血清淀粉酶、胰蛋白酶或脂肪酶升高等。

5）凝血功能：合并 HLH 时常有凝血功能异常，低纤维蛋白原血症，活化部分凝血活酶时间延长，凝血酶原时间延长。

6）细胞因子水平：合并 HLH 时可溶性 CD25（soluble CD25，sCD25），即可溶性 IL-2 受体 α 链升高，IFN-γ、IL-10 或 IL-6 等也可升高。

7）铁蛋白：合并 HLH 时铁蛋白明显升高。

8）脑脊液检查：合并中枢受累时，脑脊液蛋白升高，白细胞数、sCD25 等也可升高。

（2）影像学检查

1）B 超：腹部 B 超可明确肝、脾、腹腔淋巴结肿大情况，同时探查有无脏器实质异常、各种占位性病变以及腹腔大动脉有无动脉瘤。颈部 B 超可明确颈部淋巴结肿大情况及结构是否有异常。冠状动脉超声可明确有无冠脉增宽或冠脉瘤。

2）CT 检查：肺部受累的患儿胸部 CT 可表现为间质性肺炎，可有胸腔积液等表现。鼻咽部 CT 可协助除外 EBV 相关结外 NK/T 细胞淋巴瘤。

3）头颅 MRI：中枢神经系统各个部位均可受累，早期多表现为脑沟回增深、增宽等征象，主要为淋巴细胞及巨噬细胞浸润所致，此外还可见脑室扩张等各种脑萎缩样改变；也可有脑白质脱髓鞘及坏死等表现。

（3）其他检查

1）基因检查：目前已知与 CAEBV 明确相关的基因不多，如 *PIK3CD*、*TNFRSF9*、*SH2D1A*、*DDX3X*、*KMT2D* 和 *PD-1* 基因等，但基因检测的阳性率非常低。

2）活检病理检查：如骨髓、淋巴结、肝、脾等组织活检可提示 EBV 相关 T 或 NK 淋巴细胞增殖，并可协助除外淋巴瘤以及分级诊断。

3）T 细胞受体（T cell receptor，TCR）重排：CAEBV 可有 TCR 多克隆、寡克隆或单克隆重排。

4）EBV 感染细胞测定：EBNA 或 EBER 或 EBV-DNA 分别与 T、B、NK 细胞或者单核细胞/巨噬细胞/组织细胞的标记物双染色，推荐应用免疫荧光、免疫组织化学或磁珠的方法。

3. 诊断标准

日本 EBV 协作组 2005 年提出 CAEBV 诊疗建议，并在 2015 年对其进行了更新（表 8-2），强调了 EBV 感染 T 细胞或 NK 细胞。

表 8-2 CAEBV 诊断标准

同时满足下列条件

1. 传染性单核细胞增多症(IM)类似症状持续或反复发作 3 个月以上
   IM 样症状：发热、淋巴结肿大和肝脾大
   IM 已报道的其他系统并发症：血液系统、消化系统、神经系统、肺、眼、皮肤和心血管并发症（包括动脉瘤和心瓣膜病）等

2. 外周血或受累组织中 EBV DNA 载量升高
   外周血中 EBV-DNA 水平高于 $10^{2.5}$ 拷贝/μg DNA

3. 受累组织或外周血中 EBV 感染 T 细胞或 NK 细胞[*]

4. 排除 IM、自身免疫性疾病、肿瘤性疾病、艾滋病以及先天或继发免疫缺陷性疾病

注：[*]建议同时检测淋巴细胞种类（免疫荧光、免疫组化或磁珠筛选的方法）和 EBV（EBNA 染色、EBER 检测或 PCR 检测 EBV-DNA），以明确 EBV 感染的淋巴细胞亚型。

【鉴别诊断】

1. **传染性单核细胞增多症** IM 为 EBV 初次感染引起的，主要表现为发热、咽峡炎、肝脾和淋巴结肿大、肝功损害，严重者可合并 HLH、EBV 脑炎或动脉瘤，全血和血浆 EBV-DNA 一过性升高，上述表现与 CAEBV 不易鉴别，但 CAEBV 病程迁延大于 3 个月、EBV 抗体谱有助于二者鉴别，IM 通常 EBV-VCA-IgM 或低亲合力 VCA-IgG 阳性，提示近期感染，CAEBV 通常 EBV-NA-IgG 和高亲合力 VCA-IgG 阳性，提示既往感染。

2. **血液系统恶性肿瘤** 如白血病和淋巴瘤，尤其是 EBV 相关淋巴瘤，如 NK/T 细胞淋巴瘤、间变性大细胞淋巴瘤等，均可表现为发热和肝、脾、淋巴结肿大，甚至合并 HLH，鉴别主要靠活检病理检查。

3. **其他免疫缺陷综合征** 如威斯科特-奥尔德里奇综合征、X 连锁淋巴增殖性疾病和重症联合免疫缺陷病、某些获得性免疫抑制状态等情况下，合并 EBV 感染可以出现与 CAEBV 类似的临床表现。基因学检测有助于鉴别诊断。

【治疗】

1. **一般治疗** 加强护理、清淡易消化饮食、多休息及多饮水等。

2. **抗病毒治疗、化疗及免疫重建** 目前国内外无统一治疗方案，单纯抗病毒治疗无效，免疫抑制治疗、细胞毒药物化疗或输注细胞毒T淋巴细胞（cytotoxic T lymphocytes，CTL）治疗暂时有效，但大多数患者会再次复发、疾病进展。造血干细胞移植是唯一治愈CAEBV的方法，通过免疫重建，彻底消除EBV感染细胞，同时应用EBV-CTL控制残余的EBV感染的T/NK细胞，移植后5年存活率可达到80%以上。移植前疾病的状态与移植后生存率相关，因此移植前需要化疗来控制炎症反应并清除EBV感染的淋巴细胞、降低病毒载量、控制脏器损害。移植前化疗方案包括日本EBV协作组提出的"三步疗法"、国内的"L-DEP（左旋培门冬、脂质体多柔比星、依托泊苷和泼尼松）"方案和硼替佐米等。

（1）"三步疗法"：日本CAEBV研究组自1997年开始使用"三步疗法"治疗CAEBV，即第一步免疫抑制控制炎症反应，第二步化疗，第三步异基因造血干细胞移植。2017年日本学者将"三步疗法"进一步更新，具体方案见表8-3。

（2）"L-DEP"方案：北京友谊医院王昭教授首次提出L-DEP方案治疗复发难治性EBV-HLH，后经北京儿童医院改良后应用于CAEBV治疗，化疗后临床缓解率及病毒转阴率可达80%以上，为后续造血干细胞移植提供条件，具体方案见表8-4。

（3）其他药物：有文献报道，硼替佐米联合使大剂量全身皮质类固醇或更昔洛韦，可以暂时降低与T细胞型CAEBV相关的全身毒性，让患者好转以接受移植，但目前为个例报道，仍需进一步研究。

3. **并发症的处理** CAEBV易浸润消化道，化疗过程中易合并消化道出血，一旦发生需禁食水，输注Ⅶ因子、血浆、血小板，给予氨甲苯酸等止血治疗，并补液、使用制酸剂等，必要时结肠镜或手术止血治疗。消化道穿孔需急诊手术治疗。合并冠脉瘤或其他动脉瘤时需口服华法林、阿司匹林等抗凝治疗，必要时行介入治疗。

表 8-3　"三步走"化疗方案

第一步：免疫抑制治疗

免疫抑制治疗		第二步期间
醋酸泼尼松（PRED）	1~2mg/（kg·d）×7 天，口服	0.2~0.3mg/（kg·d）×7 天，口服
环孢素 A（CsA）	3mg/（kg·次），q.12h.×7 天，口服	2~3mg/（kg·次），q.12h.×7 天，口服
依托泊苷（VP-16）	150mg/（m²·d），1 次/周，静脉滴注	100~150mg/（m²·d），1 次/周，静脉滴注

注：如果不合并 HLH 第一步中可不用 VP-16。

第二步：化疗

改良 CHOP（一线治疗）		第 1 天	第 2 天	第 3 天	第 4 天	第 5 天
长春新碱（VCR）	1.5mg/m²（最大量 2mg）	·				
环磷酰胺（CTX）	750mg/m²	·				
吡柔比星	25mg/（m²·d）×2 天	·	·			
醋酸泼尼松（PRED）	50mg/（m²·d）×5 天	·	·	·	·	·

续表

ESCAP（二线治疗）		第1天	第2天	第3天	第4天	第5天	第6天	第7天	第8天	第9天
依托泊苷（VP-16）	150mg/m²	•								
阿糖胞苷（Ara-C）	1.5g/(m²·次),q.12h.×8次		•	•	•	•	•	•	•	•
左旋门冬酰胺酶（L-Asp）	6 000U/(m²·d)×5天		•	•	•	•	•			
甲泼尼龙（MP）	62.5mg/(m²·次),q.12h.×8次		•	•	•	•	•	•	•	•
醋酸泼尼松（PRED）	30mg/(m²·d)×4天						•	•	•	•

第三步：免疫重建

造血干细胞移植

RIC		第-16天	…	第-8天	第-7天	第-6天	第-5天	第-4天	第-3天	第-2天	第-1天	第0天
LDEC	VP-16 30mg/(m²·d),Ara-C 20mg/(m²·d),持续静脉滴注24小时(civ)至预处理开始,疗程1.5周(0.5~2周)	→	…	→								
氟达拉滨	30mg/(m²·d)×6天			•	•	•	•	•	•			
美法仑	70mg/m²×2~3天			○			→	→				
抗胸腺球蛋白（ATG）	1.25mg/(kg·d)×2d,civ					•	•					
甲泼尼龙（MP）	250mg/(m²·次),q.12h.×2天					•	•					
依托泊苷（VP-16）	100mg/(m²·d)×2天						•	•				

注："○"表示对于排斥风险比较高的患儿可选择性给予。

表 8-4　"L-DEP"化疗方案

免疫抑制治疗	
甲泼尼龙	15mg/（kg·d）×5 天,2mg/（kg·d）×3 天,1mg/（kg·d）×3 天,0.5mg/（kg·d）×4 天,静脉滴注,1 周内逐渐减停
培门冬酰胺酶	2 000U/m²,第 5 天,肌内注射
脂质体多柔比星	25mg/m²,第 1 天,静脉滴注
依托泊苷（VP-16）	100mg/（m²·d）,1 次/周,共 3 次,静脉滴注

注:每 21 天 1 个疗程,一般 2 疗程后行造血干细胞移植;如果不能衔接造血干细胞移植,最多 4 疗程。

4. **治疗反应评估**　目前国内外无统一评估标准,由于外周血 EBV-DNA 多由感染的 NK 或 T 细胞释放,外周血 EBV-DNA 载量目前认为是最好的残留病监测指标,在每一疗程化疗后以及移植前后需定期监测,每疗程化疗外周血 EBV-DNA 降低 10 倍以上为治疗有效。"第二步"中一线治疗无效需二线治疗,如化疗方案均无效或病情进展需紧急造血干细胞移植。

移植前的疾病状态分为疾病活动和疾病无活动,与移植预后相关。根据临床表现和外周血 EBV-DNA 载量将化疗后疾病状态分为疾病活动和疾病非活动,疾病活动定义为:存在 CAEBV 相关症状和体征,如发热、肝炎、明显肝脾淋巴结肿大、血细胞减低和/或进展性皮肤损害,伴有外周血 EBV-DNA 载量升高。

5. **预后**　本类疾病属于预后不良的全身性疾病,虽然大多数 CAEBV 患者表现出几个月或几年的慢性进展,但如果不经治疗,约半数患者会在患病后 4~5 年内死亡。主要死因:肝功能衰竭、噬血细胞综合征、机会性感染等。消化道溃疡/穿孔、心血管并发症多为晚期表现,也是重要的死亡因素。北京儿童医院既往数据显示:发病年龄晚、病理等级高、IL-6 和 IL-10 水平高预后差。

➤ 附：CAEBV 诊治流程图

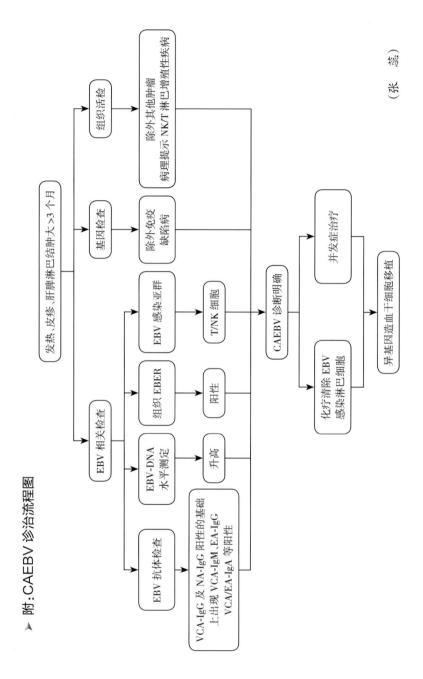

（张 蕊）

参考文献

[1] 马端,李定国,张学,等.中国罕见病防治的机遇与挑战.中国循证儿科
杂志,2011,6(2):81-81.

[2] STRANDE NT,RIGGS ER,et al. Evaluating the clinical validity of gene-
disease associations:an evidence-based framework developed by the clinical
genome resource. Am J Hum Genet,2017,100(6):895-906.

[3] LI M. Enzyme replacement therapy:a review and its role in treating lysosomal
storage diseases. Pediatr Ann,2018,47(5):e191-e197.

[4] HIGH KA,RONCAROLO MG. Gene therapy. N Engl J Med,2019,381(5):
455-464.

[5] PAI SY,LOGAN BR,GRIFFITH LM,et al. Transplantation outcomes for
severe combined immunodeficiency,2000-2009. N Engl J Med,2014,371(5):
434-46.

[6] FERNANDES JF,ROCHA V,LABOPIN M,et al. Transplantation in patients
with SCID:mismatched related stem cells or unrelated cord blood. Blood,
2012,119(12):2949-2955.

[7] COLE T,PEARCE MS,CANT AJ,et al. Clinical outcome in children with
chronic granulomatous disease managed conservatively or with hematopoietic
stem cell transplantation. J Allergy Clin Immunol,2013,132(5):1150-1155.

[8] MORILLO-GUTIERREZ B,BEIER R,RAO K,et al. Treosulfan-based
conditioning for allogeneic HSCT in children with chronic granulomatous
disease:a multicenter experience. Blood,2016,128(3):440-448.

[9] LEVINE A,GRIFFITHS A,MARKOWITZ J,et al. Pediatric modification
of the Montreal classification for inflammatory bowel disease:the Paris
classification. Inflamm Bowel Dis,2011,17(6):1314-1321.

[10] 中华医学会儿科学会消化学组儿童炎症性肠病协作组.儿童炎症性肠
病诊断规范共识意见.中国实用儿科杂志,2010,25(4):263-265.

[11] PENG K,QIAN X,HUANG Z,et al. Umbilical cord blood transplantation
corrects very early-onset inflammatory bowel disease in chinese patients with

IL10RA-associated immune deficiency. Inflamm Bowel Dis,2018,24(7):1416-1427.

[12] SCHUCHMAN EH. The pathogenesis and treatment of acid sphingomyelinase-deficient Niemann-Pick disease. Inherit Metab Dis,2007,30(5):654-663.

[13] SCHUCHMAN EH,WASSERSTEIN MP. Type A and B Niemann Pick disease. Best Pract Res Clin Endocrinol Metab,2015,29(2):237-247.

[14] APOSTOLOS PAPANDREOU,MBBS. Diagnostic workup and management of patients with suspected Niemann-Pick type C disease. Ther Adv Neurol Disord,2016,9(3):216-229.

[15] MARIE T. Vanier Niemann-Pick Type C. Orphanet J Rare Dis,2010,5(16):2-18.

[16] VICTOR S,COULTER JB,BESLEY GT,et al. Niemann-Pick disease:sixteen year follow-up of allogeneic bone marrow transplantation in a type B variant. J Inherit Metab Dis,J Inherit Metab Dis,2003,26(8):775-785.

[17] STIRNEMANN J,BELMATOUG N,CAMOU F. A Review of Gaucher Disease Pathophysiology,Clinical Presentation and Treatments. Int J Mol Sci,2017,18(2):441.

[18] HOROWITZ M,ELSTEIN D,ZIMRAN A,et al. New directions in Gaucher disease. J Hum Mutat,2016,37(11):1121-1136.

[19] GARY SE,RYAN E,STEWARD AM. Recent advances in the diagnosis and management of Gaucher. J Expert Rev Endocrinol Metab,2018,13(2):107-118.

[20] MISTRY PK,LOPEZ G,SCHIFFMANN R. Gaucher disease progress and ongoing challenges. Mol Genet Metab,2017,120(1/2):8-21.

[21] HUE SS-S,OON ML,WANG S,et al. Epstein-Barr virus-associated T-and NK-cell lymphoproliferative diseases:an update and diagnostic approach. Pathology,2020,52(1):111-127.

[22] SAWADA A,INOUE M,KAWA K. How We treat chronic active epstein-barr virus infection. Int J Hematol,2017,105(4):406-418.

[23] MA H,ZHANG L,WEI A,et al. Outcome of L-DEP regimen for treatment of

pediatric chronic active Epstein-Barr virus infection. Orphanet J Rare Dis, 2021,16(1):269.

[24] CHEN S,WEI A,MA H,et al. Clinical features and prognostic factors of children with chronic active Epstein-Barr virus infection:a retrospective analysis of a single center. J Pediatr,2021,238:268-274.e2.

[25] AYAKO ARAI. Advances in the study of chronic active Epstein-Barr virus infection:clinical features under the 2016 WHO Classification and Mechanisms of Development. Front Pediatr,2019,7:14.

第九章 造血干细胞移植的应用

第一节 总 论

随着诊断技术、细胞治疗技术、移植相关药物与生命支持技术日新月异的发展，造血干细胞移植（HSCT）植入率、移植相关死亡率、总体生存率、无病生存率、无事件生存率、并发症发生率及其严重程度与转归已今非昔比，移植成功率及疗效逐年提高，移植风险大幅度降低。

根据造血干细胞的来源不同，分成自体造血干细胞移植和异体造血干细胞移植。最早的异体造血干细胞移植源于针对放射损伤后骨髓衰竭的状况，人们开始探索造血干细胞治疗，1949 年，Jacobson 在动物实验中证实，通过尾静脉输注同种异体骨髓，可使动物免除由于致死量全身放射线照射造成骨髓功能衰竭而死亡，证实骨髓中含有造血干细胞，并提示通过干细胞移植治疗可能治愈疾病。1968 年，人类首例同胞相合异基因骨髓移植成功救治了一例重症免疫缺陷患儿。20 世纪 70 年代初起，人们开始用造血干细胞治疗放射病及晚期急性白血病，但由于感染、复发、人类白细胞抗原（human leukocyte antigen，HLA）屏障等问题，当时的成功率仅为 15%。随着 HLA 的发现并被用于据此寻找合适供体、努力争取在白血病缓解状态下实施移植手术以及早期识别移植后感染、尽早干预防止感染的进一步进展，移植成功率获得了明显提高。目前先进治疗组在急性白血病第一次缓解期进行移植，长期无病生存率已经可以达到 70% 左右。

除了恶性血液病外，免疫缺陷性疾病、一些遗传代谢性疾病和自身免疫性疾病也可以通过 HSCT 得到治愈。近年来，造血干细胞的来源也经历了从单纯骨髓到脐血（1988 年）和外周血造血干细胞（1995 年）

的迅速扩展。随着移植技术的不断提高,移植供体也从 HLA 全相合到部分相合甚至半相合。因此,目前来说,只要患儿的疾病需要进行 HSCT,没有一个患儿会因为没有供体而不能实施移植手术。HSCT 已经成为治疗儿童难治复发恶性肿瘤、免疫缺陷病及遗传代谢等罕见疾病的常用治疗手段,移植领域已经不仅仅局限在血液肿瘤专业,更深入到免疫、感染、神经、消化、内分泌、遗传代谢等各领域。

（陈　静）

第二节　恶性疾病造血干细胞移植适应证

造血干细胞移植在儿童血液肿瘤中的应用范围广泛,自身移植主要应用于化疗敏感的晚期实体肿瘤,而异基因移植主要针对儿童难治复发性白血病。

一、急性淋巴细胞白血病

虽然近年来小于 18 岁患者的急性淋巴细胞白血病(acute lymphoblastic leukemia,ALL)治疗有很大进展,60%~90% 的患儿单用化疗可达到长期无病生存及治愈,但仍有 10%~40% 的患儿复发。一旦复发,预后极差,特别是化疗期间早期骨髓复发者生存率不足 5%。allo-HSCT 成为拯救复发难治性 ALL 患儿的重要选择。

1. ALL 患儿需要在 CR1 状态下行 HSCT 的指征　除了诱导治疗未能达到完全缓解(complete remission,CR)为大家公认外,目前很少有其他高危因素(如 Ph^+、MLL^+ 低二倍体等)被大家普遍接受为移植指征。Pui 等甚至认为现如今根据 MIC 分型,儿童 ALL CR1 已经没有绝对的移植指征。

患儿诱导缓解治疗的反应才是评判疗效的金标准。除了比较容易判断的诱导治疗是否 CR 外,微量残留病(minimal residual disease,MRD)检测已经成为评估治疗反应的重要手段。建立准确可信的 MRD 检测方法,通过 MRD 监测,实时评估患儿的治疗反应,是判断移植指征的关键指标。国际上三大儿童 ALL 研究中心针对第一次缓解期儿童 ALL 的 allo-HSCT 指征见表 9-1。

表 9-1 国际三大儿童 ALL 研究中心针对
CR1 儿童 ALL 的 allo-HSCT 指征

研究中心	CR1 移植指征
AIEOP/ BFM	1. 诱导治疗失败(诱导治疗 +33 天骨髓幼稚细胞≥5%)低二倍体(染色体数量 <44),t(4;11) 或 t(9;22)(BCR ABL1)伴诱导治疗 +33 天或 +78 天 MRD 阳性 2. T-ALL 伴泼尼松反应不良伴诱导治疗 +78 天 MRD≥10^{-3} 或无 MRD 资料 3. 诱导治疗 +78 天 MRD≥10^{-3}
COG	1. 诱导治疗失败(诱导治疗 +29 天骨髓幼稚细胞≥25%)低二倍体(染色体数量 <44) 2. t(9;22)(BCR ABL1)(仅限通报全相合移植,只有当 +29 天 MRD>1% 或 +12 周 MRD>0.01% 时才具有非血源相关供体移植指征)
SJCRH	1. 诱导治疗失败(诱导治疗 +42 天骨髓幼稚细胞≥5%),早前 T-ALL 诱导治疗 +42 天 MRD≥10^{-2} 或诱导治疗 +14 周 MRD≥10^{-3} 2. 治疗过程中任何时候、任何程度的 MRD 再现

注:AIEOP. 意大利儿童血液/肿瘤协作组;BFM. 柏林-法兰克福-明斯特(德国)儿童 ALL 协作组;MRD. 微量残留病;COG. 儿童肿瘤协作组;SJCRH. Jude 儿童研究医院。

2. **CR2 期 ALL 患儿接受 HSCT 的指征** BFM 回顾性研究发现:CR 大于 36 个月(或者停药 6 个月以上)才复发的 B-ALL,移植治疗并未显示出明显优势,仍可以化疗作为主要治疗手段。不伴有骨髓复发的非早期(CR 小于 18 个月)髓外复发也非 HSCT 指征。当然大部分除此以外的≥CR2 ALL 患儿具有很强的移植指征,即无论匹配怎样的供体、即使风险较高的半相合供体也要考虑。

3. **未获 CR 的 ALL 患儿一般不建议接受移植治疗** 长期随访发现 ALL 患儿在未 CR 的状态下接受 HSCT,移植后生存率不足 20%,所以一般认为对未 CR 的 ALL 患儿,不推荐移植治疗。

结合国内实际,我们推荐比较简单、公认的 ALL allo-HSCT 指征如下:

(1) CR1:诱导治疗失败;诱导治疗 2 个疗程后 MRD≥10⁻³;起病时白细胞 >300×10⁹/L 且年龄 <6 个月的 t(4;11) ALL;或泼尼松反应不佳的 BCR-ABL(+) ALL。

(2) CR2:早期髓外复发,非晚期(停药 6 个月以上) B-ALL 骨髓复发。

(3) CR3 以上:均应移植。

(4) 未 CR:不推荐移植。

二、急性髓系白血病

儿童急性髓系白血病(acute myelocytic leukemia,AML)虽然发病率仅占儿童白血病的 1/4,但是占儿童白血病死亡病例的 1/2 以上。相比 ALL,除 M₃ 之外的儿童 AML 完全缓解率较低,长期无病生存机会仅 60% 左右,复发、难治者预后更差,更多患儿需要借助 HSCT 才能获救。

治疗相关的 AML、由 MDS 转化的 AML、≥CR2 的 AML,无论是何种类型的供体都应该进行 HSCT。但选择哪些 CR1 的 AML 患儿进行 HSCT 就不是件简单的事情。这主要是由于儿童 AML 分子标记尚处逐渐认识中,疾病危险度分型的标志及治疗结果尚在不断完善中。目前普遍认为:高危 AML 需要接受任何供体的 HSCT。但各个中心采用的高危危险度分型略有差异,治疗方案也不尽相同,临床工作中应加以关注。

与国外意见略有不同的是:国内不少中心报道相对于其他 AML,t(8;21)AML 预后并不良好,可能此种类型的 AML 存在一定的地区差异。上海血液研究所 Chen 等报道 *C-KIT* 的过度表达或突变提示预后不良,但更大样本的国际儿童肿瘤协作组(Children Oncology Group,COG)的研究并未发现儿童 CBF-AML *C-KIT* 突变与预后相关。基于治疗反应的 MRD 监测对疾病分组同样重要,但 MRD 监测必须依赖于稳定、可行的实验结果。St Jude 儿童研究医院将治疗 1 个疗程后 MRD 大于 1%、2 个疗程后 MRD 大于 0.1% 的患儿列入移植指征，而 COG 目前将诱导治疗后 MRD 大于 0.05% 列入移植指征。以下列举 St Jude 儿童研究医院与 COG 目前对儿童 AML 的高危分型及移植指征：

附 1：St Jude 儿童研究医院 AML16 高危险度分类的造血干细胞移植指征

1. 细胞遗传学异常

（1）*DEK-NUP214*［t(6;9)］。

（2）*KAT6A-CREBBP*［t(8;16)］。

（3）*RUNX1-CBFA2T3*［t(16;21)］。

（4）-7、-5、5q-。

（5）*Mll* 重排突变，除外 t(9;11)。

（6）inv(3)(q21q26.2)。

（7）*CBFA2T3-GLIS2*［inv(16)(p13.3q24.3)］。

（8）*ETV6-HLXB*［t(7;12)(q36;p13)］。

（9）*NUP98-NSD1*。

（10）*NUP98-KDM5A*。

（11）*FLT3-ITD* 合并 *NUP98-NSD1* 或 *WT1* 突变。

2. 特殊类型 AML

（1）MDS 转化 AML。

（2）化疗相关 AML。

（3）M_0 或 M_6。

（4）M_7 伴有 *KMT2A* 重排或 *CBFA2T3-GLIS2*［inv(16)(p13.3q24.3)］，或 *NUP98-KDM5A*［t(11;12)(p15;p13)］。

3. 治疗反应不佳

（1）1 疗程 MRD≥1%。

（2）2 疗程 MRD≥0.1%。

附 2：COG AML1031 高危 AML 移植的定义

1. *FLT3* 突变且伴高等位基因比例 *FLT3/ITD* 大于 0.4。

2. -7、-5、5q- 且不伴有低危基因型［(inv16)、t(16,16) 或 t(8,21)，

或 *NPM* 或 *CEBPα* 突变]者。

3. 非低危基因型,1 疗程后 MRD≥0.1% 者。

4. 非低危基因型,1 疗程后临床或影像学提示髓外病灶进展者。

2020 年开始的 COG AML1831 也将分子生物学特征作为高危 AML 评判标准:

1. *FLT3/ITD* 大于 0.1 且不伴有 *CEBPA*、*NPM* 突变。

2. *FLT3/ITD* 大于 0.1 伴有 *CEBPA* 或 *NPM* 突变,第一疗程诱导治疗 MRD 大于 0.05%。

3. 存在 *FLT3* 非 *ITD* 激活突变且第一疗程诱导治疗 MRD 大于 0.05%。

4. 无预后良好或预后不良分子生物学特征,第一疗程诱导治疗 MRD 大于 0.05%。

5. 除 *FLT3/ITD* 外,存在以下预后不良分子生物学异常(表 9-2):

表 9-2 COG1831 预后不良分子标记

细胞遗传学	相应基因型
inv(3)(q21.3q26.2)/t(3;3)(q21,3q26.2)	*RPN1-MECOM*
t(3;21)(26.2;q22)	*RUNX1-MECOM*
t(3;5)(q25;q34)	*NPM1-MLF1*
t(6;9)(p22.3;q34.1)	*DEK-NUP214*
t(8;16)(p11.2;p13.3)(诊断时 90 天或以上)	*KAT6A-CREBBP*(诊断时 90 天或以上)
t(16;21)(p11.2;q22.2)	*FUS-ERG*
inv(16)(p13.3;q24.3)	*CBFA2T3-GLIS2*
t(4;11)(q21;q23.3)	*KMT2A-AFF1*(*MLL-MLLT2*)
t(6;11)(q27;q23.3)	*KMT2A-AFDN*(*MLL-MLLT4*)
t(10;11)(p12.3;q23.3)	*KMT2A-MLLT10*
t(10;11)(p12.1;q23.3)	*KMT2A-ABI1*
t(11;19)(q23.3;q13.3)	*KMT2A-MLLT1*(*MLL-ENL*)

续表

细胞遗传学	相应基因型
11p5 重排	*NUP98*-任何伙伴基因
12p13.2 重排	*ETV6*-任何伙伴基因
12p 包括 12p13.2 缺失	*ETV6* 缺失
−5/Del(5q)包括 5q31	*EGR1* 缺失
−7	无相关基因
10p12.3 重排	*MLLT10*-任何伙伴基因
无相关染色体异常	*FLT3/ITD* + 等位基因比 >0.1%
流式细胞术证实 RAM 表型	

在掌握 AML 移植指征时,尚需知道不同的化疗方案对移植指征的掌握也会有一定的影响,如 COG AML1831 方案将 CD33 单抗及 FLT3 抑制剂作为一线治疗,应该具有更高的缓解率及缓解质量,因此,对治疗后 MRD 的容忍率更低,诱导治疗末 MRD>0.05% 就具备了移植指征。

三、慢性髓细胞性白血病

allo-HSCT 是目前唯一能使慢性髓细胞性白血病(chronic myelogenous leukemia,CML)患儿获得根治的方法。虽然大多数患者经骨髓清除性预处理后已获得完全的血液学及细胞遗传学缓解,但整个疗效仍取决于骨髓移植时疾病所处的阶段。急变期移植者无事件生存率(EFS)仅 10%~20%,加速期移植者,EFS 为 35%~40%,而慢性期移植者,EFS 可达 50%~80%。移植失败的主要原因是复发,急变期移植者复发率可达 60%,而慢性期移植者复发率仅为 10%~20%。

酪氨酸激酶抑制剂的问世及国产化改变了 CML 的治疗进程,该药可以使患者在短期内就达到分子生物学的缓解,患者在用药期间可以享受长期的慢性期。但原则上并不能治愈 CML,要求患儿有良好的依从性,不能随意终止用药,目前不将异基因移植作为儿童 CML 的首选治疗措施。临床工作中,必须将移植的利弊详细告知家长,在家长充分知情的情况下做出是否在第一次慢性期就进行移植的决定。对于加速期、急变期患儿,伊马替尼或联合化疗能使大部分患者重新回到慢性期后再进行 HSCT。

目前推荐的儿童 CML 移植指征:

1. CML-CP1 一般不推荐移植,但若有同胞相合供者,家长完全明白移植利弊的情况下可选择 HSCT。

2. **加速期及急变期** 伊马替尼或新一代产品应用使得患儿转为慢性期后再进行移植。

3. CML-CP2 HSCT 指征强。

四、幼年型慢性粒-单核细胞白血病

幼年型粒-单核细胞白血病(juvenile myelomonocytic leukemia, JMML)是儿童特有的一种慢性白血病,具有很强的异质性,部分病例有自愈倾向。异基因 HSCT 是大部分 JMML 唯一能治愈的方法。简单而言,体系突变的 *NRAS*、*KRAS*、*PTPN11* 及胚系突变 *NF1* 患儿具有移植指征,大部分胚系 *CBL* 突变患儿及一些小年龄、血小板不太低、HbF 没有明显增高的 *NRAS* 突变的 JMML 患儿并不需要移植。*PTPN11*、*NF1* 基因突变及伴有次级突变和/或复合突变的 JMML 患儿移植后复发风险高,*NRAS* 及 *KRAS* 突变患儿相对复发风险低。近年来甲基化状态的评估为判断疾病预后提供了很好的依据。去甲基化治疗能明显改善患儿临床表现,去甲基化联合造血干细胞移植能提高 JMML 移植后生存率。

五、恶性淋巴瘤

恶性淋巴瘤有霍奇金淋巴瘤(HD)及非霍奇金淋巴瘤(NHL)之分,因化疗对大部分患儿显示了良好的疗效,故非难治、复发患儿一般不需要接受 HSCT。

1. HD 复发、难治性 HD 患儿有自身 HSCT 指征。

2. NHL 复发、难治性 NHL 患儿有 HSCT 指征,但是接受自身还是异体 HSCT 存在争议。通常骨髓外病灶复发者多考虑自身 HSCT,

而骨髓复发者多主张异基因 HSCT。

除此之外,BFM 曾经对间变性大细胞恶性淋巴瘤患儿进行了异基因 HSCT 治疗,获得了 75% 的长期无病生存率,仅 15% 的治疗相关死亡率及 10% 的移植后复发率,提示异基因 HSCT 具有有效的移植物抗淋巴瘤作用。近来研究发现,淋巴母细胞淋巴瘤异基因移植较自身移植具有一定优势,不少外周 T 细胞淋巴瘤患儿经异基因 HSCT 治疗成功治愈。

六、骨髓增生异常综合征

根据临床特点,骨髓增生异常综合征(myelodysplastic syndromes,MDS)可表现为两大特征。其一,以血细胞减少为主,临床常与再生障碍性贫血难以鉴别,治疗原则也基本同再生障碍性贫血,对于输血依赖的低增生性 MDS,具有异基因 HSCT 的指征。其二,以幼稚细胞比例增高为特点的 MDS,临床有向白血病转化的趋势,异基因移植指征强,无论哪种供体都可考虑,且需要抓紧时间完善供体检查,尽早在疾病未转化到白血病阶段实施移植术。伴有特征性染色体异常,如-7 异常的 MDS,向白血病转化率高,也应尽早移植。

七、恶性实体肿瘤

1. **神经母细胞瘤**(neuroblastoma,NB) NB 是迄今为止认为最有指征进行自身 HSCT 的恶性实体肿瘤,长期随访发现自身移植能一定程度地提高晚期 NB 患儿的疗效。鉴于自身移植对 NB 的疗效提高比较有限,近年来人们进行了异基因 HSCT 治疗儿童 NB 的临床研究,虽然证实了移植物抗肿瘤作用的存在,但目前尚无指征对 NB 患儿常规进行异基因 HSCT。

2. **其他恶性实体肿瘤** 虽然原则上而言,化疗敏感的恶性实体肿瘤,如横纹肌肉瘤、肾母细胞瘤和尤因肉瘤等都可以进行自身 HSCT,但因临床研究并未发现其对疗效的明显改善作用,故移植指征不强,目前仅在难治复发患儿中采用。

➤ 附:急性淋巴细胞白血病 HSCT 指征流程图

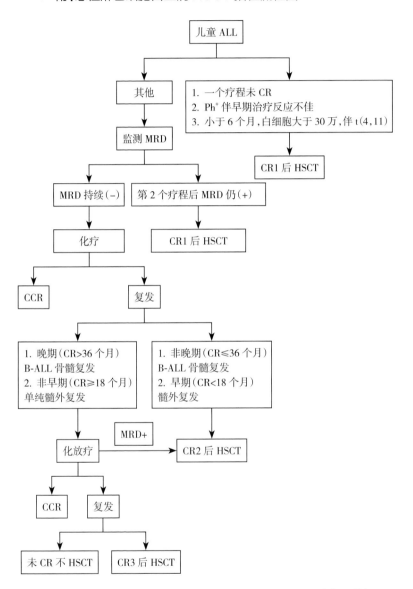

（陈　静）

第三节 非恶性疾病造血干细胞移植适应证

一、再生障碍性贫血

HSCT 是治疗再生障碍性贫血的有效方法。重型再生障碍性贫血（severe aplastic anemia，SAA）、极重型再生障碍性贫血（very severe aplasia anemia，VSAA）或长期免疫抑制剂治疗（immunosuppressive therapy，IST）无效的输血依赖的非重型再生障碍性贫血（non-severe aplastic anemia，NSAA）均为 HSCT 适应证。SAA 采用全相合亲缘供者（HLA-matched related donor，MRD）HSCT 后总生存率超过 90%。由于移植后粒细胞重建较快，移植重建的中性粒细胞可能是患者摆脱粒缺合并严重感染的唯一希望，因此活动性感染并非移植绝对禁忌证。移植时机及供体来源：SAA 及 VSAA 患儿如有同胞相合供者，应尽快进行造血干细胞移植治疗；预计在短期内（1~2 个月）能找到（9~10）/10 位点相合的非血缘相关供者并完成供者体检的 SAA、VSAA 患儿，可在接受不包括抗胸腺细胞球蛋白（ATG）的 IST 治疗后直接进行 HSCT；如诊断时即发现存在短端粒及阵发性睡眠性血红蛋白尿（paroxysmal nocturnal haemoglobinuria，PNH）阴性的患者，考虑到该类型 SAA 患者对免疫治疗效果差，建议尽早接受 HSCT 治疗；其余患儿在接受了包括 ATG 在内的 IST 治疗 3~6 个月无效后再接受 HSCT 治疗，应尽可能选择相合度高的非血缘或亲缘相关的供者进行移植。

二、遗传性骨髓衰竭综合征

遗传性骨髓衰竭综合征是一组少见的遗传异质性疾病，以骨髓造血衰竭、先天畸形及易患肿瘤为主要特点，主要包括范科尼贫血、先天性角化不良、施瓦赫曼-戴蒙德综合征、血小板减少无桡骨综合征、先天性无巨核细胞血小板减少症、戴蒙德-布莱克凡贫血、严重的先天性中性粒细胞减少症等。

1. **范科尼贫血**(fanconi anemia，FA) HSCT 是目前唯一的根治性治疗，但患者发生实体瘤的高危风险仍然存在，甚至在 HSCT 后可能会增加。移植预处理方案需要考虑到 FA 患者对化疗和放疗的耐受性差以及放疗会增加移植后第二肿瘤的发生率，应尽量避免放疗。FA 异基因 HSCT 适应证如下：

(1) 有严重的骨髓衰竭：ANC<0.5×10^9/L，Hb<80g/L，PLT<20×10^9/L。为减少同种免疫的风险，在移植前应尽量避免输血，必须输血时，应对血制品进行去白细胞和辐照处理。

(2) 发生 MDS 或白血病：通常不推荐 HSCT 抢先治疗，但是，对于高危克隆性细胞遗传学异常进行性加重（如比例增加）的患者，因其具有向恶性疾病转化的巨大风险且后续移植预后较差，故这类患者即使没有骨髓衰竭、MDS、急性白血病等形态学证据，也可考虑抢先异基因 HSCT。对于 *FANCD1/BRCA2* 患者，是否预防性 HSCT 存在争议。

2. **先天性角化不良**(dyskeratosis congenital，DC) HSCT 可以改善 DC 患者造血和免疫方面的临床症状，是目前唯一能够长期治愈 DC 的方法，但有研究发现在 109 例接受 HSCT 的 DC 患者中，10 年生存率仅有 23%。移植后肺纤维化是死亡的主要原因之一。而雄激素在改善造血功能及延长端粒酶方面有相对较好的表现，因此目前并不推荐 HSCT 作为 DC 的一线治疗。

3. **施瓦赫曼-戴蒙德综合征**(Shwachman-Diamond syndrom，SDS) SDS 伴严重再生障碍性贫血或恶变是 HSCT 的适应证。降低预处理化疗强度可提高生存率。对于发生 AML 者，持续强化疗的毒副作用显著并增加移植风险。因此，及时采用 HSCT 尤为重要。

4. **先天性无巨核细胞血小板减少症**(congenital amegakaryocytic thrombocytopenia，CAMT) 异基因 HSCT 是治愈大多数 CAMT 患者的唯一选择。*c-Mpl* 异常是 CAMT 主要病因，一经确诊，即应对患儿及其同胞进行 HLA 配型，并尽早实施 HSCT。如病情进展至全血细胞减少，反复输血会增加同种免疫和感染的风险，因此移植应争取在全血细胞减少之前进行。对于血小板生成素(thrombopoietin，THPO)异常类型患儿，因 THPO 主要来源于肝脏，因此不适用于 HSCT。

5. **戴蒙德-布莱克凡贫血**（Diamond Blackfan anemia，DBA）
HSCT 是目前唯一可治愈 DBA 的方法，适应证包括：激素治疗无效、激素依赖（每天≥0.3mg/kg）、输血依赖、对红细胞产生自体免疫、外周全血细胞减低快速进展、发生 MDS/AML。此外，适应证还应权衡有效去铁下长期输血这一替代疗法和 HSCT 之间的利弊。尽管一般认为 HSCT 的时机在 10 岁之前，但更早期 HSCT 可避免长期输血所致铁负载过重。标准的 DBA 预处理选用以白消安为基础的清髓方案，但由于 DBA 与肿瘤风险增加有关，故应避免全身辐照。也有少数患者采用减低强度预处理方案取得不错疗效的报道。

6. **严重先天性中性粒细胞减少症**（severe congenital neutropenia，SCN）　HSCT 治疗适应证如下：

（1）G-CSF 用量≥50μg/（kg·d），而 ANC 仍 <0.5×10^9/L，视为 G-CSF 治疗无反应。对 G-CSF 治疗无反应者或已经进展为 MDS/AML 的 SCN 患者是移植的绝对适应证。

（2）如有全相合的同胞供者，SCN 一经确诊，建议行 HSCT。

（3）存在 7 号染色单体、21-三体、*CSF3R* 突变、*Gly185Arg* 型 *ELANE* 突变，属高危患者，应尽早 HSCT。若无同胞供体，可考虑单倍体、无关供者或脐血移植。近年来研究认为 *C151Y*、*RAS*、*RUNX1* 突变等也有较高发生 MDS/AML 的风险，应纳入 HSCT 适应证考虑范围。

三、地中海贫血

HSCT 是目前临床治愈重型地中海贫血的唯一有效方法。不断优化的移植方案使接受 HSCT 地中海贫血患儿总生存率获得显著提高，其中中国儿童地中海贫血工作者贡献卓越，中国儿童地中海贫血移植后总生存率居于世界领先水平。HSCT 主要适用于重型 β 地中海贫血。对依赖输血的其他类型地中海贫血如血红蛋白 E（HbE）病、血红蛋白 H（HbH，β4）病等也可根据实际情况进行 HSCT。可根据移植患者年龄、铁负荷及铁负荷器官受累程度进行分层（具体可以参照 Pesaro 分级、NF-08-TM 移植方案分层），评估移植风险。MRI 可作为非侵袭性方式评估脏器铁负荷。骨髓、外周血造血干细胞、脐血等均可作为造血干细胞来源。HLA 全相合同胞、HLA 全相合无关供体、不全相合供体及单倍体均可作为供体。移植方案疾病分层Ⅰ、Ⅱ级患者移植无病生存率可达 90% 以上，但Ⅲ级患者预后相对较差。

四、噬血细胞综合征

异基因 HSCT 是原发及复发/难治性噬血细胞综合征(hemophagocytic lymphohistiocytosis,HLH)的最佳治疗手段,移植的主要目的是清除 HLH 所致的机体免疫紊乱,重建正常免疫系统,从而达到根治的目的。HSCT 适应证如下:

1. **原发性 HLH** 原发性 HLH 包括家族性 HLH(五种亚型)、免疫缺陷综合征相关 HLH 和 EBV 感染易诱发的 HLH。处于非活动期且有合适供体的原发性 HLH,推荐尽早进行 HSCT。虽然缓解期是 HSCT 的理想时机,但如经过规范药物治疗仍难以达到缓解的原发性 HLH,仍应尝试异基因 HSCT。无症状的原发性 HLH 患者在 HLH 发病前是否行 HSCT 仍存在争议。目前认为,对于双等位基因突变携带者,如果其家族其他成员曾有婴儿期 HLH 病史,则强烈建议早期 HSCT。对其他无症状的家族性 HLH 相关双等位基因突变的携带者,应与有经验的移植中心讨论具体移植时间点。

2. **继发性 HLH** HLH 规范治疗 8 周病情没有达到缓解或者病情持续进展被定义为难治性 HLH。如果患者经过治疗达到缓解,后又出现诊断标准中三个及以上指标的活动被定义为复发性 HLH。无遗传学改变的继发性 HLH 患者如果出现不能控制的复发/难治性 HLH,可考虑 HSCT。对于难治性 CNS-HLH 患者,也应尝试异基因 HSCT。但是 HSCT 无法逆转已存在的神经系统功能损害。

五、遗传性代谢病

HSCT 可治疗溶酶体贮积症、过氧化物酶体病以及线粒体病等遗传代谢病,涉及 20 余个具体病种,近年来 HSCT 适应证不断扩展。

1. **适应证**

(1) 黏多糖贮积症(MPS)Ⅰ H 型(Hurler)、异染性脑白质营养不良

（MLD）婴儿晚发型和成年型、球形细胞脑白质营养不良（GLD，Krabbe病）迟发型、X 连锁肾上腺脑白质营养不良（X-ALD）早期儿童脑型为 HSCT 适应证。

（2）MPS-Ⅰ H/S 型、MPS-Ⅰ S 型、MPS-Ⅱ B 型、MPS-Ⅵ 型、MPS-Ⅶ型、MLD 青少年型、GLD 早发型、GM2 神经节苷脂贮积症（Tay-Sachs 和 Sandhoff 病）晚发型、Farber 病、α-甘露糖苷贮积症、岩藻糖苷贮积症、天冬氨酰葡萄糖胺尿症、酸性脂酶缺乏症、线粒体神经胃肠型脑肌病等，这组疾病可以通过 HSCT 获益，但部分患儿病情控制不佳或有其他一线治疗方法，故可酌情选择 HSCT。

（3）MPS-Ⅱ A 型、尼曼-皮克病 A 型和 B 型、多种硫酸酯酶缺乏症、糖原贮积症Ⅱ型等在临床上需要进一步的证据支持 HSCT 的效果；尼曼-皮克病 C 型、GM2 神经节苷脂贮积症早发型、MPS-Ⅲ型、MLD-婴儿型等中枢神经明显受累的遗传代谢病，由于中枢受损的不可逆性，移植无法让患儿从中受益，因而不推荐 HSCT。MPS-Ⅳ型患者具有正常的认知发育，HSCT 可减少该病所致的其他各种机体异常，带来的全身收益可能超过了疾病发展导致的致残率和死亡率，因此值得探索研究。

2. **选择时机**　无症状或神经病变轻微的溶酶体贮积症为 HSCT 适应证，神经系统损伤显著或进展迅速是相对禁忌证。推荐对年龄 <2.5 岁，预估发育商（development quotient，DQ）>70 的 MPS 患儿行 HSCT。HSCT 对于已存在骨骼发育异常、心脏瓣膜损伤及认知障碍的疗效有限。早发型 GLD 患儿应争取产前诊断或出生后早期诊断，一旦确诊，立即行 HSCT；无症状的迟发型 GLD 患儿早期行 HSCT 可延缓症状发生并且减轻神经认知功能损伤。青少年型 MLD 在没有症状或仅出现疾病早期症状［GMFC-MLD 水平 0 或 1，智商（intelligence quotient，IQ）≥85］，MRI 严重程度评分≤17 分（颞叶或顶枕叶白质分项 <4 分）、无 U 型纤维受累、发病年龄 >4 岁时行 HSCT 预后更好。

疾病早期伴有头颅 MRI 改变但临床症状轻的 X-ALD 是 HSCT 的适应证。对于基因诊断明确但无症状者，应定期随访头颅 MRI（建议对所有 1~13 岁的 X-ALD 男孩每 6~12 个月行一次 MRI 检查，大于

13 岁每年一次 MRI 检查),一旦发生异常,应及早进入移植程序。MRI 出现新发 GdE+ 白质损害是立即 HSCT 的指征。神经功能评分(NFS)≤1 分、Lose MRI 评分≤9 分的 X-ALD 患者预后较好,HSCT 旨在阻止神经系统病变进展,但不能改善肾上腺功能,也不能阻断其向肾上腺髓质神经病(adrenomyeloneuropathy,AMN)型发展的趋势。Lose MRI 评分和脱髓鞘病变位置对临床预后有显著影响,研究认为对于仅存在顶枕叶脱髓鞘的患者且 Loes MRI 评分 <9 分,或存在额叶脱髓鞘的患者且 Loes MRI 评分 <4 分时,预后较其他类型脱髓鞘的患者更好。

六、原发性免疫缺陷疾病

原发性免疫缺陷疾病(primary immunodeficiency disease,PID)在国际免疫学会联合会(the International Union of Immunological Societies,IUIS)2019 版分类中分为 10 类,其中联合免疫缺陷病、伴典型表现的联合免疫缺陷综合征、免疫失调、吞噬细胞缺陷、固有免疫缺陷、单基因骨髓衰竭综合征为 HSCT 适应证。单基因骨髓衰竭综合征行 HSCT 的适应证详见本节上述,其他五种类型 PID 详见表 9-3。HSCT 旨在产生足量正常免疫细胞来替代受者免疫系统中原本受影响的细胞系,从而帮助受者重建免疫功能。尽早进行 HSCT、移植前有效控制感染及选择合适的预处理方案有助于提高预后。

表 9-3　HSCT 可治疗的 PID 及其遗传学异常

疾病名称	基因
细胞及体液免疫紊乱疾病	
严重联合免疫缺陷病	多种遗传学异常,见表 10-2
X 连锁高 IgM 综合征	*CD40LG*
DOCK8 缺乏	*DOCK8*
ZAP70 缺乏	*ZAP70*
伴典型表现的联合免疫缺陷综合征	
威斯科特-奥尔德里奇综合征	*WAS*

续表

疾病名称	基因
先天性角化不良	*DKC1*,*NHP2*,*NOP10*,*RTEL1*, *TERC*,*TERT*,*TINF2*,*ACD*,*PARN*, *WRAP53*,*STN1*,*CTC1*,*NAF1*
NEMO 缺乏	*IKBKG*
免疫失调病	
噬血细胞综合征(HLH)	*PRF1*,*UNC13D*,*STX11*,*STXBP2*
有 HLH 风险的其他综合征(白细胞异常色素减退综合征、格里塞利综合征 2 型)	*LYST*,*RAB27A*
X 连锁多内分泌腺病肠病伴免疫失调综合征(IPEX)	*FOXP3*
X 连锁淋巴细胞增殖性疾病	*SH2D1A*,*XIAP*
吞噬细胞缺陷病	
慢性肉芽肿病	*CYBB*,*CYBA*,*NCF1*,*NCF2*
严重先天性中性粒细胞减少症	*ELANE*,*GFI1*,*HAX1*
白细胞黏附缺陷 1 型	*ITGB2*
IL-10 通路缺陷	*IL10RA*,*IL10RB*
威斯科特-奥尔德里奇综合征	*GATA2*
固有免疫缺陷疾病	
孟德尔遗传易感性分枝杆菌病	*IFNGR1*,*IFNGR2*
石骨症	*TCIRG1*,*TNFRSF11A*(*RANK*)

1. **严重联合免疫缺陷病**(severe combined immunodeficiency disease,SCID)　SCID 具体遗传学异常详见表 9-4。HSCT 或基因治疗是根治 SCID 的有效方法。SCID 患者接受 HSCT 治疗,总生存率可达 70% 或以上。对患者生存率影响最大的因素是供体来源,MSD 优于所有其他供体类别,总生存率可达 90%。

表 9-4　HSCT 可治疗的 SCID 类型及遗传学异常

以 CD3 T 淋巴细胞减少为定义的严重联合免疫缺陷（SCID）			
T⁻B⁺NK⁻	T⁻B⁺NK⁺	T⁻B⁻NK⁻	T⁻B⁻NK⁺
IL2RG（SCID-XL）	IL7R	ADA	LIG4
JAK3	CD3δ	AK2（网状组	RAG1
	CD3ε	织发育不全）	RAG2
	CD3ζ		DCLRE1C
	CORO1A		NHEJ1
	PTPRC（CD45 缺乏）		PRKDC（DNA-
	FOXN1		PKcs 不足）

2. **湿疹-血小板减少-免疫缺陷综合征**（Wiskott-Aldrich，WAS）　对于表型严重、评分为 3 或 4 分的患者（WAS 评分系统详见表 9-5），如不及时通过 HSCT 或基因治疗重建完整的血液和免疫系统，其生活质量和预期寿命将会受到严重影响。WAS 患者在较小的年龄（<5 岁）接受 HSCT 预后较好。随着移植技术水平的提高，接受不同类型供者的 WAS 患者总生存率均有显著改善。

表 9-5　WAS 基因突变相关临床表型的评分系统

临床表型	XLN	iXLT	XLT		经典型 WAS		
评分/分	0	<1	1	2	3	4	5
临床或实验室指标							
血小板减少	−	−/+	+	+	+	+	+
小血小板	−	+	+	+	+	+	+
湿疹	−	−	−	(+)	+	++	−/(+)/+/++
免疫缺陷	−/(+)	−	−/(+)	(+)	+	+	(+)/+
感染	−/(+)	−	−	(+)	+	+/++	−/(+)/+/++
自身免疫病/恶性肿瘤	−	−	−	−	−	−	+

续表

临床表型	XLN	iXLT	XLT		经典型 WAS		
评分/分	0	<1	1	2	3	4	5
先天性中性粒细胞减少	+	–	–	–	–	–	–
脊髓发育不良	–/(+)	–	–	–	–	–	–

注:–/(+). 无或症状轻微;–/+. 间歇性血小板减少,可能骨髓增生异常;(+). 轻度、短暂性湿疹或轻度、罕见感染,未导致后遗症;+. 血小板减少、持续但治疗有反应的湿疹,需要抗生素和经常静脉注射免疫球蛋白预防的复发性感染;++. 难以控制的湿疹和严重的危及生命的感染;WAS. 湿疹-血小板减少-免疫缺陷综合征;XLN.X 连锁重型细胞减少症;XLT.X 连锁血小板减少;iXLT. 间歇 XLT。

(1)评分在 3 分及以上者,只要有合适供者均应该尽早移植。

(2)WASp 阴性患者若有配型优良供者,就算评分只有 1 或 2 分,也强烈推荐在 5 岁前尽早进行干细胞移植。

(3)关于 x 连锁血小板减少(XLT)患者,若 WASp 阳性、蛋白水平正常或减低,或者评分在 3 分及以上但没有临床症状,都没有做移植的指征。临床评分 1~2 分、WASp 阳性的 XLT 患者,仅限于有匹配的同胞供者的情况下做移植,若这些患者有严重输血依赖的血小板减少症或颅内出血时,可以考虑其他类型供者移植。

3. 慢性肉芽肿病(chronic granulomatous disease,CGD) 异基因 HSCT 是目前治疗 CGD 的最主要方法之一,但 CGD 移植的适应证仍存在争议。欧洲免疫缺陷协会(ESID)和欧洲血液和骨髓移植协会(EBMT)认为 CGD 患者的 HSCT 适应证为:具有全相合的供者或不全相合的无关供者,且患者存在至少 1 个临床或社会问题。临床或社会问题具体指:①缺乏医疗护理专家;②不遵守预防性用药指导;③有至少一次危及生命的感染;④严重 CGD 伴进行性器官功能障碍;⑤激素依赖性 CGD;⑥难治性感染;⑦基因治疗后出现癌前病变或骨髓异常增生性克隆。然而,97% 的 CGD 患者曾有严重感染,进行性器官功能障碍也很常见,因此,大多数 CGD 患者都符合 ESID/EBMT 的 HSCT 适应证。

4. **极早发型炎症性肠病**（very early-onset inflammatory bowel disease，VEO-IBD）　VEO-IBD 的 HSCT 适应证为：对传统治疗无效、死亡率高、血液系统恶性疾病易患性高［如 IL-10 受体信号传导缺陷、IPEX、WAS、X-连锁凋亡抑制蛋白（X-linked inhibitor of apoptosis，XIAP）］的情况，其他单基因 VEO-IBD 如 *CTLA4*、*LRBA*、*TTC7A* 缺陷。然而，接受 HSCT 也存在出现危及生命的感染、移植物抗宿主病以及预处理药物毒副作用等治疗风险。因此，在治疗前需权衡 HSCT 和传统治疗的收益及风险，从而选择最合适的治疗方案。

5. **石骨症**（osteopetrosis，OP）　HSCT 是恶性婴儿石骨症（malignant infantile osteopetrosis，MIOP）的唯一根治方法。尽快对 MIOP 患儿进行遗传诊断并尽早移植，可以防止疾病对视力、听力和其他系统发育造成不可逆损害。但 HSCT 不适用于如下情况：伴随非低钙性惊厥或脑电图异常、严重的先天性发育迟缓等神经系统退行性变（伴或不伴 *OSTM1* 和 *CLCN7* 双等位基因突变）；*TNFSF11/RANKL* 基因异常引起的外在破骨细胞缺陷。

七、自身免疫病

HSCT 治疗难治性自身免疫性疾病（autoimmune diseases，AID）处于临床研究阶段。目前认为，HSCT 是严重 AID 较有前景的治疗方法之一，HSCT 可以通过清除病灶、免疫记忆和免疫重建来获得正常的免疫耐受。2019 年，欧洲血液和骨髓移植协会（European Society for Blood and Marrow Transplantation，EBMT）将 HSCT 适应于儿童及青少年自身免疫异常类疾病归入"临床可选择/Ⅱ级证据"类别。HSCT 主要用于多发性硬化、系统性硬化以及克罗恩病等，而系统性红斑狼疮和类风湿性关节炎由于近年来新的生物制剂的出现，移植人数较前下降。其他种类 AID 研究例数较少。

1. **多发性硬化**（multiple sclerosis，MS）　目前的临床试验研究表明，HSCT 能控制多数 MS 患者中枢神经系统活动性炎症的进展，改善神经系统功能。需要指出的是，HSCT 不是神经再生治疗，也不是所有治疗手段都失败后的最后选择；相反，当常规治疗无效、疾病开

始恶化而患者器官功能损伤尚在初期,这个阶段才是移植的最佳时机。自体 HSCT 推荐指征:

(1) 临床和 MRI［钆(Gd)对比增强病变和/或两个新的 T_2 病变］均显示明显炎症活动,且经一种或多种常规治疗仍迅速恶化的复发-缓解期患者。

(2) 近一年内进展为严重残疾的 Marburg 型 MS 患者。

(3) 明显炎症活动并且在近一年内残疾进行性加重的继发性进展型 MS。

(4) 除 Marburg 型 MS 患者外,丧失行走能力的患者(扩展 EDSS>6.5),不推荐自体 HSCT 治疗。

(5) 无其他严重并发症。

(6) 病程不超过 10 年。

2. 系统性硬化(systemic sclerosis,SS) 自体 HSCT 可提高入选患者的 EFS,是可供早期弥漫性皮肤型 SS 和幼年 SS 选择的治疗方案。但因移植相关毒副作用发生率较高,故 HSCT 前应谨慎全面评估。符合以下标准的 SS 患者可考虑行自体 HSCT:

(1) 自首次出现非雷诺症状以来病程少于 5 年的早期弥漫性 SS 患者。

(2) 改良 Rodnan 皮肤评分≥15 分。

(3) 累及呼吸、心血管、泌尿等重要系统的器官功能。定义如下:①呼吸系统累及,肺一氧化碳弥散量和/或用力肺活量≤70% 预估值以及间质性肺疾病影像学证据;②心脏受累伴传导障碍,包括二度/三度房室传导阻滞、室内传导阻滞、电轴左偏、心房或心室节律障碍、心包炎;③不能用其他疾病解释的肾脏受累伴蛋白尿≥0.3g/24h。

3. 克罗恩病(Corhn disease,CD) 目前自体 HSCT 治疗 CD 的疗效存在争议,以下情况可进行自体 HSCT:

(1) 对免疫抑制剂和抗肿瘤坏死因子单克隆抗体等多种治疗方法无效的重度 CD 患者。

(2) 免疫抑制剂和生物制剂耐药的活动性 CD 患者可考虑行 HSCT 治疗,具备下列情况也可考虑自体 HSCT:通过药物治疗无法控制的活动性病变;需要手术切除并可能使患者面临短肠综合征风险的广泛性病变;不接受造瘘术的难治性结肠疾病和肛周病变患者。

4. 系统性红斑狼疮(systemic lupus erythematosus,SLE)　近年来药物和新兴的生物制剂表现出较好的有效性和安全性,选择 HSCT 的 SLE 病例明显减少。EBMT 建议如下:

(1) 有可靠的临床及实验室证据提示预后较差的 SLE 患者。

(2) 规范治疗 6 个月后,患者病情仍持续进展、复发或激素依赖,内脏受累有以下证据之一者建议可进行自体 HSCT:①肾脏受累,肾活检示Ⅲ或Ⅳ型狼疮肾炎。②任何类型的重要脏器受累,神经系统、心血管、肺脏受累、血管炎或自身免疫性血细胞减少。③抗磷脂综合征,足量应用抗凝剂后仍有反复发作的血栓。

5. 幼年型特发性关节炎(juvenile idiopathic arthritis,JIA)　近几年有研究发现,HSCT 可使多数重度和/或难治性患者达长期完全缓解(停药状态下)。满足以下标准的 JIA 患者可以考虑进行 HSCT:

(1) 多关节起病或病程中累及多个关节。

(2) 糖皮质激素抵抗。

(3) 对包括生物制剂在内的两种以上的抗风湿药物反应不佳或不能耐受。

(4) 无法耐受抗风湿及糖皮质激素类药物的毒副作用。

(江　华)

第四节　移植并发症处理

一、移植物抗宿主病

移植物抗宿主病(graft versus host disease,GVHD)是造血干细胞移植过程中的严重并发症,是导致非复发性死亡的主要原因。GVHD 是指异基因供者细胞与受者组织发生反应导致的临床综合征。临床上主要表现为急性移植物抗宿主病(acute graft versus host disease,aGVHD)和慢性移植物抗宿主病(chronic graft versus host disease,

GVHD)。

【病因和发病机制】

GVHD 发生的危险因素包括 HLA 抗原相合程度、供受体年龄、性别、干细胞来源、预处理强度等。主要是由于移植物中的免疫竞争性 T 细胞将受体组织视为异种抗原，促发免疫反应激活供体 T 细胞，使之获得溶解细胞的能力，从而攻击受体组织以清除异种抗原。

【诊断】

GVHD 的诊断主要依靠临床表现、实验室检查及靶器官的病理表现。

1. aGVHD　美国国立卫生研究院（National Institute of Health, NIH）的定义将 aGVHD 分为经典 aGVHD 和晚发 aGVHD。经典 aGVHD 一般指发生在移植后 100 天（+100 天）以内，且主要表现为皮肤、胃肠道和肝脏三个器官的炎症反应；晚发 aGVHD 指具备经典 aGVHD 的临床表现、但发生于 +100 天后的 GVHD。晚发 aGVHD 包括以下几种情况，+100 天后新发生的 aGVHD、已获控制的经典 aGVHD 在 +100 天后再激活、经典 aGVHD 延续至 +100 天后。当 aGVHD 表现和 cGVHD 同时存在时，诊断为重叠 GVHD。供者淋巴细胞输注（donor lymphocyte infusion, DLI）后 aGVHD 诊断以 DLI 时间为计时起点。具体见表 9-6。

表 9-6　改良的急性移植物抗宿主病 Glucksberg 分级标准

项目	累及器官		
	皮肤	肝脏-胆红素血症	消化道
分级			
1	皮疹面积 <25%	总胆红素 2~3mg/dl	腹泻量 >500ml/d 或持续性恶心
2	皮疹面积 25%~50%	总胆红素 3.1~6mg/dl	腹泻量 >1 000ml/d
3	皮疹面积 >50%，全身红斑	总胆红素 6.1~15mg/dl	腹泻量 >1 500ml/d
4	全身红皮病伴大疱形成	总胆红素 >15mg/dl	严重腹痛和/或肠梗阻

项目	累及器官		
	皮肤	肝脏-胆红素血症	消化道
分度			
Ⅰ度	1~2 级		
Ⅱ度	1~3 级	1 级	1 级
Ⅲ度		2~3 级	2~4 级
Ⅳ度	4 级	4 级	

2. cGVHD 包括经典型 cGVHD 和重叠综合征,是移植后主要并发症之一,发生率为 30%~70%。cGVHD 的主要病理生理过程为免疫炎症反应,常见和特征性的病理改变是纤维化。临床表现可累及全身任何一个或多个器官,最常累及的是皮肤、毛发、指甲、口腔、肝脏、眼睛、胃肠道、生殖器、关节筋膜或骨关节等。cGVHD 的严重程度根据八大受累器官(皮肤、口腔、眼、胃肠道、肝脏、肺部、关节和筋膜、生殖器)而定。

【鉴别诊断】

1. **皮肤 GVHD** 需与导致皮疹发生的其他情况如预处理毒性、药疹或感染性皮疹等进行鉴别;重度 aGVHD 可以扩展至全身,表现为大疱甚至表皮剥脱,与史-约综合征或中毒性表皮坏死松解症进行鉴别。鉴别困难时可以考虑皮肤活检。

2. **消化道 GVHD** 上消化道 GVHD 需与化疗/放疗反应、感染、非特异性胃炎等疾病鉴别,下消化道 GVHD 需要与引起腹泻的其他原因相鉴别,包括感染(艰难梭菌、巨细胞病毒、EB 病毒、腺病毒、轮状病毒等);药物不良反应;预处理毒性;血栓性微血管病;消化性溃疡等。

3. **肝脏 GVHD** 需与引起高胆红素血症的其他原因相鉴别,如预处理相关毒性、药物性肝损伤、肝窦阻塞综合征、脓毒症相关胆汁淤积和病毒性肝炎等。

【预防和治疗】

GVHD 的一线预防治疗包括钙调蛋白抑制剂如环孢素或他克莫司联合短程甲氨蝶呤的方案,在此基础上联合吗替麦考酚酯(MMF)

可进一步降低 GVHD。此外,通常采用的预处理方案中使用抗胸腺细胞球蛋白(ATG)或采用后置环磷酰胺的方案以发挥体内去 T 细胞的作用,可预防和减低 GVHD 的发生率。

原则上 I 度 aGVHD 可以密切观察和局部治疗,II 度及以上 aGVHD 诊断后应立即开始一线治疗,但在非血缘供者移植和单倍体造血干细胞移植(haplo-HSCT)中早期发生的 aGVHD 往往进展较快,即使 I 度也应立即开始一线治疗。一线治疗药物为糖皮质激素,最常用甲泼尼龙,推荐起始剂量 1mg/(kg·d)或 2mg/(kg·d)(分 2 次静脉注射),并及时评估糖皮质激素疗效。对于 II 度 aGVHD 仅有皮肤受累或上消化道症状者,可给予小剂量激素治疗,如 0.5~1mg/(kg·d)的甲泼尼龙或泼尼松治疗。若一线治疗无效,可启用二线治疗。二线治疗选择包括白介素 2 受体抗体(IL-2RA)单抗(巴利昔单抗)、MTX、JAK 抑制剂(芦可替尼)、MMF、西罗莫司、粪菌移植、ATG、细胞疗法(间充质干细胞、调节性 T 细胞)、维得利珠单抗(vedolizumab)、托珠单抗(tocilizumab)、英夫利昔单抗(infliximab)、维布妥昔单抗(brentuximab)、抗 CCR5 单抗等。原则上当一种二线药物无效后再换用另一种二线药物。国际上尚无统一的二线药物选择流程,一般遵循各自中心的用药原则。

对于 cGVHD,原则上不是所有的 cGVHD 患者确诊后均需要全身治疗。根据 NIH 的临床评估结果:轻度患者可观察或进行局部治疗,≥3 个以上器官受累或单个器官受累 2 分以上(中、重度)患者应考虑进行全身治疗。糖皮质激素联合或不联合钙调蛋白抑制剂(CNI)是 cGVHD 一线治疗标准方案,如泼尼松 ± 环孢素(CsA)/他克莫司。以泼尼松为例,剂量一般为 1mg/(kg·d),单次服用;CsA [3~5mg/(kg·d)分 2 次口服,血药浓度 150~200ng/ml]或他克莫司[0.1~0.3mg/(kg·d) 分 2 次口服, 或 0.01~0.05mg/kg 持续静脉滴注, 血药浓度 5~15ng/ml],一线治疗的有效率约为 50%。对于 cGVHD,免疫抑制剂治疗的中位时间应足够长,建议 1~3 年。除此以外可选择的二线药物包括 MTX、伊布替尼、JAK 抑制剂(芦可替尼)、酪氨酸激酶抑制剂(伊马替尼)、利妥昔单抗、MMF、mTOR 抑制剂、喷司他丁、蛋白酶体抑制剂、体外光分离置换疗法等。

➤ 附:急、慢性 GVHD 诊治流程图

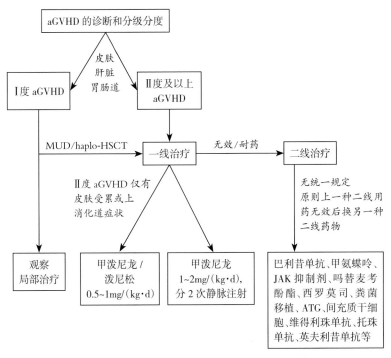

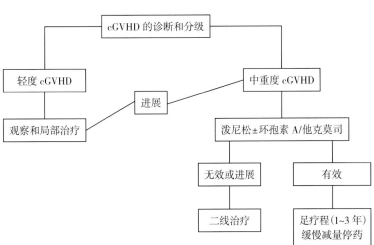

二、植入失败

造血干细胞植入分为粒细胞植入及血小板植入,前者是以中性粒细胞绝对值连续 3 天大于 $0.5 \times 10^9/L$ 的第一天为准,后者是以血小板计数连续 7 天脱离输血状态下大于 $20 \times 10^9/L$ 的第一天计算。在此定义下,植入失败按照发生时间及阶段分为原发性植入失败及继发性植入失败,原发植入失败者致死、致残率较继发者更高。根据不同的因素,植入失败的发生率不一,在减低剂量预处理下,植入失败发生率为 5%~30%,清髓性预处理的发生率为 1%~5%;脐带血移植植入失败的发生率可高达 10%~30%,而 HLA 全相合无关供体的发生率约 4%。植入失败是降低患者长期生存的原因之一,一旦发生,处理较为棘手。

【病因和发病机制】

植入失败的发生主要是由于移植预处理后残存的受体免疫细胞和特异性抗体攻击供体免疫造血细胞所致。除免疫因素外,非免疫介导因素如骨髓基质细胞的损伤影响移植物的归巢、定植和增殖等均可造成植入失败。

1. 原发疾病是移植过程中发生植入失败的主要原因之一。Olsson 等报道非恶性血液系统疾病的植入失败发生率较恶性疾病者高 3 倍;在极重型/重型再生障碍性贫血中,植入失败多见;在清髓性移植中,慢性淋巴细胞白血病、慢性髓细胞性白血病发生植入失败的风险较急性白血病患者高;此外,对于骨髓增生性疾病、骨髓增生异常综合征等疾病,移植前脾大是植入失败的危险因素,而移植前疾病处于进展状态也会增加植入失败风险。

2. 供受体间 HLA 组织抗原不相合或 ABO 血型不合、存在抗HLA 抗体均与植入失败密切相关。

3. 输注的供体干细胞数量也与植入失败的发生与否密切相关,总的单个核细胞数 $>2.5 \times 10^8/kg$、$CD34^+$ 细胞数 $>3 \times 10^6/kg$,植入失败的发生率会降低。

4. 移植干细胞来源与细胞植入相关,脐带血植入失败率高,而骨髓来源的干细胞植入失败率低。

其他增加植入失败风险的因素包括减低剂量的预处理方案、包含 BUCY 的预处理方案、病毒感染、体外去除 T 细胞、年龄、移植过程中铁蛋白过高等；而降低植入失败的因素包括全身放疗（total body irradiation，TBI）（可促进中性粒细胞植入）、后置环磷酰胺的方案（可提高植入率）。

【诊断】

原发性植入失败是指缺乏初始供体细胞植入（供体细胞嵌合度 <5%），外周血中性粒细胞绝对值在外周血或骨髓干细胞移植后 +28 天或脐带血移植后 +42 天仍 <0.5×10^9/L 而非疾病复发所致。继发性植入失败是指在原发植入后又发生供体细胞的丢失且中性粒细胞绝对值再次 <0.5×10^9/L。在诊断植入失败前，需要对细胞毒性药物的使用、GVHD 的存在以及病毒活化感染等进行评估以排除相关因素所致的造血功能不良。

【鉴别诊断】

本病需与植入功能不良鉴别。植入功能不良是指在供体细胞完全嵌合的状态下，存在至少两系血细胞的严重减少或需要输血支持，并伴有骨髓增生低下/再生障碍性贫血的骨髓象表现，而无严重 GVHD 或疾病复发存在，其发生率约 5%~27%。发生机制不完全明确，可能的因素包括造血干细胞输注数目的不足、预处理方案损伤骨髓基质细胞、骨髓纤维化以及移植后由于病毒感染、药物、GVHD 等因素导致的细胞损伤、铁过载等。治疗包括去除诱因、促细胞因子治疗（G-CSF、TPO、EPO）以及纯化的 CD34$^+$ 细胞输注治疗等。

【预防和治疗】

1. 预防植入失败比治疗更重要。在进行移植前，除需权衡利弊各种相关因素外，通常采用的可降低植入失败率的措施包括环孢素、预处理方案中加入 ATG、后置环磷酰胺以及采用去除 TCRαβ$^+$/CD19$^+$ 的淋巴细胞而保留大量 γδ T 细胞、NK 细胞及 DC 细胞的移植物等。此外，抗 HLA 抗体的存在增加植入失败风险，因此建议在移植前进行干预以预防植入失败的发生,可采用血浆置换、免疫球蛋白及利妥昔单抗的方案。

2. 如确定存在植入失败并排除其他原因所致的造血恢复不良,例如药物因素、疾病持续状态、病毒感染等。治疗干预措施主要包括:①药物如抗 CD52 单抗(阿仑单抗)、粒细胞集落刺激因子(G-CSF)、mTOR 抑制剂西罗莫司等;②细胞治疗如供体淋巴细胞输注(DLI)、无须预处理的 CD34+ 细胞动员和纯化输注、原异基因供体干细胞(需排除供受体免疫介导的植入失败)或寻找替代的供源行二次移植、间充质干细胞等。二次移植前最常用的预处理为氟达拉滨 +ATG 或环磷酰胺 +ATG 方案,这种非清髓性的预处理方案结合CD34+ 前体细胞的高剂量输注能够在获得持续的植入状态下减低毒性反应。此外,单倍体移植及脐带血移植也是植入失败患者的挽救性治疗选择。

➤ 附:植入失败诊治流程图

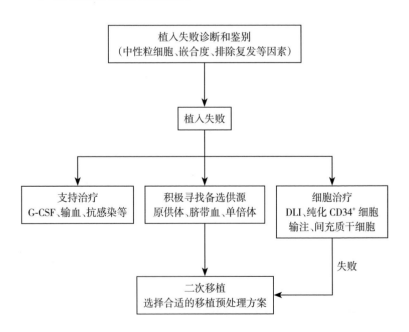

三、巨细胞病毒感染

人巨细胞病毒（cytomegalovirus，CMV）是一种 DNA 双链病毒，在首次感染后，其可潜伏于各种白细胞内，包括单核细胞、淋巴细胞、树突状细胞以及 CD34$^+$ 细胞等。CMV 感染是造血干细胞移植中主要的并发症之一。据以往报道，在 CMV 血清学阳性的异基因移植受者中，移植后 100 天内早期 CMV 感染发生率约为 5%，而移植 100 天后晚期 CMV 感染率约为 15%。CMV 感染可影响免疫功能恢复重建，降低移植后的生存，增加非复发死亡率，并能够造成靶器官的严重损害，如病毒性肺炎、结肠炎、视网膜炎等，此外，感染 CMV 后细菌、真菌及 GVHD 的发生风险增高，或可进一步促进 CMV 进展。

【病因和发病机制】

血浆内 CMV 阳性与移植相关致死率、致残率密切相关，尤其是移植前受体的 CMV 状态。供体阳性/受体阴性者，其移植后生存缩短、非复发死亡风险增加。T 细胞的缺失及功能异常，尤其是 CD4 阳性 T 细胞的减少、缺如与 CMV 的再激活以及晚期 CMV 感染密切相关。其他增加移植后 CMV 感染风险的因素包括：体内/外去 T 细胞、大剂量的激素、HLA 不相合及无关供体、GVHD、清髓性预处理方案、脐带血供源等。

【诊断】

CMV 感染的诊断除结合病史、体征外，相关实验室检测至关重要。通常采用的方法包括：CMV 定量核酸测定；CMV 抗原检测；CMV 病毒培养；组织样本的直接病理检查及免疫组化染色，此是诊断侵袭性 CMV 感染的金标准。

难治 CMV 感染是指在正规的抗病毒治疗 2 周后 CMV 病毒载量仍大于 1 个 log 值；耐药 CMV 感染是指难治性 CMV 血症并伴有耐药突变的基因型。CMV 耐药突变的发生率在异基因造血干细胞移植中为 0~14%。

【鉴别诊断】

CMV 血症的诊断较容易，通过上述检测手段可明确；然而 CMV

感染则需与各个系统相关疾病鉴别,如累及肺脏者需与细菌性肺炎、真菌性肺炎以及非特异性肺损伤等疾病鉴别;累及肠道者需与肠道GVHD、艰难梭菌性肠炎、血栓性微血管病以及其他病原体所致肠道感染鉴别;累及视网膜者需与其他病毒引起的急性视网膜坏死综合征、HIV 视网膜炎、弓形体性视网膜脉络膜炎等鉴别,诊断有赖于病理组织活检免疫组化、CMV-DNA 测定等。

【预防和治疗】

CMV 血清状态是预测移植后 CMV 活化及移植相关致死致残率的重要指标。

1. **预防 CMV 感染** 措施主要包括抗病毒药物的预防性使用以及抢先干预。抢先干预是指在临床症状前早期监测 CMV 的活化,主要包括每周采用 PCR 密切监测 CMV 血清状态,以及大于检测下限即启动抗病毒治疗以防止病毒扩增并引起终末器官不可逆的损害。预防性抗病毒药物包括更昔洛韦、伐昔洛韦、缬更昔洛韦等。

2. **CMV 感染的治疗** CMV 是移植相关的主要并发症之一。CMV 的治疗需要综合考量下面各种因素:如预防性抗病毒药物的使用、CMV 载量、CMV 感染的严重程度、CMV 特异性 T 细胞免疫功能以及潜在的耐药基因。抗病毒药物主要包括更昔洛韦、缬更昔洛韦、膦甲酸钠、西多福韦(cidofovir)等。缬更昔洛韦是更昔洛韦的前体药物,更昔洛韦和缬更昔洛韦是抗 CMV 药物的一线用药;膦甲酸钠血液学毒性较低,可用于造血尚未重建者的抢先治疗及更昔洛韦耐药者,但需密切关注其肾脏毒性及电解质紊乱,并在用药过程中做好水化、碱化等处理。

3. **难治耐药 CMV 感染治疗** 难治耐药 CMV 的发生率为 0~14%,其仍是移植后 CMV 感染的治疗难点。CMV 耐药的发生可能与 UL97 激酶基因和 *UL54* 基因突变有关。过继性 T 细胞疗法可作为难治耐药 CMV 感染的治疗选择。此外,CMV 疫苗尚处于研究探索阶段,转化于临床仍需一定时间。

➢ 附：CMV 感染诊治流程图

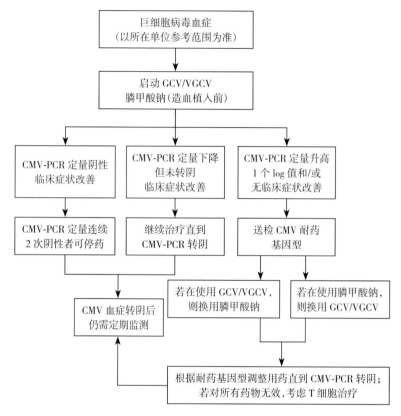

（注：GCV. 更昔洛韦；VGCV. 缬更昔洛韦。）

四、EB 病毒感染

EB 病毒（Epstein-Barr virus，EBV），是一种潜伏感染的 DNA 病毒。EBV 活化、EBV 相关的移植后淋巴组织增多症（post-hematopoietic lymphoproliferative disease，PTLD）以及 EBV 相关的淋巴瘤是造血干细胞移植中的常见且严重的并发症。EBV 相关的 PTLD 多发生于移植后 6 个月以内，报道的发生率在 0.5%~17%，病死率极高，Curtis 等报道的 PTLD 相关死亡率高达 84.6%；而 EBV 阴性的 PTLD 多发生于移植后 5 年以上。

【病因和发病机制】

许多因素与 EBV-PTLD 发生有关,包括 EBV 高载量、移植的类型/供体的来源、HLA 不相合、体内/体外 T 细胞去除如抗胸腺细胞球蛋白(ATG)的使用、减低剂量预处理、供/受体 EBV 血清学错配、急慢性移植物抗宿主病(GVHD)、移植前脾切除等;而异基因移植中后置 CTX 的方案可降低 PTLD 的风险。有报道病毒载量与 B 细胞及 T 细胞的恢复延迟有关。

【诊断】

EBV 活化定义为连续 2 次血浆中 EBV-DNA 大于检测下限,EBV 相关的 PTLD 包括组织活检病理诊断为移植后淋巴瘤(post-hematopoietic lymphoma),为确诊 PTLD,或者 EBV 活化的基础上,影像学如 CT 扫描证实 PTLD 改变的淋巴结或软组织异常征象,为拟诊 PTLD,病理活检明确诊断。

【鉴别诊断】

EBV 感染症状不具有特异性,需与移植后其他病毒感染如巨细胞病毒、腺病毒等鉴别,此外,包括各类细菌、真菌性感染,移植物抗宿主反应等;EBV-PTLD 需与淋巴结炎、疾病复发、其他类型淋巴瘤及二次肿瘤等鉴别。

【治疗】

移植后 PTLD 的传统治疗包括使用抗病毒药物如阿昔洛韦、膦甲酸钠,减停免疫抑制剂,化疗以及供体淋巴细胞输注(donor lymphocyte infusion,DLI)等,但效果常不理想且完全缓解率低。

随着对移植过程中血液 EBV-DNA 的定期监测,以及抗 CD20 单抗(利妥昔单抗)的抢先干预治疗,移植后 PTLD 的发生率已明显降低,但需要警惕使用 CD20 单抗所造成的感染风险增加,与长时间体液免疫抑制、中性粒细胞减少有关。

EBV-PTLD 一旦确诊,需尽早给予化疗或细胞免疫治疗。化疗:抗 $CD20^+$ 特异性单克隆抗体,目前已成为临床上治疗早期非破坏性 PTLD、多形性破坏性 PTLD 及单形性破坏性 PTLD(包括弥漫大 B 细

胞淋巴瘤样 PTLD)的标准化疗药物。减低剂量的 R-CP 方案:第 1、2
疗程,环磷酰胺 600mg/m², 第 1 天;甲泼尼龙 1.6mg/(kg·d),静脉推注,
第 1~5 天;利妥昔单抗 375mg/m², 第 1、第 8、第 15 天。第 3~6 疗程,
环磷酰胺 600mg/m², 第 1 天;甲泼尼龙 1.6mg/(kg·d),静脉推注,第
1~5 天。目前应用较广泛,但是该治疗方案的安全性和有效性仍有待
明确。

　　EBV 特异性的细胞毒性 T 淋巴细胞免疫疗法,对于利妥昔单抗
耐药或者复发的 EBV-PTLD 治疗效果显著,通常 EBV 特异性细胞毒
T 淋巴细胞(EBV-CTL)来源于 EBV 血清阳性的移植供体。

　　➤ 附:EB 病毒感染诊治流程图

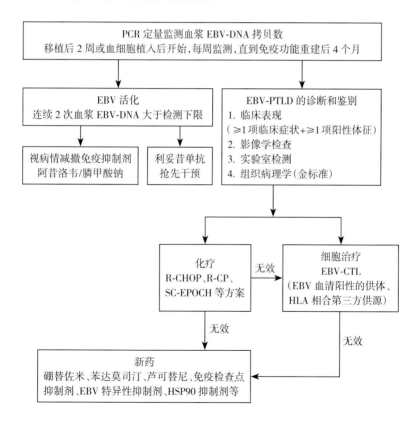

五、移植相关血栓性微血管病

移植相关血栓性微血管病(TA-TMA)是造血干细胞移植(HSCT)过程中严重的并发症,其以微血管性溶血性贫血、血小板减少、微血栓形成和多器官功能障碍为主要临床表现,若不及时治疗,死亡率为50%~90%,尤其高危患者死亡率可高达80%。Jodele 等报道的儿童和青年患者中,高危 TA-TMA 患者移植后 1 年存活者仅 16.7%,长期生存也仅 9%。关于 TA-TMA 的发生率不同文献报道差异较大,主要与诊断标准不同等因素有关。Laskin 等分析大样本回顾性研究结果发现,TA-TMA 的发生率为 10%~25%;而 Epperla 等的调查研究提示3 年累计发生率为 3%;国内报道的异基因 HSCT 后 TA-TMA 发生率为 4%。自体 HSCT 后,TA-TMA 的发生率 <1%,而异基因 HSCT 后的发生率较高,为 0.5%~64%。

【病因和发病机制】

TA-TMA 的发病机制尚不明确,TA-TMA 发生的危险因素包括:种族、遗传、二次 HSCT、HLA 抗原不相合、钙调蛋白抑制剂的使用、移植物抗宿主反应、感染等。

TA-TMA 不良预后因素通常包括:①Hb<80g/L;②随机尿蛋白升高(超过正常参考值上限);③随机尿蛋白-肌酐比值 >2mg/mg;④补体sC5b-9 升高(超过正常参考值上限)。其中,蛋白尿和补体 sC5b-9 升高的 TA-TMA 患者预后较差(1 年生存率 <20%)。

【诊断】

组织活检病理是确诊 TA-TMA 的金标准,但在移植后患者中有创操作较为困难。Jodele 等根据临床表现、实验室标志物及组织学病理特点,提出的诊断标准具有较高的实用性和可靠性,参见表 9-7。此外,其他可供参考的标准包括 BMT-CTN 标准、IWG 标准、Cho 等提出的标准和 City of Hope 标准。

TA-TMA 根据确诊时间,分为早发型 TA-TMA(移植后 100 天内)和迟发型 TA-TMA(移植后 100 天以后)两种类型。

表 9-7　移植相关血栓性微血管病的 Jodele 诊断标准

组织活检有微血栓证据或满足以下 7 项实验室或临床指标中的 5 项：

① 乳酸脱氢酶（LDH）超过正常值上限

② 蛋白尿（随机尿蛋白超过正常值上限或随机尿蛋白-肌酐比值≥2mg/mg）

③ 高血压（年龄 <18 岁：血压高于同年龄、性别和身高的健康人群血压正常参考值的上限；年龄≥18 岁：血压≥140/90mmHg）

④ 新发的血小板减少（血小板计数 <50×10^9/L 或血小板计数较基线水平减少≥50%）

⑤ 新发的贫血（血红蛋白值低于正常参考值下限或输血需求增加）

⑥ 微血管病变证据（外周血中存在破碎红细胞或组织标本的病理学检查结果提示微血管病）

⑦ 终末补体活化（血浆 sC5b-9 值高于健康人群正常值上限）

注：sC5b-9：可溶性补体膜攻击复合物；①、②、③：考虑 TA-TMA 的诊断，需密切监测；②+⑦：提示预后较差，考虑及早干预。

　　由于 TA-TMA 的死亡率较高，早期发现、早期诊断至关重要。通常认为，①高血压，②蛋白尿，③LDH 升高，这三项指标在 TA-TMA 的诊断前即可发生，而 Dvorak 等在儿童研究报道中建议早期诊断可依据以下三项指标：①高血压；②血小板减低或血小板输注无效；③LDH 升高。这些指标可作为早期提示 TA-TMA 发生的预警标志，以给予早期干预，改善疾病的预后。

　　高危 TA-TMA 或重度 TA-TMA 的诊断标准：满足 TA-TMA 的诊断标准且包含以下 3 条中的 2 条，①随机尿蛋白-肌酐比值≥2mg/mg；②血浆 sC5b-9 水平超过正常参考值上限；③多器官功能衰竭综合征（MODS）。

　　TA-TMA 微血栓可发生在所有脏器，如肾脏、胃肠道、肺、脑及心脏等，也可引起多发性浆膜炎，临床表现不具备特异性，病理组织活检仍是金标准。肾脏是最常累及的器官，发生率为 20%~46%，临床以高血压、蛋白尿及肌酐升高为主要表现；其次是胃肠道受累，临床表现为腹痛、腹泻、呕吐等。

【鉴别诊断】

TA-TMA 的诊断需与许多疾病相鉴别,包括但不限于:非典型溶血性尿毒综合征(aHUS)、血栓性血小板减少性紫癜(TTP)、移植物抗宿主反应、肝小静脉闭塞症(VOD)/肝窦阻塞综合征(SOS)等。

【治疗】

1. **TA-TMA 的一线治疗** 以去除病因和支持治疗为主,包括及时减/停钙调蛋白抑制剂(CNI)/mTOR 抑制剂、控制高血压、治疗感染和 GVHD 等可能诱发 TA-TMA 的合并症。

2. **TA-TMA 的二线治疗** 若一线治疗效果欠佳,推荐联合使用二线治疗,二线治疗可以使用血浆置换(TPE)、依库珠单抗(eculizumab)、利妥昔单抗(rituximab)、去纤苷(difibrotide)等治疗手段(治疗选择没有优先顺序)。去纤苷治疗 TA-TMA 的有效率可达 65%~77%,一线疗效欠佳的 TA-TMA 患者,可尝试去纤苷治疗,根据病情,推荐剂量为 20~40mg/(kg·d),维持治疗至少 14 天。依库珠单抗是一种人源型抗 C5 单克隆抗体,治疗 TA-TMA 的缓解率为 50%~93%,对于一线治疗效果欠佳的高危 TA-TMA 患者,<10kg 者首剂 300mg、10~39kg 者 600mg、≥40kg 者 900mg,并根据 sC5b-9 水平和药物浓度调整用药剂量及间隔,有条件的医疗中心可尝试应用依库珠单抗,建议谷浓度维持≥100mg/L,不建议与治疗性血浆置换(TPE)或利妥昔单抗联合使用。利妥昔单抗治疗 TA-TMA 的缓解率为 67%~80%,一线治疗效果欠佳的患者可尝试利妥昔单抗,建议用量为每周 375mg/m²,连续应用 4 周,可单药或联合 TPE/去纤苷治疗。TPE 治疗 TA-TMA 的有效率为 36.5%(0~80%),尽早应用 TPE 可能使 TA-TMA 患者获益,但 TPE 不能改善 TA-TMA 的肾脏预后,若一线治疗效果欠佳、患者出现补体成分异常或根据 TA-TMA 病情和疗效选择使用 TPE 治疗,建议采用新鲜冰冻血浆,每次置换血浆量为 1~1.5 倍血浆容量,建议 40~60ml/(kg·d),初始每日 1 次,连续 1~2 周,而后可隔日 1 次,继而每周 2~3 次。

➤ 附:TA-TMA 诊治流程图

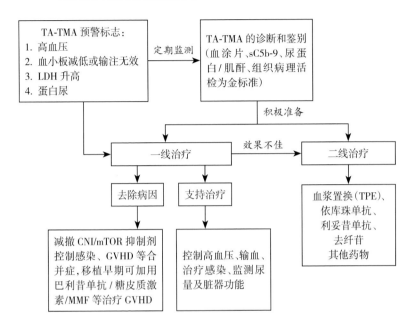

六、出血性膀胱炎

出血性膀胱炎(haemorrhagic cystitis,HC)是造血干细胞移植过程中常见的并发症之一,本病是由各种感染或非感染性因素导致的以膀胱壁黏膜出血为主的膀胱炎症反应,临床表现轻者仅有镜下血尿,重者可有膀胱区疼痛、尿频、尿痛及肉眼血尿,并可有血凝块形成、尿道梗阻、尿潴留,严重者可引起肾功能衰竭。据文献报道,异基因造血干细胞移植中 HC 的发生率为 12%~42%,其中 29%~44% 的病例可发生 3~4 级的出血,儿童较成人多见,发生率为 10%~70%。

【病因和发病机制】

出血性膀胱炎根据发生时间可以分为早发型 HC(植入前发生)及晚发型 HC(植入后发生)。早发型 HC 多由于化疗/放疗所致,常见的导致 HC 的药物包括环磷酰胺、异环磷酰胺、白消安、噻替哌等;而晚发型 HC 的病因尚不完全明确,多数认为与长期免疫抑制导致的病毒活化有关(如 BK 病毒、巨细胞病毒、腺病毒等),其中 BK 病毒激活感染是公认的引起晚发型 HC 的主要原因,其占移植后并发症的 5%~25%。此外,供受体相合度、移植供源类型(同胞全相合供源较不相合供源 HC 发生率低)、移植预处理强度(清髓性预处理方案较减低剂量预处理方案 HC 发生率高)、GVHD、年龄(年龄≥5 岁的儿童及青少年 HC 发生率高)等因素也均被报道与晚发型 HC 有关。

目前认为的发病机制包括:①预处理化疗药物导致膀胱壁黏膜损伤;②免疫抑制状态下病毒活化并直接攻击泌尿系统黏膜。

【诊断】

出血性膀胱炎的诊断主要依靠临床表现及尿液镜检,B 超检查可辅助诊断和评估病情。根据临床表现及镜检情况可将 HC 严重程度分为 4 个等级。

表 9-8　出血性膀胱炎的严重程度分级

分级	临床表现
1	镜下血尿
2	肉眼血尿
3	肉眼血尿伴有血丝形成
4	肉眼血尿伴有血丝、血凝块及尿潴留

【鉴别诊断】

HC 的诊断并不难,但需与出凝血功能紊乱疾病、泌尿道感染、结石、肿瘤等鉴别。此外,考虑移植过程中各种混杂因素的影响,必要时需及时停用相关药物、完善尿液病原学检测等以鉴别引起 HC 的原因。

【治疗】

提前预防、尽早去除危险因素以及早期的干预治疗以降低 HC 的发生率,但其仍是移植过程中主要的并发症之一。出血性膀胱炎的预防措施包括:持续的膀胱冲洗以减轻毒性药物对于膀胱内膜的暴露损伤以及美司钠、水化、碱化、强化利尿、氟喹诺酮类抗菌药物等。有报道在成人中预防性使用环丙沙星能够降低 BK 病毒相关的 HC。

　　由于缺乏前瞻性的研究,HC 的治疗尚无统一的方案,可采用的治疗措施多基于不同的中心及研究报道,通常以保守治疗为主。除上述的水化、碱化、利尿、解痉止痛、输血、止血,如合并病毒感染,给予抗病毒治疗:静脉和/或膀胱注射西多福韦、口服丙磺舒,目前有效率不一,有报道显示有效率可达 50%~70%,但有前瞻性研究显示其在降低儿童和青少年移植后 BK 病毒血症中无明显疗效,因此不建议常规使用;静脉注射利巴韦林、阿糖腺苷、免疫球蛋白;并根据病情尽早减撤免疫抑制剂;有尿路梗阻者,给予留置导尿、持续膀胱冲洗;对于经验性抗病毒治疗后血 CMV-DNA 阴性但仍有 HC 症状的患者,可予以糖皮质激素治疗,对部分患者有效;严重者可行手术治疗如膀胱镜下止血、栓塞、电灼/烧灼、经皮肾盂穿刺造瘘术、尿道分流、膀胱切除术等。此外,国外报道的还有膀胱内注射卡前列素、玻尿酸、甲醛以及高压氧治疗,但疗效尚不明确。

　　➢ **附:出血性膀胱炎诊治流程图**

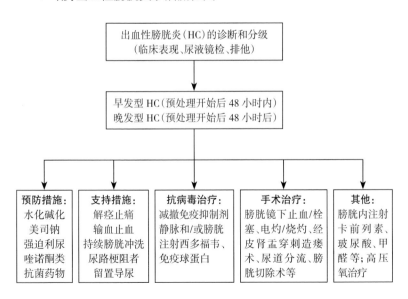

(胡绍燕)

参考文献

[1] 许兰平,张晓辉. 中国异基因造血干细胞移植治疗血液系统疾病专家共识(Ⅲ)—急性移植物抗宿主病(2020年版). 中华血液学杂志,2020,41(7):529-536.

[2] EINSELE H,JUNGMAN PL,BOECKH M. How I treat CMV reactivation after allogeneic hematopoietic stem cell transplantation. Blood,2020,135(19):1619-1629.

[3] HAMED RA,BAZARBACHI AH,MOHTY M. Epstein-Barr virus-related post-transplant lymphoproliferative disease (EBV-PTLD) in the setting of allogeneic stem cell transplantation:a comprehensive review from pathogenesis to forthcoming treatment modalities. Bone Marrow Transplantation,2020,55:25-39.

[4] 张晓辉,张曦,韩悦,等. 造血干细胞移植相关血栓性微血管病诊断和治疗中国专家共识(2021年版). 中华血液学杂志,2021,42(3):177-184.

[5] IMLAY H,XIE HHU,LEISENRING WM,et al. Presentation of BK polyomavirus-associated hemorrhagic cystitis after allogeneic hematopoietic cell transplantation. Blood Adv,2020,4(4):617-628.

[6] ELGARTEN CW-,APLENC R. Pediatric acute myeloid leukemia:updates on biology,risk stratification,and therapy. Curr Opin Pediatr,2020,32(1):57-66.

[7] HIJIYA N,MILLOT F,SUTTORP M. Chronic myeloid leukemia in children:clinical findings,management,and unanswered questions. Pediatr Clin North Am,2015,62(1):107-119.

[8] GAÁL Z,JAKAB Z,KÁRAI B,et al. Recent advances in the management of pediatric acute myeloid leukemia-Report of the Hungarian Pediatric Oncology-Hematology Group. Cancers (Basel),2021,13(20):5078.

[9] LOCATELLI F,NIEMEYER CM. How I treat juvenile myelomonocytic leukemia. Blood,2015,125(7):1083-1090.

[10] SEITZ CM,FLAADT T,MEZGER M,et al. Imunomonitoring of stage Ⅳ

relapsed neuroblastoma patients undergoing haploidentical hematopoietic stem cell transplantation and subsequent GD2(ch14.18/CHO)antibody treatment. Front Immunol,2021,12:690467.

[11] LANKESTER AC,ALBERT MH,BOOTH C,et al. EBMT/ESID inborn errors working party guidelines for hematopoietic stem cell transplantation for inborn errors of immunity. Bone Marrow Transplant,2021,56(9):2052-2062.

[12] CARRERAS E,DUFOUR C,MOHTY M,et al. The EBMT handbook: hematopoietic stem cell transplantation and cellular therapies. 7th ed. Cham: Springer,2019.

[13] TAN EY,BOELENS JJ,JONES SA,et al. Hematopoietic stem cell transplantation in inborn errors of metabolism. Front Pediatr,2019,7:433.

第十章　血液肿瘤常见并发症处理

第一节　肿瘤溶解综合征

肿瘤溶解综合征（tumor lysis syndrome，TLS）主要发生于高肿瘤负荷而且肿瘤对治疗高度敏感的疾病类型中，在儿童中以淋巴系统恶性疾病多见，如急性淋巴细胞白血病（ALL）和非霍奇金淋巴瘤（NHL），尤其是 T-ALL 和伯基特淋巴瘤更常见。早幼粒细胞白血病也是 TLS 高危疾病。血清乳酸脱氢酶（LDH）可作为反映肿瘤负荷的一项重要指标，其明显增高时为高危因素。已存在肾功能不全或肾脏浸润者也是 TLS 的高危人群。

【病因和发病机制】

TLS 主要由于肿瘤细胞短期内大量溶解，释放细胞内代谢产物并超出机体尤其是肾排泄功能的代偿能力，引起机体内环境紊乱。此时临床出现以高尿酸血症、高钾血症、高磷血症、低钙血症和急性肾功能不全为主要表现的综合征；当肿瘤细胞溶解释放大量启动凝血的物质时也可诱发 DIC。该综合征常由化疗诱发，但也可自发产生。严重时可致患者死亡，但如若能早期预防、早期发现和早期治疗，可有效避免严重并发症的发生。

【诊断】

1. **临床表现**　临床主要表现为除原发疾病表现以外的非特异症状，如恶心、呕吐、周身不适、胸闷及乏力等。如出现少尿、无尿、水肿、出血及抽搐等症状时表明病情严重。TLS 一般发生于化疗起始的第 1~7 天，自发性 TLS 可发生于化疗前。

2. **辅助检查**　血尿酸、钾、磷、尿素氮较化疗前增高 25%，血钙降低 25%，和/或血钾 >6mmol/L 和急性肾衰竭。

3. **诊断标准**　诊断标准尚有争论。有建议提出，任何恶性肿瘤患者，尤其是淋巴系统恶性肿瘤且肿瘤负荷重者，在治疗期间有下列两项高于正常值或高于（或低于）原基线水平 25%，即血尿酸、钾、磷、尿素氮较化疗前增高 25%，血钙降低 25%，可作为 TLS 的实验室依据，除此之外，出现血钾 >6mmol/L 和急性肾衰竭可诊断为 TLS。

【治疗】

1. **预防性治疗**

（1）水化：给予适当的静脉补液可增加肾小球滤过率，防止尿酸等结晶在肾小管沉积。但应注意避免液体过量，控制补液速度，必要时给予利尿药物。建议尿量在 $3{\sim}5ml/(kg{\cdot}h)$ ［约 3 000ml/$(m^2{\cdot}d)$］，保持电解质和出入量平衡。原则上输入液体不加入钾离子。

（2）血液/尿液碱化：当尿 pH 值 >7 时，尿酸可转变为可溶性尿酸盐排出。因此临床通常给 5% 碳酸氢钠 $3{\sim}5ml/(kg{\cdot}d)$ 以碱化血液和尿液，减少尿酸盐形成。但另一方面碱性尿易使钙磷沉积而可能从另一方面损害肾脏，因此在预防尿酸性肾病中起主导作用的是水化，而不推荐碱化尿液。

（3）抑制尿酸形成或增加尿酸分解：别嘌醇是次黄嘌呤的类似物，竞争性抑制黄嘌呤氧化酶，后者催化核酸嘌呤降解物次黄嘌呤和黄嘌呤形成尿酸，以减少尿酸形成。一般剂量为 $10mg/(kg{\cdot}d)$，分 3 次口服。或静脉用尿酸氧化酶（拉布立海，rasburicase），$0.1{\sim}0.2mg/(kg{\cdot}d)$，用 $1{\sim}5$ 天，以分解尿酸，减少由于尿酸增高而引起的一系列相关并发症，疗效良好并安全，使用前需排除 G-6-PG 缺乏症。

（4）合理化疗：高负荷淋巴系恶性肿瘤先从低强度化疗开始，如先用糖皮质激素和/或长春新碱，早幼粒白血病患者先用维 A 酸诱导分化，以减慢肿瘤细胞溶解速度。注意慎用肾毒性药物，慎用造影剂。

（5）观察与监测：体重、尿量、电解质、肌酐、尿素氮及凝血功能等必须密切评估。建议淋巴系高负荷患者初始治疗 7 天，电解质每 $8{\sim}12$ 小时监测一次。

2. 对症治疗

（1）高钾血症：①葡萄糖酸钙，可拮抗钾对心肌的毒性，一般用10% 葡酸钙 10~20ml 或 1~2ml/kg 加入等量 5% 葡萄糖溶液中静脉滴注，5 分钟开始起效，可持续 1~2 小时；②高渗葡萄糖 + 胰岛素，可以促使钾离子进入细胞内，一般 4g 糖：1U 胰岛素，15 分钟起效，可持续12 小时；③纠正酸中毒，5% 碳酸氢钠每次 3~5ml/kg，加入等量 5% 葡萄糖溶液中静脉滴注。

（2）高磷血症和低钙血症：氢氧化铝凝胶口服可抑制肠道对磷的吸收，从而逐渐降低血磷。治疗高磷血症有助于纠正相关的低钙血症。无症状的低钙血症一般无需补钙，过多钙剂可能加重钙磷沉积造成肾功能损害。

（3）急性肾功能不全：主要为对症及支持治疗，包括调节水、电解质平衡和应用利尿剂使代谢产物排出。如少尿、无尿且对利尿剂无效时，可进行透析治疗。除此之外透析治疗的指征还包括：①肾功能进行性恶化，尿素氮 >28.56mmol/L，肌酐 >530.4μmol/L，持续高尿酸血症，血尿酸 >600μmol/L；②血钾 >6.5mmol/L 或心电图有高钾表现；③血磷迅速升高或严重低钙；④明显的水钠潴留。通常认为血液透析优于腹膜透析，因为它清除率快并能更有效地清除尿酸和血磷，为急症首选。血透的副作用主要为感染和出血。近年进展较快的持续性血液滤过作为高危患者的预防和治疗手段，疗效良好。

➢ **附：肿瘤溶解综合征诊治流程图**

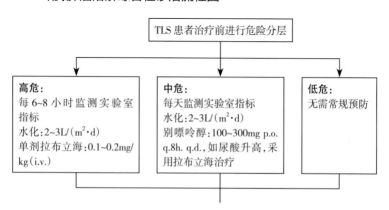

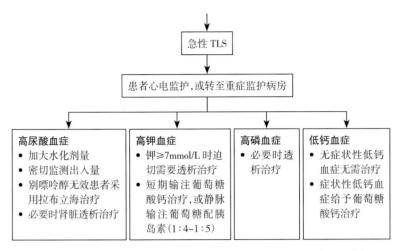

（汤静燕）

第二节 肿瘤相关性上腔静脉综合征

儿童血液肿瘤专业范畴的上腔静脉/气道压迫综合征是一种临床危重急症,本征严重时可有生命危险。常见的纵隔肿瘤包括常位于前中纵隔的非霍奇金淋巴瘤(NHL)、急性淋巴细胞白血病(ALL)纵隔浸润、霍奇金淋巴瘤、原发于前纵隔的生殖细胞性肿瘤、胸腺瘤和位于后纵隔的神经母细胞瘤。其中 NHL 和 ALL 纵隔浸润时其肿块生长迅速,是导致上腔静脉/气道压迫综合征的主要原因。

【病因和发病机制】

本综合征一般是由于纵隔肿瘤发展到一定程度时,肿瘤压迫气道和/或心血管,造成呼吸道梗阻和/或心血管血流动力学异常,导致临床出现一系列的危重症状和体征的综合表现。

【诊断】

1. 临床表现 肿块常位于前或中纵隔,巨大肿块可压迫气管、心脏及其大血管和肺,大血管以上腔静脉最易受影响,有时还合并大量胸腔积液。临床出现胸痛、刺激性咳嗽、气促及平卧困难,重者有呼吸困难、发绀、颈头面部及上肢水肿,形成典型的上腔静脉/气道压迫综合征表现。

2. 辅助检查

(1) 影像学检查

1) 胸部 X 线正侧位平片：可见中、前纵隔巨大肿块，可伴有不等量胸腔积液（图 10-1）。

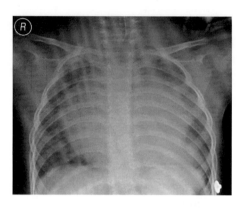

图 10-1　胸部 X 线片提示纵隔肿块

2) 胸部 CT 或 MRI：可明确分辨肿块大小、部位、密度及对气道和心血管的压迫情况，并判断其严重程度（图 10-2）。如检查时平卧困难，可采用俯卧位检查。如有肾脏浸润或肾功能不全应禁止在 CT 时使用造影剂，以免加重肾功能不全。

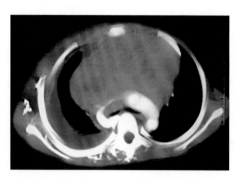

图 10-2　胸部 CT 提示前纵隔肿块压迫气道并有右侧胸腔积液

3）心脏超声检查：可了解肿块对心血管的压迫、心包浸润及积液的情况。

（2）实验室检查

1）血常规检查：如出现贫血、血小板减少及白细胞异常增多或减少常提示纵隔肿瘤可能已有骨髓浸润。

2）细胞形态学：外周血涂片见到幼稚细胞提示已有骨髓浸润。骨髓涂片、胸腹水等浆膜腔积液离心涂片见到肿瘤细胞，结合免疫表型和特异性基因检查可明确诊断。

3）病理检查：病理活检可明确诊断。

4）免疫表型及异常基因型检查：免疫表型检查有助于肿瘤的分类和分型。原位免疫荧光杂交技术（FISH）检测 *c-Myc* 和 *ALK* 基因异常断裂分别有助于 B 细胞型淋巴瘤和间变大细胞性淋巴瘤的诊断。

部分儿童 NHL 临床进展极快，应尽快完成各项检查明确诊断。首先完成包括骨髓和胸腹水的形态学、免疫表型及异常基因检查。病理活检首选外周淋巴结，如为巨大纵隔肿块伴有气道及上腔静脉压迫症状，无外周淋巴结肿大，细胞形态及免疫学检查（如标本为骨髓及体液）也不能明确诊断时，可选择性采取纵隔镜活检、胸骨旁切口活检或肿块粗针穿刺活检。

病理活检有麻醉风险者：呼吸困难、头面部水肿、不能平卧等病情危重者，全身麻醉时呼吸肌麻痹会加重肿块对气道和心血管的压迫而加重病情，甚至造成猝死。因此，如果经评估全身麻醉可能危及患儿生命，临床表现及影像学检查符合进展迅速的恶性肿瘤，如NHL，为抢救生命可给予紧急低剂量化疗（如 B-NHL 治疗方案中的 P 化疗），12~24 小时后多数患儿的压迫症状可得到有效缓解。病情稍稳定后及时进行活检（化疗 24~48 小时内），应尽最大可能获得明确的病理诊断。

【鉴别诊断】

主要与非肿瘤压迫性气道梗阻和上腔静脉、心脏流出道梗阻性疾病相鉴别，影像学如胸部 CT、MRI 和心脏超声检查可明确诊断是否有纵隔肿瘤性占位病变和气道、心血管受压情况。

【治疗】

1. 改善气道压迫症状　大量胸腔积液或心包积液时可引流改善症状。

2. 预防和积极处理肿瘤细胞溶解综合征

(1) 对明确诊断的肿瘤负荷较大的患儿,应尽早给予 3~7 天低强度化疗,如 B-NHL 治疗方案中的 P 化疗。

(2) 充分水化[2 000~3 000ml/(m²·d)],别嘌醇 10mg/(kg·d) 抑制过多的尿酸形成,或静脉用尿酸氧化酶(拉布立海),0.1~0.2mg/(kg·d),用 1~5 天分解尿酸。

(3) 密切监测并维持水、电解质、酸碱平衡,保证尿量不少于 3ml/(kg·h),如有少尿给予利尿剂呋塞米每次 1mg/kg。

(4) 治疗初始时,因大量输液可致原有胸腹腔积液增多,必要时可留置引流。在渡过肿瘤细胞溶解综合征危险期(一般为前 7 天)后,应尽早诊断、分期、分组,并给予相应的治疗方案。

➢ 附:肿瘤相关性上腔静脉综合征诊治流程图

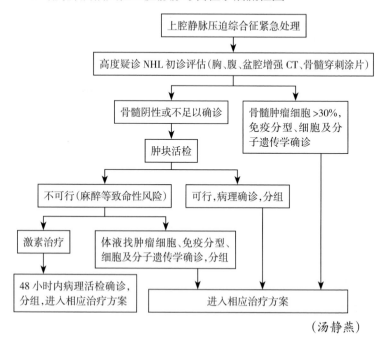

(汤静燕)

第三节　化疗药物相关重症合并症

一、急性胰腺炎

急性胰腺炎（acute pancreatitis，AP）是多种病因可引起胰酶激活，继以胰腺局部炎症反应为主要特征，伴或不伴有其他器官功能改变的疾病。临床以急性上腹痛、恶心、呕吐、发热和血胰酶增高等为特点。病变程度轻重不等，轻者以胰腺水肿为主，临床多见，病情常呈自限性，预后良好；少数病情较重者可发生全身炎症反应综合征（systemic inflammatory response syndrome，SIRS）并可伴有器官功能障碍，常继发感染、腹膜炎和休克等，病死率高。血液肿瘤疾病化疗过程中急性胰腺炎是常见的并发症之一，早识别、及时予以治疗将有利于提高血液肿瘤患儿的预后和生活质量。

【病因和发病机制】

主要与治疗的药物相关，糖皮质激素、阿糖胞苷、柔红霉素、长春新碱、巯嘌呤、伊马替尼、达沙替尼等均可引起。门冬酰胺酶治疗后发生的急性胰腺炎较为常见，称为门冬酰胺酶相关胰腺炎（asparaginase-associated pancreatitis，AAP）。AP 的发生机制是胰腺腺泡细胞内胰蛋白酶的过早激活、腺泡细胞破坏、伴随局部炎症，最终导致胰腺的自身消化。AAP 发病机制尚不清楚，与白血病的严重程度、门冬酰胺酶（ASP）的剂型及用药时间无明显关系，近年发现可能是 ASP 致胰腺消化酶激活，造成胰腺自身消化的一种化学性炎症反应，门冬酰胺酶引起的高甘油三酯血症是可能的诱因，门冬酰胺酶累积剂量可能提高 AAP 的发生率，但因化疗方案不同，累积剂量可能不是唯一因素，有研究发现 AAP 与 *RGS6* 和 *ULK2* 基因有关，在同时拥有这两种风险等位基因的患者中，AAP 的风险尤其高。AAP 的发生可中断化疗进程，限制门冬酰胺酶的使用，从而影响 ALL 患者的治疗效果，引起 ALL 复发。对于重症胰腺炎患者，甚至会危及生命。

【诊断】

1. 临床表现　有时症状隐匿；多数以腹痛为主要表现，轻者仅表现为轻压痛,多为中上腹、脐周闷痛不适;可表现为持续性上腹部剧烈疼痛向背部放射,常伴有腹胀及恶心呕吐,重症病例可出现反复的腹部压痛和肠鸣音减弱、腹膜刺激征、腹水,偶见格雷·特纳征(Grey Turner 征)和卡伦征(Cullen 征),腹部因液体积聚或假性囊肿形成可触及肿块。可并发一个或多个脏器功能障碍,也可伴有严重的代谢功能紊乱,也可以休克为首发表现。

2. **实验室检查**　血淀粉酶和脂肪酶通常升高,升高的程度不能反映胰腺炎的严重程度。腹部 B 超、CT 及 MRI 对 AP 的诊断很有帮助,增强 CT 可发现胰腺坏死,对于临床症状和实验室检查提示胰腺炎但 B 超正常的患儿 CT 更有价值。

AP 诊断符合以下 3 项中的 2 项:①有胰腺炎相关的症状,如腹痛等;②血清淀粉酶和/或脂肪酶升高超过正常值上限 3 倍;③胰腺炎影像学特征,如胰腺水肿、胰周渗出、出血坏死等。

3. **分型**　根据 2012 年修订的 Atlanta 标准,胰腺炎的严重程度分为轻度、中度和重度。轻度:没有局限性胰腺并发症或持续性器官衰竭,通常在出现症状的第 1 周内消失。中度:一过性器官衰竭(持续时间 <48 小时)、局限性并发症(如胰周积液、胰腺或胰周坏死或假性囊肿)或合并的疾病加重。重度:持续性器官衰竭(持续时间 >48 小时)。

【鉴别诊断】

1. **急性胆囊炎**　腹痛较 AP 轻,其疼痛部位为右上腹部胆囊区,并向右胸及右肩部放射,伴有发热,恶心,呕吐,右上腹压痛和肌紧张,墨菲征阳性,血尿淀粉酶正常或稍高;B 超示胆囊壁增厚、轮廓模糊、水肿;胆囊内容物透声性降低,出现雾状散在的回声光点;胆囊下缘的增强效应减弱或消失,可确诊为本病。

2. **胃及十二指肠溃疡穿孔**　突然发生的上腹部剧烈疼痛,很快扩散至全腹部,腹壁呈板状强直,肠音消失,肝浊音缩小或消失。腹部 X 线检查可发现膈下有游离气体,气腹存在可帮助明确诊断。

【治疗】

1. **一般治疗**　包括禁食、胃肠减压、止痛和胰酶抑制治疗,如生长抑素及其类似物或蛋白酶抑制剂等;奥曲肽和乌司他丁针对性地抑制胰酶的分泌,减轻胰腺的病理损害,改善胰腺微循环。

2. **补液治疗**　初期(12~24 小时内)补液治疗降低并发症和死亡率,补等张晶体液;最初 48~72 小时密切评估液体需求量,维持水、电解质平衡和加强监护是早期治疗的重点,扩容治疗需避免液体复苏不足或过度。

3. **病因治疗**　甘油三酯高者要限用脂肪乳剂,避免可能升高血脂的药物;胆道结石梗阻者需要及时解除梗阻;药物性胰腺炎确诊立刻停止应用相关药物如门冬酰胺酶、糖皮质激素等。激素治疗者维持糖皮质激素的应激剂量:重症者建议首次给予氢化可的松(年龄 <6 个月 25mg,6 个月至 6 岁 50mg,>6 岁 100mg),然后连续输注氢化可的松每天 150mg/m²;非重症患者每天 30~50mg/m² 氢化可的松替代,分 4 次。合并肠道感染或者免疫力低下者可能发生肠源性细菌易位,可选择头孢菌素、碳青霉烯类及甲硝唑等治疗或预防感染。

对于 AAP 的 ALL 患儿,门冬酰胺酶(ASP)的停用或者再次使用推荐(NCCN2 2020 版)如下:2 级胰腺炎(仅酶升高或影像学发现),停止 ASP 治疗,直到胰酶正常后恢复使用 ASP;对于症状和酶升高在 72 小时内明显改善的 3 级胰腺炎,当症状和体征消失,则考虑再次使用 ASP 治疗;存在 4 级胰腺炎和持续症状(>72 小时)和/或合并后遗症(如假性囊肿形成)的 3 级胰腺炎病例中,永久停止使用天冬酰胺酶。

4. **器官功能的维护治疗**　针对呼吸衰竭的治疗:给予鼻导管或面罩吸氧,维持血氧饱和度在 95% 以上,动态监测血气分析结果,必要时应用机械通气;针对急性肾衰竭的治疗:早期预防急性肾衰竭主要是容量复苏等支持治疗,稳定血流动力学;治疗急性肾衰竭主要是连续肾脏替代疗法(CRRT);其他器官功能的支持:如出现肝功能异常时可予以保肝药物,急性胃黏膜损伤需应用质子泵抑制剂或 H_2 受体拮抗剂。

5. **营养支持**　肠功能恢复前可选用肠外营养;一旦肠功能恢复,就要尽早进行肠内营养。鼻空肠置管或鼻胃管输注法可作为胰腺炎短期肠内营养治疗的首选途径,注意营养制剂的配方、温度、浓度和输注速度,并依据耐受情况进行调整。

6. **外科治疗**　合并脓毒血症,诊断为感染性坏死、胰瘘,需考虑手术治疗;急性胰周液体积聚、急性坏死物积聚、包裹性坏死和胰腺假性囊肿继发感染和/或产生压迫症状,如消化道梗阻、胆道梗阻等,以及胰瘘、肠瘘、假性动脉瘤破裂出血等其他并发症,则需外科干预。

➤ 附：急性胰腺炎诊治流程图

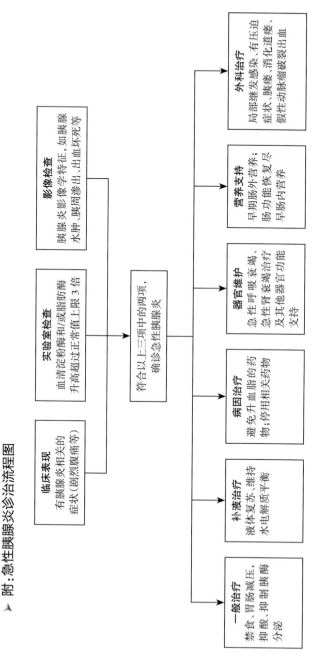

临床表现
有胰腺炎相关的症状（剧烈腹痛等）

实验室检查
血清淀粉酶和/或脂肪酶升高超过正常值上限 3 倍

影像检查
胰腺炎影像学特征，如胰腺水肿、胰周渗出，出血坏死等

符合以上三项中的两项，确诊急性胰腺炎

一般治疗
禁食、胃肠减压，抑酸，抑制胰酶分泌

补液治疗
液体复苏、维持水电解质平衡

病因治疗
避免升高血脂的药物；停用相关药物

器官维护
急性呼吸衰竭、急性肾衰竭治疗及其他器官功能支持

营养支持
早期肠外营养；肠功能恢复尽早肠内营养

外科治疗
局部继发感染，有压迫症状、胰瘘、消化道瘘、假性动脉瘤破裂出血

二、抗利尿激素分泌失调综合征

抗利尿激素分泌失调综合征（syndrome of inappropriate antidiuretic hormone secretion,SIADH）是由某种原因引起垂体后叶分泌抗利尿激素（antidiuretic hormone,ADH）增多,导致以体内水潴留、尿排钠增多及稀释性低钠血症为特征的临床综合征。中枢神经系统疾病、肺部疾病、疼痛应激、获得性免疫缺陷综合征、恶性肿瘤以及药物等可引起SIADH。患者体内的水分增多,常有中度体液容量扩张,体重可增加5%~10%,严重者可有精神异常、惊厥、昏睡乃至昏迷,如未及时正确地处理,可导致死亡。

【病因和发病机制】

下丘脑-垂体系统受损引起 ADH 分泌异常,血浆 ADH 相对于血浆渗透压不适当的升高,血浆渗透压降至阈值以下时仍不能有效的抑制 ADH 的分泌,肾脏对水的重吸收增加,细胞外液扩张,导致稀释性低钠血症,尿钠排出增多,尿量减少,尿渗透压升高。外源性激素如控制胃肠道出血的加压素、ADH 的类似物去氨基加压素、缩宫素可诱发 SIADH;导致抗利尿作用的遗传性疾病如影响肾脏加压素-2 受体基因突变等可引起 SIADH;药物可刺激 ADH 分泌,增加加压素受体的敏感性或可以在肾脏受体部位模拟 ADH 作用而致病。

据报道,长春新碱类药物所致 SIADH 最常发生在急性淋巴细胞白血病诱导治疗期（每周 1 次长春新碱）,用药后 4~7 天,发生率约为 1.3/100 000,亚洲人群偏高,50% 以上为无症状者,其发病机制尚不明确,多认为与长春新碱类药物对下丘脑的直接神经毒性相关。环磷酰胺通过增强抗利尿激素对肾脏的作用诱导抗利尿激素分泌而引起 SIADH。顺铂可以通过刺激抗利尿激素的分泌导致低钠血症或通过引起肾小管损伤导致钠的重吸收降低。上述药物治疗后应该注意监测药物的毒副作用,及时识别和治疗化疗相关的 SIADH。

【诊断】

1. **临床表现**　患儿有用药的病史或其他诱因,在大多数情况下,化疗相关的 SIADH 可能无临床症状而未确诊,临床症状因低钠血症出现的速度和低钠的严重程度而异,轻者可仅有全身倦怠无力,食欲低下;当血清钠低于 120mmol/L 时可导致脑水肿,出现水中毒的表现,如恶心、呕吐、头痛、易激、嗜睡、局灶性神经症状加重、抽搐、昏迷甚至死亡。尿量减少,血容量增加而无水肿的临床表现。而心脏、肾脏、肝脏、肾上腺及甲状腺功能正常。

2. **实验室诊断标准**　①低钠血症,血清钠低于 135mmol/L。②血浆渗透压降低,血清渗透压低于 270mOsm/L。③尿钠浓度增加,尿钠浓度大于 20mmol/L。④尿液浓缩,尿渗透压大于 300mOsm/L。⑤正常的肾功能。⑥排除低钠血症的其他病因,如肾上腺功能不全等,血可的松浓度大于 6μg/dl。

【鉴别诊断】

1. **脑性盐耗综合征**(cerebral salt-wasting syndrome,CSWS)CSWS 是一种较罕见的以低钠血症和脱水为主要特征的综合征,多由神经系统损伤或肿瘤引起。现认为 CSWS 的低钠血症是由下丘脑内分泌功能紊乱所导致的肾脏排钠过多引起。

SIADH 和 CSWS 是合并低钠血症的两种常见且容易混淆的综合征,二者的临床表现和生化检查极为相似,它们的主要区别在于细胞外液量的状态和钠代谢的正负。CSWS 的主要特征是细胞外液的减少和钠的负平衡,而 SIADH 的细胞外液量正常或稍高,钠代谢为正平衡。在不存在低血压的情况下,测量中心静脉压有助于它们之间的鉴别。在无法确定诊断时可以采用实验性限水治疗,CSWS 限水治疗后加重而 SIADH 限水治疗有效。

CSWS 的根本性治疗是补充容量和补钠恢复钠的正平衡,纠正原发病治疗非常重要。特别是与急性脑积水和急性颅内压增高相关的CSWS,脑脊液引流和降低颅内压可以很快治愈 CSWS。应用皮质激素,如糖皮质激素醋酸氟氢松和盐皮质激素 9α-氟氢可的松;部分重度颅脑损伤合并尿崩的患者,如每小时尿量超过 200ml 可加用垂体后叶素。

2. **肾上腺皮质功能不全**(adrenal insufficiency,AI)　长期大量服用糖皮质激素的患者,减量过快或突然停药时,可引起肾上腺皮质萎缩和功能不全,这是由于反馈性抑制脑腺垂体对促肾上腺皮质激素(adrenocorticotropic hormone,ACTH)的分泌所致。可有低血钠、高血钾。脱水严重者低血钠可不明显,高血钾一般不严重,少数患者可有轻度或中度高血钙(糖皮质激素有促进肾、肠排钙的作用),如有低血钙和低血磷则提示合并有甲状旁腺功能减退症;可有低血糖、低渗性脱水;皮质醇水平低,ACTH明显升高、肾素水平高、醛固酮水平低。治疗上补充血容量及补钠;及时纠正休克和贫血以及应用糖皮质激素醋酸氟氢松和盐皮质激素9α-氟氢可的松。

【治疗】

1. **病因治疗**　肺部感染引起者抗感染治疗,因药物引起者应立即停药。

2. **限制液体入量**　这是基础治疗措施。轻者2~3天血钠、尿钠异常可纠正。

3. **补钠治疗**　水中毒严重者:血钠浓度<120mmol/L并有中枢神经系统症状,可静脉滴注3%~5%高张氯化钠,按5~10ml/kg,在输注过程中严密观察神志、心肺功能、血钠、尿量等。酌情调节输注速度,对有抽搐、昏迷的患者,输注高渗盐水的同时给予呋塞米促进水排出,减轻脑水肿和心脏负荷;纠正低钠速度过快可能引起脑桥脱髓鞘病变,其临床表现为低钠血症纠正后,出现神经症状恶化、神志改变、惊厥、肺换气不足、低血压,最终出现假性延髓麻痹、四肢瘫痪、吞咽困难。

4. **高溶质摄入**　高钠、高蛋白饮食,口服盐片或尿素。

5. **袢利尿剂应用**　如呋塞米可通过降低髓袢对氯化钠的重吸收而直接干扰逆流浓缩机制。

6. **药物治疗**　加压素受体拮抗剂可产生选择性水利尿不影响钠和钾的排泄,如托伐普坦、利伐普坦等;去甲金霉素可抑制ADH对肾小管的作用,排出水分。用药过程中血BUN可升高,停药后降至正常,儿童不宜使用;碳酸锂不良反应较大,治疗量与中毒量接近,尤其注意其肾毒性,肝肾病患者禁用。

> 附:SIADH 诊治流程图

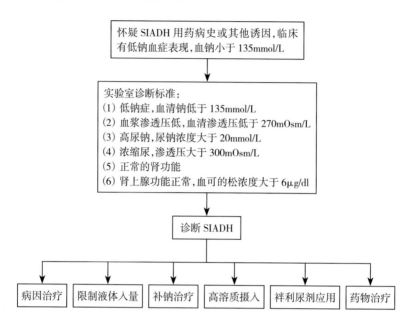

怀疑 SIADH 用药病史或其他诱因,临床有低钠血症表现,血钠小于 135mmol/L

实验室诊断标准:
(1) 低钠症,血清钠低于 135mmol/L
(2) 血浆渗透压低,血清渗透压低于 270mOsm/L
(3) 高尿钠,尿钠浓度大于 20mmol/L
(4) 浓缩尿,渗透压大于 300mOsm/L
(5) 正常的肾功能
(6) 肾上腺功能正常,血可的松浓度大于 6μg/dl

诊断 SIADH

| 病因治疗 | 限制液体入量 | 补钠治疗 | 高溶质摄入 | 祥利尿剂应用 | 药物治疗 |

三、可逆性后部脑病综合征

可逆性后部脑病综合征(posterior reversible encephalopathy syndrome,PRES)是以头痛、癫痫发作、视觉异常、意识和精神障碍为主要临床症状,以累及脑后部、皮质下血管源性水肿的可逆性后部白质损害为主要神经影像学表现的临床综合征。高血压病(妊娠期诱发的高血压、子痫等)、恶性肿瘤、血液疾病、结缔组织疾病、自身免疫性疾病、肾脏疾病等患者均可发生 PRES;部分药物可诱发 PRES,如治疗血液肿瘤疾病所用的激素、环孢菌素、他克莫司、西罗莫司、甲氨蝶呤、阿糖胞苷、长春新碱、门冬酰胺酶、顺铂、舒尼替尼、贝伐珠单抗、利妥昔单抗、静脉用免疫丙种球蛋白、干扰素 α、唑类抗真菌药物、促红细胞成素、粒细胞集落刺激因子等。

【病因和发病机制】

PRES 的发病机制尚不十分清楚,目前有两种假说。

1. **高灌注学说**　正常情况下,脑血流可维持相对稳定,脑灌注压波动在 50~150mmHg,这种调节过程称为脑血流自身调节,血管自我调节机制通过小动脉的收缩和舒张使脑供血维持一个恒定状态,不受总体血压的影响。血压快速升高到一定程度,会超过自我调节限度,收缩的小动脉受到机体整体血压的影响,被迫扩张而造成脑的高灌注状态,此高灌注压足以破坏血脑屏障,造成液体大分子渗入间质内,即血管源性水肿。

2. **血管内皮损伤**　血管自我调节机制中的小动脉和微小动脉同时接受肌源性和神经源性调节器调节,在尿毒症、子痫和应用免疫抑制剂的病例中,可能存在内皮毒性物质或抗体损伤了血管内皮,使其释放血管内皮素、前列腺素、血栓烷 A_2 等,加重或阻止了小动脉和微小动脉的肌源性反应,使血浆从毛细血管管壁渗出,从而产生脑水肿。

【诊断】

以头痛、癫痫、意识障碍、视力障碍四联症在 PRES 中最常见。70%~80% 的患儿有快速血压升高;头痛缓慢起病,以弥漫性钝痛为主,PRES 患者突发爆裂样头痛,需要怀疑相关脑血管收缩,提示脑血管意外可能;局灶性神经功能缺损,偏瘫或失语,脊髓受累症状十分少见;癫痫以面强直阵挛发作为主,少部分患儿会出现癫痫持续状态;意识障碍可以从轻微的意识混乱到严重的昏迷;可有视觉障碍包括视力降低、视野缺损、皮质盲以及幻觉等。根据患儿存在基础疾病的诱因或药物治疗病史、临床神经系统症状体征及特征性影像学表现,如典型影像学:皮质下白质脑水肿,双侧顶枕叶受累最为多见,其他部位按照出现频率依次为额叶、颞叶、小脑、基底节区、脑干和丘脑等;病灶大多对称,也可不对称,占位效应轻,主要累及皮质下白质或皮质脑回和皮质下白质同时受累,也可影响灰质,后循环重于前循环;头部 CT 扫描示等或低密度灶;MRI 是目前 PRES 检查最灵敏的手段,增强扫描一般没有强化,但由于血脑屏障受损,20% 的患者在增强 MRI 上可见强化;10%~25% 的患者会伴发颅内出血,其中脑实质出血最常见,其次为蛛网膜下腔出血。PRES 影像学异常通常会在 1~3 个月后完全消失;除外其他可能的白质病变后可确诊。

【鉴别诊断】

1. **中枢神经系统感染**　脑炎发热、头痛、外周白细胞增多,脑脊液(CSF)细胞数增多、CSF 细胞染色或培养阳性、CSF 微生物血清学或 PCR 阳性。急性播散性脑脊髓炎通常病前有病毒或细菌感染史、50%~75% 的患者伴发热、影像学通常为单侧幕上病灶。

2. **自身免疫性或副肿瘤性脑炎**　肿瘤病史、血浆或 CSF 出现抗原特异性抗体,脑影像学可为单侧病灶。

3. **肿瘤(淋巴瘤、神经胶质瘤病、脑转移瘤)**　亚急性或慢性病程、恶性肿瘤病史、体重减轻病史、脑脊液细胞学异常,没有临床或影像学缓解,脑影像学可为单侧病灶。

4. **渗透性脱髓鞘综合征**　血钠或血糖快速正常化病史,不会选择性累及顶枕叶,特征性中央脑桥信号异常呈蝙蝠翼状。

5. **中毒性白质脑病**　症状通常在数周内进展、不当药物使用史、药物或毒物筛查阳性、乳酸增加、*N*-乙酰天门冬氨酸减少。

【治疗】

1. **积极控制高血压**　避免过快降压,对严重高血压患者的初始治疗目标是在治疗的前几小时内将血压降低 25%,避免血压的明显波动,过多或过快的血压下降会诱发脑缺血。

降压药物目前多采用钙通道阻滞剂(如硝苯地平)、中枢性降压药血管紧张素转换酶抑制剂(如卡托普利),血管紧张素转化酶抑制剂类药物在低血容量和肾动脉狭窄患者中慎用,β 受体拮抗剂(美托洛尔片)使用的报道较少,不提倡使用硝酸甘油降压。

2. **原发病的治疗**　应针对性积极治疗,当病因去除或经过治疗后,症状可以缓解。使用细胞毒性药物的患者应停用或酌情减量,其他如败血症、自身免疫性疾病等可对症采用相应的治疗。

3. **对症支持治疗**　控制癫痫频繁发作,但抗癫痫药物在神经影像恢复正常后应在短期内较快减量至停药;降颅内压治疗:同时适当使用脱水剂,一方面减轻血管源性脑水肿,一方面解除癫痫发作后存在的细胞毒性脑水肿。

虽然 PRES 多为良性疾病,其病变可在数天至数周内完全消退,但并非所有患者均预后良好:肌酐水平增高、弥散加权成像(diffusion weighted imaging,DWI)出现高信号区、高血压以及控制病因的时间晚与患者预后较差相关;脑组织受累广泛(尤其是累及脑干)是患者预后不良的标志,5%~10% 的患者可能出现 PRES 复发,在未控制高血压的患者中更为常见。一项单中心小样本急性淋巴细胞白血病患儿诱导缓解期合并 PRES 的研究,用威斯康星评定对患儿智商及认知评估,发现上述患者经过积极治疗,其后期智商及认知功能不受影响。

> 附:PRES 诊治流程图

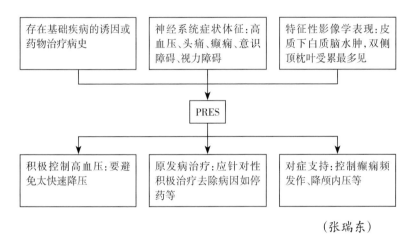

（张瑞东）

第四节　中性粒细胞缺乏伴发热处理原则

血液肿瘤和实体肿瘤患儿在接受放化疗或造血干细胞移植时极易发生中性粒细胞缺乏(简称粒缺)。随着置管技术的广泛应用,血管导管相关感染(vessel catheter associated infection,VCAI)也是中性粒细胞缺乏伴发热的重要因素之一。中性粒细胞缺乏伴发热常有较高的死亡率,尤其是血流感染相关死亡率高达 7.1%~42%。中性粒细胞缺乏伴发热患儿的临床表现常不典型,充分认识中性粒细胞缺乏伴发热患儿的相关风险、诊断方法以及如何合理使用抗菌药物,对于降低中性粒细胞缺乏伴发热的发生率和死亡风险至关重要。

【诊断】

根据中性粒细胞缺乏伴发热的定义诊断。

1. **发热**　指单次口腔温度≥38.3℃（腋温≥38.0℃），或口腔温度≥38.0℃（腋温≥37.7℃）持续超过 1 小时。中性粒细胞缺乏期间应避免测定直肠温度，以防止定植于肠道的微生物侵入。

2. **中性粒细胞缺乏**　指外周血中性粒细胞绝对计数（ANC）<0.5×10⁹/L，或预期 48 小时后 ANC<0.5×10⁹/L；严重中性粒细胞缺乏指 ANC<0.1×10⁹/L。

【治疗】

1. **初期评价及治疗**　初期评价应着重于确定感染的可能部位及可能的病原菌，应立即进行特定部位的病史询问、体格检查和实验室检查（包括血细胞分类计数、血小板计数、肾功能、电解质及肝功能等）；评价患儿感染部位，对可疑部位取得标本进行培养，并对患儿进行风险程度评估。在评估感染的同时，加强退热、止痛、止泻等对症治疗，适当补液及保持水、电解质平衡等综合治疗。

儿童目前没有相关指南，参照美国感染病学会发热和中性粒细胞缺乏患者（成人）治疗指南，将患儿分为低危和高危。

（1）低危患儿：指中性粒细胞减少预期在 7 天内消失，且无活动性合并症，同时肝肾功能正常或损害较轻并且稳定。低危患儿的初始治疗，应在门诊或住院接受口服或静脉注射经验性抗菌药物。对接受门诊治疗的患者需要保证密切的临床观察和恰当的医疗处理，如病情加重须尽快住院治疗。推荐联合口服阿莫西林/克拉维酸和环丙沙星等，但儿童应慎用喹诺酮类药物。如果患儿持续发热，或感染症状、体征恶化，应立即收入院治疗。

（2）高危患儿：符合以下任一项标准，①严重中性粒细胞减少（ANC<0.1×10⁹/L）预期持续 >7 天。②有任一种临床合并症，包括但并不限于，a. 血流动力学不稳定；b. 口腔或胃肠道黏膜炎，吞咽困难；c. 胃肠道症状，包括腹痛、恶心和呕吐，或腹泻；d. 新发的神经系统或精神状态的改变；e. 血管内导管感染，尤其是导管腔道感染；f. 新出现的肺部浸润或低氧血症，或有潜在的慢性肺部疾病。③有肝功能不全

（定义为转氨酶水平 >5 倍正常上限）或肾功能不全（定义为肌酐清除率 <30ml/min）证据。④合并免疫功能缺陷性疾病。⑤接受分子靶向药物或免疫调节药物治疗。

对高危患儿应住院行初始经验性抗菌药物治疗。高危患儿静脉应用的抗菌药物必须是能覆盖铜绿假单胞菌和其他严重革兰氏阴性杆菌的广谱抗菌药物。鉴于目前国内流行病学数据，尤其是耐药菌比例和耐药谱的变化，经验性用药时，还应参照本地区、本院和本科室最新的耐药菌流行病学数据、感染部位、药物在目标人群的药代动力学和药效动力学等，尽可能做到准确的经验用药。对于有产超广谱 β 内酰胺酶（extended-spectrum β-lactamase，ESBL）菌定植或感染病史及产 ESBL 菌感染高危患者，选择碳青霉烯类单药或 β 内酰胺类联合氟喹诺酮类或氨基糖苷类抗菌药物治疗；对既往碳青霉烯类耐药的肠杆菌科细菌（carbapenem-resistant enterobacteriaceae，CRE）感染或定植患儿，初始抗菌药物选择可参考《血液肿瘤患者碳青霉烯类耐药的肠杆菌科细菌（CRE）感染的诊治与防控中国专家共识（2020 年版）》。对不发热的中性粒细胞缺乏患儿，如果有新的症状或体征提示感染，也应立即评价并按照高危患儿治疗。

（3）随着抗菌药物耐药问题日趋严重，中性粒细胞缺乏伴发热患儿在经验性治疗前，还应进行耐药危险因素评估。高危因素包括：患儿有耐药病原菌定植或感染病史，尤其是：①ESBL 菌，②耐药非发酵菌（铜绿假单胞菌、鲍曼不动杆菌、嗜麦芽窄食单胞菌），③耐甲氧西林金黄色葡萄球菌（methicillin-resistant staphylococcus aureus，MRSA），尤其是万古霉素最低抑菌浓度（minimum inhibitory concentration，MIC）≥2mg/L 时，④耐万古霉素肠球菌（vancomycin-resistant enterococcus，VRE）；接触过广谱抗菌药物（尤其是第三代头孢菌素类、喹诺酮类）；重症疾病，如晚期肿瘤、脓毒血症、肺炎；院内感染；长期和/或反复住院；留置导管；重症监护病房患儿。

2. 再次评价与抗菌药物调整　在接受经验性抗菌药物治疗后，应根据危险分层、确诊的病原菌和患儿对初始治疗的反应等综合判断，采取升阶梯和降阶梯策略。临床上，在初始经验性抗菌药物治疗过程中,如果出现病情加重,如血流动力学不稳定,宜及时调整抗菌药物。对于明确病原菌的患儿,可根据所识别细菌和药敏试验结果采用窄谱抗生素治疗,如检出细菌属于耐药菌,应根据病原菌及其 MIC 选择针对性抗菌药物,有条件的医院可行耐药表型、耐药基因检测。一般推荐联合抗菌药物治疗耐药菌感染。在抗菌药物治疗无效时,需考虑真菌、病毒和其他病原体感染的可能,参照相关指南和共识尽早开始抗真菌和其他病原体的治疗。

> ➤ 附:中性粒细胞缺乏伴发热治疗流程图
中性粒细胞缺乏初始评价及治疗流程

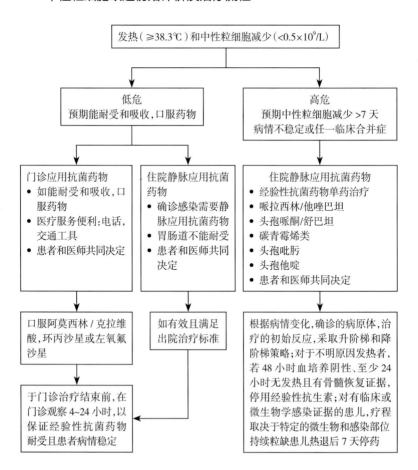

再次评价与抗菌药物调整流程

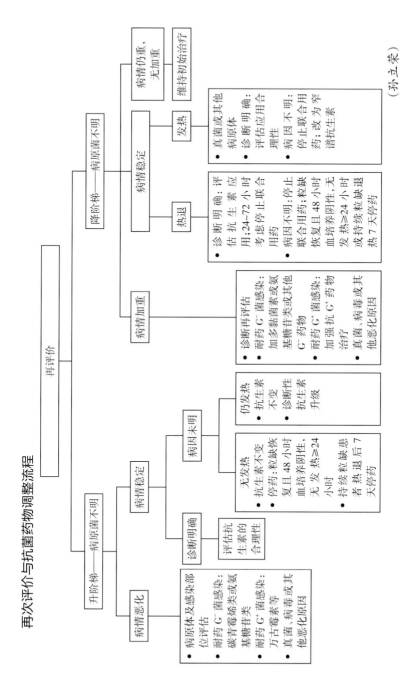

（孙立荣）

第五节　抗细菌治疗

我国中性粒细胞缺乏伴发热的致病菌以革兰氏阴性杆菌为主，占 50% 以上。常见革兰氏阴性杆菌包括大肠埃希菌、肺炎克雷伯菌、铜绿假单胞菌、嗜麦芽窄食单胞菌和鲍曼不动杆菌；常见革兰氏阳性球菌包括肠球菌、链球菌属、金黄色葡萄球菌和凝固酶阴性葡萄球菌。病原谱因感染部位和危险因素不同存在差异。除大肠埃希菌和肺炎克雷伯菌外，非发酵菌在革兰氏阴性菌中占较大比例，凝固酶阴性葡萄球菌在革兰氏阳性菌中排首位。耐药性革兰氏阴性和阳性菌属在中性粒细胞缺乏伴发热患者中引起的感染数量呈增加趋势，中性粒细胞缺乏伴发热患者超过半数的耐药菌从血液途径中检出，而呼吸道感染的耐药菌检出率较低。革兰氏阴性耐药菌包括产超广谱 β 内酰胺酶大肠埃希菌（产 ESBL-EC）、产 ESBL 肺炎克雷伯菌（产 ESBL-KP）、耐碳青霉烯肺炎克雷伯菌（CRKP）、耐碳青霉烯铜绿假单胞菌（CRPA）、耐碳青霉烯鲍曼不动杆菌（CRAB）；而耐药革兰氏阳性菌包括耐甲氧西林金黄色葡萄球菌（MRSA）和耐万古霉素肠球菌（VRE）等。与欧美国家比，我国整体人群碳青霉烯类耐药的肠杆菌科细菌（CRE）感染的发生率呈逐年增加趋势，是中性粒细胞缺乏伴发热目前面临的挑战。

【诊断】

1. **病史询问和体格检查**　详细了解既往抗菌药物使用、耐药和定植情况，发现感染的高危和隐匿部位；但相当一部分患儿无法明确感染部位。

2. **实验室检查**　全血细胞计数、肝肾功能和电解质检查，至少每 3 天复查 1 次；降钙素原、C 反应蛋白、IL-8 等感染相关指标的检查对感染诊断有提示意义。

3. **微生物学检查**　至少同时行两套血培养检查，如果存在中心静脉导管（central venous catheter，CVC），一套血标本从 CVC 的管腔采集，另一套从外周静脉采集。无 CVC 者，应采集不同部位静脉的两套血标本进行培养。如果经验性抗菌药物治疗后患儿仍持续发热,可以每隔 2~3 天进行 1 次重复血培养。可根据临床表现,对可能出现感染的部位进行相应的微生物学检查,如粪便培养、中段尿定量培养、痰标本常规涂片检查和细菌培养、呼吸道灌洗液培养、脑脊液培养等。但婴幼儿有时尿路感染阳性症状并不明显,除培养外,也可采取如下方法检测病原微生物。

(1) 微生物涂片:采集组织分泌物如下呼吸道标本、肛周样本,伤口创面和脓肿分泌物等进行涂片检测,是经济快捷发现病原菌的方法。涂片阳性且与培养结果一致,对病原学诊断有一定参考价值,可作为初始经验性抗感染治疗的依据。

(2) 血清学检测:急性期血清学 IgM 抗体阳性对诊断有指导价值,恢复期 IgG 抗体滴度呈 4 倍或 4 倍以上变化或 IgM 抗体由阴转阳具有回顾性确诊的价值。但中性粒细胞缺乏患者由于免疫功能低下,急性期血清学阳性检出率低。血清 1,3-β-D 葡聚糖试验(G 试验)、血清或分泌物半乳甘露聚糖抗原试验(GM 试验)阳性对侵袭性真菌病诊断有辅助价值。

(3) 聚合酶链反应(PCR)和宏基因组二代测序(mNGS):PCR 和 mNGS 等分子生物学技术检测出病原微生物,可作为病原学诊断的参考,但需结合流行病学和临床特征综合评估是否为致病菌。PCR 检测血液或组织中微生物 DNA/RNA 含量,对某些病毒性疾病如疱疹病毒感染的诊断具有确诊价值。基于 mNGS,通过分析临床标本中微生物的 DNA/RNA 含量与丰度来判断致病菌,有望提高病原检测的灵敏度,缩短检测时间,对罕见病原菌感染的诊断具有优势。但该技术临床应用尚需解决许多问题,如标本中人类基因组的干扰、检验质量良莠不齐、结果解释缺乏规范、结论易失信等,目前尚不作为常规临床检测方法推荐。

4. **相关感染部位的评估和影像学检查**　感染可发生在身体的任何部位,常见的部位有上呼吸道、肺部、消化道、皮肤软组织和血流。约有 10%~25% 的患儿出现败血症。可行 X 线、CT、B 超、MRI 等辅助诊断。

【治疗】

1. 初始经验性抗菌药物治疗 在危险分层和耐药危险因素评估后,尽快使用抗菌药物初始经验性治疗,而不必等待微生物学的结果,其原则是覆盖可迅速引起严重并发症或威胁生命的最常见和毒力较强的病原菌,同时必须考虑本区域、本院及本科室感染的流行病学,覆盖耐药菌,直至获得准确的病原学结果。

(1) 低危患儿(低危患儿诊断标准参见本章"第四节 中性粒细胞缺乏伴发热处理原则"):初始治疗可以在门诊或住院接受口服或静脉注射经验性抗菌药物治疗。如果低危患儿接受门诊治疗,需要保证密切的临床观察和恰当的医疗处理;病情加重的患儿最好能在1小时内到达医院。口服抗菌药物可选用氟喹诺酮、阿莫西林/克拉维酸盐和头孢克肟。如不能耐受口服抗菌药物或不能保证病情变化时及时到达医院,应住院治疗。可使用广谱抗生素(如氨苄西林)和氨基糖苷类作为一线治疗方案;也可以选择头孢曲松或其他第三代头孢菌素。

(2) 高危患儿(高危患儿诊断标准参见本章"第四节 中性粒细胞缺乏伴发热处理原则"):必须立即住院治疗,根据危险分层、耐药危险因素、当地病原菌和耐药流行病学数据及临床表现的复杂性对患儿进行个体化评估。高危患儿静脉应用的抗菌药物必须是能覆盖铜绿假单胞菌和其他严重革兰氏阴性杆菌的广谱抗菌药物。推荐单一使用抗假单胞菌 β 内酰胺类药物(哌拉西林/他唑巴坦、头孢哌酮/舒巴坦)、碳青霉烯类(亚胺培南/西司他丁,美罗培南或帕尼培南/倍他米隆)、第四代和第三代头孢菌素(头孢吡肟或头孢他啶)。如有临床并发症(如低血压和/或肺炎)、疑有或确诊为耐药菌感染时,可加用第二种抗革兰氏阴性菌的药物或糖肽类药物。常见耐药菌包括MRSA、VRE、产 ESBL 的革兰氏阴性菌和产碳青霉烯酶的病原体,包括产碳青霉烯酶肺炎克雷伯菌(KPC)。对于 MRSA,早期加用万古霉素、替考拉宁、利奈唑胺;对于 VRE,提早加入利奈唑胺;对于产 ESBL的病原菌,早期使用碳青霉烯类药物。

2. 特殊类型感染的抗生素选择

(1) 革兰氏阳性菌感染的治疗:万古霉素(或其他抗需氧革兰氏阳性球菌活性的药物)不作为初始抗菌药物治疗的选择,其原因是初始治疗加用万古霉素并不能使发热时间缩短或明显降低总病死率。凝固酶阴性葡萄球菌是最常见的血流感染病因,但该类病原菌致病毒力较弱,很少引起病情迅速恶化。过度应用万古霉素不仅可导致肠球菌属耐药发生和金黄色葡萄球菌属敏感性下降,还可能导致不必要的不良反应。但在下列特定情形下,需在初始经验性用药中加入抗革兰氏阳性菌的药物。①血流动力学不稳定或有其他严重血流感染证据;②X线影像学确诊的肺炎;③在最终鉴定结果及药敏试验结果报告前,血培养为革兰氏阳性菌;④临床疑有严重导管相关感染;⑤任何一部位的皮肤或软组织感染;⑥耐甲氧西林金黄色葡萄球菌、耐万古霉素肠球菌或耐青霉素肺炎链球菌定植;⑦严重黏膜炎且已接受氟喹诺酮类药物预防和头孢他啶经验性治疗。

(2) CRE感染的治疗:可选用药物如替加环素;头孢他啶/阿维巴坦;多黏菌素类(多黏菌素B、多黏菌素E),联合治疗药物包括磷霉素钠;氨基糖苷类(阿米卡星、异帕米星);碳青霉烯类(亚胺培南、美罗培南、比阿培南)。应以早期、足量、联合为原则。

(3) 血管导管相关感染(VCAI):随着置管技术的广泛应用,VCAI也是血液肿瘤患者感染的重要方面。当患儿穿刺部位出现局部炎症表现,或全身感染表现,怀疑发生血管导管相关感染时,建议综合评估决定是否需要拔管。如怀疑发生中心静脉导管相关血流感染,拔管时建议进行导管尖端培养、经导管取血培养及经对侧静脉穿刺取血培养。一旦怀疑血管内导管相关感染,无论是否拔除导管,除单纯静脉炎外均应采集血标本,并立即进行抗菌药物治疗。葡萄球菌是导管相关感染最常见的病原菌,且存在高耐药性,糖肽类抗菌药物应作为导管相关感染经验性治疗的首选药物。

3. 抗菌药物的调整 接受经验性抗菌药物治疗后,如反复或持续发热>3天,应再次进行全面的检查与评估。对病情稳定却有无法解释的发热继续使用原抗菌药物,但需密切观察。如感染进展,则需立刻调整抗菌药物。对临床或微生物学检查明确的患儿,应根据感染部位和药物敏感性调整初始经验性抗菌药物。对于对初始经验性抗生素治疗有反应的患儿,如果没有继续联合治疗的特定微生物学指征,则在24~72小时后,停止对革兰氏阴性菌感染或经验性糖肽类抗生素(如果已开始)进行双重覆盖。有持续性发热但无明确来源、血流动力学不稳定患儿,应将其抗菌方案扩展至能够覆盖耐药性革兰氏阴性菌、革兰氏阳性菌、厌氧菌和真菌。可将初始用头孢菌素类改为碳青霉烯类(亚胺培南或美罗培南),也可以加用氨基糖苷类药物、环丙沙星、氨曲南或万古霉素。但儿童应用氨基糖苷类药物、环丙沙星时应慎重。初始经验性治疗中,对使用碳青霉烯类抗菌药物疗效不佳者,应考虑真菌、耐药革兰氏阳性球菌及对碳青霉烯耐药的革兰氏阴性菌(包括非发酵菌)感染的可能性,可选用抗非发酵菌效果较好的药物,如头孢哌酮/舒巴坦等。对低危患儿,发热和临床症状在48小时内无好转,应该住院重新评估。对于中性粒细胞缺乏合并发热时间延长(96小时)且对广谱抗菌药物无反应的有侵袭性真菌病高危因素的患儿,开始使用抗真菌药物进行经验性抗真菌治疗。

4. 抗菌药物治疗的疗程　对于不明原因发热的中性粒细胞缺乏患者抗菌药物经验性治疗后,若48小时血培养阴性、至少24小时无发热且有骨髓恢复证据(ANC≥$0.5×10^9$/L),停用经验性抗生素。若ANC持续<$0.5×10^9$/L,抗菌药物可用至退热7天后停药。也有研究表明对于低危患儿,只要确保好细随访,无论骨髓恢复状态如何,血培养阴性且至少24小时无发热的患者应考虑在72小时后停用经验性抗生素,但推荐证据为弱推荐。对有临床或微生物学感染证据的患儿,疗程取决于特定的微生物和感染部位;如有深部组织感染、心内膜炎、化脓性血栓性静脉炎或接受适当抗菌药物治疗拔除导管后仍有持续性(>72小时)血流感染的患儿,抗菌药物治疗疗程需要>4周或至病灶愈合、症状消失;对金黄色葡萄球菌、铜绿假单胞菌或分枝杆菌所引起的导管相关性血流感染,在拔除导管的同时全身应用抗菌药物治疗至少需要14天;对MRSA血流感染,使用糖肽类药物、达托霉素等治疗至少14天,合并迁徙性病灶者还要适当延长;对耐甲氧西林凝固酶阴性的葡萄球菌或肠球菌引起的血流感染,体温正常后需持续抗菌药物治疗 5~7 天。

5. 抗菌药物预防用药的原则　一般情况下不因预防为目的而使用抗菌药物,对于预计中性粒细胞缺乏≤7 天的低危患儿,不推荐预防性应用抗菌药物。对预计出现严重的中性粒细胞缺乏($ANC<0.1\times10^9$/L)或持续时间较长(超过 7 天)的高危患儿在没有隔离条件时可酌情应用。有研究显示氟喹诺酮类药物如左氧氟沙星预防可减少菌血症、中性粒细胞缺乏合并发热的发生,但总体死亡率没有差异。

(孙立荣)

第六节　抗真菌治疗

侵袭性真菌病(invasive fungal disease,IFD)指真菌侵入人体组织、体液和血液,并在其中生长繁殖导致组织损害、器官功能障碍及炎症反应的病理改变及病理生理过程。儿童血液肿瘤患者 IFD 的主要病原体为念珠菌、曲霉菌、隐球菌及肺孢子菌等,肺脏是 IFD 最常见的靶器官。曲霉菌感染中,烟曲霉菌最多见,占 52.8%,然后依次为黄曲霉、土曲霉、黑曲霉和构巢曲霉。2000 年美国住院并免疫功能抑制的儿童侵袭性曲霉菌感染的发生率为 437/100 000(0.4%),其中 75% 有恶性肿瘤的基础疾病。

尽管有真菌防治方面的进步,但侵袭性曲霉菌死亡率仍然很高,历史上达到 52.5%~85%。

【诊断】

IFD 的诊断采用分级诊断模式,诊断依据由宿主(危险)因素、临床证据、微生物学证据和组织病理学证据 4 部分组成,分为确诊、临床诊断和拟诊三个级别。

1. 诊断依据

(1) 宿主因素:①基础疾病,免疫缺陷、粒细胞缺乏症、再生障碍性贫血、白血病、淋巴瘤及各种实体肿瘤等;②化学治疗,化疗药物使得原本受损的免疫功能更加低下;③造血干细胞移植,预处理治疗严重损伤免疫功能,加上预防 GVHD 采用长期免疫抑制剂治疗;④长期使用抗生素;⑤长期应用糖皮质激素;⑥中心静脉置管,长期大静脉留置导管增加真菌感染机会。

(2) 临床依据

1) 临床表现:发热为最常见表现,为持续发热或热退后再次持续发热。曲霉菌感染时肺脏为最常见受累器官,约59%的患儿有肺脏表现,如干咳、气急、胸痛、咳血及低氧血症等。最常见的扩散部位为脑,出现脑脓肿、脑梗死、惊厥、偏瘫及脑神经麻痹等,还可扩散至心脏、肝、脾、肾、骨骼、皮肤及眼睛等,出现胸骨下疼痛、心律失常、骨痛(特别是脊椎骨)、视网膜出血、复视及眼眶周围肿痛等症状。皮肤受累时出现红斑和丘疹,随后出现脓疱及溃疡。鼻腔、鼻窦侵袭性曲霉菌感染并不少见,是最严重的鼻窦炎,表现为鼻充血、头痛、鼻出血和血性鼻涕。40%的鼻腔、鼻窦侵袭性曲霉菌感染可发生脑部受累。念珠菌感染时常出现黏膜炎,如口腔炎,也可引起侵袭性支气管感染,出现咳嗽、呼吸困难等症状。非白念珠菌引起78.2%的儿科念珠菌菌血症,后者与从导管分离的念珠菌菌株一致,Yapar 等认为与念珠菌菌血症相关的最常见危险因素是先前的抗生素治疗(76.9%),其次是使用中心静脉导管(71.2%)和全静脉营养(TPN,55.8%)。隐球菌感染时引起肺炎并经血行播散至全身,由于新型隐球菌对脑膜和脑实质有亲和性,所以中枢神经系统是最常见的受累部位。其他少见的受累部位有皮肤、骨骼、前列腺、肝、心及眼等。隐球菌脑膜炎出现发热、头痛、恶心呕吐、惊厥及脑神经损害等症状。肺孢子菌感染时肺为最常见受累部位,出现发热、干咳、呼吸急促、发绀和呼吸困难。体检可见肋间、肋下、胸骨上凹和鼻翼扇动,肺部体征不明显,常听不到啰音。

2) 影像学改变:不同的真菌感染所致的肺部改变并不完全相同,因此在影像学上也不完全相同。①曲霉菌感染,病变早期为弥漫性渗出性改变;晚期为坏死、化脓和肉芽肿形成。病灶内可找到大量菌丝,菌丝穿透血管可引起血管炎、血管周围炎及血栓形成等,血栓形成可致组织缺血、坏死。在侵袭性肺曲霉病的早期(1~2 周),CT 表现为较有特征性的"晕轮征"(halo sign),即表现为围绕肿块周围的略低于肿块密度而又高于肺实质密度的带状区,常出现在胸膜下呈结节样实变影或楔形实变影,其病理基础为曲霉菌侵犯血管所造成的病灶周围的出血和梗死。中晚期由于梗死肺组织收缩形成空洞,出现空腔阴影或空气新月征(air crescent sign)。需要注意儿童出现肺部典型病变的机会较成人少,在进行影像学诊断时要特别注意。②隐球菌感染,早期形成胶样病灶,炎症反应轻微,病灶中可见大量隐球菌。晚期病变呈肉芽肿性,有纤维组织增生,大量的巨噬细胞、淋巴细胞及异物巨噬细胞充斥其中,细胞质内可见隐球菌。肺脏影像学表现多种多样且无特征性,孤立块状影、单发或多发结节影、单发或多发斑片状影、弥漫性粟粒状阴影及少见的间质性肺炎影。③念珠菌感染,基本病理变化是以单核细胞为主的肉芽肿性炎症。早期以渗出为主,有巨细胞及上皮样细胞等浸润;晚期则为肉芽肿形成及若干灰色微小脓肿。病灶内可找到孢子和假菌丝。血管受累呈急慢性血管炎改变,易破裂出血。在影像学上与支气管肺炎和结核不易区分,可表现为斑片状、大片或粟粒状浸润、肺不张、空洞、胸腔积液等改变。④肺孢子菌感染,肺实变,体积增大,外观呈不规则结节状或棘状。肺泡上皮细胞增生,Ⅰ型上皮细胞可呈退行性变、细胞脱落和肺泡壁坏死,但无化脓改变。Ⅱ型上皮细胞肿胀。肺间质充血水肿、肺泡间隔增宽。间质中淋巴细胞、巨噬细胞和浆细胞浸润,亦可见中性粒细胞和嗜酸性粒细胞。影像学可见双侧间质性浸润及毛玻璃样改变。

(3) 微生物学证据

1) 形态学检查:①采取标本,合格的痰标本、支气管肺泡灌洗液及脑脊液等,通过形态学观察来诊断。如有的可观察到菌丝;通过墨汁负染观察隐球菌;过碘酸雪夫染色和银染等特殊染色可以更清楚地显示真菌细胞。②组织病理学检查,气管插管、支气管肺泡灌洗、肺穿刺或胸腔镜采取标本的组织学和细胞学检查发现菌丝和孢子等。③分离培养,常用于直接镜检不能确定的真菌感染,或需要确定感染真菌的种类。

2）血清学检测：可用 ELISA 法检测血清中或脑脊液（CSF）中的特异性抗体或抗原。①G 试验（即血清 1,3-β-D-葡聚糖抗原检测），检测标本中的 1,3-β-D 葡聚糖，其存在于真菌细胞壁中，占真菌细胞壁的 50% 以上，它可特异性激活来自鲎类的变形细胞溶解产物提取的 G 因子，从而旁路激活鲎试验，此过程称 G 试验。可用于念珠菌和曲霉菌感染的诊断，具有较高的灵敏度，但特异度较差，优点是其结果不受抗真菌治疗的影响。抗真菌治疗后 G 试验仍然持续升高提示预后不良。②GM 试验（即血清半乳甘露聚糖试验），半乳甘露聚糖（GM）是曲霉菌细胞壁上的一种多糖抗原，当曲霉菌在组织中侵袭、生长时 GM 可释放入血。可通过双夹心 ELISA 监测血中 GM 抗原。GM 试验能区分侵袭性肺曲霉菌感染与白假丝酵母菌、毛霉菌等。某些药物可导致假阳性，如阿莫西林、安美汀、哌拉西林钠等，抗真菌治疗降低其阳性率。血清 1,3-β-D-葡聚糖预示着真菌侵袭，但是对曲霉菌无特异性，对其他真菌如念珠菌、镰刀菌病和吉罗维肺孢子菌肺炎也阳性，因此 β-D-葡聚糖只是作为参考。

3）分子生物学技术：用荧光定量 PCR 检测真菌 DNA 或 RNA，对早期诊断真菌感染有一定帮助，在真菌感染的 1~2 天即可检测到。一组病例用 PCR 技术检测患者支气管肺泡灌洗液中的曲霉 18rRNA，灵敏度和特异度分别为 79% 和 94%。定量实时 PCR（RT-PCR）不需凝胶电泳，简化了操作过程，减少了污染机会，具有很好的应用前景。

4）组织病理学证据：肺或其他组织活检取得的组织标本进行组织病理学检查，如果发现真菌感染的病理改变以及菌丝或孢子等真菌成分即可确诊。

2. 诊断标准

（1）确诊（proven）：宿主因素 + 临床证据 + 肺组织病理学和/或有确诊意义的微生物学证据。

（2）临床诊断（probable）：宿主因素 + 临床证据 + 有临床诊断意义的微生物学证据。

（3）拟诊（possible）：宿主因素 + 临床证据（表 10-1）。

表 10-1 IFD 的分级诊断标准

诊断	宿主(危险)因素	临床特征[a]	微生物学	组织病理
确诊	+	+	+[b]	+
临床诊断	+	+	+[c]	−
拟诊	+	+	−	−

注：[a]包括影像学；[b]肺组织、胸腔积液及血液真菌培养阳性；[c]包括特异性真菌抗原检测阳性及合格痰标本连续(>2 次)分离到同种真菌。胸部 CT 上典型的改变如晕轮征、空气新月征在儿童较成人出现频率少。

【治疗】

1. 病原菌治疗 对确诊病例进行的治疗。

(1)曲霉菌：美国 IDSA、欧洲白血病感染协会(ECIL)和欧洲临床微生物与感染性疾病学会(ESCMID)均推荐伏立康唑口服或静脉注射为首选治疗，治疗中应监测血药浓度使其维持在 $1\sim5\mu g/ml$，见表 10-2。

表 10-2 儿童侵袭性曲霉菌感染一线治疗

项目	IDSA	ECIL	ESCMID
伏立康唑	A-Ⅰ	A-Ⅰ	A-Ⅱ
两性霉素 B 脂质体	A-Ⅰ	B-Ⅰ	B-Ⅱ
卡泊芬净	C-Ⅱ	A-Ⅱ	C-Ⅱ
抗真菌联合治疗	C-Ⅱ	C-Ⅱ	非一线治疗

注：A-Ⅰ.A 级Ⅰ类证据；A-Ⅱ. A 级Ⅱ类证据；B-Ⅰ. B 级Ⅰ类证据；B-Ⅱ.B 级Ⅱ类证据；C-Ⅱ.C 级Ⅱ类证据。

剂量如下：

1)伏立康唑：适应证为曲霉属、念珠菌属、镰刀霉菌属以及放线菌属的感染，对接合菌属无活性。2~12 岁患儿，第 1 天每次 6mg/kg，每 12 小时 1 次，随后每次 4mg/kg，每 12 小时 1 次，静脉滴注。口服剂量，体重小于 40kg，每次 100mg，每 12 小时 1 次；体重等于或大于

40kg,每次 200mg,每 12 小时 1 次。

2)卡泊芬净:适应证为念珠菌属和曲霉属感染,对肺孢子菌也有一定的作用,但对隐球菌属、镰刀霉菌属以及接合菌属无活性。儿童第 1 天 70mg/$(m^2 \cdot d)$,次日开始 50mg/$(m^2 \cdot d)$,日最大剂量均为 70mg,静脉滴注,疗程视病情而定。

3)两性霉素 B 脂质体:剂量为 3~5mg/$(kg \cdot d)$,静脉滴注,适应证为曲霉属、念珠菌属、隐球菌属和组织胞浆菌感染。

需注意两性霉素 B 对土曲霉菌无效。伏立康唑与环孢素合用时可以增加后者血药浓度,应监测后者的血药浓度。

(2)念珠菌菌血症:首选棘白菌素类或脂质体两性霉素 B,次选氟康唑或伏立康唑。口咽部念珠菌病:首选氟康唑或棘白菌素类,或两性霉素 B 去氧胆酸盐,可选伊曲康唑口服液、泊沙康唑及伏立康唑。

(3)隐球菌:两性霉素 B 联合氟胞嘧啶 100mg/$(kg \cdot d)$,至少 4 周;再续用氟康唑 200mg/d,6~12 个月。

(4)肺孢子菌肺炎:复方磺胺甲噁唑是首选药物,剂量 100mg/$(kg \cdot d)$,分 2 次,疗程 2~3 周。卡泊芬净和米卡芬净对肺孢子菌肺炎有一定疗效,可用于复方磺胺甲噁唑耐药者或联合复方磺胺甲噁唑用于重症患者以增加疗效。

2. **抢先治疗**　针对的是临床诊断 IFD 的患者。对有高危因素的患者开展连续监测,包括每周 1~2 次胸部摄片或 CT 扫描、真菌培养及真菌抗原检测等。一旦发现阳性结果,立即开始抗真菌治疗。对临床诊断和拟诊的患儿进行抗真菌治疗,用药同病原菌治疗。

3. **经验性治疗**　针对的是拟诊 IFD 的患者,在未获得病原学结果之前,可考虑进行经验性治疗,即不能除外真菌感染时进行的治疗,药物选择:卡泊芬净、伏立康唑、米卡芬净最常用,因为抗菌谱更合理,安全性良好,所以成为更为合适的经验性治疗的首选药物。两性霉素 B:不良反应较多。氟康唑:不是理想的经验性治疗用药。疑为念珠菌病经验性抗真菌治疗:首选脂质体两性霉素 B,米卡芬净或卡泊芬净、伏立康唑,次选氟康唑或伊曲康唑。

4. 预防性治疗 有可能发生真菌但未发生真菌感染时的治疗为预防性治疗。临床一般采用氟康唑进行预防治疗,也可采用米卡芬净、伏立康唑进行预防,效果好但价格较高。

抗真菌治疗的疗程:目前尚无一致看法,应该治疗至临床症状消失、影像学恢复,一般认为至少 6~12 周,在随后的化疗或免疫抑制期间,要时刻警惕真菌复发的可能。

细菌感染在血象恢复后一般较容易控制,但真菌感染在外周血象恢复后如不经过强有力抗真菌治疗,感染仍将持续,需注意此特点。

真菌感染的诊治是小儿血液病及肿瘤治疗中的重要环节,近年来取得了一定进展,这归功于诊断技术的提高、新药的问世和临床研究的开展。但总体来说,儿童真菌感染治疗经验尚且不足,需要更多开展多中心大样本研究,优化诊疗方案,进一步提高治疗效果。

(唐锁勤)

第七节　抗病毒治疗

病毒是病原微生物中最小的一种,其核心是核酸,外壳是蛋白质,不具有细胞结构。大多数病毒缺乏酶系统,不能独立自营生活,必须依靠宿主的酶系统才能使其本身繁殖(复制),具有遗传性和变异性。病毒种类繁多,约 60% 流行性传染病是由病毒感染引起。按病毒遗传物质的种类不同可分为 DNA 病毒和 RNA 病毒两大类。病毒感染包括原发性病毒感染或潜伏病毒的再激活。巨细胞病毒(CMV)、单纯疱疹病毒(HSV)、EB 病毒(EBV)和水痘-带状疱疹病毒(VZV)等能够在初次感染后潜伏于宿主体内,在宿主免疫功能低下时再次激活。病毒感染与肿瘤、某些心脏病、先天性畸形等有一定关系。某些病毒感染患者易合并甚至直接导致血液系统疾病,血液肿瘤患儿因放疗、化疗导致免疫系统功能降低,或在 HSCT 后免疫重建过程中,更易发生病毒感染和再激活。目前发现可引起儿童血液疾病的有细小病毒 B19、EB 病毒、新布尼亚病毒、人类逆转录病毒等。

　　抗病毒药的作用是抑制病毒的复制,使宿主免疫系统抵御病毒侵袭,修复被破坏的组织,或者缓和病情使之不出现临床症状。目前的抗病毒药物依据药物结构可分为核苷类似物、非核苷类反转录酶抑制剂、蛋白酶抑制剂、焦磷酸类、神经氨酸类似物、干扰素类、融合抑制剂等;依据抗病毒种类分成抗疱疹病毒类、抗流感病毒类、抗肝炎病毒类和抗 HIV 药物。

　　【诊断】

　　1. **临床表现**　不同病毒感染其临床表现不尽相同,呼吸道病毒感染临床表现常有发热、头疼、咽疼、干咳、流涕、结膜充血、流泪伴或不伴皮疹、淋巴结肿大,还可引起肺炎,重者可合并呼吸窘迫、心力衰竭、惊厥、脑脊髓炎症状。疱疹病毒感染除巨细胞病毒外,可有呼吸道病毒感染症状,多伴皮疹、水疱或带状疱疹。巨细胞病毒临床表现多种多样,可分两大类:①症状性感染,病变累及 2 个或 2 个以上器官系统,多见于先天性或获得性免疫缺陷者;或病变主要集中于某一器官或系统,归纳有中枢神经系统损害、肝炎、肺炎、心肌炎、单核细胞增多样综合征、血液系统疾病、感觉神经性耳聋、脉络膜视网膜炎、食管炎等胃肠道疾病;②无症状感染,有 CMV 感染证据但无症状和体征,或无症状但有病变脏器体征和/或功能异常。EBV 感染是谱系疾病,多有发热、淋巴结、肝脾大,也可有贫血、黄疸、腹泻以及蚊虫叮咬过敏现象。

　　2. **病原学检测**　特定病毒性疾病的诊断主要是依靠病原学检测。特定病原学检测主要方法有:免疫学技术(如免疫荧光法、免疫酶染色法、免疫电镜法等)检测病毒抗原,核酸探针杂交法和聚合酶链式反应(PCR)检测病毒核酸,二代测序、病毒分离法检测病毒,以及病毒特异性抗体检测。但 HSCT 后的病毒感染诊断不采用血清学方法。

　　3. **特定部位检查**　因不同病毒引起疾病的机制不尽相同,对人体器官组织的亲嗜性不同,造成病理损害的组织器官及其后果亦不同,所以临床对病毒学检测标本的部位和种类不尽相同。呼吸道病毒常用的标本有鼻咽拭子、鼻咽洗液、支气管肺泡灌洗液及肺活检;肠道病毒常用标本为粪便、尿液等;血液、脑脊液、疱疹液、关节液、泪液也可作为标本检测;肝脏、淋巴结、肺组织活检可通过组织病理学、免疫组织化学检测病毒抗原。需要注意的是,血液肿瘤患儿行病理活检存在出血等风险。

【鉴别诊断】

1. **猩红热** 溶血性链球菌感染所致,出疹时间多在发热 2~7 天,常见口周苍白圈,皮疹消退有大块脱皮,白细胞增高,以中性粒细胞为主,而病毒感染多是白细胞降低,以淋巴细胞为主。

2. **白血病** 属恶性疾病,可出现发热、肝脾大,应与 EBV 感染鉴别。白血病外周血可有幼稚细胞,常伴贫血,骨髓穿刺检查可鉴别。

3. **遗传代谢性疾病** 可有肝脾大伴神经系统损伤,流行病学史和病毒学检测可鉴别,酶学检测、下一代测序检查可鉴别。

【治疗】

1. **对症及支持治疗** 因病毒种类不同和宿主个体差异,病毒感染的自然过程和临床经过的差别也很大。大多病毒感染为自限性疾病,消毒、隔离、休息、营养支持等一般治疗是最基本也是最有效的治疗手段。但当病毒感染导致重要脏器受累、发生慢性持续性感染或合并细菌感染时,需要及时应用有针对性的抗病毒药物治疗、保护组织脏器功能,合并细菌感染时需采取抗细菌治疗。例如,乙肝病毒感染后出现肝炎、肝硬化时需要抗病毒治疗;呼吸道病毒感染后出现呼吸功能障碍者需给予吸氧及其他相应呼吸支持,并注意感染控制,包括感染患者的隔离和严格的消毒等;流行季节对易感人群的药物预防等。

2. **药物治疗** 不同病毒感染所致的疾病不同,因此抗病毒治疗选用的药物及治疗方法亦不相同。在抗病毒治疗过程中,要定期进行病毒学指标、免疫学指标、临床症状评估,以评价治疗效果,及时发现抗病毒药物不良反应,以及是否产生耐药性,参考相关指南、药物说明书及时调整治疗方案及药物剂量。儿科临床常见的病毒感染相关药物的应用指征、用法用量及注意事项如下。

(1)疱疹病毒

1)单纯疱疹病毒 1 型、2 型(HSV-1、2)

A. 抗病毒药物应用指征:①有疑似或证实的新生儿 HSV 感染;②中枢神经系统感染和播散性感染病例;③免疫缺陷和重症营养不良患儿。

B. 抗病毒药物及用法:阿昔洛韦,静脉滴注时间 >1 小时,①单纯疱疹性脑炎,每次 10mg/kg,每 8 小时 1 次,疗程 10 天;②重症生殖器疱疹初治,婴儿与 12 岁以下小儿,250mg/m²,每 8 小时 1 次,共 5 天;③免疫缺陷者皮肤黏膜单纯疱疹,婴儿~≤12 岁,250mg/m²,每 8 小时 1 次,疗程 7 天,>12 岁按照成人剂量;④新生儿 HSV 感染,每次 20mg/kg,每 8 小时 1 次;或伐昔洛韦口服,0.3g/次,每天 2 次,疗程 7~10 天。泛昔洛韦,成人 0.25g/次,每 8 小时 1 次,治疗带状疱疹,疗程 7 天;治疗原发性生殖器疱疹,疗程 5 天。阿糖腺苷,静脉滴注,治疗单纯疱疹病毒性脑炎,15mg/(kg·d),疗程 10 天。

C. 注意事项:①用药期间监测血常规和肝肾功能,肾功能不全者应减量;②儿童慎用伐昔洛韦,2 岁以下儿童不宜用本品;③儿童使用泛昔洛韦的安全性与疗效尚待确定;④阿糖腺苷按 1mg 药 : 2.5ml 溶液配液;⑤口腔或生殖器疱疹可局部使用。

2) 水痘-带状疱疹病毒(VZV)

A. 抗病毒药物应用指征:①重症感染或有并发症;②免疫受损或抑制。

B. 抗病毒药物及用法:阿昔洛韦,①500mg/m²,每 8 小时 1 次,口服;②30mg/(kg·d),静脉滴注,分 3 次,或 500mg/(m²·d),每次输入时间 >1 小时;③每次 20mg/kg,每天 4 次,口服,每次最大 800mg。

C. 注意事项:①肝肾功能不全者,脱水者、精神异常者慎用;②不可用于肌内注射和皮下注射;③应摄入充足的水,防止药物沉积于肾小管内。

3) EB 病毒(EBV)

A. 抗病毒药物应用指征:①传染性单核细胞增多症(IM);②慢性活动性 EB 病毒感染(CAEBV);③EB 病毒相关噬血细胞性淋巴组织细胞增生症(EBV-HLH)。

B. 抗病毒药物及用法:阿昔洛韦每次 5~10mg/kg,每 8 小时 1 次。

更昔洛韦 5mg/kg,每 12 小时 1 次。

C. 注意事项:①CAEBV——多采用"三步疗法",第一步,抑制被激活的 T 细胞、NK 细胞和巨噬细胞;第二步,清除 EBV 感染的 T 细胞和 NK 细胞;第三步,经过上述治疗或治疗期间患者疾病仍持续处于活动状态,进行造血干细胞移植。②EBV-HLH,阿昔洛韦等抗 EBV 治疗无效,主要是控制噬血。③IM 患者急性期可使用阿昔洛韦治疗。

4)巨细胞病毒(CMV)

A. 抗病毒药物应用指征:①有较严重或易致残的 CMV 疾病,如间质性肺炎、黄疸型或淤胆型肝炎、脑炎和视网膜脉络膜炎,尤其是免疫抑制者;②移植后预防性用药;③有中枢神经损伤;④骨髓移植患者预防,常选用更昔洛韦、缬更昔洛韦和伐昔洛韦,疗程 90~180 天。

B. 抗病毒药物及用法:更昔洛韦,诱导治疗,5mg/kg(静脉滴注时间 >1 小时),每 12 小时 1 次,共 2~3 周;维持治疗为 5mg/kg,1 次/d,连续 5~7 天,总疗程 3~4 周。缬更昔洛韦,成人 900mg/次,每天 2 次,口服;3 周后改为 1 次/d,维持,每周 2 次;对于先天性新生儿 CMV 感染,每次 16mg/kg,2 次/d。膦甲酸钠(PFA),初始剂量 60mg/kg,匀速静脉滴注 1 小时,每 8 小时 1 次,疗程 2~3 周,维持量 90~120mg/kg,1 次/d,静脉滴注 2 小时。西多福韦,诱导期,5mg/kg,泵 1 小时,每周 1 次,连用 2 周;维持期,5mg/kg,泵 1 小时,每 2 周 1 次。

C. 注意事项:①缬更昔洛韦需与食物同服,不宜嚼碎,且不推荐用于儿童;②儿童一般将膦甲酸钠作为替代用药,剂量、给药间隔、连续应用时间根据患者的肾功能与用药耐受程度予以调整;③儿童移植后 CMV 感染可用西多福韦,但用药的安全性和有效性尚不明确;④西多福韦肾毒性明显,静脉给药前 3 小时口服丙磺舒 2g,给药后 2 小时和 8 小时各口服丙磺舒 1g,用药前需要静脉滴注 1 000ml 生理盐水水化;⑤注意监测血常规、肝肾功能等。

(2)呼吸道病毒

1)人类疱疹病毒 6 型、7 型、8 型(HHV-6、7、8)

A. 抗病毒药物应用指征:感染严重、发生以下危及生命的症状或疾病,①急性重型肝炎;②移植相关性疾病(间质性肺炎、骨髓抑制);

③组织细胞性坏死性淋巴结炎;④艾滋病患者感染 HHV-6 后中枢神经系统感染症状加重。

B. 抗病毒药物及用法:更昔洛韦、缬更昔洛韦、膦甲酸钠、西多福韦用法、用量同抗 CMV 感染。

C. 注意事项:①禁止与肾毒性的药物联用;②用药期间注意监测中性粒细胞数目,防治中性粒细胞减少的发生;③HHV-7、8目前尚无推荐治疗药物。

2) 流感病毒

A. 抗病毒药物应用指征:①凡实验室病原学确认或高度怀疑流感者,或有发生并发症的高危因素者,或疾病进行性加重或发生并发症的患儿需要住院;②重症住院病例(即使病程超过 48 小时);③5 岁以下儿童尤其是 2 岁以下婴幼儿,或长期接受阿司匹林治疗,或处于免疫抑制状态,或有慢性基础疾病,或实验室病原学确认或高度怀疑流感的患儿。

B. 抗病毒药物及用法:奥司他韦,口服给药治疗,①14 天~11 月龄,每次 3mg/kg,每天 2 次,连用 5 天。②≥1 岁按体重给药,≤15kg,一次 30mg,每天 2 次;15~23kg,每次 45mg,每天 2 次;24~40kg,每次 60mg,每天 2 次;>40kg,每次 75mg,每天 2 次,连用 5 天。预防,治疗剂量一半,每天 1 次,疗程 10 天。扎那米韦,吸入给药治疗,≥5 岁,每次 10mg,每 12 小时 1 次,疗程 5 天。预防,每天 1 次,每次 10mg,疗程 28 天,在流感暴发 5 天内开始治疗。帕拉米韦,用于 1 岁以上患者,10mg/kg,最大 300~600mg,每天 1 次,静脉滴注,疗程 5 天。金刚烷胺,口服给药,1~9 岁,1.5~3mg/kg,每 8 小时 1 次,或每次 2.2~4.4mg/kg,每 12 小时 1 次,每日最大剂量不超过 150mg;9~12 岁,每 12 小时 100mg;12 岁及 12 岁以上,用量同成人。

C. 注意事项:①流感儿童避免使用阿司匹林,以防发生瑞氏综合征;②奥司他韦,1 岁以下儿童治疗流感和 13 岁以下儿童预防流感的安全性和有效性尚未确定;使用该药有自我伤害及谵妄事件,应密切监测;肾功能不全患者应依据肌酐清除率调整剂量,不推荐肾衰竭及肾透析患儿使用;③扎那米韦对 7 岁以下儿童治疗流感的安全性和有效性尚未确定;④新生儿和 1 岁以下婴儿禁用金刚烷胺。

3）副流感病毒、麻疹病毒、呼吸道合胞病毒（RSV）、腺病毒

A. 抗病毒药物应用指征:重症麻疹、免疫受损。

B. 抗病毒药物及用法:利巴韦林,可用于 1 个月~18 岁儿童,静脉给药时间 >15 分钟,33mg/kg×1 剂,然后 16mg/kg,每 6 小时 1 次,连用 4 天,然后 8mg/kg,每 8 小时 1 次,连用 3 天。

C. 注意事项:①最主要的毒性是溶血性贫血,大剂量应用(包括滴鼻在内)可致心脏损害,对有呼吸道疾患者(如哮喘)可致呼吸困难、胸痛等;②肝肾功能障碍者慎用;③严重精神病史者禁用;④疗效和安全性有待进一步探讨。

4）新型冠状病毒（2019-nCoV）

A. 抗病毒药物应用指征:新型冠状病毒(简称新冠病毒)感染无症状感染者及上呼吸道感染患儿(喷鼻);新型冠状病毒肺炎等下呼吸道感染患儿(雾化);新冠病毒感染患者的早期治疗;新冠病毒感染重症高危因素及有重症倾向的患者。

B. 抗病毒药物及用法:①干扰素 α,喷鼻,喷雾剂鼻腔每侧 1~2喷、口咽部 8~10 喷,8~10 次/d,疗程 5~7 天;雾化,干扰素 α20 万~40 万 IU/kg 或 2~4μg/kg+ 生理盐水 2ml,雾化吸入, 2 次/d,疗程 5~7天。成人 500 万 U/次,每天 2 次,雾化,疗程 10 天。②利巴韦林,建议剂量同上。③洛匹那韦/利托那韦,口服给药,成人 200mg/粒或 50mg/粒,2 粒/次,2 次/d,与利巴韦林联合应用。④磷酸氯喹,口服给药,用于 18~65 岁成人,依据体重 >50kg,每次 500mg, 2 次/d,疗程7 天;小于 50kg,第 1~2 天,每次 500mg, 2 次/d,第 3~7 天,每次 500mg,1 次/d。⑤阿比多尔,口服给药,成人200mg, 3 次/d,疗程不超过 10 天。

C. 注意事项:①不推荐单独使用洛匹那韦/利托那韦和利巴韦林。②不推荐使用羟氯喹联合阿奇霉素。③磷酸氯喹,不宜作肌内注射,尤其是儿童,慎用静脉注射。对角膜和视网膜有损害,用本品前应先做眼部详细检查。肝肾功能不全、心脏病、重型多型红斑、血卟啉病、牛皮癣及精神病患者慎用。④阿比多尔,无应用于儿童新型冠状病毒感染者的经验。孕妇及哺乳期妇女、严重肾功能不全者慎用或遵

医嘱。有窦房结病变或功能不全的患者的意义尚不明确,建议该类人群服用本品慎重考虑。⑤不建议三种抗病毒药同时使用。⑥过敏体质应慎用。

3. 病毒感染的抢先治疗 移植患儿常进行 CMV、HSV、VZV 的药物预防治疗,以及 CMV、EBV 的抢先治疗。

(1) CMV 的抢先治疗:一线抢先治疗药物有 letermovir、膦甲酸钠、更昔洛韦,无消化道 GVHD 者可采用缬更昔洛韦;二线抢先治疗药包括西多福韦或联合应用更昔洛韦、膦甲酸钠。更昔洛韦有骨髓抑制的副作用,对 $WBC<5\times10^9/L$,$PLT<20\times10^9/L$ 的患者应谨慎使用。

(2) EBV 的抢先治疗:①利妥昔单抗;②患者病情允许可减免抑制剂;③EBV 特异性 CTL。

另外,移植后的 DNA 病毒感染,如 BK 病毒、JC 病毒、HPV B19、HPV,应用抗病毒和免疫调节治疗会有疗效。

4. 中药抗病毒治疗 临床上常见的具有抗病毒作用的中草药有五类:花类、根茎类、全草类、果实类、叶类。其中,金银花、甘草、板蓝根、鱼腥草、连翘、黄芩可抗多种病毒感染;金银花、连翘、黄芪、黄芩、甘草可抗肠道病毒感染;甘草、广藿香、金银花、黄芩、连翘、厚朴、柴胡、板蓝根、大黄、黄芪具有抗病毒和免疫调节作用,可用于新型冠状病毒的治疗。

5. 特异性治疗

(1) 病毒特异性 T 细胞输注:对干细胞移植后 CMV、EBV 及腺病毒感染导致的相应病毒性疾病有较好的效果。

(2) 被动免疫:免疫球蛋白可以提高患者移植后的免疫功能,以对抗病毒感染,但其效果尚存争议。另外,高效价的免疫球蛋白,如高效价的风疹病毒、HPV B19 病毒、CMV、RSV、狂犬病毒抗体对相应病毒感染有预防和治疗作用。在临床上,高效价 CMV IgG 常用于预防某些高危移植患者的联合用药,100~200mg/kg,于移植前 1 周和移植后每 1~3 周给予,持续 60~120 天。

(3) 主动免疫:通过预防接种相应病毒疫苗实现。目前有三种病毒疫苗,即传统疫苗、重配疫苗、重组疫苗。流行性乙型脑炎、甲型肝炎病毒、轮状病毒、人类乳头状病毒疫苗已有效预防相应病毒感染所致疾病。在造血干细胞移植后,接种流感病毒疫苗、水痘疫苗、流行性腮腺炎病毒和风疹病毒联合疫苗等可以预防相应疾病,但接种时机应谨慎选择。

> **附:抗病毒诊治流程图**

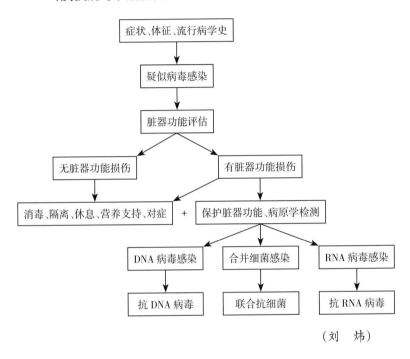

（刘　炜）

第八节　血液成分的临床应用

输血是临床重要的支持治疗手段之一。目前临床输血已形成人类遗传学、生物学、免疫学、病理学、微生物学、血液学等多学科交叉融合的医学科学中一门独立的二级学科——输血医学(transfusion medicine)。国内外学者普遍认为,成分输血占全部临床输血比例是衡量一个国家输血技术先进与落后的重要标志,甚至是衡量临床医师医学水平的标志之一,目前我国已经普遍开展了成分输血。

一、成分输血

1. 成分输血的基本概念 成分输血就是通过科学方法将全血分离加工制备成各种血液成分，根据不同患者的病情需要进行输注。全血的细胞成分可制成多种红细胞制剂、血小板制剂、粒细胞制剂；全血的液体成分可制成多种血液制品（国内习惯称法），国外称之为血浆衍生物（plasma derivatives）。血浆包含了百种以上各具生物学功能的血浆蛋白成分，如免疫球蛋白、凝血因子等。成分输血的核心是以"缺什么，补什么"为原则，患者需要什么成分就只补充这种成分，而把全血中的其他成分提取出来用于治疗其他患者，使全血发挥最大治疗价值。

2. 成分输血的治疗原理 包括替补机制（患者缺少什么血液成分就补充什么血液成分），免疫调节机制［在免疫性疾病中通过静脉注射免疫球蛋白（IVIG）进行免疫调整以达到治疗目的］以及清除机制（包括血细胞单采技术和血浆置换术）等。

二、儿科常用血液成分

（一）常用红细胞制剂

儿科应用较多的是悬浮红细胞、去白红细胞等制剂。国内目前规定以 200ml 全血制备的红细胞定义为 1U 红细胞，通常在血袋上标示为"1U"，国外大多数以 450ml 全血分离制备的红细胞为 1U。

1. 悬浮红细胞（suspended red blood cells） 又称红细胞悬液、添加剂红细胞，由全血经离心去除大部分血浆，加入红细胞保存液制备而成，含全血中全部红细胞，也有少量白细胞、血小板、血浆等。保存温度为 (4±2)℃，保存期限 21~35 天。

2. 浓缩红细胞（packed red blood cells） 又称压积红细胞，是采集全血在多联袋内制备而成。保存条件同悬浮红细胞。如单袋制备或加入生理盐水后应尽快输注，保存时间不超过 24 小时。

3. 去白细胞悬浮红细胞（suspended red blood cells leukocytes reduced） 是在悬浮红细胞基础上去除绝大部分白细胞制备而成。

可以降低由白细胞引起的免疫性输血反应和白细胞携带病毒相关的疾病传播。适用于需进行造血干细胞或器官移植的患者,需反复多次输血的患者(如地中海贫血、再生障碍性贫血、白血病等)。保存温度为(4 ± 2)℃,保存期限 21~35 天(保存液除生理盐水外)。

4. **洗涤红细胞(washed red blood cells)** 是全血经离心分离血浆后,加入生理盐水洗涤 3 次,最终去除 90% 以上的血浆蛋白、白细胞、血小板,保留 70% 的红细胞,再加生理盐水或红细胞保存液制备而成。保存温度为(4 ± 2) ℃,在开放环境制备的洗涤红细胞,一般要求在 24 小时内输注。由于洗涤过程中红细胞有损耗,输注剂量要求比悬浮红细胞增加 30% 左右。

5. **辐照红细胞(irradiated red blood cells)** 对分离制备而成的红细胞制剂通常以 ^{60}CO 为辐照源,以 25~30Gy 为辐照剂量,以 1~6 分钟为辐照时间进行加工处理。辐照机制是因为淋巴细胞较其他血液成分对电离辐射更敏感,从而灭活具有免疫活性的淋巴细胞,使之不能复制和分化,防止它们在受者体内植活或增殖。适用于需要输血且有免疫缺陷或免疫抑制的患者(如造血干细胞移植后的患者);发生输血相关 GVHD 的患者。由于照射过程中红细胞也受到部分损伤,因此存活期明显缩短。多数学者建议应接近用血日期才进行辐照,辐照后的红细胞应尽快输注,不宜保存。

6. **冰冻红细胞(frozen red blood cells)** 由于红细胞的代谢速度取决于保存温度,因此如果将血液保存在很低温度下,可使红细胞的代谢活动降低或停止,红细胞耗能最小,从而可最大限度地减少代谢产物的积累,达到延长红细胞保存期的目的。最常用的方法是添加甘油作为冷冻剂,可以保存稀有血型的红细胞供稀有血型者使用;可以保存自身血液,以备今后使用。需要超低温冰箱(-80℃)或液氮罐保存,保存期限长达 10 年。

7. **输注红细胞制剂应注意以下问题**

(1) 严格掌握适应证。红细胞用于红细胞破坏过多、丢失或生成障碍引起的慢性贫血伴缺氧症状。一般而言,患儿 Hb<60g/L 可考虑输注红细胞,Hb<30g/L 应紧急输血。

（2）正确选择红细胞制剂。地中海贫血、蚕豆病等常见溶血性贫血疾病不需要输注洗涤红细胞；自身免疫性溶血性贫血（AIHA）需要输注洗涤红细胞，但输注指征从严掌握。

（3）合理调节输血剂量和速度。儿童输注红细胞制剂每次 4ml/kg 或全血 6ml/kg 可提高 Hb 10g/L。输血剂量为每次 10ml/kg。输注速度为 0.5~1.5ml/min（新生儿和婴幼儿宜更慢），必要时 24 小时后可再输入。

当 Hb<50g/L 时可诱发心功能不全，而输血又会增加心脏负荷。对于急性严重贫血（如蚕豆病）或急性大失血（如消化道大出血）则应快速足量输血，必要时建立静脉双通道推注血液；对于慢性严重贫血（如地中海贫血）、严重营养不良、严重感染的患儿输血剂量和速度应慎重考虑，建议首次少量（3~5ml/kg）、慢速（0.5~1ml/min），在输血前或输血中给予利尿剂、吸氧，必要时酌情给予强心药物。

（4）输注时间。红细胞、全血、新鲜冰冻血浆、冷沉淀等输注时间不超过 4 小时，血小板制剂尽量不超过 30 分钟，凝血酶原复合物不超过 10 分钟，当然要注意观察患儿心率、呼吸等生命体征的变化。

（二）常用血小板制剂

1. 血小板制剂种类

（1）手工分离浓缩血小板：我国规定由 200ml 全血分离制备的浓缩血小板制剂为 1U，含血小板数量为 2.0×10^{10}/袋，容积为 20~25ml，也可从献血员采集 400ml 全血分离制备 2U 浓缩血小板制剂，含血小板数量为 4.0×10^{10}/袋，容积为 40~50ml。保存温度（22±2）℃，水平振荡方式，普通袋保存 24 小时，专用袋保存 5 天。需做 ABO 血型交叉配血试验，首选 ABO 血型同型输注，也可酌情进行 ABO 血型相容性输注。

（2）单采血小板：又称机采血小板。是利用血细胞分离机单采技术，从单个献血员全血中采集制备而成。我国规定单采血小板 1U 的血小板含量至少应有 2.5×10^{11}（相当于手工分离浓缩血小板 10~12U），容积为 150~250ml，保存条件同浓缩血小板制剂。需做 ABO 血型交叉配血试验，要求 ABO 血型同型输注。

2. 血小板输注指征　血小板输注指征为：血小板计数 $>50 \times 10^9$/L，一般不需要输注；血小板计数（10~15）$\times 10^9$/L，根据临床出血情况可考虑输注；血小板计数 <5×10^9/L，应立即输注血小板防止出血。

3. 血小板输注的目的

（1）预防性输注：患儿血小板减少（如血小板小于 10×10^9/L）尚无出血，为防止出血而进行的血小板输注可视为预防性输注。

（2）治疗性输注：患儿血小板减少（如血小板小于 10×10^9/L）伴有出血倾向或有严重出血，为控制出血而进行的血小板输注可视为治疗性输注。

血小板输注是针对血小板减少症患者最快速和有效的治疗方法之一，能够在短期内提升外周血血小板水平，预防或治疗出血。如进行颅脑手术，要求血小板计数≥100×10^9/L；如实施侵入性操作或手术，推荐血小板计数≥50×10^9/L；如行骨髓穿刺活检和导管拔除术，建议血小板计数≥20×10^9/L 时方可实施。

英国血液学标准委员会（BCSH）于 2017 年 2 月发布的血小板输注指南，依据修订的 WHO 出血分级标准（表 10-3）提出治疗性和预防性血小板输注的分类，其推荐出血等级为 1 级的患者进行预防性血小板输注，而对出血等级为 2 级或更高的患者进行治疗性血小板输注。

表 10-3　修订的 WHO 出血分级标准

等级	出血类型
1 级	瘀点、瘀斑，稀疏、分散分布
	口咽、鼻出血持续 <30 分钟
2 级	消化道、呼吸道、肌肉骨骼或软组织出血，未引起血流动力学紊乱，在 24 小时内不需要输注红细胞
	鼻或口咽出血持续 >30 分钟
	有症状的口腔黏膜血疱
	弥散分布的瘀点或瘀斑
	血尿
	侵入性或手术部位异常渗血
	非月经期的阴道出血
	浆膜腔出血
	视网膜出血

等级	出血类型
3级	需要红细胞输注的出血(尤其是发生在 24 小时内),但未出现血液动力学紊乱 严重的浆膜腔出血 CT 发现的无症状性颅内出血
4级	视网膜出血和视野缺损 有症状性非致命性脑出血 有血液动力学紊乱(低血压,收缩压或舒张压降低 >30mmHg)的出血 任何原因引起的致命性出血

(3) 血小板输注剂量:通常情况下,患儿体表面积 $1m^2$ 输注机采血小板 1U 可提升外周血血小板 $(12.5\sim25)\times10^9/L$。由于正常人外周血血小板数目波动范围大 $[(100\sim300)\times10^9/L]$,因此在给患儿输注血小板时,一般不会发生输注后血小板计数超过正常的情况,输注机采血小板制剂(每单位体积 150~250ml 左右),需要注意对于婴幼儿有循环负荷过重的问题。输入的血小板存活期约为 5 天,故应每 2~3 天输 1 次,直至出血停止。

(4) 血小板输注疗效评价:根据输注后患儿临床出血症状改善的程度和血小板计数结果进行评估。预防性输注需观察输注后血小板计数是否上升,治疗性输注则不将血小板计数增加作为唯一疗效指标(因为止血需要消耗血小板),主要是观察出血状况是否改善。评价常用指标为校正血小板增加指数(corrected count index,CCI),有效者输注后 1 小时 CCI>10;另一指标为血小板回收率(platelet recovery,PR),PR 代表输注后血小板在体内的存活情况,有效者输注后 1 小时 PR>60%,24 小时 >40%。

$$CCI=\frac{(输注后血小板计数-输注前血小板计数)\times体表面积}{输入的血小板总数(\times10^{11})}$$

$$PR=\frac{(输注后血小板计数-输注前血小板计数)}{输入的血小板总数\times2/3}$$

临床上有些患儿输注血小板后血小板计数未见上升，甚至个别还有下降，可视为输注无效。

（5）血小板输注无效（platelet transfusion refractoriness，PTR）：指连续 2 次输注 ABO 同型的血小板或 2 周内 3 次输注血小板（可不连续）均未达到预期值，临床症状无改善。引起 PTR 的原因很多，主要原因是非免疫因素（感染、抗生素、DIC、脾大等），其次为免疫因素（多次输注血小板产生同种免疫抗体，尤其是输注手采血小板会接受多个献血者的血小板）。此外，还包括血小板制剂质量、制备储存、运输过程和患者自身状况等。对于儿科临床，由于手采血小板源于多个供血者，易发生同种免疫反应，因此建议尽可能采用单个供者的机采血小板。有条件者可进行血小板交叉配型试验，选择人类白细胞抗原和血小板特异抗原相合的血小板制剂。

（三）静脉注射免疫球蛋白

静脉注射免疫球蛋白（intravenous immunoglobulin，IVIG）制品生产源于数千（万）人份的血浆制备。多价抗体种类达 10^7，95% 以上为 IgG，具有较好的免疫调节及抗感染作用。保存温度 2~8℃，保存期限为 3 年。

药物动力学研究表明，静脉输注后 15 分钟呈血药浓度高峰，7 天降低升高值的 50%~60%，28 天左右降至输入前水平，因而 IgG 生物半寿期约为 28 天。IgG 浓度越高，分解代谢越快，因此 IVIG 并非剂量越大效果越好。

冲击剂量 400mg/（kg·d）连用 5 天或 1g/（kg·d）连用 2 天的剂量常用于治疗免疫性血小板减少症、黏膜皮肤淋巴结综合征等免疫性疾病；而 200~400mg/kg，每月 1 次替代治疗，用于治疗原发性低免疫球蛋白血症。

（四）凝血因子类制品

1. **血浆** 目前我国临床常用的血浆分为两种，即新鲜冰冻血浆（fresh frozen plasma，FFP）和普通冰冻血浆。FFP 是全血采集后 6~8 小时内在 4℃离心制备，−30℃以上速冻，−18℃以下储存。有效保存期限为 1 年。1 年后未使用则成为普通冰冻血浆，可继续保存 4 年。

FFP 含有全部凝血因子和血浆蛋白。儿科应用范围非常有限,多用于血浆置换、急性早幼粒细胞白血病预防出血、严重肝功能损伤伴出血等情况。输注剂量为每次 10~15ml/kg。在得不到某些凝血因子浓缩制剂时,输入 FFP 纠正缺乏因子。

2. **冷沉淀**　是将新鲜冰冻血浆在(4±2)℃封闭状态下融化后,分离出沉淀在血浆中的冷不溶解物质,并且在 1 小时内冻结而成。目前国内 1U 冷沉淀通常由 200ml 新鲜冰冻血浆制备。1U 冷沉淀体积约 20ml。主要含Ⅷ因子 80~100U,纤维蛋白原 200~250mg,vWF、纤维结合蛋白、ⅩⅢ因子。−20℃以下保存 1 年。解冻后于 1~6℃保存,24 小时内尽早输注。输注剂量为每 10 公斤体重 2~3U。

3. **浓缩Ⅷ因子制剂**

(1) 人血源性Ⅷ因子制剂:所有源于血浆的Ⅷ因子均以冷沉淀为起始原料。主要用于治疗血友病 A,每千克体重输注 1U 可提高Ⅷ因子活性 2%,故输注剂量应根据出血情况调整。Ⅷ因子制剂生物半寿期约为 8~12 小时。目前国内临床使用的血源性凝血因子Ⅷ均经过国家病毒灭活认证,保证了凝血因子制品的安全性和有效性。

(2) 重组凝血因子Ⅷ制剂:2007 年以来,国内已逐步有了多种基因重组技术生产的Ⅷ因子在临床应用。

(3) 长效重组凝血因子Ⅷ制剂:应用 Fc 融合技术、聚乙二醇技术等可以增加 FⅧ的半衰期,目前逐步进入市场。

4. **Ⅸ因子制剂**

(1) 人血源性Ⅸ因子制剂:源于血浆的Ⅸ因子主要用于治疗血友病 B,每千克体重输注 1U 可提高Ⅸ因子活性 1%,故输注剂量应根据出血情况调整。Ⅸ因子制剂生物半寿期约为 20 小时。目前国内临床使用的血源性凝血因子Ⅸ均经过国家病毒灭活认证,保证了凝血因子制品的安全性和有效性。

(2) 长效重组凝血因子Ⅸ制剂:基因重组技术生产的标准半衰期Ⅸ因子和长效Ⅸ已逐步在临床应用。

5. **凝血酶原复合物(prothrombin complex concentrates,PCC)** 由血浆制备的 PCC 含有凝血因子Ⅱ、Ⅶ、Ⅸ、Ⅹ。儿科主要用于获得性

维生素 K 依赖因子缺乏症、肝衰竭等。PCC 所含 4 种凝血因子的浓度约是 FFP 的 25 倍。PCC 不宜与 6-氨基已酸同用,防止血栓形成。

6. 人重组活化凝血因子Ⅶ 为基因重组的制剂,可以用于遗传性Ⅶ因子缺乏的治疗,剂量为每次 15~20μg/kg,每 2~4 小时 1 次;也可以用于各种严重出血的止血治疗,治疗剂量为 90μg/(kg·次),每 2~4 小时 1 次。

7. 纤维蛋白原制品 血源性纤维蛋白原是从人混合血浆分离纯化后进行低压冻干而成。保存温度 2~25℃,保存期限 5 年。复溶后在 25℃室温下理化性质最多稳定 8 小时。人血浆纤维蛋白原 <500mg/L~600mg/L 时可发生出血。纤维蛋白原输注首剂用量 100~200mg/kg,也可 60~70mg/kg。生物半寿期为 4~6 天,必要时可 4~5 天再输注。输注时不需匹配血型。

(贾苍松)

第九节 造血生长因子的临床应用

造血生长因子(hematopoietic growth factor,HGF)是指参与调控造血前体细胞增殖、分化和生存以及成熟血细胞功能的多种细胞因子(cytokine)的总称。

HGF 种类较多,理化性质、作用机制、靶细胞种类、临床适应证和不良反应等均有所不同。部分 HGF 作用广泛,参与调控多系血细胞增殖和分化,部分 HGF 仅对特定血细胞系发挥造血调控作用。研究结果表明,HGF 不仅参与造血调控,而且在机体免疫、心肺生理、中枢神经系统发育调控、骨骼代谢和重塑、胚胎发育和妊娠生理等方面发挥重要生理学效应。

目前临床上应用比较广泛的 HGF 包括粒细胞集落刺激因子(granulocyte colony-stimulating factor,G-CSF)、粒细胞-巨噬细胞集落刺激因子(granulocyte-macrophage colony-stimulating factor,GM-CSF)、促红细胞生成素(erythropoietin,EPO)、促血小板生成素(thrombopoietin,TPO)等,在血液及肿瘤患者化疗相关性贫血、粒细胞减少和血小板

减少方面得到广泛临床应用。美国血液病学会(American Society of Hematology, ASH)、美国临床肿瘤学会(American Society of Clinical Oncology, ASCO)、欧洲癌症研究和治疗组织(European Organization for Research and Treatment of Cancer, EORTC)、美国国家综合癌症网(National Comprehensive Guidelines Network, NCCN)等均制定和更新了HGF临床应用的(循证)指南或建议。根据HGF的作用和适应证,可分为干细胞造血生长因子、髓系造血生长因子、红系造血生长因子和巨核细胞造血生长因子,总体上具有减少化疗相关感染,保障化疗强度和频度,减少贫血和血小板减少发生率,降低红细胞和血小板制剂输注,以及促进化疗或造血干细胞移植后造血功能恢复、移植前造血干细胞动员等作用。了解和掌握各种HGF的理化特点、作用机制、临床适应证和毒副作用等,对指导HGF的临床合理应用具有重要意义。

本章在简要介绍各种HGF作用机制后,阐述其在血液肿瘤疾病方面的适应证、用法、不良反应和注意事项及其近年来的相关研究进展。

一、促红细胞生成素

【作用机制】

EPO为第一个被克隆的人类HGF,基因定位于7q21,成熟EPO蛋白是由165个氨基酸残基组成的酸性糖蛋白,因糖基化程度不同,分子量为30~39kDa。出生前EPO主要由胎肝细胞产生,出生后则主要由肾小管周围间质细胞产生。

EPO为最重要的红细胞造血转录调控因子,为一种缺氧效应分子,贫血、缺血和缺氧等情况下血氧分压降低,经缺氧诱导因子介导的氧感知信号路径显著诱导EPO生成,进而与红系前体细胞表面EPO受体(erythropoietin receptor, EPO-R)结合,包括红系爆式集落形成单位(erythroid burst-forming units, BFU-E)、红系集落形成单位(erythroid colony-forming unit, CFU-E)、原红细胞和早期幼红细胞,抑制细胞凋亡,刺激细胞增殖和分化,显著促进红系造血。此外,雄性激素、促生长激素释放激素和胰岛素样生长激素-1可增强EPO活性,可能是男性Hb水平高于女性的重要机制。

【适应证】

重组人促红细胞生成素（recombinant human erythropoietin, rhEPO）为临床上广泛应用的促红细胞生成剂（erythropoiesis-stimulating agent, ESA），已有多种商品化制剂，部分制剂在糖基组成方面有所差异，但作用机制基本相同。EPO 糖基侧链修饰制剂（如阿法达贝泊汀，darbepoietin alpha）和聚乙二醇化 EPO 制剂（pegylated EPO）的半衰期显著延长，减少临床使用次数。

rhEPO 的主要药理学作用在于刺激红系造血，提高红细胞数目和 Hb 含量，提高血液携氧能力。临床适应证主要包括：①慢性肾脏疾病相关性贫血（anemia associated with chronic kidney disease）；②肿瘤患者化疗相关性贫血（尤其是实体肿瘤化疗相关贫血）；③MDS 相关性贫血；④慢性病贫血；⑤早产儿贫血（anemia of prematurity）；⑥某些选择性手术后减少输血；⑦促进自体献血（autologous blood donation）；

慢性肾脏疾病相关性贫血、早产儿贫血和慢性病贫血患者 EPO 和其他 ESA 的临床疗效已得到充分验证，已公认为 EPO 主要的临床适应证。对于实体肿瘤和非髓性淋巴造血肿瘤化疗相关性贫血，EPO 有助于提高 Hb 水平、减少输血量和输血次数、改善患者生存质量。2002 年 ASCO 和 ASH 联合制定了成人肿瘤患者 EPO 临床应用的循证建议，2019 年进行了第三次修订，明确界定了成人肿瘤患者 ESA 临床应用的条件：姑息性或非治愈性化疗情况下发生化疗相关贫血。如化疗目标在于治愈肿瘤，不推荐 ESA，而应给予红细胞制剂输注。此外，肿瘤本身所致贫血也不推荐 ESA。应注意的是，该指南是为恶性肿瘤成人患者制定的，包括适应证和安全性方面的推荐意见，ESA 的疗效也以恶性实体肿瘤更显著。儿童相关临床研究和临床应用有限，目前未见肿瘤患儿 ESA 临床应用的建议或共识意见。

【用法用量】

目前研究表明，EPO、阿法达贝泊汀和其他新型 ESA 的有效性和安全性相当。ESA 临床应用剂量和调整均推荐参照美国食品药品监督管理局制定的指南（表 10-4），目标在于根据特定患者的具体临床情况，将 Hb 提升至无须或尽量减少红细胞制剂输注的最低水平。

表 10-4 成人 ESA 临床应用剂量

项目	促红细胞生成素	阿法达贝泊汀
起始剂量和使用方法	150U/kg,每周 3 次,皮下注射 40 000U,每周 1 次,皮下注射	2.25μg/kg,每周 1 次,皮下注射 每次 500μg,每 3 周 1 次,皮下注射
增加剂量	使用 4 周后 Hb 提升<10g/L 且 Hb<100g/L,增加剂量至 300U/kg,每周 3 次 使用 4 周后 Hb 提升<10g/L,且 Hb<100g/L,增加剂量至 60 000U,每周 1 次	使用 6 周后 Hb 提升≤10g/L 且 Hb<100g/L,增加剂量至 4.5μg/kg,每周 1 次,皮下注射
降低剂量	Hb 上升至避免免红细胞输注水平或使用 2 周 Hb 上升>10g/L,剂量降低 25%	Hb 上升至避免免红细胞输注水平或使用 2 周 Hb 上升>10g/L,剂量降低 40%
剂量调整	Hb 达到无须输血的水平可以停用;如 Hb 降低接近需要输血水平,按原剂量的 75% 重新开始治疗	Hb 达到无须输血的水平可以停用;如 Hb 降低接近需要输血水平,按原剂量的 60% 重新开始治疗
停药	化疗结束或连续治疗 8 周无效(Hb 不升高或仍需输血治疗)均应停药,并评估 ESA 治疗无效的原因	

【不良反应】

除注射部位疼痛、头痛、发热和腹泻等一般非特异性不良反应外，高血压为最常见的不良反应，主要与血细胞比容和血液黏滞度增加有关。可通过剂量调整、使用降压药等措施处理。随机临床试验和系统评价结果明确显示，ESA 具有增加血栓栓塞事件的风险。应注意识别是否存在长期卧床、留置导管、心血管疾病、血栓性疾病以及手术史等高危因素。部分临床随机试验结果显示，ESA 可能具有促进恶性肿瘤临床进展和复发，降低患者生存期的潜在风险。2010 年，美国食品药品监督管理局专门发布了"肿瘤患者促红细胞生成剂应用的评估和降低风险策略"的指导意见，但目前尚无充分研究证据证实上述风险。临床医师应权衡利弊，充分考量化疗的目标和肿瘤患者的临床具体情况。

【注意事项】

1. ESA 使用前应首先通过详尽病史采集、体格检查和相关实验室检查，排除化疗患者的其他贫血原因或是否合并造血系统基础疾病，如失血、自身免疫性红细胞破坏、造血原料缺乏和肾脏功能不全等。

2. 目前推荐，对化疗相关性贫血的肿瘤患者，开始使用 ESA 时的 Hb 水平应 <100g/L，同时根据贫血严重程度和临床具体情况决定是否输注红细胞制剂。

3. 使用 ESA 后的目标 Hb 水平应达到避免或尽量减少红细胞输注的最低水平（一般为 100~120g/L）。如 Hb≥120g/L，应酌情减量，尽量维持目标 Hb 水平，同时降低血栓栓塞等不良事件风险。如 Hb 再次降至 <100g/L，可重新给予 ESA。

4. EPO 起效较慢，一般需要 1~2 周。如 2 周内 Hb 上升≥10g/L 或 Hb≥110g/L，原则上应减量。

5. 如连续使用6~8周无效(Hb升高 <10~20g/L或仍需输血治疗)，不推荐继续使用。应仔细搜寻是否存在肿瘤进展、缺铁等其他贫血原因。

6. ESA 使用前和使用期间应定期检测铁代谢指标。无论是否缺铁，均可同时补铁，以期增强 ESA 疗效，减少输血。

7. 肿瘤患者非化疗相关性贫血不推荐 ESA 治疗。ESA 有助于减少骨髓增生异常综合征患者的输血量,避免或减缓继发性铁过载的发生发展。目前推荐,仅低危组患者且血清 EPO≤500IU/L 时才使用 ESA,促红细胞生成的疗效可能更好。

8. 对于非霍奇金淋巴瘤等非髓性淋巴造血肿瘤患者,强调使用 ESA 前应先观察化疗反应。如发生化疗相关性贫血,优先考虑红细胞制剂输注,必要时考虑 ESA 制剂。此外,应高度警觉疾病或治疗相关血栓栓塞事件的危险因素。

二、粒细胞集落刺激因子和粒细胞-巨噬细胞集落刺激因子

肿瘤患者强烈化疗后发热性中性粒细胞减少(febrile neutropenia,FN)和感染为临床常见毒副作用和并发症,发生风险与中性粒细胞减少严重程度和持续时间密切相关,不仅可导致严重感染甚至死亡,延长住院时间、增加诊治费用,并可延误化疗或降低化疗强度,影响后续化疗疗程按期进行,最终可能影响预后。

集落刺激因子(colony-stimulating factor,CSF)属细胞因子家族成员,为一类髓系造血生长因子,包括巨噬细胞集落刺激因子(macrophage colony-stimulating factor,M-CSF),GM-CSF、G-CSF 和白细胞介素-3。

大量临床研究证实,CSF 可缩短中性粒细胞减少的持续时间,降低 FN 和感染的风险或严重程度,在白血病、恶性实体肿瘤、先天性粒细胞缺乏症和再生障碍性贫血等多种疾病方面得到广泛应用。CSF 和 GM-CSF 作用的靶细胞以及获批的适应证有所不同,但预防 FN 和减少化疗相关感染的疗效与 G-CSF 并无显著差异,G-CSF 的临床应用更为广泛。

2015 年 ASCO 发布了更新版白细胞生长因子临床应用推荐意见(*Recommendations for the Use of WBC Growth Factors:American Society of Clinical Oncology Practice Guidelie Update*)。总体上,最新 ASCO 指南与 2006 年修订版比较并无太多实质性更新,与 EORTC 和 NCCN 的

CSF 临床指南的基本原则和推荐意见大致相同，在指导 CSF 规范化应用方面均发挥了积极作用。

临床试验研究结果显示，长效聚乙二醇化 G-CSF（Pegfilgrastim）与 G-CSF 比较，可显著降低化疗相关 FN 发生风险，在成人和儿童血液肿瘤患者中得到广泛应用。2018 年以来，美国食品药品监督管理局相继批准几种 G-CSF 生物仿制药（biosimilar），但各种制剂的作用机制和预防 FN 的疗效并无显著差异。本节重点介绍血液及肿瘤患者 G-CSF 应用的相关临床问题和进展。

【作用机制】

G-CSF 基因定位于 17q21.1，由于可变剪切而具有 2 种蛋白异构体，分别由 174 个和 177 个氨基酸残基组成，前者为主要的活性蛋白。

G-CSF 主要是由内皮细胞、单核细胞、巨噬细胞和成纤维细胞合成，与造血干/祖细胞、髓系前体细胞表面 G-CSF 受体结合后，活化下游多种信号传导路径，诱导靶基因转录，刺激粒细胞集落形成、细胞分化和成熟，促进外周血边缘池中性粒细胞释放，增加外周血中性粒细胞数量和吞噬功能，抑制细胞凋亡，增强机体抗感染能力。此外，G-CSF 可通过破坏造血干细胞和骨髓造血龛之间的黏附和连接，以及阻断趋化因子和趋化因子受体的交互作用等机制发挥造血干祖细胞动员的效应。

GM-CSF 主要由活化 T 细胞和 B 细胞、单核细胞和巨噬细胞、成纤维细胞和血管内皮细胞产生，由 127 个氨基酸组成，分子量 22kD，同时作用于红系、粒-单核细胞系和巨核细胞，促进髓系造血祖细胞增殖、分化和成熟，增加外周血细胞数量和功能，在抗感染免疫方面发挥重要作用。此外，多种炎症细胞因子刺激 GM-CSF 产生，进而促进巨噬细胞呈 M1 型极化状态，分泌多种促炎细胞因子和趋化因子，导致免疫损伤，与自身免疫和自身炎症性疾病发病密切相关。

【适应证】

与既往 CSF 临床应用指南比较，目前更注重 CSF 在预防肿瘤患者 FN 和感染方面的重要价值，将发生 FN 的平均风险从 40% 降至 20%，作为启动预防性 CSF 应用的界值或指征。强调应综合化疗目标以及患者、肿瘤和治疗相关危险因素,预防性使用 CSF,避免化疗延误,影响预后。

1. **发热性中性粒细胞减少的一级预防**(primary prophylaxis of FN)　是指肿瘤患者化疗后尚未发生 FN 前预防性使用 CSF 的策略。应综合考虑患者因素和化疗因素,评估 FN 的发生风险,包括一般情况和营养状况、淋巴造血肿瘤和进展期实体肿瘤(如骨髓浸润)、强烈清髓性联合化疗或放化疗、活跃性感染或开放性创口、重要脏器疾病/功能损害。如,①发生 FN 的平均风险≥20%,推荐于第 1 疗程化疗和后续所有疗程化疗后均应一级预防性应用 CSF;②发生 FN 的平均风险 10%~20%,但具有持续性粒细胞减少而增加感染的危险因素,以及必须接受高强度和高密度化疗的特定肿瘤患者,也推荐预防性使用 CSF。

1994 年 ASCO 首次发布的造血集落刺激因子循证医学临床实践指南推荐仅在化疗相关 FN 发生风险 >40% 时使用 G-CSF,但目前下调为≥20%,突显了 G-CSF 在预防 FN 和化疗相关感染方面的重要临床价值。

2. **发热性中性粒细胞减少的二级预防**(secondary prophylaxis of FN)　指既往化疗期间患者未使用 CSF 而发生 FN 或化疗相关感染,为避免后续化疗疗程发生 FN 和感染而预防性使用 CSF 的策略。化疗目的也是临床决定是否二级预防使用 CSF 的重要因素。推荐二级预防性使用 CSF,以期最大限度保障化疗疗效,避免因延误或化疗强度降低而影响疗效和总体预后,但接受姑息性化疗的患者则可选择降低化疗强度或推迟化疗。

3. **G-CSF 的治疗性应用**(therapeutic use of CSF)　目前的共识意见仍然认为,①粒细胞减少但无发热的肿瘤患者不推荐常规使用;②除非存在发生严重感染并发症或肿瘤不良预后相关高危因素,包括严重粒细胞缺乏($<0.1\times10^9$/L)或预期持续时间 >10 天、肿瘤疾病本身未得到控制或缓解、存在严重肺部感染、败血症、侵袭性真菌病,以及一般情况差、低血压、多器官功能损害等,一般不推荐 FN 肿瘤患者抗生素治疗期间常规应用 CSF。这一推荐意见适用于成人和儿童肿瘤患者。

4. CSF 保障化疗强度和频度（dose-intense and dose-dense chemotherapy） 目前认为,成年高危乳腺癌和儿童高危尤因肉瘤等恶性实体肿瘤如降低化疗强度和频度有可能影响疗效和预后。目前仅推荐这类临床情况下预防性使用 CSF,有助于保障化疗强度和频度,一定程度上提高化疗耐受性,显著降低 FN 和感染发生率,减少住院次数和时间。推荐优选发生 FN 风险小但化疗强度相当的方案。如化疗相关 FN 风险 >20%,且证实 CSF 能降低风险,则应预防性使用 CSF。

5. 外周血造血干/祖细胞的动员和促进移植后造血重建 公认为 CSF 的临床适应证之一,有助于增加外周血造血干/祖细胞数量、缩短移植后中性粒细胞减少的持续时间,降低感染风险或严重程度。应综合考虑肿瘤类型和移植方式,选择外周血造血干/祖细胞动员的策略。

6. 急性白血病患者 CSF 的应用 部分研究结果显示,CSF 具有刺激髓系白血病细胞增殖的潜在风险,但也有相反结论的研究报道。总体上,临床医师对 CSF 在 AML 和骨髓增生异常综合征患者中的使用应相对谨慎,应结合肿瘤治疗阶段、治疗目标(治愈性或姑息性)、感染风险等因素综合评价和决策。

ASCO 等国际肿瘤专业组织的白细胞生长因子临床应用推荐意见,均强调初诊急性淋巴细胞白血病和急性髓细胞白血病是否预防性使用 CSF,应主要依据 FN 和化疗相关感染发生的风险。

应提出的是,部分研究结果显示,直结肠癌等多种恶性实体肿瘤细胞本身也产生 G-CSF,通过自分泌或旁分泌方式刺激肿瘤细胞增殖和迁移,诱导肿瘤微环境中的免疫细胞呈现特定促肿瘤表型,促进肿瘤进展和转移,与肿瘤不良预后相关。可见,临床上应严格掌握 G-CSF 的适应证。此外,联合放化疗患者不推荐使用 CSF,但单纯放疗期间,如粒细胞严重减少而延误治疗的情况下可酌情使用。

7. 非肿瘤性粒细胞减少症（non-malignant neutropenia） 严重先天性或继发性粒细胞减少症、再生障碍性贫血等骨髓衰竭性疾病和难治性血细胞减少等也为 CSF 的临床适应证,分别有临床诊疗建议或指南,不再赘述。

【用法用量】

G-CSF 剂量一般为 $5\mu g/(kg\cdot d)$,持续严重粒细胞减少者也可增加剂量至 $10\mu g/(kg\cdot d)$,推荐皮下注射。成人 GM-CSF 推荐剂量为 $250\mu g/(m^2\cdot d)$。外周血造血干细胞动员时一般采用 G-CSF,剂量为 $10\mu g/(kg\cdot d)$。长效 G-CSF 目前仅批准用于化疗相关性粒细胞减少,成人剂量 6mg/次,化疗结束后次日单次使用。45kg 以下儿童不推荐使用。

一般于化疗结束后 24~72 小时开始使用 CSF,至少持续至外周血中性粒细胞绝对计数 $\geqslant 1.0\times 10^9/L$。使用 G-CSF 动员外周血干细胞者,一般至少应于造血干细胞采集前 96 小时前开始使用,直至最后一次干细胞采集。

【不良反应】

G-CSF 与 GM-CSF 的不良反应相似,主要包括肌肉或骨骼疼痛、短暂发热、头痛、恶心、呕吐、腹泻、高尿酸血症和皮疹等。GM-CSF 使用后发热发生率更高。一般仅需对症处理,如注射部位局部热敷、小剂量非甾体药止痛等。偶有严重过敏、毛细血管渗漏综合征、自发性脾破裂、间质性肺炎,肺纤维化和呼吸窘迫综合征等个案报道,具体发生机制尚未完成阐明。应立即停用,并给予相应的积极处理措施。

三、促血小板生成素

【作用机制】

TPO 是调控巨核系造血和血小板生成最主要的造血生长因子,主要由肝细胞产生。基因定位于 3q27.1,蛋白由 332 个氨基酸残基组成,分子量 95kD,与造血干祖细胞、巨核细胞和血小板表面特异性 TPO 受体(TPO receptor,TPO-R)结合发挥生物学效应。

【适应证】

既往临床上 TPO 主要应用于化疗相关性血小板减少症、造血干细胞移植后血小板减少、原发性免疫性血小板减少症、再生障碍性贫血和骨髓增生异常综合征相关继发性血小板减少。临床试验研究结果表明，再生障碍性贫血等骨髓衰竭性疾病患者血清 TPO 水平往往升高，而且 TPO 对再生障碍性贫血和免疫性血小板减少症患者血小板的提升作用并不显著和持续。更重要的是，国外研究显示，TPO 应用后可产生中和性自身抗体。目前除我国仍在临床使用重组人促血小板生成素外，欧美国家已不再推荐 TPO，而主张使用 TPO 受体激动剂。

四、促血小板生成素受体激动剂

【作用机制】

促血小板生成素受体激动剂（TPO receptor agonist，TPO-RA）与造血干/祖细胞、巨核细胞和血小板表面 TPO-R 结合后，活化下游多种信号传导路径，包括 JAK-STAT3、PI3K-AKT 和 MAPK，促进巨核细胞增生和血小板生成。

目前国际上已上市的 TPO-RA 包括艾曲泊帕（eltrombopag），阿伐曲泊帕（avatrombopag），鲁索曲泊帕（lusutrombopag）和罗米司亭（romiplostim）等。我国研发的 TPO-RA 药物海曲泊帕（hetrombopag）于 2021 年 6 月在国内获批上市，用于成人原发性免疫性血小板减少症和重型再生障碍性贫血的二线治疗。

从分子结构和作用机制而言，罗米司亭为肽类分子，与 TPO 竞争性结合于 TPO 受体膜外功能域细胞因子结合位点，而艾曲泊帕等均为非肽类小分子激动剂，作用于 TPO 受体跨膜功能域。临床上，如患者对一类 TPO-RA 疗效不佳，可考虑选择换用另一类 TPO-RA。

【适应证】

目前国内仅有艾曲泊帕和海曲泊帕上市。艾曲泊帕仅批准于 12 岁以上儿童病例，海曲泊帕尚未获得儿童病例适应证。

目前艾曲泊帕获批的适应证为对一线治疗反应不佳的成人慢性和难治性免疫性血小板减少症和成人重型再生障碍性贫血。多项国际多中心随机对照临床试验结果显示，TPO-RA 在提升血小板计数和减少出血方面具有确切疗效。

TPO-RA 超说明书适应证包括肿瘤化疗相关血小板减少症,造血干细胞移植术后和骨髓增生异常综合征等。

【用法用量】

艾曲泊帕推荐起始剂量和使用方法:>6 岁儿童 50mg/d,1~6 岁儿童 25mg/d,口服,每日 1 次。东亚人群艾曲泊帕血药浓度高于白种人,推荐起始剂量:>6 岁儿童 25mg/d,1~6 岁儿童 12.5mg/d。使用 2 周后根据血小板计数水平调整药物剂量。如血小板 $<50×10^9$/L,每 2 周增加剂量 12.5mg,最大剂量 ≤75mg/d。如血小板 $≥200×10^9$/L 但 $<400×10^9$/L,减量 12.5mg。如血小板 $≥400×10^9$/L 时停药。

成人海曲泊帕推荐起始剂量为 2.5mg/d,根据血小板计数调整药物剂量,最大剂量 7.5mg/d。

艾曲波帕片剂应整片吞服,不应切开或研碎。小年龄段儿童应给予口服混悬液。

【不良反应】

艾曲泊帕体内主要在肝脏代谢,转氨酶和胆红素升高为最常见副作用,应定期监测肝功能,肝功损害者不推荐使用或慎用。其他常见副作用包括头痛,上呼吸道感染,腹泻。

尽管发生率较低,但成人患者艾曲泊帕治疗后存在发生白内障、骨髓纤维化和血栓栓塞事件等不良反应的风险,值得关注。

【注意事项】

艾曲泊帕结构与铁螯合剂类似,可螯合细胞内外的铁离子而引起铁缺乏症,也可与二价金属离子结合而显著降低艾曲泊帕肠道吸收率,因此必须至少餐前 1 小时或餐后 2 小时空腹情况下单次口服,尤其注意高脂食物和高钙奶制品对药物肠道吸收的影响。也必须至少与其他药物服用时间间隔 4 小时。如服用艾曲波帕发生铁缺乏症,且不能用其他原因解释,可继续服用艾曲波帕同时补铁,但必须间隔开时间服用。

五、重组人白细胞介素 11

【作用机制】

重组人白细胞介素 11（recombinant human interleukin-11,rhIL-11）是一种来源于多种细胞的 HGF,如骨髓间质细胞和肺成纤维细胞等,与 IL-3、EPO 和干细胞因子等造血生长因子协同作用,促进红系、髓系、淋巴系和巨核系造血。

【适应证】

目前批准的适应证主要为实体肿瘤和非髓系白血病化疗相关血小板减少症,有助于增加外周血小板数量,减少血小板输注。

【用法用量】

一般于化疗结束后 24 小时开始使用,或于化疗后出现血小板减少时使用,剂量 50μg/(kg·d),皮下注射,疗程 14~21 天或血小板升至 $100×10^9/L$ 时停用。下一化疗疗程开始前 48 小时应停用 IL-11,化疗前期不主张使用。

【不良反应】

主要包括心律失常、恶心、头痛、呼吸困难和水肿,一般认为与 IL-11 所致水钠潴留有关。对 IL-11 或制剂中其他成分过敏的患者应禁用本品。既往具有充血性心力衰竭及心房颤动、心房扑动病史的患者慎用。使用期间警惕毛细血管渗漏综合征的发生,定期监测体重,密切观察是否发生水肿或浆膜腔积液等。

（高 举）

参考文献

[1] BOHLIUS J,BOHLKE K,CASTELLI R,et al. Management of cancer-associated anemia with erythropoiesis-stimulating agents:ASCO/ASH clinical practice guideline update. J Clin Oncol,2019,37(15):1336-1351.

[2] KLASTERSKY J,DE NAUROIS J,ROLSTON K,et al. Management of febrile neutropaenia:ESMO clinical practice guidelines. Ann Oncol,2016,27(Suppl

5)：v111-v118.

［3］CRAWFORD J, BECKER PS, ARMITAGE JO, et al. Myeloid growth factors, Version 2.2017, NCCN Clinical Practice Guidelines in Oncology. J Natl Compr Canc Netw, 2017, 15(12)：1520-1541.

［4］GHANIMA W, COOPER N, RODEGHIERO F, et al. Thrombopoietin receptor agonists：ten years later. Haematologica, 2019, 104(6)：1112-1123.

［5］WOLTHERS BO, FRANDSEN TL, ANDRÉ B, et al. Asparaginase-associated pancreatitis in childhood acute lymphoblastic leukaemia：an observational Ponte di Legno Toxicity Working Group study. Lancet Oncol, 2017, 18(9)：1238-1248.

［6］BROWN PATRICK, INABA HIROTO, ANNESLEY COLLEEN et al. Pediatric acute lymphoblastic leukemia, version 2.2020, NCCN clinical practice guidelines in oncology. J Natl Compr Canc Netw, 2020, 18：81-112.

［7］PERI A, GROHÉ C, BERARDI R, et al. SIADH：differential diagnosis and clinical management. Endocrine, 2017, 55(1)：311-319.

［8］WEI L, JING X, JISHUI ZHANG, et, al. Posterior reversible encephalopathy syndrome in children with acute lymphoblastic leukemia during remission induction chemotherapy：a single-center retrospective study. Minerva pediatrica, 2019. Doi：10.23736/S0026-4946.19.05675-5.

［9］PENELOPE Z STRAUSS, SHANNAN K HAMLIN, JOHNNY DANG. Tumor lysis syndrome：a unique solute disturbance. Nurs Clin North Am, 2017, 52(2)：309-320.

［10］MATUSZKIEWICZ-ROWINSKA J, MALYSZKO J. Prevention and treatment of tumor lysis syndrome in the era of onco-nephrology progress. Kidney Blood Press Res, 2020, 45(5)：645-660.

［11］刘启发, 黄晓军, 胡建达. 中国中性粒细胞缺乏伴发热患者抗菌药物临床应用指南(2020年版). 中华血液学杂志, 2020, 41(12)：969-976.

［12］王明贵. 广泛耐药革兰阴性菌感染的实验诊断、抗菌治疗及医院感染控制：中国专家共识. 中国感染与化疗杂志, 2017, 17(1)：82-93.

［13］中华医学会血液学分会, 中国医师协会血液科医师分会. 血液肿瘤患者

碳青霉烯类耐药的肠杆菌科细菌(CRE)感染的诊治与防控中国专家共识(2020年版).中华血液学杂志,2020,41(11):881-889.

［14］杨成名,刘进,赵桐茂.中华输血学.2版.北京:人民卫生出版社,2021.

［15］ESTCOURT L,BIRCHALL J,ALLARD S,et al. Guidelines for the use of platelet transfusions. Br J Haematol,2017,176(3):365-394.

［16］上海市医学会输血专科分会.紧急抢救时 ABO 血型不相同血小板输注专家共识.中国输血杂志,2017,30(7)666-667.

［17］ULLMANN AJ,AGUADO JM,ARIKAN-AKDAGLI S,et al. Diagnosis and management of Aspergillus diseases:executive summary of the 2017 ESCMID-ECMM-ERS guideline. Clin Microbiol Infect,2018,24(Suppl 1):e1-e38.

［18］CZYŻEWSKI K,GAŁĄZKA P,FRĄCZKIEWICZ J,et al. Epidemiology and outcome of invasive fungal disease in children after hematopoietic cell transplantation or treated for malignancy:Impact of national programme of antifungal prophylaxis. Mycoses,2019,62(11):990-998.

［19］FISHER BT,ZAOUTIS T,CHRISTOPHER C,et al. Dvorak effect of caspofungin vs fluconazole prophylaxis on invasive fungal disease among children and young adults with acute myeloid leukemia:A randomized clinical trial. JAMA,2019,322(17):1673-1681.

［20］LEHRNBECHER T,ROBINSON P,FISHER B,et al. Guideline for the management of fever and neutropenia in children with cancer and hematopoietic stem-cell transplantation recipients:2017 Update. J Clin Oncol,2017,35(18):2082-2094.

［21］刘启发,黄晓军,胡建达.中国中性粒细胞缺乏伴发热患者抗菌药物临床应用指南(2020年版).中华血液学杂志,2020,41(12):969-976.

［22］中华医学会血液学分会,中国医师协会血液科医师分会.血液肿瘤患者碳青霉烯类耐药的肠杆菌科细菌(CRE)感染的诊治与防控中国专家共识(2020年版).中华血液学杂志,2020,41(11):881-889.

［23］MORGAN JE,PHILLIPS B,HAEUSLE GM,et al. Optimising antimicrobial selection and duration in the treatment of febrile neutropenia in children.

Infection Drug Resistance, 2021, 14:1283-1293.

[24] 中华人民共和国国家卫生健康委员会. 新型冠状病毒肺炎诊疗方案(试行第八版). 中华临床感染病杂志, 2020, 13 (5):321-328.

[25] Drug and Therapeutics Bulletin. Managing scarlet fever. BMJ, 2018, 362: k3005.

[26] LJUNGMAN P, DE LA CAMARA R, ROBIN C, et al. Guidelines for the management of cytomegalovirus infection in patients with haematological malignancies and after stem cell transplantation from the 2017 European Conference on Infections in Leukaemia (ECIL 7). Lancet Infect Dis, 2019, 19 (8):e260-e272.

[27] Committee on Infectious Diseases, YVONNE AM, THEOKLIS EZ, et al. Recommendations for prevention and control of influenza in children, 2019-2020. Pediatrics, 2019, 144 (4):e20192478.

48栓